AF329591

FÉLIX ALCAN, ÉDITEUR

RÉCENTES PUBLICATIONS

A. et G. BOUCHARDAT. Nouveau formulaire magistral. 32e édition revue et augmentée. 1 vol. in-18, broché 3 fr. 50; cart. souple à l'anglaise, 4 fr. relié.................................... 4 fr. 50

BOUCHUT et DESPRÉS. Dictionnaire de médecine et de thérapeutique médicales et chirurgicales. 6e édit., très augmentée. 1 vol. in-4 avec 1000 fig. dans le texte et 3 cartes. — Prix : broché, 25 fr.; relié... 30 fr.

CORNIL, RANVIER, BRAULT et LETULLE. Manuel d'histologie patologique. — Tome I. 1 vol. in-8, avec 369 figures en noir et en couleurs (*L'ouvrage comprendra 4 volumes*)................ 25 fr.

DELORME. Traité de chirurgie de guerre. 2 forts vol. in-8 avec 492 fig. et 1 planche en couleurs hors texte... 42 fr.

FINGER. La syphilis et les maladies vénériennes. 2e édition française, traduit de l'allemand par les Dr Doyon et Spillmann. 1 vol grand in-8, avec 5 planches en couleurs.................... 12 fr.

— La Biennorrhagie et ses complications, traduit d'après la 3e édition allemande par le Dr A. Hogge, 1 vol. in-8... 12 fr.

FLEURY (Maurice de). Introduction à la médecine de l'esprit. 6e éd., 1 vol. in-8.......... 7 fr. 50

RAYMOND et JANET (Pierre). Névroses et idées fixes. 2 vol. gr. in-8, avec fig. Tome I, 12 fr. Tome II... 14 fr.

LABADIE-LAGRAVE et LEGUEU. Traité médico-chirurgical de gynécologie. 1 fort volume grand in-8 avec gravures dans le texte. 2e édition.................................... 25 fr.

LAGRANGE. La médication par l'exercice. 1 vol. in-8, avec grav. et une carte coloriée hors texte. 12 fr.

— Les mouvements méthodiques et la mécanothérapie. 1 vol in-8 avec 55 gravures........ 10 fr.

MARVAUD. Les maladies du soldat, étude étiologique, épidémiologique, clinique et prophylactique. 1 fort vol. in-8 .... 20 fr.

NIMIER et DESPAGNET. Traité élémentaire d'ophtalmologie. 1 fort vol. grand in-8 de 800 pages, avec 432 fig. dans le texte, cart... 20 fr.

NIMIER ET LAVAL. Les projectiles des armes de guerre, *leur action vulnérante*. 1 vol. in-12 avec 36 gravures... 3 fr.

— Les explosifs, les poudres, les projectiles d'exercice, *leur action et leurs effets vulnérants*. 1 vol. in-12 avec 18 gravures.. 3 fr.

— Les armes blanches, *leur action et leurs effets vulnérants*. 1 vol. in-12 avec 39 gravures.... 6 fr.

— De l'infection en chirurgie d'armée, *évolution des blessures de guerre*. 1 vol. in-12 avec grav. 6 fr.

— Traitement des blessures de guerre. 1 vol. in-12 avec 52 gravures.................... 6 fr.

SOLLIER. Genèse et nature de l'hystérie. 2 vol. in-8................................ 20 fr.

TERRIER et PERAIRE. Manuel de petite chirurgie de Jamain. 8e édit. refondue. 1 vol. gr. in-18, avec 120 fig., cart. à l'anglaise....................................... 8 fr.

COLLECTION MÉDICALE

ÉLÉGANTS VOLUMES IN-12, CARTONNÉS A L'ANGLAISE, A 4 ET A 3 FRANCS

29 volumes publiés

DERNIERS VOLUMES PARUS :

La profession médicale, *ses devoirs, ses droits*, par le Dr Morache, prof. de médecine légale à l'Univ. de Bordeaux, associé de l'Académie de médecine....................................... 4 fr.

L'instinct sexuel. *Évolution, dissolution*, par le Dr Ch. Féré, médecin de Bicêtre, 2e édition..... 4 fr.

Les maladies de l'urèthre et de la vessie chez la femme, par le Dr Kolischer, trad. de l'all. par le Dr Beuttner, de Genève, avec gravures.. 4 fr.

L'éducation rationnelle de la volonté; son emploi thérapeutique, par le Dr P.-E. Lévy, préface de M. le *Professeur Bernheim*; 2e édit... 4 fr.

Chirurgie de la plèvre et du poumon. par les Drs Félix Terrier, membre de l'Ac. de méd., professeur à la Faculté de médecine de Paris, et E. Reymond, ancien interne des hôpitaux de Paris, avec 67 gravures... 4 fr.

Chirurgie de la face, par les Drs Félix Terrier, Guillemain et Malherbe, avec 214 gravures. 4 fr.

Chirurgie du cou. par *les mêmes*, avec 101 gravures.................................. 4 fr.

Chirurgie du cœur et du péricarde, par les Drs Félix Terrier et E. Reymond, avec 79 grav. 3 fr.

Petit manuel d'antisepsie et d'asepsie chirurgicales, par les Drs Félix Terrier, et M. Péraire, ancien interne des hôpitaux de Paris, avec gravures....................................... 3 fr.

Petit manuel d'anesthésie chirurgicale, par *les mêmes*, avec 37 gravures................ 3 fr.

L'opération du trépan, par *les mêmes*, avec 222 gravures............................. 4 fr.

Manuel théorique et pratique d'accouchements, par le Dr A. Pozzi, professeur à l'École de médecine de Reims, avec 138 gravures, 2e édition....................................... 4 fr.

Éléments d'anatomie et de physiologie génitales et obstétricales. par *le même*, avec 219 gravures. 4 fr.

La mort réelle et la mort apparente, nouveaux procédés de diagnostic et traitement de la mort apparente, par le Dr S. Icard, avec gravures. (*Ouvrage récompensé par l'Institut.*)................ 4 fr.

La fatigue et l'entraînement physique, par le Dr Ph. Tissié, préface de M. le *Professeur Bouchard*, avec gravures. (*Ouvrage couronné par l'Académie de médecine.*)...................... 4 fr.

Morphinomanie et morphinisme, par le Dr P. Rodet. (*Ouvrage couronné par l'Académie de médecine.*)... 4 fr.

Le Phtisique et son traitement hygiénique, par le Dr E.-P. Léon-Petit, médecin de l'hôpital d'Ormesson, avec 20 gravures; 2e édition. (*Ouvrage couronné par l'Académie de médecine*)............ 4 fr.

Hygiène de l'alimentation dans l'état de santé et de maladie, par le Dr J. Laumonier, avec gravures, 2e édition.. 4 fr.

L'alimentation des nouveau-nés. *Hygiène de l'allaitement artificiel*, par le Dr S. Icard, avec 60 gravures. (*Ouvrage couronné par l'Académie de médecine*)................................ 4 fr.

L'hygiène sexuelle et ses conséquences morales, par le Dr S. Ribbing, professeur à l'Université de Lund (Suède)... 4 fr.

Hygiène de l'exercice chez les enfants et les jeunes gens, par le Dr F. Lagrange, lauréat de l'Institut. 7e édition... 4 fr.

De l'exercice chez les adultes, par *le même*, 4e édition............................... 4 fr.

Hygiène des gens nerveux, par le Dr Levillain. 3e édition............................. 4 fr.

L'idiotie. *Psychologie et éducation de l'idiot*, par le Dr J. Voisin, médecin de la Salpêtrière, avec gr. 4 fr.

La famille névropatique. *Hérédité, prédisposition morbide, dégénérescence*, par le Dr Ch. Féré, médecin de Bicêtre, avec gravures. 2e édition.................................... 4 fr.

L'éducation physique de la jeunesse, par A. Mosso, professeur à l'Université de Turin, préface de M. le *Commandant Legros*.. 4 fr.

Manuel de percussion et d'auscultation. par le Dr P. Simon, professeur à la faculté de médecine de Nancy, avec gravures.. 4 fr.

Le traitement des aliénés dans les familles, par le Dr Féré, 2e édition................... 3 fr.

Manuel d'hydrothérapie, par le Dr Macario.. fr.

F. Terrier
Professeur à la Faculté de médecine de Paris

M. Auvray
Professeur agrégé à la Faculté de médecine de Paris

Chirurgiens des hôpitaux.

Chirurgie du Foie

et

des Voies biliaires

* *

Echinococcose hydatique commune.
Kystes alvéolaires. — Suppurations hépatiques.
Abcès tuberculeux intra-hépatique.
Abcès de l'actinomycose.

AVEC 47 FIGURES DANS LE TEXTE

Paris, FÉLIX ALCAN, éditeur, 1907.

CHIRURGIE DU FOIE

ET

DES VOIES BILIAIRES

CHIRURGIE DU FOIE

ET

DES VOIES BILIAIRES

PAR

F. TERRIER
Professeur à la Faculté de médecine
de Paris.

M. AUVRAY
Professeur agrégé à la Faculté de médecine
de Paris.

Chirurgiens des hôpitaux.

* *

Echinococcose hydatique commune. — Kystes alvéolaires.
Suppurations hépatiques. — Abcès tuberculeux intra-hépatique.
Abcès de l'actinomycose.

AVEC 47 FIGURES DANS LE TEXTE

PARIS

FÉLIX ALCAN, ÉDITEUR

LIBRAIRIES FÉLIX ALCAN ET GUILLAUMIN RÉUNIES

108, BOULEVARD SAINT-GERMAIN, 108

1907

CHIRURGIE DU FOIE

ET DES VOIES BILIAIRES

CHAPITRE PREMIER

DE L'ECHINOCOCCOSE HYDATIQUE COMMUNE

Historique.

Les kystes hydatiques du foie ont été observés depuis les temps les plus reculés. Hippocrate [1], Galien [2], Arétée avaient signalé leur existence, et déjà Hippocrate savait que ces collections pouvaient se rompre dans le péritoine et amener des accidents mortels.

Le passage suivant emprunté à Arétée [3] montre que dès cette époque lointaine les kystes étaient ponctionnés : « Il est une sorte d'hydropisie qui existe dans le foie ; elle est formée par de petites vessies remplies de liquide, et rassemblées en grand nombre au lieu où se forme l'ascite. Voici le signe de cette maladie : si vous percez l'abdomen, il en sortira peu d'eau, parce que l'ouverture est bouchée par la vessie ; si vous enfoncez une seconde fois l'instrument, l'eau coule de nouveau. »

C'est seulement vers le XVIe et le XVIIe siècles que les descriptions deviennent plus précises. On trouve dans le *Sepulchretum* de Bonet [4], l'histoire d'un homme qui porte dans le flanc une tumeur, de laquelle s'échappait plus de deux cents vésicules transparentes remplies de liquide ; et encore, l'observation d'un malade qui voit s'éliminer un grand nombre de poches du même genre par un abcès de la paroi thoracique (Rendu). Mais la nature de ces tumeurs était

---

1. Hippocrate, *Aphorisme*, t. IV, sect. VII.
2. Galien, *Comment.*, lib. VII, n° 54.
3. Arétée, *De causis et notis diuturnis affect.*, lib. II.
4. Bonet, *Sepulchretum*, t. III, sect. XXI, p. 1105 et 1532.

généralement ignorée, bien que Redi[1] en 1684, Hartmann[2] en 1686, Tyson[3] en 1691 et Linné[4] dans le *Systema naturæ* aient admis que ces poches vésiculaires étaient de nature animale.

Pendant longtemps encore, on continua à les considérer comme des collections de sérosité, résultant ou non de la dilatation des vaisseaux lymphatiques.

C'est Pallas[5] qui le premier en 1760 indiqua nettement la nature parasitaire des tumeurs, qu'il attribua au « tænia hydatigène ». Le même tænia fut décrit plus tard par Gmelin[6] et Mougeot[7] sous le nom de tænia globosa et visceralis.

En 1782, Gœze[8] décrivait les hydatides sous le nom de « vers vésiculaires imparfaits » et montrait que ces tumeurs représentaient une des phases du développement d'un animal plus parfait.

Depuis le commencement du XIX° siècle et jusqu'à ces dernières années de nombreux travaux ont été publiés, ils ont permis d'établir d'une façon à peu près définitive l'histoire parasitaire des kystes hydatiques, en même temps que leur évolution clinique et anatomique. Mais la thérapeutique s'est ressentie pendant longtemps de la crainte, très justifiée du reste, qu'inspirait il y a quelques années encore l'ouverture du péritoine. Nous verrons bientôt les étapes successivement parcourues par la chirurgie pour en arriver aux méthodes les plus modernes de traitement des kystes hydatiques : la marsupialisation et la suture suivie de réduction sans drainage, qui restent actuellement les deux grandes méthodes en présence.

Nous ne pouvons rappeler dans ce chapitre et même dans l'ensemble de cette étude, les innombrables publications qui ont été faites sur la question : nous nous contenterons de signaler dans les chapitres suivants les travaux qui ont le plus contribué à fixer les connaisssnces que nous possédons actuellement sur les kystes hydatiques du foie.

---

1. Redi, cité par Rendu, in *Dict. Dechambre*, art. *Foie*, vol. XXXIX, p. 210.

2. Hartmann, *Ephemer. Nat. Curios.* An. IV, déc. II. 1686.

3. Tyson, *Lumbricus hydropicus, or an Essay to prove the nature of hydatides.* In Philosoph. Transact., n° 193. 1691.

4. Linné, *Systema naturæ*, XII, p. 1320, 1735.

5. Pallas, *De insectis viventibus intra viventia*, Dissert. 1760. In Miscellanea zoologica, 1766.

6. Gmelin, In Rendu. *loco citato*, p. 210.

7. Mougeot, *Essai zoologique et médical sur les hydatides*, 1803. Paris. (77 p.)

8. Gœze et Zeder, *Nachtrag zur naturgesch. der Eingeweidewürmer*, Leipzig, 1800.

Parasitologie.

Il est indispensable, au début de cette étude, de rappeler, sans entrer dans de longs détails, quelques notions sommaires concernant l'histoire naturelle des échinocoques.

La pathogénie des kystes hydatiques est aujourd'hui bien connue. Depuis le travail de Pallas (1760) qui assignait nettement aux kystes, une origine animale, depuis les travaux des helmintologistes parmi lesquels nous citerons Siebold[1], Van Beneden[2], Kuchenmeister[3], Leuckart[4], Davaine[5], Laboulbène[6], Blanchard[7], Moniez[8], nous savons que les hydatides ne sont qu'une des phases du développement d'un animal plus parfait, le *Tænia echinococcus*, que nous allons suivre dans ses pérégrinations et ses métamorphoses. Nous ferons dans cette étude de larges emprunts aux traités spéciaux de R. Blanchard, de Moniez (de Lille), et au livre récemment publié par F. Dévé[9], sur les kystes hydatiques du foie[10].

Le tænia echinococcus vit dans l'intestin grêle *du chien*, où il est souvent en grande abondance. C'est le plus petit des Cestodes connus. Sa longueur est de $2^{mm},5$ à 3 millimètres, au plus de 5 millimètres. Il a moins d'un demi-millimètre de largeur. Il est formé d'une tête armée, à laquelle font suite trois ou quatre anneaux

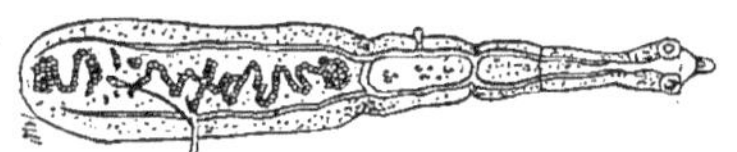

Fig. 1. — Tœnia Echinococcus grossi 10 fois, d'après Leuckart.

(fig. 1); le dernier anneau est de beaucoup le plus volumineux. La tête est munie de quatre ventouses et d'une double couronne de

1. Siebold, *Ueber Baud-und Blasenwürmer*, Leipzig, 1854.

2. Van Beneden, *Zoologie médicale*, Paris, 1859.

3. Kuchenmeister, *Die in und an dem Körper des lebenden Menschen vorkommende Parasiten*, Leipzig, 1855.

4. Leuckart, *Die Blasenbaudwürmer und ihre Entwickelung*, Giessen, 1856.

5. Davaine, *Traité des Entozoaires et des maladies vermineuses de l'homme et des animaux domestiques*, 2e édition, Paris, 1877.

6. Laboulbène. Sur le tænia, les echinocoques et le bothryocéphale de l'homme. Paris, 1877 (48 p.).

7. R. Blanchard, *Traité de zoologie médicale*, t. I, Paris, 1889.

8. Moniez (de Lille), *Traité de parasitologie*, Paris, 1896.

9. F. Dévé, *Les kystes hydatiques du foie*, Paris, 1 vol. F. de Rudeval, 1905.

10. Paul Frangenheim, *Die chirurg. wichtigen Localisationem des Echinokokkus*. Samlung Klin. Vorträge, n⁰ˢ 116-117-118. Leipzig, 1906.

crochets (fig. 2); chaque crochet (fig. 3) est épaissi à sa base et terminé par une lame délicate et fortement incurvée. Des trois anneaux, le dernier seul présente un véritable intérêt; il renferme l'appareil reproducteur et les œufs, de forme ovale (fig. 4), limités par une coque à paroi rayonnée contenant un embryon hexacanthe. Lorsqu'il est arrivé à l'état de maturité, cet anneau se détache, tombe dans l'intestin, en est expulsé au dehors avec son contenu. Sous l'influence des agents extérieurs ses parois sont détruites et les œufs mis en liberté viennent souiller les substances alimentaires de l'homme ou des animaux (légumes verts, eau, herbe des pâturages, etc.) qui leur serviront de véhicule jusque dans l'intestin. Sous l'action des sucs digestifs, la coque de l'œuf se ramollira, disparaîtra, et l'*embryon hexacanthe* deviendra libre dans l'intestin. C'est cet embryon, qui transporté dans le tissu du foie par la voie que nous étudierons

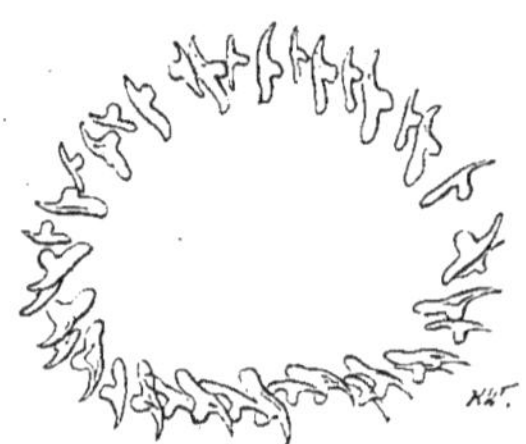

Fig. 2. — Couronne de crochets de Tænia Echinococcus adulte d'un chien islandais, grossie 245 fois, d'après Krabbe.

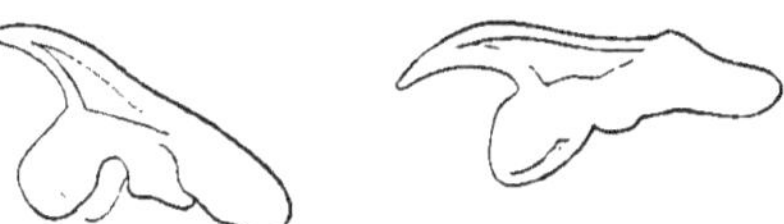

Fig. 3. — Grands crochets de Tænia Echinococcus d'un chien danois, grossis 900 fois, d'après Krabbe.

bientôt, donnera naissance à un ver vésiculaire connu sous le nom d'*Echinocoque* ou d'*Hydatide*. L'embryon représente une petite masse ovoïde, mesurant environ 25 µ de longueur, qui porte

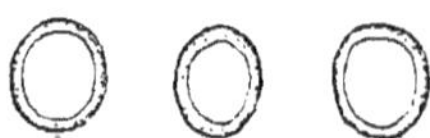

Fig. 4. — OEufs de Tænia Echinococcus, grossis 245 fois, d'après Krabbe.

à l'une de ses extrémités six crochets mobiles, d'où son nom d'embryon hexacanthe. Ces crochets permettent à l'animal de se fixer à la muqueuse intestinale, et de se frayer un passage dans son épaisseur. Il ne tarde pas à rencontrer sur son chemin quelque veine, ramuscule originel du système porte, et alors entraîné par le sang qui s'écoule vers le foie, il a vite fait de gagner le tronc de la veine porte, puis les branches intra-hépatiques du système

porte, où il s'arrête dans quelque capillaire dont il ne peut
franchir la lumière étroite. S'il parvient à franchir le réseau hépatique il pénètre dans la veine cave, est transporté au cœur, et gagne
par la voie de la circulation générale l'un des nombreux viscères, où
l'on a pu constater le développement des hydatides (poumon, rein,
cerveau, etc.). On comprend aisément que l'embryon s'arrêtera le
plus souvent dans l'épaisseur de la glande hépatique, qui est le premier organe dont il ait à franchir le réseau capillaire.

Les premiers développements de la larve du tænia echinocoque
fixée dans le foie ont été suivis expérimentalement par Leuckart.
Au bout de quatre semaines, on voit, au-dessous de l'enveloppe
séreuse du foie, de petits nodules d'aspect tuberculeux, mesurant à
peu près un millimètre ; chaque nodule est constitué par une masse
de tissu conjonctif renfermant un corps sphérique ou vésiculeux, qui
n'est autre qu'un jeune échinocoque.

Ce dernier est formé d'une capsule homogène, transparente, élastique et extensible, circonscrivant un contenu solide, infiltré de
grosses granulations brillantes. En se développant, l'Echinocoque
ne constitue plus une masse solide, mais une sphérule creuse, au
centre de laquelle s'accumule un liquide clair comme de l'eau.

La paroi de la vésicule hydatique ou *membrane mère* (fig. 5) est

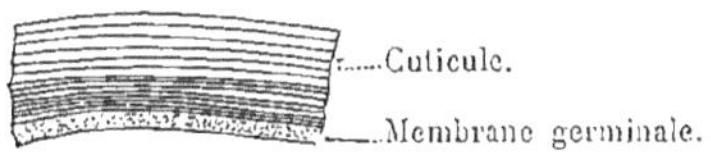

Fig. 5. — Coupe de la cuticule et de la membrane germinale d'un échinocoque.

blanche, molle et élastique comme de l'albumine à demi cuite. Elle
est constituée par deux couches : l'une *externe* épaisse, la *cuticule*
est formée de nombreuses lamelles superposées, d'une substance
amorphe et réfringente, de nature chitineuse (Lücke), d'où le nom
de membrane feuilletée par lequel elle est encore désignée ; l'autre
interne, très mince, granuleuse, nucléée, est la *membrane germinale* ou *membrane fertile*. Brault et Lœper[1] ont montré que la gly-
cogenèse était exclusivement circonscrite dans les vésicules hydatiques à cette membrane fertile.

Le *liquide* qui remplit l'hydatide est incolore, clair comme de
l'eau de roche, selon l'expression consacrée ; sa réaction est neutre,
son poids spécifique est de 1010 environ, son point cryoscopique

1. Brault et Lœper, *Journal de physiologie et de pathologie générales* mars 1904.

oscille entre $\Delta = -0°,53$ et $\Delta = -0°,70$. Il renferme des sels, en particulier du chlorure de sodium (5 à 7 grammes par litre), de l'inosite, de la leucine, de la tyrosine, de l'acide succinique combiné à la chaux, et de la glycose[1] rencontrée d'abord par Cl. Bernard sur le foie des moutons, et signalée depuis par Axenfeld[2], Lücke, Frerichs[3], etc... *Il ne renferme pas d'albumine*; ce qui surprend si l'on songe que le kyste se nourrit suivant les lois de l'osmose aux dépens du sérum du sang; mais Gubler nous a donné l'explication de ce fait, en montrant que l'échinocoque vit précisément aux dépens des matières albuminoïdes de la sérosité; que l'échinocoque vienne à périr, immédiatement le liquide devient albumineux. De là cette conclusion, que par une analyse du liquide on peut savoir si l'hydatide est morte ou vivante.

D'autres substances, qu'on peut rencontrer dans le liquide des hydatides, proviennent soit du sang, soit des organes voisins; la parfaite perméabilité des échinocoques est connue depuis longtemps. Les hydatides semblent contenir normalement et en proportion variable, à *certaines époques*, des *ptomaïnes*, auxquelles il faudrait attribuer les accidents toxiques (accidents péritonéaux, urticaire, état syncopal, collapsus, mort subite ou très rapide après ponction ou rupture) observés dans certains cas, mais pas dans tous, où le liquide hydatique est tombé dans la cavité péritonéale. Cette opinion admise par Mourson et Schlagdenhaufen[4], paraît confirmée par les recherches du professeur Deboye[5], d'Achard[6], de Viron[7]. Ce der-

---

1. Brault et Lœper se demandent s'il n'y a pas une relation entre l'existence du sucre dans le liquide hydatique et la présence du glycogène qu'ils ont signalée dans la membrane germinale. « Il est possible, disent-ils, que par leur activité même, les éléments vivants accumulent du glycogène, et puissent, comme d'autres tissus, le transformer en sucre. » Cette hypothèse n'est pas confirmée par les recherches récentes de Dévé qui n'a trouvé ni glycogène ni sucre dans le liquide hydatique de deux kystes dont la membrane germinale et les scolex étaient richement glycogénés. *Journal de Pathologie et de Physiologie générale*, Paris, 1904.

2. Axenfeld. *Présence du sucre dans le liquide des hydatides*. Mémoires de la Société biologique, Paris, 1856, p. 90.

3. Cités par Rendu. *Diction. Dechambre*, article *foie*, vol. XXXIX, p.214.

4. Mourson et Schlagdenhauffen, *Comptes rendus de l'Acad. des sciences*, oct. 1882. Paris, p. 791.

5. Debove, *Recherches sur le caractère toxique de l'urticaire hydatique et des accidents dyspnéiques parfois consécutifs à la ponction aspiratrice* : Académie des sciences, Paris, 1887, Bulletin médical 1887, p. 1364. Société méd. des hôpitaux, 8 mars 1888; Bulletin médical 1888, p. 323.

6. Achard, *De l'intoxication hydatique*, Arch. générales de méd., Paris, oct. 1888, p. 411 et 572.

7. Viron, *Arch. de méd. expérimentale*, Paris, 1892, p. 136.

nier auteur a trouvé dans le liquide hydatique du mouton « une substance albuminoïde spéciale, se rapprochant des toxalbumines par ses réactions chimiques et son action physiologique ».

En 1897[1], Bonnet a admis qu'il s'agissait d'une ptomaïne cristallisée en formes de feuilles de fougères, qui agissait comme un poison diastolique du cœur en déterminant chez l'animal un collapsus analogue à celui que provoque chez l'homme l'intoxication hydatique.

Toutefois la toxicité du liquide n'est pas constante, ainsi que le prouvent les expériences négatives de Kirmisson[2] et celles plus récentes, communiquées à la Société médicale des hôpitaux dans la séance du 7 décembre 1900, par Linossier. Ce dernier auteur a pu injecter dans les veines d'un lapin du poids de 1 820 grammes jusqu'à 365 centimètres cubes du liquide extrait par ponction d'un kyste hydatique du foie, sans déterminer le moindre accident. D'autre part, l'analyse chimique du contenu d'un autre kyste n'a permis d'y constater la présence d'aucune substance de nature alcaloïde. Pour expliquer ces variations dans les phénomènes observés, on admet, mais ce n'est là qu'une hypothèse, que le produit toxique est surtout abondant au moment de l'évolution des têtes de tænia et rare dans les périodes de repos de l'échinocoque ; ce qui explique pourquoi l'irruption du liquide hydatique est tantôt suivie d'accidents plus ou moins graves, tantôt inoffensive. Les caractères physiques du liquide se modifieraient selon qu'il est inoffensif ou toxique ; clair et très pur dans le premier cas, il serait louche et chargé de substances organiques dans le second cas. Enfin si l'on admet avec Viron que cette substance est une matière albuminoïde, on devra reconnaître « que sa présence dans le liquide hydatique caractérise non plus seulement la mort des hydatides, mais qu'elle peut encore indiquer l'activité reproductrice de l'entozoaire. »

Les accidents auxquels nous venons de faire allusion, sont des accidents d'*ordre purement toxique* ; ils n'ont aucun caractère *infectieux* ; en effet il est établi aujourd'hui que le liquide clair des kystes hydatiques est *rigoureusement aseptique*. Ceci ressort nettement des faits cliniques rapportés par Finsen[3], Mauny[4] etc... ;

1. *Gazette hebdomadaire*, Paris, p. 758.

2. Kirmisson, *Gaz. Hebdomadaire*, 1882, p. 819 et *Arch. gén. de médecine*, nov. 1883, p. 520.

3. Finsen. *Les échinocoques en Islande*. Arch. gén. de médecine, Paris, 1869, t. I, p. 23 et p. 191.

4. Mauny, *Étude sur les ruptures intra-péritonéales des kystes hydatiques du foie*. Thèse de Paris 1890.

des expériences de Kirmisson et de Korach[1] qui injectant le liquide hydatique dans le péritoine du lapin ou du chien ne déterminèrent

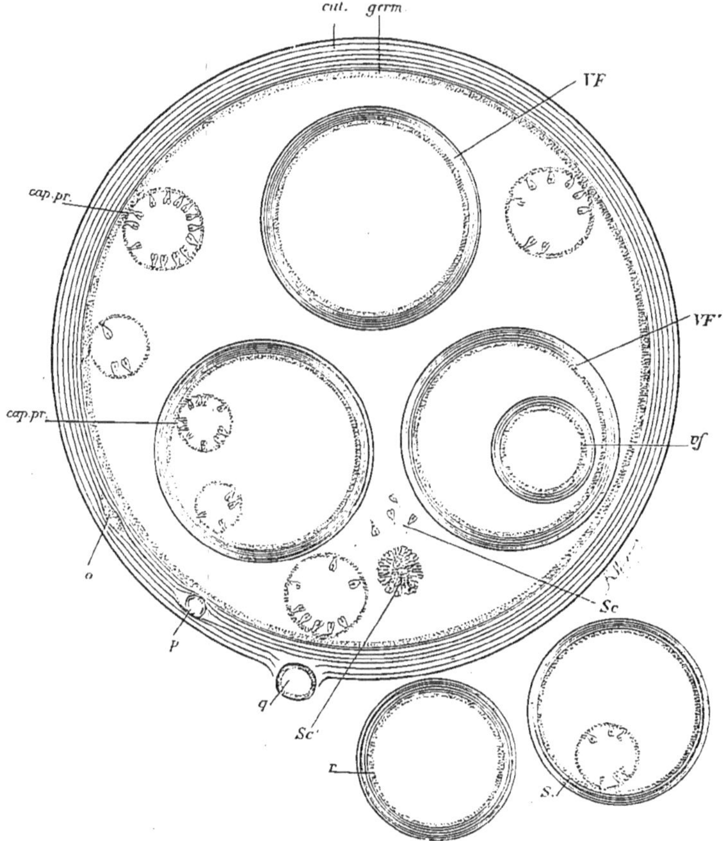

Fig. 6. — Schéma d'un kyste hydatique (d'après Dévé, et d'après Blanchard, fig. réunies).

Cut., cuticule ; germ., membrane germinale ; VF, vésicule fille stérile ; VF' vésicule fille contenant : v. f. vésicule petite-fille ; caps. pr., capsule proligère ; sc., scolex ; sc'., grappe de scolex encore attachés à leur capsule d'origine, rompue.

o. p. q. r. mode de formation des vésicules secondaires exogènes ; s, vésicule exogène à l'intérieur de laquelle se voit une vésicule proligère fertile.

aucun accident de péritonite ; enfin des recherches de Chauffard et Widal[2] « sur les processus infectieux et dialytiques dans les kystes hydatiques du foie. » Ces auteurs ont démontré en effet que le liquide hydatique, eau de roche, était parfaitement aseptique. Nous verrons

1. Korach, *Berl. Klin. Wochens.* 14 mai 1882, p. 302.
2. Chauffard et Widal, *Bulletin médical*, Paris, 1891, n° 32, p. 377.

ultérieurement par quels processus se fait l'infection des kystes lorsque nous étudierons leur suppuration.

La cavité des kystes hydatiques peut renfermer deux catégories bien distinctes de germes spécifiques (Dévé[1]) (fig. 6) :

Les uns, *macroscopiques*, sont constitués par les *vésicules filles* ou *hydatides* qui se présentent sous la forme de petites sphères transparentes, élastiques, tremblotantes, renfermant un liquide eau de roche (fig. 7, et VF. VF' fig. 6).

Les autres, en quelque sorte *micros-copiques*, comprennent deux variétés d'éléments : les *vésicules proligères* (qu'il

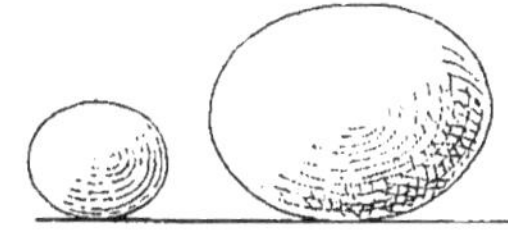

Fig. 7. — Hydatides.

est préférable, afin d'éviter la confusion de désigner sous le nom de *capsules proligères*), et les *scolex*.

« Premier point très important, dit F. Dévé, tandis que la présence des vésicules filles n'est pas constante dans les kystes, tant s'en faut (elle paraît s'observer de préférence dans les kystes d'un certain âge et d'un certain volume), celle des éléments microscopiques — cap-sules proligères et scolex — est au contraire *constante*, on peut le dire, dans les kystes primitifs. Les *acéphalocystes* véritables, les kystes primitifs réellement stériles, sont absolument exceptionnels chez l'homme, et nous n'en connaissons pour notre part, aucun exemple authentique. Aussi commettrait-on une grave erreur si l'on croyait qu'un kyste ne contenant pas d'hydatides est pour cela un kyste stérile : même alors, surtout alors, il renferme des milliers de germes, qui, nous le verrons dans un instant, sont parfaitement capables de reproduire le parasite. »

« Les capsules proligères et les scolex constituent cette sorte de *lie* blanche qui se ramasse au fond des kystes. Ce sont les éléments que l'on voit flotter dans le liquide hydatique recueilli dans un tube à essai, sous l'aspect d'un *sable blanc*, et qui, en se déposant, forment un petit culot pulvérulent au fond du tube. » (Dévé.)

Ces capsules ou vésicules proligères apparaissent à la face interne de la membrane germinale, à laquelle elles donnent un aspect grenu et villeux, d'abord sous forme de petites papilles, qui se creusent d'une cavité arrondie, tapissée par une mince cuticule (fig. 6 *caps. pr.*). En se développant, la papille se transforme finalement en une cavité

1. F. Dévé, Des greffes hydatiques post-opératoires (pathogénie et prophylaxie) *Revue de Chirurgie*, t. II, p. 531, Paris, 1902.

plus ou moins grande, qui constitue la vésicule proligère, formée d'éléments analogues à ceux de la membrane germinale, et dans laquelle se formeront les têtes du tænia ou *scolex*, par un procédé différemment interprété par les auteurs.

Ces fragiles petites vésicules attachées à la face interne de la membrane germinale, s'en détachent et se rompent avec la plus grande facilité, au moindre frôlement. Quel que soit le mode de production des scolex ou têtes de tænia, celles-ci apparaissent sous forme de petits corpuscules ovoïdes, implantés par un pédicule rétréci sur la paroi de la vésicule, en un nombre variable, 5-10-20-30. « Au pôle opposé au point d'implantation, se voit une dépression plus ou moins considérable, résultant de l'invagination de la tête en elle-même (fig. 8). Sur les côtés de cette dépression se voient les ventouses, et dans le fond les crochets formant une double couronne de 32 à 40 crochets... Un assez grand nombre de corpuscules calcaires sont encore distribués dans les parties périphériques de la tête. Celle-ci se présente-t-elle complètement évaginée, on reconnaît qu'elle est formée d'une masse solide et subcylindrique (fig. 9). On y distingue deux régions séparées l'une de l'autre par un étranglement plus ou moins accusé..... La moitié antérieure est renflée au niveau des quatre ventouses et se termine par une surface arrondie, au pourtour de laquelle s'insèrent les crochets disposés en une double couronne (fig. 10). » (Blanchard.)

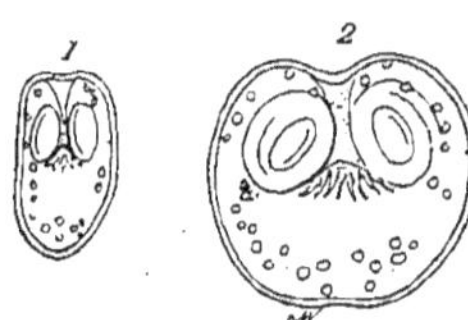

Fig. 8. — Têtes dont la portion antérieure est invaginée.

1, état jeune. — 2, état définitif.

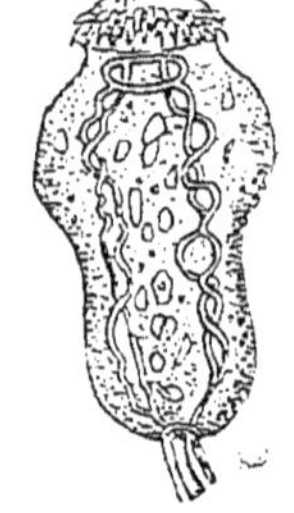

Fig. 9. — Tête grossie 100 fois.

Il est bien établi que les scolex ne naissent jamais directement de la membrane germinale, mais toujours à l'intérieur d'une capsule proligère ; lorsque les vésicules éclatent, les têtes se séparent d'elles, pour nager librement dans le liquide. C'est le scolex, qui en abandonnant dans le liquide hydatique quelques-uns de ses *crochets*, fournit au diagnostic cet élément pathognomonique si précieux : donc, qui dit « crochet » dit « kyste fertile » (ou ayant été fertile) (Dévé). Le jeune tænia restera dans cet état jusqu'à ce qu'il ait pénétré dans l'instestin du chien, seul endroit où il puisse atteindre le développement parfait de tænia échinococcus que nous avons précédemment décrit.

Nous verrons bientôt, à propos de la rupture des kystes dans la cavité péritonéale, que les capsules proligères et les scolex, contrairement à l'opinion admise pendant longtemps, sont susceptibles de reproduire à eux seuls un kyste hydatique, ce qui explique la possibilité d'une échinococcose secondaire, indépendante de l'embryon hexacanthe.

« Les échinocoques ne se reproduisent pas seulement par les vésicules proligères ; elles peuvent encore se multiplier par ce que Kuhn a nommé *vésicules secondaires* » (Blanchard). Ces vésicules secon-

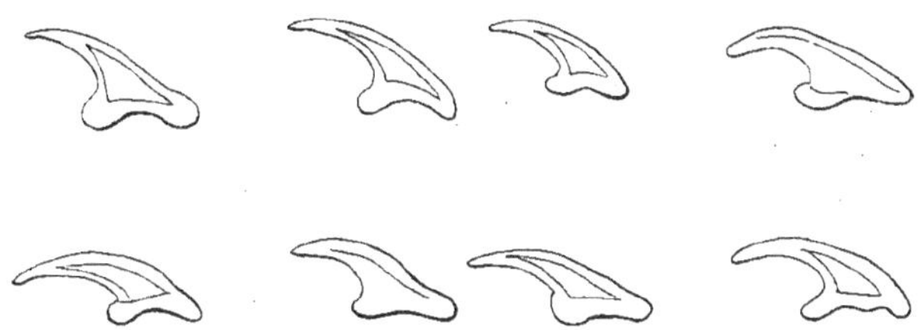

Fig. 10. — Les crochets présentent la configuration générale de ceux du tænia adulte ; ils en diffèrent pourtant par la moindre longueur et par la forme plus effilée de leur base (Blanchard).

daires ou vésicules filles naissent entre deux lamelles de la cuticule sous la forme d'un amas de substance granuleuse, qui a probablement pour origine des éléments germinatifs erratiques (fig. 6, o. p. q. r. s.). La vésicule secondaire gagne la surface externe de la vésicule mère et tombe en dehors de l'échinocoque. Là « elle continue à se développer, se creuse d'une cavité centrale, qui lui fait prendre l'aspect d'une jeune hydatide, pourvue d'une membrane fertile et d'une cuticule stratifiée. » (Blanchard.) Comme la vésicule mère elle développera à son intérieur des vésicules proligères, dans lesquelles se formeront des têtes de tænia ; « ou bien elle produira à son tour, par le procédé que nous venons de décrire, de nouvelles vésicules ou vésicules petites-filles. » (Blanchard.)

Nous verrons plus tard que cette *prolifération exogène* a été invoquée à tort pour expliquer le mode de formation d'une variété rare des kystes hydatiques, les *kystes alvéolaires*, dont nous étudierons ultérieurement les caractères anatomiques bien spéciaux. Elle doit être considérée, chez l'homme, comme exceptionnelle au moins en ce qui concerne la localisation hépatique de l'échinococcose (Dévé).

De même nous pouvons assister à une *prolifération endogène* de la vésicule mère. Les vésicules secondaires se développent comme dans le cas précédent, « mais au lieu de devenir libres à la surface externe de l'hydatide mère, elles tombent dans la cavité de cette dernière (fig. 6, VF). Elles nagent librement, comme une sphère transparente, au sein du liquide maternel, dans lequel elles puisent les éléments nécessaires à leur développement. Elles sont du reste capables à leur tour de produire des vésicules proligères ou de donner naissance, par bourgeonnement intra-cuticulaire, à des vésicules petites-filles, exactement comme dans le cas précédent. » (Blanchard.)

Les vésicules filles varient du volume du poing à celui d'un pois; il en est même de plus petites, grosses comme une tête d'épingle, comme une graine de pavot, qui peuvent facilement passer inaperçues au cours de l'opération.

Leur nombre est très variable. Il est des kystes en effet qui ne renferment que du sable échinococcique (capsules proligères et scolex) à l'exclusion de toute hydatide. Sur 24 observations personnelles concernant des adultes, Dévé a constaté 13 fois la présence des hydatides et 11 fois celle du sable échinococcique seul. Sur 59 kystes de la statistique de Vegas et Cranwell, 40 renfermaient des scolex à l'exclusion de toute hydatide, et 19 contenaient des vésicules filles. Il en est d'autres dans lesquels « la cavité du kyste est trouvée remplie par un amas de vésicules filles et petites-filles, des dimensions les plus diverses, fertiles ou non, tassées et engluées au milieu de débris gélatiniformes souvent teintés par la bile. Ici, il n'y a plus de liquide contenu dans une cavité vésiculaire générale; on ne constate plus de membrane mère reconnaissable. Cette membrane mère persiste cependant, durant un certain temps tout au moins, et elle continue de former une enveloppe commune à toutes les vésicules; mais elle a subi avec un grand nombre des hydatides affaissées qu'elle renferme, une dégénérescence particulière, connue sous le nom de *transformation colloïde*. Au lieu d'apparaître régulièrement sphérique, blanche et consistante, la vésicule mère est alors flasque, translucide, gélatiniforme, d'autres fois colorée en brun verdâtre ou rougeâtre par la bile, et plus ou moins repliée sur son contenu. Parallèlement à cet affaissement de la vésicule parasitaire, la poche fibreuse qui se moulait sur elle cesse également d'être sphérique et régulière : elle présente des dépressions, elle offre même parfois de véritables *diverticules* plus ou moins étroits, profonds, coudés ou détournés, dans lesquels on peut trouver emprisonnées, isolées de la masse principale, des hydatides vivantes et fertiles. » (Dévé.) Entre cette forme *complexe*, multivésiculaire (appelée parfois à tort « multiloculaire ») qu'on rencontre habi-

tuellement dans les vieux kystes, et la forme simple qui ne renferme
que du sable échinococcique on trouve naturellement des formes de
transition.

Chez l'enfant et l'adolescent, Dévé a constaté que les kystes hépatiques même volumineux étaient presque toujours dépourvus de
vésicules filles ; ils ne renferment que du sable échinococcique.

L'échinocoque qui a achevé son évolution, subit une croissance
lente et régulière et peut acquérir des dimensions considérables. Elle
est ordinairement sphérique, mais peut prendre une forme ovale
ou irrégulière, si son expansion est gênée par quelque obstacle.

Chez l'homme, le plus souvent l'hydatide est destinée à mourir ;
rarement elle accomplit jusqu'au bout son évolution régulière. Plusieurs causes peuvent provoquer la mort des hydatides : telle la *suppuration* du kyste consécutif à son envahissement par des microbes ;
telle l'irruption d'une certaine quantité de *sang* dans sa cavité,
accident qui du reste est exceptionnel[1] ; telle aussi l'évacuation, soit
accidentelle, soit provoquée du liquide kystique ; c'est ainsi qu'il
faut expliquer les guérisons obtenues après la ponction simple du
kyste. Enfin la pénétration de certaines substances dans l'intérieur
de l'hydatide peut amener la mort par empoisonnement, c'est ainsi
qu'agira la bile en pénétrant à la faveur d'une ulcération des canalicules biliaires provoquée dans l'intérieur du kyste, fait indiqué par
Cruveilhier et observé souvent depuis[2] ; c'est sur la connaissance de ce
fait qu'est basée la thérapeutique des ponctions suivies de l'injection
intra-kystique des substances toxiques ou parasiticides. Nous signalerons encore parmi les causes capables de déterminer la mort des
hydatides : la *compression* due à l'épaississement et à l'inextensibi-
lité de la paroi kystique, et *l'inanition* provoquée par les phénomènes inflammatoires périkystiques empêchant les échanges osmo-
tiques qui président à la nutrition de l'hydatide.

Nous verrons ultérieurement quelles sont les modifications subies
par l'hydatide après sa mort ; elles la réduisent à l'état de corps
étranger enkysté et peuvent aboutir à la guérison spontanée du sujet
qui en est porteur.

1. Dolbeau, 1857, a montré à la Société anatomique, des hydatides qui commu-
niquaient avec des branches ulcérées de la veine porte et de l'artère hépatique.
2. Laveran et Galliard, *Soc. Méd. des Hôpitaux*, Paris, 16 et 23 décembre 1892,
et *Semaine médicale*, Paris 1892, p. 513 et 529.

Étiologie.

Les détails qui précèdent sur le développement et l'évolution des hydatides permettent de faire justice des théories fantaisistes qui ont été émises sur leur origine.

Contentons-nous de mentionner les théories qui considèrent les hydatides comme le résultat d'une inflammation du parenchyme hépatique ou encore d'une dilatation des vaisseaux lymphatiques. Nous savons aujourd'hui que la véritable cause du développement des kystes hydatiques, c'est l'ingestion de l'œuf du tænia échinococcus, il nous reste à préciser dans quelles circonstances, se fait la diffusion de ces œufs et leur absorption par les voies digestives.

Le rôle principal dans l'étiologie appartient à *l'alimentation :* c'est très certainement de cette façon que sont absorbés le plus souvent les œufs de tænia. Mais non moins important est le rôle attribué à *la fréquentation des animaux domestiques,* en particulier du *chien* [1], porteur du tænia échinococcus. Nous avons déjà vu en effet, que les œufs du tænia expulsés avec les déjections du chien tombaient à terre, où ils s'attachaient aux fruits, aux légumes dont l'homme se nourrit, ainsi qu'aux herbes des pâturages. C'est donc surtout par l'alimentation végétale, au moyen de légumes infectés, insuffisamment cuits ou lavés, que la maladie se propage le plus souvent chez l'homme. Il semble aussi parfaitement démontré que les œufs peuvent être ingérés, avec des eaux impures utilisées comme boisson ; ce mode de transmission indirecte par l'alimentation est certainement le plus fréquent. Mais la transmission directe du chien à l'homme, quoique plus rare, doit être admise.

Le rôle que nous venons d'attribuer à la fréquentation des animaux domestiques, en particulier du chien, nous explique comment il se fait que les kystes hydatiques quoique répandus sur toute la surface du globe, s'observent particulièrement dans certains pays, dans le nord de l'Allemagne comme l'a établi Leuckart, dans la République Argentine, dans l'Uruguay, en Australie et surtout en Islande. Dans cette île, pendant les longs mois de l'hiver, hommes et bêtes vivent enfermés dans la même cabane et dans la plus dangereuse

---

1. Ce sont les chiens qui fréquentent les *abattoirs* urbains ou encore les chiens de fermes, les chiens de troupeaux, auxquels on donne à manger les viscères contaminés (poumons, foie) de certains animaux de boucherie (bœuf, mouton, porc) qui sont susceptibles de propager la maladie.

promiscuité. « Les chiens, si nombreux dans ce pays, viennent souiller les objets les plus divers, vêtements, vaisselle, ustensiles de cuisine, etc.... La saleté repoussante dans laquelle vivent la plupart des Islandais contribue encore puissamment à propager la terrible maladie. » (Blanchard). Celle-ci frappe surtout les habitants de l'île, tandis qu'elle est très rare chez les pêcheurs de la côte qui n'ont ni chiens ni bétail. En France, quoique les kystes hydatiques soient beaucoup moins fréquents, on en rencontre assez souvent dans certaines régions : la région landaise, la ville de Rouen qui passe, d'après Dévé, pour une des villes de France où l'échinococcose est la plus commune. En Algérie, en Tunisie, les cas observés sont assez nombreux.

L'échinocoque peut s'observer à tous les âges; avec un maximum de fréquence chez l'adulte de vingt à quarante ans. Il n'est pas rare chez l'enfant[1] contrairement à l'opinion des auteurs anciens (Trousseau qui n'en cite que 9 cas observés chez l'enfant, (Barrier, Rilliet et Barthez) qui n'en font pas mention ; A. Broca, en effet, à l'hôpital Trousseau, d'octobre 1892 à mars 1901 en a opéré au moins onze. Pour cet auteur, les kystes sont très rares pendant la première enfance, c'est-à-dire à l'époque de la vie où les sujets ne boivent guère que du lait. Leur fréquence devient plus grande à mesure que les enfants vieillissent; six sujets sur huit étaient âgés de plus de dix ans (A. Broca).

Il est possible même que le nombre des kystes chez l'enfant soit plus grand encore qu'on ne le pense généralement, si l'on admet avec Madelung et Dévé que les kystes se développant en général très lentement, « l'infestation pour la plupart des kystes apparaissant chez l'adulte, remonte à la première enfance ».

Le *sexe* est sans influence sur le développement des hydatides; on a cependant écrit que l'échinococcose hépatique était plus fréquente chez la femme et l'on a fait jouer un rôle à l'influence traumatique exercée par le corset sur le foie.

D'après la statistique de Vegas et Cranwell on trouve un chiffre à peu près égal d'hommes et de femmes ; en effet, sur 644 kystes du foie, il y en avait 316 chez l'homme et 328 chez la femme.

1. On consultera à propos des kystes hydatiques chez l'enfant :
Duval, *Kystes hydatiques du foie chez l'enfant*, thèse de Lille, 1894.
J. Guilaine, *Contribution à l'étude des kystes hydatiques du foie chez l'enfant*, Thèse de Paris, 1899.
A. Broca, *Clinique chirurgicale. Kystes hydatiques du foie chez l'enfant*. Semaine médicale, Paris 20 mars 1901, p. 89.

L'influence étiologique de la *profession* n'est pas douteuse dans un bon nombre de cas. Les professions qui exposent à la contamination par le « chien d'abattoir », telles les professions de boucher, de charcutier, etc..., sont souvent signalées dans les antécédents des malades porteurs de kystes hydatiques.

Le rôle attribué au *traumatisme* dans le développement des kystes hydatiques, peut avoir ici son influence. Cette opinion est admise par divers chirurgiens, et en particulier par P. Tillaux[1] et P. Segond[2]. Il est évident que le traumatisme ne crée pas de toutes pièces le kyste hydatique ; mais en déterminant la rupture de vaisseaux sanguins, il peut permettre l'hémorragie interstitielle, la pénétration dans le tissu voisin de l'embryon qui deviendra l'origine du kyste hydatique. Une observation publiée par le professeur Kirmisson[3] semble pouvoir être citée à l'appui de cette opinion : un sujet de vingt-quatre ans avait vu se développer son kyste à la suite d'un coup de pied de cheval. Bien que l'on puisse soutenir en pareil cas qu'il y eut simple coïncidence, ou que le traumatisme n'a fait qu'accentuer l'évolution d'un kyste préexistant (Finsen), ou enfin, suivant l'opinion de Dévé, Scholtz, Gerulanos, que le traumatisme a simplement éveillé l'attention du malade sur une tumeur restée latente jusque-là, le fait ne mérite pas moins d'être signalé ; du reste l'influence du traumatisme a été admise pour le développement des kystes de certaines régions du corps[4].

Y a-t-il lieu d'admettre, avec certains auteurs, l'existence d'une *échinococcose familiale?* On peut actuellement, en effet, citer d'assez nombreux exemples où des sujets appartenant à une même famille, ont présenté des manifestations diversement localisées de l'échinococcose. Mais on ne saurait, pour expliquer ces faits, invoquer l'hérédité, comme on le faisait jadis en Islande. Tout ce qu'on peut admettre, c'est que les divers membres d'une même famille ont été exposés aux mêmes causes de contamination en vivant dans le même milieu ; peut-être aussi faut-il faire intervenir, comme l'ont admis récemment Gilbert et Lereboullet, une question de terrain prédisposant à la

---

1. Tillaux, *Traité de chirurgie clinique*, t. II, p. 109, Paris, 1re édition.
2. Segond, *Traité de chirurgie*, t. VI, 2e édition, p. 1030.
3. Kirmisson, *Arch. gén. de méd.*, Paris nov. 1883, p. 513.
4. C'est surtout à propos des kystes hydatiques des muscles qu'on a étudié l'influence localisatrice du traumatisme ; on consultera utilement à ce sujet les travaux de : *Boncour*, thèse de Paris, 1878 ; *Danlos*, thèse de Paris, 1879 ; *Schwartz*. Traumatismes et kystes hydatiques. *Arch. génér. de médecine*, Paris, mai 1884, p. 605 ; *Marquet*, Kystes hydatiques des muscles, thèse de Paris, 1888.

localisation de l'échinococcose sur le foie[1]. D'après ces auteurs, et ils apportent plusieurs observations à l'appui de cette thèse, les kystes hydatiques du foie ne se développeraient le plus souvent que chez des sujets antérieurement prédisposés par la *cholémie familiale*. Cette théorie ne serait pas applicable à certaines contrées, comme l'Islande, où les habitants sont soumis à une contamination incessante, et où la fréquence des kystes hydatiques s'explique, sans qu'il y ait à invoquer une prédisposition quelconque. Mais il n'en serait plus de même dans nos pays, où les kystes du foie sont relativement rares, alors que la fréquence des causes de contamination est encore assez grande. « Un *terrain hydatique* est nécessaire à l'arrêt et au développement du parasite dans le foie... Grâce à la notion de la cholémie familiale, on comprend également pourquoi le kyste hydatique est fréquemment associé à une autre affection hépatique, notamment à une cirrhose biliaire, les deux affections, nées sous l'influence d'une même cause prédisposante, poursuivant leur évolution parallèle. »

Anatomie pathologique.

Le foie est de tous les organes celui où l'on a observé le plus fréquemment les kystes hydatiques ; le plus souvent cet organe est seul atteint. Diverses statistiques nous montrent la fréquence de la localisation sur la glande hépatique :

Davaine la trouve envahie 166 fois sur 376 cas observés :

Finsen 176 fois sur 255 observations ;

Madelung 132 fois sur 196 cas ;

Neisser 451 fois sur 900 observations.

Dans les premières périodes de son évolution, le kyste grandit silencieusement, sans déterminer d'altération du tissu hépatique qui l'entoure, et sans déformer l'organe. Au bout d'un certain temps cependant, son accroissement progressif amène une déformation de la glande, une voussure plus ou moins accusée pouvant atteindre un volume considérable.

Généralement le kyste est unique, mais il n'est pas rare d'en rencontrer plusieurs disséminés dans le foie ; Neisser sur 1000 cas a trouvé 45 fois des kystes multiples ; Weithoff sur 76 cas en a vu 9.

---

1. A. Gilbert et P. Lereboullet, Kystes hydatiques du foie et cholémie familiale, *Comptes rendus des séances de la Société de Biologie*, t. LVIII, p. 571, Paris, 1905. *Kystes hydatiques du foie et cholémie simple familiale*, par M{^{lle}} Léa Ridnick, Thèse de Paris, 1905.

Terrier et Auvray.   II-2

Boinet[1] et Murchison[2] ont même cité des cas où il en existait plusieurs centaines[3].

La figure 17 empruntée à Dévé est un exemple intéressant de la multiplicité des hydatides du foie.

L'hydatide peut occuper toutes les parties du foie ; elle se localise plus fréquemment cependant dans le lobe droit ou dans le voisinage du centre, parce que l'embryon s'engage plus aisément dans la branche droite de la veine porte, qui est plus volumineuse. D'abord situé profondément, le kyste gagne peu à peu en se développant la surface de la glande, et vient faire saillie sous la capsule de Glisson où sa couleur blanchâtre, parfois nacrée, contraste avec la teinte rouge violacée du parenchyme hépatique ; il est sessile et produit selon son volume et son siège des déformations variables. Parfois le kyste s'extériorisant pour ainsi dire complètement du tissu hépatique, forme une tumeur allongée, appendue par un pédicule plus ou moins large au reste de la glande. Malheureusement ces kystes pédiculés sont exceptionnels. Broca a vu un kyste muni d'un pédicule très long descendre presque en avant de la vessie ; et Jacomet cite[4] un cas opéré par Schwartz où le kyste pédiculé s'insérait sur le lobule de Spiegel. On pourrait encore citer les faits de P. Segond, Doyen, etc... D'autres fois le kyste est central, c'est-à-dire qu'il reste inclus dans l'épaisseur du foie, dont il augmente le volume, et est recouvert par une lame plus ou moins épaisse de tissu hépatique.

Selon la localisation de la tumeur sur la glande et le sens dans lequel elle évolue, on peut avec U. Trélat et P. Segond, diviser les kystes hydatiques en quatre groupes ; cette division présente au point de vue chirurgical, nous le verrons par la suite, un intérêt pratique. D'une façon générale, les kystes se développent ou bien vers le thorax (kystes supérieurs) ou bien vers la cavité abdominale (kystes

1. Boinet. *Revue médicale*, février, Paris, 1853.

2. Murchison, *Trans. of the. Path. Soc.* London, 1872. t. XXIII. p. 129.

3. D'après la statistique personnelle de F. Dévé (*Les Kystes hydatiques du foie*, 1905, p. 39) la proportion des kystes multiples du foie serait de 39 p. 100. Dans un travail récent. Könitzer (*D. Ztschr. f. Chir.*. 1900. Bd., LVI, 549) Leipzig a fourni les chiffres suivants : Madelung signale 11,3 p. 100 de kystes hépatiques multiples ; Neisser 12 p. 100 : König 13,2 p. 100 : Peiper 15,7 p. 100 : Könitzer 16,6 p. 100 ; Körte 18,7 p. 100 ; Fürbringer 21,7 p. 100. La notion de la multiplicité des kystes du foie est importante à retenir au point de vue chirurgical. Ces tumeurs multiples sont tantôt réunies dans un seul lobe, tantôt disséminées dans les deux lobes. A mesure que les kystes augmentent de volume, leurs parois tendent à s'accoler ; nous verrons bientôt les conséquences de cette disposition au point de vue opératoire.

4. *Bulletin de la Société Anatomique*, Paris, 1898, p. 516.

inférieurs), mais il importe de préciser davantage et d'admettre :

a. *Parmi les kystes inférieurs* : 1° des kystes postéro-inférieurs, nés des parties postérieures de la face supérieure, se développant au contact de la paroi abdominale postérieure à la manière des tumeurs rénales (fig. 11) ;

2° Des kystes antéro-inférieurs, qui, siégeant au niveau des parties

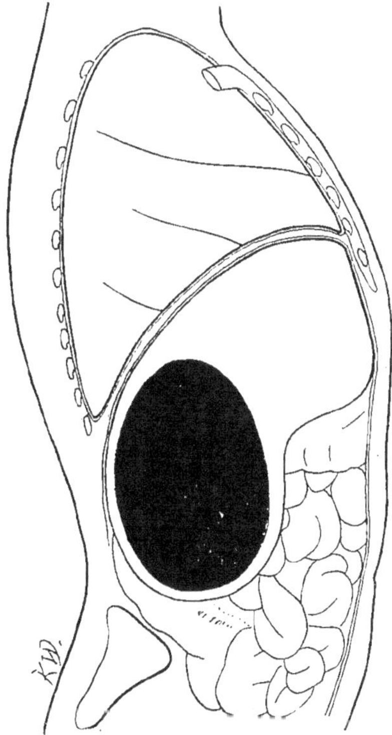

Fig. 11. — Kyste postéro-inférieur (d'après Schwartz).

antérieures de la face inférieure, envahissent la cavité abdominale (fig. 12);

b. *Parmi les kystes supérieurs* : 1° des kystes postéro-supérieurs, sous-diaphragmatiques, se développant du côté du thorax, et pouvant refouler le diaphragme jusqu'en un point très élevé de la cage thoracique (fig. 13) ;

2° Des kystes antéro-supérieurs, qui viennent bomber au niveau de la région épigastrique, en refoulant la partie supérieure de la paroi thoracique (fig. 14).

Les kystes hydatiques peuvent atteindre un *volume* considérable, au point de remplir la cavité abdominale et de simuler l'ascite ; dans un cas cité par Ssudakoff[1] le kyste renfermait jusqu'à 48 livres de liquide.

Un exemple et une figure (fig. 15) empruntés à Frerichs donnent

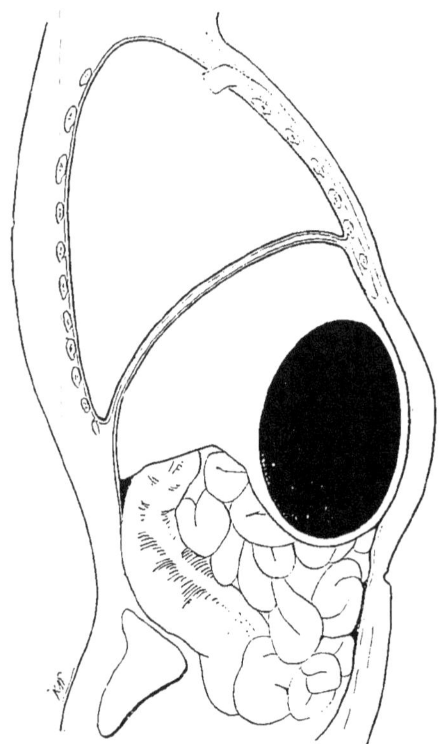

Fig. 12. — Kyste antéro-inférieur (d'après Schwartz).

une idée des dimensions que peuvent atteindre ces kystes et des déplacements qu'ils déterminent : le diaphragme était refoulé jusqu'à la deuxième côte droite ; la pointe du cœur battait dans le troisième espace intercostal gauche. La rate hypertrophiée comprimait le lobe gauche du foie. Le kyste occupait presque toute la cavité abdominale et mesurait 25 centimètres de hauteur.

Une pièce du Musée Dupuytren représentée figure 16, est égale-

1. Ssudakoff J.-W. *Onze cas d'échinocoque.* Wratch, Saint-Pétersbourg. 1897, n° 44.

ment un curieux exemple des dimensions énormes que peut atteindre
le kyste dans certains cas.

En principe la *forme* du kyste doit être à peu près celle d'une
sphère, mais on conçoit aisément que la tumeur puisse être modifiée
dans sa forme par la pression qu'exercent sur elle la paroi ou les viscères voisins.

Nous avons déjà étudié, au chapitre précédent la *structure* de la

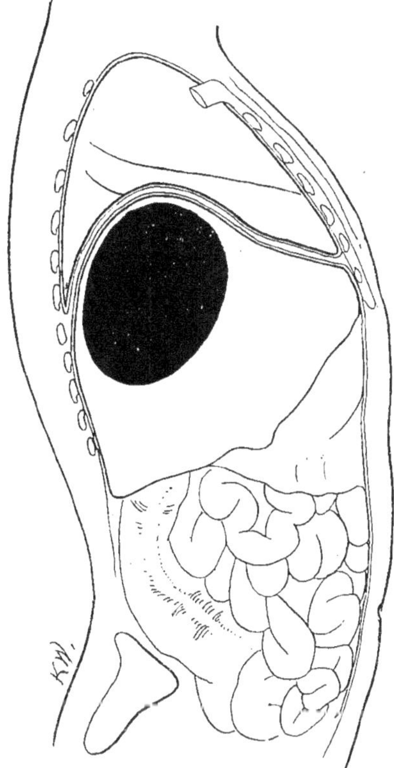

Fig. 13. — Kyste postéro-supérieur (d'après Schwartz).

paroi du kyste ; rappelons qu'elle est constituée par une membrane
propre, la vésicule-mère, d'aspect gélatineux, translucide et stratifiée en lamelles blanchâtres ; et par une coque conjonctive, qui
double extérieurement cette dernière dont on peut facilement la
détacher, fait important au point de vue opératoire ; la coque conjonctive est appliquée d'autre part directement sur le tissu hépatique auquel elle adhère intimement et avec lequel elle se continue

sans ligne de démarcation. Cette *capsule fibreuse* ou ectocyste s'est
développée au moment de l'enkystement de l'embryon hexacanthe,
et peut acquérir une épaisseur d'autant plus grande que le kyste est
plus volumineux et plus ancien. Elle est résistante et quelquefois assez
vasculaire. On y rencontre également des canalicules biliaires, par-

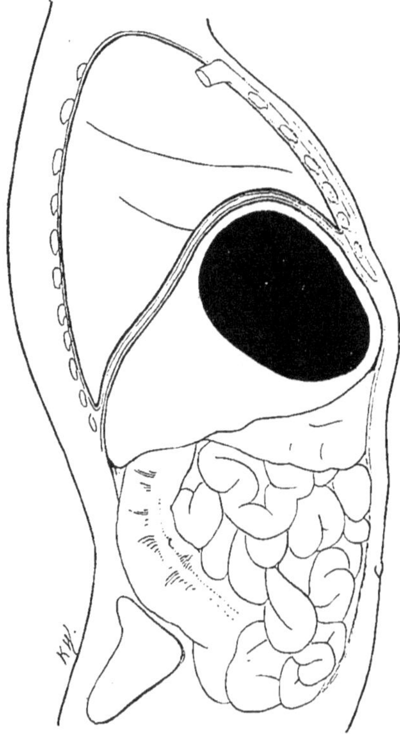

Fig. 14. — Kyste antéro-supérieur (d'après Schwartz).

fois dilatés, formant de petites ampoules à parois amincies, qui
pourront se rompre dans la cavité du kyste.

Cette capsule fibreuse considérée comme un organe de défense
serait « due à la réaction inflammatoire qui se développe autour du
kyste comme autour de tout corps étranger » (Chauffard).

En réalité, cette conception n'est plus admise aujourd'hui et avec
Wechselmann, Lendon, F. Dévé, il faut reconnaitre que la poche
fibreuse adventice est due à l'atrophie locale du tissu hépatique
provoquée par la compression progressive qu'exerce l'hydatide en
se développant. « Les cellules hépatiques disparaissent au voisinage

du kyste, tandis que le tissu conjonctif persiste en subissant la transformation fibreuse ». Dans le tissu voisin du foie, les vaisseaux
sont plus abondants, le tissu conjonctif interlobulaire prolifère, les
cellules hépatiques se tassent, et prennent en s'aplatissant la forme
en fuseau. Lorsque la tumeur
est très volumineuse, le tissu du
foie s'atrophie complètement et
se réduit à une coque mince.
Toutefois on a signalé dans un
certain nombre d'observations
une *hypertrophie considérable
du parenchyme respecté* par la
tumeur, qu'on a désignée sous le
nom d'*hypertrophie compensatrice, hypertrophie de suppléance*[1]. C'est dans cette augmentation du volume de la partie
respectée qu'il faut chercher la
compensation, qui peut être telle
que cliniquement parlant, des
kystes souvent très volumineux
ont pu évoluer sans s'accompagner de troubles notables de la
santé. Léon Z. Kahn[2] s'est atta

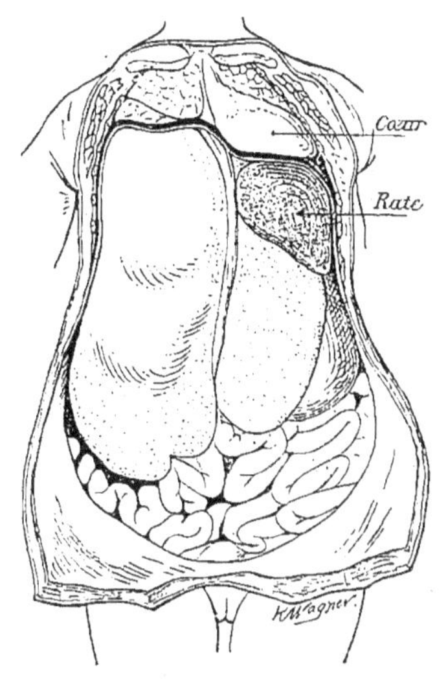

Fig. 15. — Déplacement des organes
thoraciques par un kyste du foie
(d'après Frerichs).

ché à bien faire ressortir ces faits dans sa thèse de doctorat « sur
la régénération du foie. » Ils avaient été signalés avant lui par
Max Durig[3], qui donnait à l'hypertrophie le nom d'hypertrophie
vicariante, par Ponfick[4], par Hanot[5], et par Chauffard[6]. De quelle

1. Josias (*Soc. anatomique* de Paris, mai 1880) : lobe droit très atrophié ; lobe
gauche hypertrophié.
   Reboul et Vaquez (*Soc. anat.* de Paris, juin, 1888) : lobe droit à peu près disparu ; lobe gauche très développé.
   Tissier (*Soc. Anat.* de Paris, décembre 1888) : kyste du lobe droit ; lobe gauche
considérablement hypertrophié.
   Poulaillon (*Soc. Anat.* de Paris, novembre 1890) : kyste occupant tout le lobe
droit ; lobe gauche très hypertrophié.
   2. Léon Z. Kahn, *Étude sur la régénération du foie dans les états pathologiques*, thèse de Paris 1897.
   3. Max Durig, *Hypertrophie vicariante du foie atteint d'échinocoque*. Munich,
1892, J.-F. Lehmann.
   4. Ponfick, *Centralblatt. f. med. Wiss.*, Berlin, 1894, p. 481.
   5. Hanot, *Presse médicale*, Paris, 6 avril 1895. p. 121.
   6. Chauffard, *Semaine médicale*, Paris, 8 juillet 1896, p. 265.

nature est l'hypertrophie compensatrice? Est-ce une hypertrophie simple des éléments cellulaires préexistants? Est-elle due

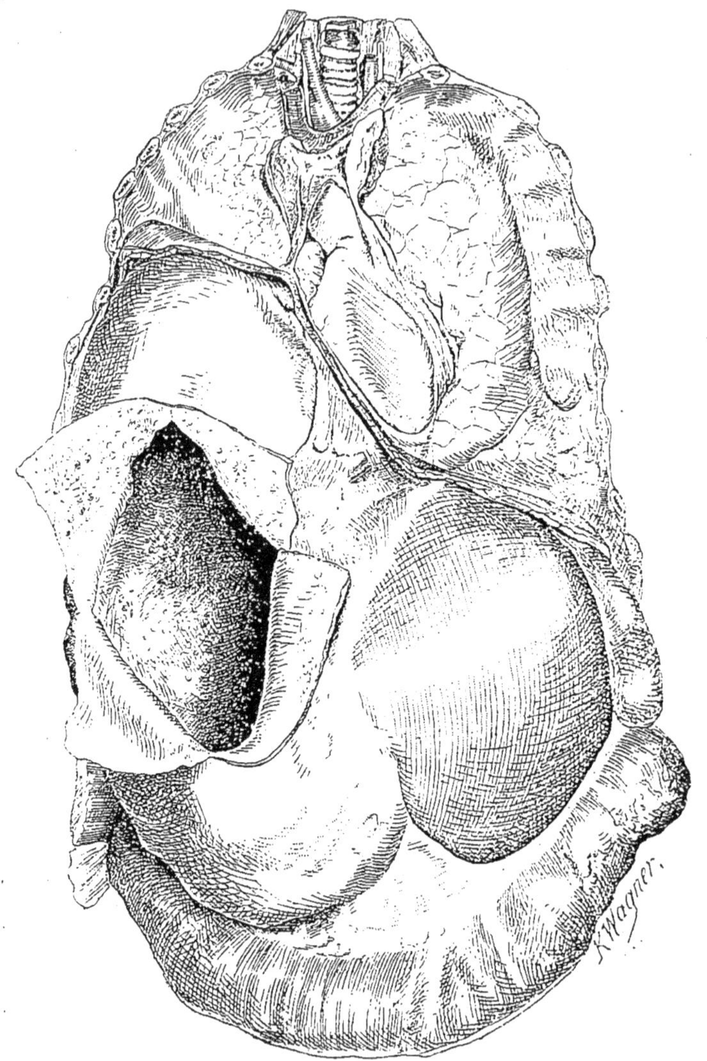

Fig. 16. — Volumineux kyste hydatique du lobe droit du foie ; refoulement des organes intra-thoraciques. (Pièce du musée Dupuytren.)

au contraire à la formation de nouvelles cellules ; y a-t-il à proprement parler, régénération? Ponfick admet cette régénération ;

il a trouvé dans les parties hypertrophiées, des figures de prolifération cellulaire, la formation de groupes glandulaires nouveaux,
une néoformation de canalicules biliaires. Chauffard, cité par
Kahn « retrouve les modifications du parenchyme démontrant
l'existence d'une régénération active. » Enfin Kahn lui-même,
admet cette régénération, en s'appuyant sur l'examen histologique
pratiqué dans quatre observations personnelles, où il a pu constater nettement la production de figures kariokinétiques. L'hypertrophie compensatrice semble donc démontrée par les faits que
nous venons de citer. Mais est-elle toujours le résultat d'une multiplication cellulaire? C'est un point sur lequel nous formulerons
quelques réserves. Ne s'agit-il pas dans un certain nombre de cas
d'une hypertrophie simple des éléments cellulaires préexistants?
L'avenir nous l'apprendra; cette question mérite d'être approfondie.

Quoi qu'il en soit, et c'est là le point important et pratique, les
parties saines de la glande sont appelées à suppléer les portions
détruites par le kyste.

Nous avons étudié jusqu'ici l'hydatide vivante et les modifications
qu'elle détermine dans les parties voisines du foie. Il nous reste à
parler maintenant des modifications qui peuvent se produire dans le
kyste au cours de son *évolution*.

L'hydatide peut *mourir* en dehors de toute intervention thérapeutique. C'est là un mode d'évolution particulièrement favorable, car
c'est souvent pour le sujet qui en est porteur, un mode de guérison
spontanée du kyste. Nous avons déjà énuméré les diverses causes
qui pouvaient amener la mort de l'hydatide; nous nous contenterons
de les rappeler ici; ce sont : la compression du kyste, l'inanition,
l'évacuation du liquide qu'il contient; l'introduction dans sa cavité
de substances telles que la bile, le sang, des produits médicamenteux.

L'hydatide qui a cessé de vivre subit une série de modifications
régressives qui portent sur la membrane-mère, le contenu de la
tumeur, et le parenchyme hépatique voisin. Tout d'abord le liquide
change de nature; il perd sa transparence, devient albumineux et
se résorbe partiellement. Toute la partie liquide est reprise petit à
petit et disparait; au contraire, les éléments solides s'accumulent et
se concrètent. Ces éléments sont constitués, d'abord par les débris
des scolex, des échinocoques, dont l'enveloppe et les crochets résistent longtemps à la destruction, puis par des sels de chaux, enfin
par des cellules épithéliales et des globules adipeux qui finissent par

s'agglomérer en une sorte de mastic caséeux. Lorsque le kyste est d'ancienne date, il devient presque impossible de distinguer les éléments constitutifs de cette sorte de magma, et les seules traces reconnaissables de l'hydatide sont les crochets, qui demeurent intacts au milieu des détritus qui les empâtent.

La membrane mère s'affaisse et se plisse en même temps qu'elle se ramollit, devient translucide et se teinte de pigments sanguins ou biliaires. En même temps la poche adventice se rétracte, et le tissu du foie se déprime dans le voisinage en donnant naissance à une cicatrice froncée. La paroi du kyste s'infiltre de sels calcaires, prend une consistance fibro-cartilagineuse et devient très résistante. L'envahissement par la calcification est général ou partiel[1]. On a même constaté une véritable ossification des parois du kyste[2].

Si le kyste hydatique a été envahi par la bile, la paroi s'infiltre d'une matière ocreuse qui est de l'hématoïdine[3]. Cette substance a d'abord été considérée comme le reliquat d'épanchements sanguins intra-kystiques; mais depuis les recherches de Valentiner et les expériences d'Habran[4], on sait que cette substance peut provenir directement de la bile. Sacquépée[5] a donné récemment la description anatomique d'un de ces vieux foyers kystiques, trouvaille d'autopsie, envahi par la bile. « Le contenu est solide; les éléments liquides ont été résorbés, et n'ont laissé à leur place qu'un magma dur, dernier résidu d'une invasion ancienne de la bile. A la coupe, le tissu hépatique est remplacé par une masse granuleuse, très dure, de coloration franchement noire : on dirait un vieux foyer hémorragique; cependant à l'examen histologique, on trouve exclusivement les éléments de la bile ; l'action du sulfhydrate d'ammoniaque ne décèle aucune trace de sels de fer. Le foyer est donc exclusivement formé par des éléments biliaires concrétés. La paroi est jaune

---

1. Des faits de ce genre ont été signalés par Cruveilhier; *Traité d'anat. pathol. générale*. 1856. t. III, p. 550.
Lemaire, *Bull. de la Soc. anatomique*. Paris, 1863, p. 411.
Lépine, *Bull. de la Soc. anatomique*. Paris, 1867, p. 222.
Landouzy, Kyste athéromateux du foie. *Bull. Soc. anat.*, Paris, 1870, p. 262.
Féré, *Bull. de la Soc. anatomique*, Paris, 1875, p. 738, etc.

2. Cornil et Ranvier. *Manuel d'histologie pathologique*, p. 337, Paris (F. Alcan).

3. La présence de l'hématoïdine a été signalée par :
Jones, *Trans. of the Path. Soc.*. Londres, 1854, p. 298.
Ch. Robin, *Bull. Soc. Biol.*, Paris, 1855, p. 117.
Charcot et Davaine, *Bull. Soc. Biol.* Paris, 1857, p. 103.

4. Habran. *De la bile et de l'hématoïdine dans les kystes hydatiques du foie*, thèse de Paris, 1869.

5. Sacquépée. *Bulletin de la Soc. Anatomique*, Paris, 1899, p. 266.

ocreux, épaisse de 1 à 4 millimètres suivant les points ; de cette paroi se détachent des membranes qui sillonnent la poche. En râclant la paroi, on trouve encore des crochets. »

Les modifications régressives que nous venons de décrire, réduisent l'hydatide morte à l'état de corps étranger enkysté, à peu près inoffensif pour le tissu du foie.

La *suppuration* du kyste, quelquefois observée au cours de son évolution, est une complication d'un réel intérêt pour le chirurgien. Les recherches de Chauffard et Widal[1] exposées dans un travail déjà cité, la thèse de Raffi[2] nous ont éclairé sur le mécanisme qui préside à l'infection du kyste. Normalement nous savons que le liquide hydatique est *aseptique;* mais il constitue un *milieu de culture* favorable pour le développement des microbes pathogènes. Chauffard et Widal le démontrent expérimentalement : « Si l'on ensemence comparativement, et dans des conditions identiques de provenance et de température, des tubes de bouillon peptonisé et de liquide hydatique avec du staphylocoque doré, du streptocoque, du bactérium coli commune, du bacille typhique, on voit ces divers microbes donner de belles cultures dans les deux milieux, quoique un peu plus tardivement dans les tubes de liquide hydatique. »

Normalement aussi, la membrane hydatique, même dans les vésicules à parois minces et pellucides, est *absolument imperméable aux microbes;* elle joue le rôle d'un filtre parfait. Ceci ressort de l'expérience suivante faite par Chauffard et Widal : « De petites vésicules transparentes sont plongées dans des tubes de bouillon peptonisé que l'on ensemence en même temps avec du staphylocoque doré, ou du streptocoque, du micrococcus prodigiosus, du bacterium coli commune; culture abondante dans le bouillon; au bout de dix jours, les vésicules sont retirées, passées rapidement au sublimé et lavées à l'eau stérilisée; leur contenu aspiré aseptiquement est ensemencé dans une série de tubes de bouillon et mis à l'étuve; aucun germe ne se développe[3]. »

1. Chauffard et Vidal, *Bulletin médical*, Paris, 1891, n° 32, p. 377.

2. Raffi, *Pathogénie de la suppuration des kystes hydatiques du foie*, thèse de Paris, 1891.

3. F. Dévé fait remarquer que les vésicules filles ne sont pas les seuls éléments échinococciques qui puissent résister, au moins un certain temps, à l'action du pus. On peut voir également des greffes spécifiques se produire, probablement aux dépens des *scolex*, sur les bords de l'incision d'un kyste préalablement suppuré (obs. de Courtin, relative à un kyste thoracique.) Dans trois expériences, Dévé a vu l'inoculation de sable échinococcique sous la peau du

Par contre la membrane hydatique laisse *dialyser* dans la vésicule les substances solubles ambiantes : tels l'iodure de potassium, le *sublimé,* etc., et *certains produits solubles sécrétés par les microbes ;* ceci nous explique comment du sublimé injecté dans la poche même d'une hydatide peut pénétrer par dialyse dans les vésicules filles et amener leur mort.

Il résulte de tout ce qui précède qu'une *fissure* ou une *altération* de la vésicule mère peut seule permettre l'infection et la suppuration du kyste. Or l'infection reconnaît pour cause première une inflammation microbienne siégeant dans la membrane conjonctive d'enkystement, riche en vaisseaux biliaires et sanguins, c'est-à-dire de *l'hépatite périkystique.* « Sous l'action de cette périkystite suppurative, la membrane hydatique perd ses moyens normaux de nutrition, elle meurt, et devient sèche, grenue, jaunâtre, et surtout cassante ; l'infection intra-kystique devient ainsi réalisable, à la faveur du moindre traumatisme, ou des progrès seuls de la lésion. » C'est à ces modifications que Chauffard a donné le nom de *nécrose septique,* avec ses deux phases d'infection péri-kystique et intra-kystique.

Le pus renfermé dans le kyste hydatique peut être stérile, ne contenir aucun microbe ; c'est un caractère que l'on rencontre également, nous le verrons plus tard, dans les grands abcès du foie ; c'est grâce à cet état aseptique du pus qu'aucun accident n'est survenu dans certains cas où la pénétration du liquide avait eu lieu soit dans la cavité pleurale, soit dans la cavité péritonéale. Le pus hépatique semble perdre très rapidement sa virulence pour passer à l'état de pus sans microbes. Il est juste toutefois de faire remarquer que dans la plupart des faits où la stérilité du pus a été admise, la recherche des microbes anaérobies n'a pas été pratiquée ; il y a donc lieu de faire des réserves sur la prétendue stérilité du pus.

Le streptocoque, le staphylocoque (Galliard), le pneumocoque ont été trouvés dans le pus des hydatides. Mais de tous les microbes, le coli-bacille est le plus fréquent. Dans une récente communication à la Société de biologie, Lippmann rapporte qu'il n'a trouvé dans un kyste suppuré du foie renfermant des gaz fétides, que des microbes strictement *anaérobies.* Les ensemencements faits avec le pus restèrent tous stériles sur les milieux aérobies. Les cultures en gélose profonde de Veillon, au contraire, proliférèrent abondam-

---

lapin devenir positive malgré une suppuration locale accompagnée d'élimination du tissu cellulaire sous-cutané. (Dévé, *Les kystes hydatiques du foie,* Paris, 1905, p. 32 et 33).

ment; elles permirent d'isoler trois espèces microbiennes strictement anaérobies : le *streptococcus tenuis*, le *S. parvulus* et le *bacillus nebulosus*. C'est à ces germes anaérobies qu'il faut imputer la production de gaz fétides que renfermait le kyste. Dans un cas analogue rapporté par Gilbert et Weil le pus renfermait à l'état de pureté un colibacille, qui se cultiva également bien sur tous les milieux, à l'air libre et dans le vide. C'est lui qui semblait responsable de la formation des gaz dans le liquide purulent, car il n'existait aucune communication entre la poche kystique et les cavités digestive ou respiratoire[1].

Par quelle *voie d'apport* ces divers microbes peuvent-ils pénétrer jusqu'au kyste? Raffi[2], dans sa thèse, a admis que l'infection pouvait suivre les voies biliaires, sanguine, lymphatique. et relever dans quelques cas d'une inoculation opératoire. L'infection péri-kystique par la voie biliaire, consécutive à une angiocholite ascendante, est la plus fréquente (Dupré[3]); d'après les relevés de Raffi, on la trouverait dans 58,7 p. 100 des cas; l'infection par la voie sanguine semble démontrée par une observation de Letulle[4] dans laquelle la suppuration du kyste succéda à un phlegmon péri-amygdalien et par d'autres observations où on l'a vue survenir à la suite d'une pneumonie, d'une fièvre typhoïde, etc.; Raffi admet que l'infection par la voie sanguine est suivie dans 8,7 p. 100 des cas; par la voie lymphatique à la suite d'une pleurésie droite par exemple (Verneuil et Petit), dans 6,5 p. 100 des cas, et enfin que l'inoculation opératoire, c'està-dire la ponction septique, doit être incriminée dans 26 p. 100 des cas; ce dernier chiffre très élevé comprend des observations de la période préaseptique où la ponction fut pratiquée dans des conditions défectueuses; ces faits doivent être considérés actuellement comme exceptionnels.

Toutefois, on ne saurait admettre que dans tous les cas où l'infection du kyste a succédé à une ponction, cette infection doive être

---

1. A consulter : Letulle et Vaquez, *Bulletin de la Soc. anatomique*, Paris, 8 juin 1888.
Danin, thèse de Paris 1891.
Moré, *Il Morgani*, Naples. novembre 1891.
Galliard, *Société médicale des hôpitaux*, Paris, 19 avril 1895.
Gilbert et Weil, *Société de Biologie*, 18 juin 1898.
Lippmann, *Société de Biologie*, Paris, 22 février 1902.
2. Raffi, *Pathogénie de la suppuration des kystes hydatiques du foie*, thèse de Paris 1891.
3. Dupré, *Les infections biliaires*, thèse de Paris, 1891, p. 127.
4. Letulle, *Soc. méd. des hôpitaux de Paris*, 17 avril 1891.

attribuée à une faute d'asepsie. Une observation de Quénu, un fait cité par Dévé, prouvent qu'à la suite d'une ponction, l'évacuation du kyste peut être suivie d'une *cholérragie ex vacuo* ; la bile chargée de bactérium coli inocule la cavité du kyste et l'infection reconnaît ainsi une origine biliaire. Galliard dès 1892, avait insisté sur ces faits. Il y a là une objection sérieuse à faire valoir contre la pratique des ponctions.

Lorsque la suppuration du kyste est établie, celui-ci forme une vaste cavité purulente, à parois régulières, renfermant un pus tantôt épais et crémeux, vert, tantôt très fluide, constitué simplement par un liquide trouble. Les vésicules qui nagent dans le liquide sont flétries, opaques, quelquefois en partie détruites on les a comparées à « des grains de raisin sucés ». Quelques-unes cependant peuvent conserver leur aspect normal, leur enveloppe restant au moins un certain temps impénétrable aux microbes du pus.

Autour du kyste enflammé il se fait en général de la périkystite adhésive. Les adhérences qui en sont la conséquence unissent la surface péritonéale du kyste aux parties voisines et préparent la rupture dans l'un des organes creux du voisinage. Malheureusement, ces adhérences ne sont pas constantes.

Dans les parties voisines du foie, l'inflammation peut retentir sur les troncs veineux et provoquer des thromboses, point de départ d'endocardite infectieuse, d'embolies pulmonaires et d'infection purulente.

Il peut arriver, quoique le fait soit assez rare, que la suppuration se développe autour d'un kyste qui a déjà subi plus ou moins les transformations régressives étudiées précédemment. L'hépatite suppurée périkystique est encore ici le premier terme du processus suppuratif, et elle reste la lésion principale ; il se forme en somme un véritable abcès du foie dans lequel nagent les débris de l'ancien kyste, jouant le rôle de corps étranger provocateur de l'abcès. Un traumatisme, des excès alcooliques (?) prédisposent à l'apparition des accidents inflammatoires ; Rendu[1] a présenté un fait de ce genre.

Les kystes suppurés de la face supérieure du foie deviennent dans certains cas, rares il est vrai, le point de départ d'une variété spéciale d'abcès de la cavité péritonéale : l'abcès sous-phrénique. D'après la statistique étiologique de Norwack, portant sur 80 cas d'abcès sous-phrénique, 8 fois le kyste hydatique doit être incriminé comme cause des accidents. Tuffier et Barbarin ont publié à la Société anato-

---

1. Rendu, *Bulletin Soc. Anatomique*, Paris, 1874, p. 482.

mique[1], en 1898, un nouvel exemple de cette complication des kystes hydatiques suppurés : l'abcès sous-diaphragmatique était limité en bas par une poche intra-hépatique qui avait détruit tout le lobe droit; le contenu était formé par du liquide séro-purulent, mélangé à des gaz.

Que le kyste soit suppuré ou non, il augmente sans cesse de volume ; au cours de cette évolution progressive, il peut se rompre dans l'une des séreuses voisine, le plus souvent le péritoine, s'il est resté libre de toute adhérence, ou bien déterminer des phénomènes divers de compression, d'adhérence, d'ulcération et de perforation des organes creux du voisinage.

La *rupture* dans la cavité péritonéale, la plèvre ou le péricarde à travers le diaphragme aminci, se produit dans les circonstances suivantes : ou bien le kyste, libre de toute adhérence périphérique, s'ouvre spontanément par surdistension, à la suite d'une suppuration ou d'une communication avec les voies biliaires. Davaine dit en effet : « La communication des kystes hydatiques avec les voies biliaires est dangereuse puisque souvent elle a été cause de la rupture de la poche hydatique » ;

Ou bien le kyste se rompt dans un effort, ou à l'occasion d'un traumatisme quelconque (coup de pied, passage d'une roue de voiture, coup de poing, chute sur l'abdomen, etc...)

L'ouverture dans les cavités séreuses est plus rare que celle dans les viscères des grandes cavités splanchniques. D'après la statistique de Davaine et Frerichs, sur 39 cas où le kyste s'est fait jour dans la cavité thoracique, 23 fois la communication existait avec le poumon et les bronches, 9 fois seulement le contenu s'était déversé dans la *plèvre*. C'est qu'en effet le plus souvent la plèvre est protégée par la symphyse du poumon avec le diaphragme.

L'ouverture dans la *cavité péricardique* doit être considérée comme exceptionnelle ; on n'en connaît que trois ou quatre observations rapidement suivies de mort.

Les épanchements *intra-péritonéaux* ne sont pas rares; d'après Mauny[2] sur 41 ouvertures abdominales, 10 fois le péritoine avait été mis en communication avec le kyste.

Plus récemment, F. Dévé, se basant sur la fréquence de l'échinococ-

<hr>

1. Tuffier et Barbarin, *Bulletin de la Société anatomique*, Paris, 1898, p. 689.

2. Marius Mauny, *Étude sur les ruptures intra-péritonéales des kystes hydatiques du foie*, thèse de Paris, 1891.

cose péritonéale qui est pour ainsi dire toujours secondaire à la rupture d'un kyste du foie, s'est efforcé de démontrer que contrairement à l'opinion généralement admise, la rupture intra-péritonéale est loin d'être rare. Sur 36 malades porteurs de kystes hydatiques primitifs du foie qu'il a observés, 8 étaient atteints de kystes du péritoine manifestement secondaires (constatés une fois cliniquement, 4 fois à l'opération et 3 fois à l'autopsie) : soit une proportion de 22 *ruptures intra-péritonéales sur* 100 *kystes* du foie.

Les conditions anatomiques qui expliquent cette fréquence sont le gros volume du kyste qui l'expose aux traumatismes et aux compressions et l'absence d'adhérences avec les parties voisines.

En effet, en dehors de toute complication, l'existence d'une péri-kystite adhésive est exceptionnelle. La règle, au contraire, est que les kystes du foie même volumineux, fassent *librement* saillie dans la cavité péritonéale (Dévé).

La rupture intra-péritonéale des kystes hydatiques peut survenir chez les *jeunes sujets*. Végas et Cranwell ont montré que sur 26 cas de kystes multiples du péritoine rassemblés dans leur statistique, 12 avaient été observés au-dessous de dix-huit ans, parmi lesquels 6 au-dessous de treize ans.

Lorsque le kyste est suppuré, la séreuse (plèvre ou péritoine) dans laquelle il s'est ouvert, est inoculée, et si nous ne sommes pas en présence d'un de ces cas auxquels nous avons fait précédemment allusion, dans lesquels le pus est stérile, des accidents infectieux redoutables sont la conséquence de la rupture.

Si le kyste rompu est en communication avec les voies biliaires, le liquide qui s'épanche dans la cavité séreuse est un mélange de liquide hydatique et de bile (*cholépéritoine hydatique*[1].) Le cholépéritoine hydatique n'est pas exceptionnel puisque Beaudet dans sa thèse en a réuni 47 observations. L'épanchement bilieux est tantôt libre dans la cavité abdominale, tantôt enkysté ; l'enkystement se fait alors généralement dans la moitié droite de l'abdomen, la masse intestinale étant refoulée vers la gauche. Les faits cités par Mauny dans sa thèse, et par nous-mêmes dans notre premier volume de la chirurgie du foie à propos des plaies des voies biliaires[2], permettent d'affirmer que si la bile mélangée au liquide hydatique est normale, aseptique, l'épanchement sera toléré par la séreuse péritonéale ; si

---

1. Paul Beaudet. *Le cholépéritoine hydatique*. Thèse de Paris. 1906.

2. F. Terrier et M. Auvray, *Plaies des voies biliaires. Chirurgie du foie et des voies biliaires*, t. I, p. 100, Paris, 1901.

la bile déversée est septique nous assisterons à l'éclosion d'une péritonite suraiguë. De plus on doit se souvenir, qu'un mélange de bile et de liquide hydatique primitivement aseptique, épanché dans le ventre, n'est pas pour toujours à l'abri de l'infection secondaire ; en effet les canaux biliaires qui s'abouchent dans le kyste, restant ouverts après la rupture, le liquide abdominal est en communication avec la voie d'infection, représentée ici par le tube digestif.

La rupture du kyste s'est accompagnée parfois d'une hémorragie abondante. Dans un cas cité par Legueu et Diriart[1] l'hémorragie fut telle qu'elle amena la mort du blessé : il s'agissait d'un individu qui avait reçu un coup de pied de cheval dans l'abdomen, la mort survint quelques heures après ; à l'autopsie, on trouva un énorme kyste hydatique du foie, rompu et rempli de caillots sanguins ; l'hémorragie s'était faite dans la poche.

Le plus souvent le liquide épanché est du liquide hydatique simple avec les vésicules secondaires renfermées dans le kyste et des têtes de tænia ou scolex. Nous verrons ultérieurement quels sont les accidents qui, au point de vue clinique, peuvent succéder à la rupture du kyste. Pour le moment, contentons-nous de rechercher quel est le sort réservé au liquide, aux vésicules et aux scolex, qui ont fait irruption dans la cavité péritonéale. Ceci nous amène à parler de la question encore débattue il y a quelques années, et qui semble aujourd'hui définitivement résolue, des *greffes d'échinocoques*, et particulièrement des greffes péritonéales. C'est à propos des kystes hydatiques du foie qu'elle a été soulevée ; il importe donc que nous exposions brièvement l'état actuel de la question d'après les travaux récents faits en France par Dévé[2] et Guibé[3]. Elle a du reste un intérêt pratique, et nous verrons bientôt quelles précautions elle impose au point de vue de la technique opératoire.

Voici en quoi consiste la théorie des greffes péritonéales des échinocoques : au bout d'un temps variable, quelques mois, quelques années même après la rupture d'un kyste hydatique du foie, on voit apparaître au niveau de l'abdomen des signes non équivoques de kystes hydatiques multiples ; ces kystes secondaires seraient

---

1. Legueu et Diriart, *Bulletin de la Société Anat.*, Paris, 1896, p. 538.

2. Dévé, *Comptes rendus de la Société de biologie*, Paris, 1901, et thèse de Doctorat, Paris, 1901.

3. Guibé, *Les greffes péritonéales des échinocoques.* Presse médicale, Paris, 1901, n° 69, p. 101.

dus à la greffe péritonéale des vésicules filles ou autres éléments issus du kyste primitif rompu[1].

Dès 1793, J. Hunter avait émis cette hypothèse, défendue à nouveau par Kuchenmeister[2] en 1855 et par Naunyn[3] en 1862. Elle a été admise depuis cette époque par Volkmann (1877), Péan (1880), Krause[4] (1889) et par la plupart des orateurs Peyrot, Quénu, Ricard, A. Broca, etc., qui prirent la parole dans une discussion de la Société de Chirurgie de Paris (1900)[5], soulevée par une remarque de Potherat, qui se montrait hostile à la théorie des greffes péritonéales.

Cette théorie paraît être établie par des faits cliniques et expérimentaux. Les observations cliniques sont nombreuses, nous nous contenterons d'en citer quelques-unes : Krause trouve à l'autopsie d'un homme de dix-huit ans, la cavité abdominale farcie de vésicules hydatiques adhérentes, et dans le foie un kyste rétracté, jaune d'ocre, dont l'ouverture était obstruée par une masse jaunâtre et molle contenant des vésicules.

Chez une malade de Peyrot, la laparotomie permit de reconnaître un kyste du foie rompu dans l'abdomen ; quatre ans plus tard, on constatait au cours d'une seconde laparotomie des kystes hydatiques multiples de l'abdomen.

---

1. L'échinococcose secondaire du péritoine se manifeste sous des formes différentes : tantôt l'abdomen est littéralement bourré de tumeurs, on est en présence de la forme grave, généralisée, confluente ; tantôt l'échinococcose est discrète, partielle, localisée alors surtout au petit bassin. Parfois on assiste à l'évolution extra-abdominale de l'échinococcose péritonéale ; les greffes se font dans le conduit péritonéo-vaginal, dans des hernies crurale et ombilicale.

Enfin F. Dévé a décrit sous le nom de « pseudo-tuberculose échinococcique » des cas dans lesquels les graines disséminées dans le péritoine s'arrêtant de bonne heure dans leur évolution, forment à la surface du péritoine et des viscères abdominaux un semis de granulations miliaires rappelant les lésions de la péritonite tuberculeuse. Ces granulations varient de la grosseur d'un grain de sagou à celle d'un petit pois. Au toucher, la surface de la séreuse est rugueuse, papillomateuse. Examinées au microscope, ces granulations donnent la structure caractéristique des jeunes formations hydatiques.

Ces petits nodules disséminés à la surface du péritoine n'ont pas toujours la même signification : tantôt ce sont des formations kystiques aux premiers stades de leur développement et qui continueront à évoluer ; tantôt ils semblent être le résultat d'un processus de défense de l'organisme contre les éléments parasitaires qui se trouvent ainsi englobés et détruits (Dévé).

2. Kuchenmeister, *Parasiten des Menschen*, 1855. Bd I. S. 152.

3. Naunyn, *Arch. f. Anat. u. Path.*, 1862, p. 612, Leipzig.

4. Krause, *Volkmann's Samml. Klin. Vortr.*, n° 325 et *Berlin. Klin. Woch.*, Berlin, 1889, p. 769.

5. *Bulletin de la Société de Chirurgie de Paris* 1900, p. 10, 14, 16, 54, 59, 153, 194, 196, 262, 298, 309, 524, 992, 993, 994.

Chez un opéré de Martin[1], qui avait présenté des accidents de rupture kystique un an auparavant, le chirurgien trouva la cavité péritonéale bourrée d'hydatides ; elles étaient greffées sur tous les organes de l'abdomen et il était impossible de songer à pratiquer une intervention utile.

C'est surtout l'expérimentation faite sur les animaux qui fournit les arguments les plus décisifs en faveur de la théorie des greffes d'échinocoques. Ces recherches expérimentales ont été poursuivies par de nombreux auteurs, parmi lesquels nous citerons : Lebedeff et Andreeff[2] (1889), Stadnitzky[3] (1890), Peiper[4] (1894), Bélogorodsky[5] (1897), von Alexinsky[6] (1898), Riemann[7], Garré[8] (1899), F. Dévé[9] (1901). Les recherches de ce dernier auteur ont confirmé celles des précédents et les ont complétées sur quelques points. F. Dévé a communiqué trois séries d'expériences avec résultats positifs :

1° Dans trois expériences, Dévé injecte dans le péritoine d'un lapin du liquide hydatique contenant des vésicules proligères et des scolex. L'autopsie des trois animaux pratiquée longtemps après, révèle des petites tumeurs dont la nature échinococcique est reconnue au microscope ;

2° Le péritoine est inoculé avec une petite portion de la paroi d'un kyste pourvu de sa membrane germinative et de ses vésicules proligères. On constate au bout de deux cent trente jours l'existence d'une tumeur échinococcique.

3° Le péritoine est inoculé avec deux vésicules filles, du volume d'une grosse cerise, et on trouve au bout de dix-sept jours les vésicules tendues et transparentes, enkystées dans le péritoine.

F. Dévé insiste sur la transformation des scolex en kystes echinococciques ; il a obtenu, en effet, expérimentalement un résultat positif, en inoculant du liquide hydatique qui ne contenait que des scolex. Il s'appuie surtout sur les preuves qu'en fournit l'examen microscopique. « Dans les petits kystes développés par inoculation, il a vu à

---

1. Martin, *Bulletin de la Société de Chirurgie de Paris.* Rapport de A. Broca, 1902, p. 40.

2. Lebedeff et Andreeff, *Wratch,* Saint-Pétersbourg. 1889, p. 285.

3. Stadnitzky. Thèse Saint-Pétersbourg, 1890.

4. Peiper, *Die Verbreitung der Echinokokken, Krankheit in Vorpommern,* 1894.

5. Bélogorodsky, 147e séance de la Société russe de chirurgie, 1897.

6. Von Alexinsky, *Arch. f. klin. Chir.,* Berlin, 1898, Bd. LVI, p. 796.

7. Riemann, *Beitr. z. klin. Chir.,* Tubingen, 1899, Bd. XXIV, p. 187.

8. Garré, *Arch. f. klin. Chir.,* Berlin, 1899, Bd. LIX, p. 393.

9. Dévé, *Comptes rendus Soc. Biologie,* Paris, 1901, p. 115, 117, 298, 608.

la face interne de la cuticule feuilletée dans l'épaisseur de la couche granuleuse et en un point très limité un amas de crochets intriqués. Sur 26 kystes examinés, cet amas existait toujours et toujours unique. Le nombre des crochets variait entre 26 et 42. Or, c'est là précisément le nombre de crochets que possède un scolex. La vésicule ainsi développée ne pouvait donc pas provenir d'une vésicule proligère, car alors il eût fallu trouver 5 à 20 amas semblables, et non pas 40 crochets mais plusieurs centaines. »

Dévé[1], dans une nouvelle communication à la Société de biologie (1902), montre que les kystes échinococciques nés par transformation des scolex, ne sont pas, comme on l'a prétendu, stériles. Il a observé des faits qui démontrent que ces nouveaux kystes deviennent fertiles : la transformation kystique des scolex constitue donc une forme évolutive parfaitement progressive.

Il résulte encore des expériences de von Alexinsky, Bobroff, Riemann, Dévé, que les kystes hydatiques greffés ne tardent pas à se recouvrir d'une couche endothéliale, et ainsi deviennent secondairement extra-péritonéaux.

Enfin, d'après Dévé, les germes disséminés au moment de la rupture du kyste peuvent se greffer dans la séreuse et s'y développer *malgré la présence de la bile ;* des inoculations expérimentales dans la cavité péritonéale du lapin ont montré à cet auteur, que les scolex résistent à l'action d'un mélange de bile et de liquide hydatique, et qu'ils n'en poursuivent pas moins leur évolutiou vésiculaire (Soc. de biologie, 17 janvier 1903.)

Ces constatations viennent à l'encontre des idées admises pendant longtemps sur l'action parasiticide de la bile sur les germes hydatiques ; elles prouvent tout au moins que l'opinion classique est bien trop absolue.

Les faits que nous venons de passer en revue, ne sont pas seulement intéressants au point de vue parasitologique, car ils démontrent la possibilité des greffes péritonéales d'échinocoques mise en doute jusque dans ces derniers temps, mais ils ont encore un intérêt pratique, sur lequel nous reviendrons, car ils nous expliquent la possibilité et la fréquence de l'inoculation, soit du péritoine, soit de la plaie au cours d'une intervention sur le kyste.

Nous devons signaler également la possibilité des greffes d'échinocoques dans la cavité pleurale. Schwartz en a observé un exemple

1. Dévé, *Soc. de biologie,* 25 janvier 1902.

dans le service du professeur Berger : « Il s'agissait d'une femme qui, quinze ans auparavant, avait évacué par vomique, un kyste hydatique du foie, et qui présentait un kyste de la plèvre droite lequel, fut traité par l'incision large ».

Quelle est, après rupture du kyste, la destinée de la poche rompue?

Elle est variable selon les cas : tantôt la poche demeure affaissée, elle se rétracte, et la rupture devient un mode de guérison spontanée ; tantôt le kyste ouvert suppure, ou bien encore la rupture se cicatrise et le kyste se reforme, comme l'a indiqué Finsen.

Le kyste, avons-nous dit, peut en se développant se mettre en contact avec les organes qui l'environnent, les comprimer, contracter avec eux des adhérences, parfois suivies d'ulcérations et de perforations des organes creux voisins.

S'il s'agit d'un kyste supérieur, « il refoule le diaphragme, l'amincit et finit par l'ulcérer, en général au niveau de la plèvre droite. Ce travail ulcératif, ayant été précédé presque toujours d'une inflammation adhésive, il en résulte que rarement le contenu du kyste tombe dans la cavité pleurale, et que la base du poumon constitue la paroi nouvelle de la tumeur. L'ulcération ne tarde pas à gagner le tissu pulmonaire, tout comme le tissu pleural, et le kyste vient alors s'ouvrir dans l'une des bronches. Il se forme dans ces cas, soit un trajet fistuleux avec induration du poumon, autour de la fistule, soit une vaste caverne à parois ulcérées et souvent gangréneuses quand la bile est mêlée au liquide hydatique » (Rendu).

C'est le poumon droit qui le plus souvent communique avec le kyste ; cependant il existe des faits de communication avec le poumon gauche [1].

De même, la compression, l'ulcération et l'ouverture du kyste dans les *voies digestives* n'est pas très rare, puisque sur 166 cas de kystes hydatiques rassemblés par Davaine, ce mode d'ouverture est signalé 22 fois. Dans un cas exceptionnel, rapporté il y a quelques années par Pacinotti [2], la compression du pylore par un kyste hydatique avait fait porter le diagnostic de cancer de la région pylorique ; la

---

1. Latham, *The Lancet*, août 1873, p. 221, Londres.

2. Pacinotti, *Des rapports de l'ulcère pylorique et de la péripylorite avec les échinocoques du foie.* — Communication faite à l'Académie royale de médecine de Turin dans la séance du 4 mai 1900.

malade ayant succombé aux suites d'une gastro-entéro-anastomose, l'autopsie permit de constater que tous les symptômes d'occlusion pylorique observés pendant la vie devaient être rattachés à l'existence d'un kyste hydatique intimement uni par des adhérences fibreuses à la première portion du duodénum, au pylore, à la partie la plus rapprochée de la petite courbure de l'estomac, et au côlon. L'ouverture de l'estomac permit de constater l'existence d'un ulcère situé au niveau de l'antre du pylore. Cette ulcération d'origine trophique devait être rattachée, d'après l'auteur, aux lésions d'endartérite oblitérante et de névrite constatées histologiquement et en relation avec la compression exercée par la tumeur.

La compression et l'ulcération des parois de l'*œsophage* par un kyste développé dans le lobe gauche du foie a été également observée dans un cas cité par de Gaulejac[1].

Le plus souvent, après une période de formation d'adhérences de la poche avec les parois du tube digestif, l'ouverture spontanée a lieu ; elle peut se faire dans l'*estomac* ou sur toute l'étendue de l'*intestin* ; l'orifice de communication siège le plus souvent alors au niveau du côlon. Ces faits ont été étudiés dans la thèse de Letourneur[2]. Cet auteur, sur 33 observations de terminaison par ouverture dans le tube digestif, signale 4 fois seulement la communication avec l'estomac ; cette rareté relative s'explique par ce fait que le kyste siège plus rarement sur le lobe gauche du foie, et aussi parce que le travail de la digestion imprime à l'organe des alternatives de dilatation et de relâchement, qui ne sont pas favorables à la formation d'adhérences.

Si le kyste hydatique était en communication préalable avec les voies biliaires, on conçoit que sa communication avec l'intestin soit plutôt un accident favorable ; en effet s'il y a obstruction des conduits biliaires par des débris d'hydatide, ce qui a été observé, ainsi que nous le verrons, la bile peut, en traversant la poche, arriver jusque dans l'intestin. D'après Berthaut, on n'a jamais trouvé, à l'autopsie, cette double communication des tumeurs hydatiques avec les voies biliaires et l'intestin, parce que, dans ce cas, la guérison serait la règle. La plupart des guérisons des kystes hydatiques du foie, en voie d'élimination à travers les voies biliaires, peuvent être attribuées à l'existence d'une communication de la tumeur avec l'intestin.

---

1. De Gaulejac. *Bulletin de la Société anatomique*, Paris, 1863, p. 133.

2. Letourneur, *Terminaison spontanée des kystes hydatiques du foie dans le tube digestif*, thèse de Paris, 1873.

Le kyste en comprimant les *voies biliaires*[1] peut déterminer des phénomènes de stase suivis d'un ictère plus ou moins intense. Il n'est pas exceptionnel d'assister à son ouverture dans les canaux biliaires ulcérés ; sur 72 cas d'ouvertures spontanées d'hydatides réunis par Davaine, huit fois l'élimination s'est faite par cette voie. Les orifices de communication sont de volume et d'aspect variables ; les plus étroits laissent écouler dans la cavité du kyste la bile qui circule dans les canaux biliaires ; les plus larges livrent passage au contenu de la tumeur. Ces orifices sont arrondis ou ovalaires, à bords fibreux, généralement réguliers ; ils peuvent atteindre le diamètre d'une pièce de un franc ; même dans un cas de Bouilly l'orifice qui faisait communiquer le kyste avec la vésicule biliaire présentait les dimensions d'une pièce de cinq francs. Parfois, le kyste communique avec les voies biliaires, non par de simples orifices, mais par de véritables canaux, — le canal est plus ou moins large, plus ou moins long et sinueux ; ses parois sont formées de tissu conjonctif épaissi ou de tissu hépatique sclérosé.

Les tumeurs hydatiques peuvent entrer en communication avec une partie quelconque de l'appareil excréteur de la bile : avec la vésicule biliaire (cas de Bouilly, Budd, Bowman, etc.) ; avec le canal cholédoque (Murchison, Courtois, Cadet de Gassicourt, König, etc.) ; avec le canal hépatique (Trousseau, Saussier, Ayerza, Rosenstein, etc.) ou avec une de ses branches d'origine, branche droite du canal hépatique (Hayem et Groux, Charcot, de Font-Réaulx, etc.) ou branche gauche (Sevestre, Berthaut, etc). L'ouverture dans le canal cystique est très rare ; on en doit une observation à Leroux. La communication entre le kyste et les conduits biliaires intra-hépatiques a été vue par Butruille et Vinache, Murchison, Laënnec.

On admet généralement que la bile en pénétrant dans l'intérieur du kyste peut amener la mort des hydatides. Cette opinion ne doit pas être admise d'une façon absolue ; il résulte en effet d'expériences publiées par F. Dévé, en 1902, dans la Revue de Chirurgie, qu'il n'est

---

1. A consulter : Körte, *Compression des voies biliaires par les échinocoques.* *Beitr. z. klin. Chir.* Tübingen.
Cadet de Gassicourt, thèse de Paris 1856, n° 50.
Berthaut, *Elimination des kystes hydatiques par les voies biliaires,* Thèse de Paris 1883.
Wechselmann, *Beitr. meckl. Aerzte z. Echinokk.* Stuttgart, 1885, p. 214.
Most, *Deut. Zeit. f. Chir.,* Leipzig, 1898, p. 155.
Oppenheim. *Contribution à l'étude des kystes hydatiques du foie communiquant avec les voies labiaires,* thèse de Paris, 1905, n° 365.
Sasse. *Beträge z. klin. Chir., rubing,* Bd. 74, p. 956.

pas exceptionnel de voir des hydatides persister transparentes dans une poche depuis longtemps envahie par la bile (le fait avait été déjà signalé par Davaine) ou de voir, dans les cas de cholépéritoine hydatique, les germes spécifiques disséminés dans le péritoine, continuer souvent à se développer, en dépit de la présence prolongée de l'épanchement bilieux dans la séreuse. Il résulte enfin d'une communication faite par Dévé à la Société de Biologie le 17 juin 1903, que les scolex résistent quelque temps à l'action de la bile.

Ces réserves faites, il n'est pas douteux cependant que le contact intime et prolongé de la bile, infectée ou non, altère la vitalité des éléments parasitaires et qu'il finisse, en général, par amener leur mort (Dévé).

Lorsque le kyste s'élimine dans l'intestin par les voies biliaires, l'hydatide se fragmente et ses débris engagés dans le cholédoque, parviennent à arriver dans le duodénum sous l'influence de la pression du liquide situé en amont et des contractions de la vésicule biliaire ; lorsque l'élimination est terminée, les voies biliaires présentent souvent une dilatation considérable. Mais il arrive que les vésicules trop volumineuses ou les débris de la membrane vésiculaire s'arrêtent dans les canaux biliaires, déterminant de l'obstruction, de la rétention biliaire avec toutes ses conséquences du côté de l'appareil excréteur et du foie. L'obstruction produit des résultats variables suivant son siège ; si elle porte sur la portion terminale du cholédoque, tout l'appareil excréteur peut être dilaté ; la dilatation des voies biliaires intra-hépatiques donne au tissu du foie un aspect caverneux, la vésicule biliaire peut prendre part à cette dilatation et former une tumeur plus ou moins volumineuse. Naturellement l'oblitération du canal cystique n'amènera pas de rétention biliaire ; et si l'obstacle siège seulement sur l'une des branches du canal hépatique, la rétention biliaire sera partielle. Dans une observation de Charcellay, l'obstruction du canal cholédoque à sa terminaison, s'accompagnait d'une dilatation assez marquée du canal pancréatique.

La stagnation de la bile en amont de l'obstacle sera parfois le point de départ de phénomènes infectieux qui peuvent aboutir à l'angiocholite et à la périangiocholite suppurée. Rosenstein signalait récemment le cas d'une femme qui, après ouverture d'un kyste dans le canal hépatique succomba à une angiocholite suppurée, après avoir fait plusieurs abcès du foie qui furent ouverts.

Ces différentes lésions ne diffèrent pas de celles que nous étudierons à propos de l'obstruction des voies biliaires par les calculs.

F. Dévé[1] a insisté récemment sur certaines conséquences peu connues qui peuvent résulter de la communication du kyste avec les voies biliaires.

Il a montré d'abord qu'on rencontrait quelquefois dans les kystes hydatiques depuis longtemps envahis par la bile, des concrétions irrégulières constituant une sorte de « lithiase biliaire intra-kystique » ; ces concrétions noirâtres sont de volume et de forme variables ; quelques-unes d'entre elles mesuraient dans un cas de Dévé jusqu'à 15 millimètres de longueur, sur 10 à 12 millimètres de largeur et d'épaisseur, et pesaient 50 à 60 centigrammes. De consistance assez friable, ces concrétions sont formées par des couches superposées de pigment biliaire, formant des strates parallèles adhérentes à la surface d'une *membrane hydatique*.

Dévé constate qu'on avait déjà observé exceptionnellement, comme centre des cholélithes, un corps étranger parasitaire (tels un morceau d'ascaris lombricoïde, un fragment de douve), mais on n'avait pas encore signalé les hydatides à l'origine du processus lithogène.

Les concrétions ainsi formées peuvent s'engager dans les voies biliaires, comme les hydatides affaissées qu'elles accompagnent. Elles accentuent les phénomènes douloureux provoqués par leur migration, et peuvent contribuer à l'oblitération du cholédoque.

Dévé donne à cette forme de la lithiase biliaire le nom de *lithiase biliaire parahépatique*.

Dévé a également montré, en s'appuyant sur l'examen d'un foie qui renfermait 21 poches réparties dans les 2 lobes, que dans certains cas à la suite de la rupture d'un kyste dans les voies biliaires, on pouvait assister à l'évolution d'une *échinococcose hépatique secondaire, d'origine biliaire*. L'étude de la pièce et des examens histologiques multiples lui ont permis de conclure que *la plupart des poches étaient formées aux dépens des conduits biliaires extraordinairement dilatés*, constituant de véritables anévrysmes biliaires. Le processus pathogénique dans ce cas semble avoir été le suivant : « A un moment donné le cholédoque s'était trouvé oblitéré par les débris hydatiques issus d'une première poche ouverte spontanément dans un gros tronc hépatique. Dès lors, un envahissement rétrograde de la canalisation biliaire s'était produit, du fait du refoulement des germes hydatiques vivants, déversés par le kyste primitif, dans les

---

1. F. Dévé et Guerbet. *Cholélithiase d'origine hydatique*. Bull. de la Soc. de Biologie, Paris, 1905, p. 248.

ramifications muqueuses ectasiées, où ils avaient poursuivi leur développement. Ainsi avait pu s'effectuer, par la voie biliaire, cette colonisation parasitaire intra-hépatique, nouvelle modalité de l'échinococcose secondaire du foie. » Le développement des kystes hydatiques dans les voies biliaires est donc possible, comme on l'avait admis jadis.

Nous savons enfin, par les observations de Rœderer et Wogler, qu'un lombric parti de l'intestin peut en remontant les canaux biliaires, s'introduire dans un kyste, à la faveur d'une ulcération de leur paroi.

L'ouverture dans les bronches, l'intestin ou les voies biliaires, crée, lorsque le kyste n'est pas infecté primitivement, une condition très favorable à son infection secondaire par suite de la pénétration dans sa cavité des microbes venus des cavités septiques avec lesquelles il communique.

Les complications dont il nous reste à parler sont plus rares ; elles n'en sont pas moins intéressantes. C'est ainsi qu'on signale quelques cas où la communication s'est établie entre le kyste et les *uretères* ou la *vessie*.

Les écoulements de *liquide pancréatique* par un kyste hydatique ont été observés, mais ils sont très rares (Pierre Delbet)[1].

Les rapports des kystes hydatiques du foie avec le *système veineux cave* ont été récemment étudiés de façon très complète par F. Dévé[2].

1. Pierre Delbet, *Bulletin de la Société de Chirurgie*, Paris, 1900, p. 300.

2. Dévé. *Bulletin de la Société anatomique de Paris*, 1903, p. 185. On y trouvera la bibliographie suivante :

RAPPORTS DES KYSTES HYDATIQUES DU FOIE AVEC LA VEINE CAVE INFÉRIEURE

Segond. *Traité de Chir. (Duplay et Reclus)*. 2e édition, t. VII, p. 282.
J.-L. Faure. *Tr. Chir. (Le Dentu, Delbet)*. t. VIII, p. 317.
Chauffard. *Tr. Méd. Bouchard-Brissaud*. 2e édit. t. X, p. 312.
Gilbert et Surmont. *Tr. Méd. Brouardel-Gilbert*, t. V, p. 489.
Davaine. *Traité des Entozoaires*, Paris, 1877, p. 395.
Frerichs. *Traité des maladies du foie*, 3e édit., Traduction Dumesnil, 1877, p. 586.
Rendu. Art. *Foie* (kystes hydatiques) du *Dictionnaire des Sc. médicales*.
Lancereaux. *Traité des maladies du foie*, Paris, 1899, p. 730.
Faille. Thèse de doctorat. Paris, 1884.
Neisser. *Die Ekinokokkuskrankheit*, 1877, p. 103.
Langenbuch. *Chirurgie der Leber*, Stuttgart, 1894.
Posselt. *Z. path. Anat. des Alveol. E.*, Zeitschr. f. Heilk., 1900. Bd. XXI, heft 5.

THROMBOSE DE LA VEINE CAVE

Bryant. *Clin. Soc. of London*, Med. Times and Gaz. 29 juin 1878.

Nous ferons de larges emprunts au travail que cet auteur leur a consacré dans les *Bulletins de la Société anatomique*. Cette question était restée à peu près délaissée jusqu'à ce jour. Dévé s'appuyant sur un ensemble de faits, tirés de la pathologie humaine et vétérinaire, établit tout d'abord la fréquence relativement grande des rapports des kystes du foie avec les veines du système cave. Le plus souvent ces rapports ne s'accompagnent d'aucun trouble appréciable, mais ils permettent de comprendre les accidents qui surviennent parfois. Dans quelques cas on a observé la *thrombose* du vaisseau (obs. de Lancereaux, de Hayem et Graux, Neisser, Seidel, Vegas et Cranwell). La thrombose peut ne pas donner lieu à d'autres accidents qu'aux signes habituels de l'oblitération de la veine cave, mais dans certains cas des embolies septiques ont été l'origine d'abcès métastatiques et d'accidents pyohémiques ; enfin cette thrombose a été le point de départ d'embolies pulmonaires massives déterminant la mort subite.

La *compression* de la veine cave inférieure dans sa traversée hépatique est d'observation plus fréquente (Dévé). Tantôt il y a *compression simple* : les deux parois veineuses étant au contact sans adhérer

Seidel. *Jena Zeitschrift.* II, 3 heft., S. 358, in Faille et Neisser.
Vegas et Cranwell. *Les quistes hidatidicos*, Buenos-Ayres, 1901, p. 342, obs. 239.

COMPRESSION ET OBLITÉRATION DE LA VEINE CAVE

Schierbeck. Cité par Langenbuch.
Rohde. *Arch. der Heilk.*, 1876, p. 45.
Poulalion. *Soc. Anatomique*, Paris, 1890, p. 486.
Dittrich. *Vierteljschr. f. prakt. Heilk.*, 1846, I, 77, d'après Posselt.
Savard. *Bull. de Soc. anatomique*, Paris, 1881, p. 284.
Pinault. *Bull. de Soc. Anat.*, Paris, 1854, p. 406.
Elias. *Berl. Kl. Woch.*, 1874, p. 578.
Haberschon. *Guy's Hospit.* III, p. 183, d'après Neisser.

RUPTURE DANS LE SYSTÉME VEINEUX CAVE

Piorry. *Percussion médicale*, 1828, p. 117.
Lhonneur. *Bull. Soc. Anat. Paris*, 5 juillet 1855.
Luschka. In Frerichs, p. 593.
Döllinger. *Pester med. chir. Presse*, 1875. n° 49.
Kuzmin. *Ljetop. chirurg. obsh.* Moscou 1884, n° 4, p. 214.
Ignatiew. *Pétersburg, Med. Wochenschr.*, 1885, n°s 21-22.
Grawitz. *Greifswalder med. Verein*, 3 mai 1902, in München. med. Woch. 24 juin 1902, n° 25, p. 1068.
Gilbert et Lippmann. *Bull. Soc. Anat.*, Paris, 25 juillet 1902, p. 727.
Frenger. *Preus. militärarztl. Zeitschr.*, Berlin, 1862, p. 33, indiqué in Posselt, loc. cit., p. 23. .
Morton. *Liv. med. chir. J.*, janvier 1884, in de Lèze, th. Paris, 1901.
Andral. *Clin. médic.*, Paris, t. II, p. 412.
Wunderlich. *Arch. f. phys. Heilkunde.* 1858, p. 283.
Rendu. *France médicale*, Paris, 1888, p. 89.

entre elles (cas de Schierbeck, de Rohde) ; tantôt il existe une *sym-physe partielle* du vaisseau (cas de Poulalion, de Dittrich, de Savard) ; tantôt enfin *l'oblitération* est complète (cas de Pinault, d'Elias, de

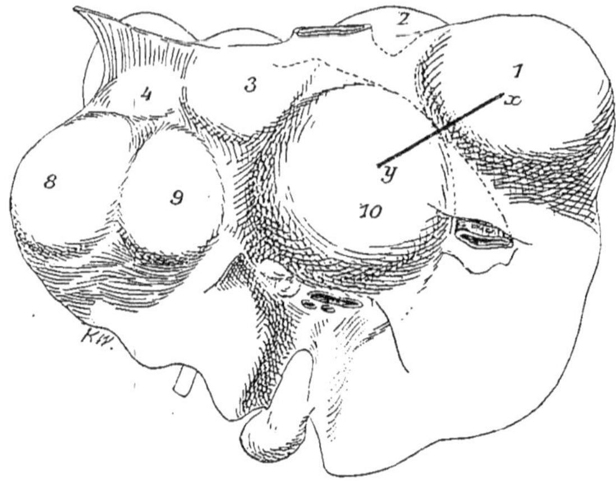

Fig. 17. — Kystes hydatiques multiples du foie. Face postérieure du foie. La lumière de la veine cave est indiquée par une ligne pointillée *x y*, ligne suivant laquelle a été faite la coupe représentée fig. 18 (d'après Dévé).

Haberschon). En pareille circonstance, on observe pendant la vie de l'œdème des membres inférieurs et du tronc, une circulation veineuse collatérale très marquée, et parfois de l'ascite. Cependant dans un fait cité par Dévé (fig. 17 et 18), où l'autopsie démontra la présence de 10 kystes dans le foie et où la veine cave écrasée entre un kyste du lobe droit et un kyste du lobe de Spigel était complètement oblitérée, on ne constata jamais ni le moindre œdème des membres inférieurs, ni la plus légère circulation veineuse collatérale.

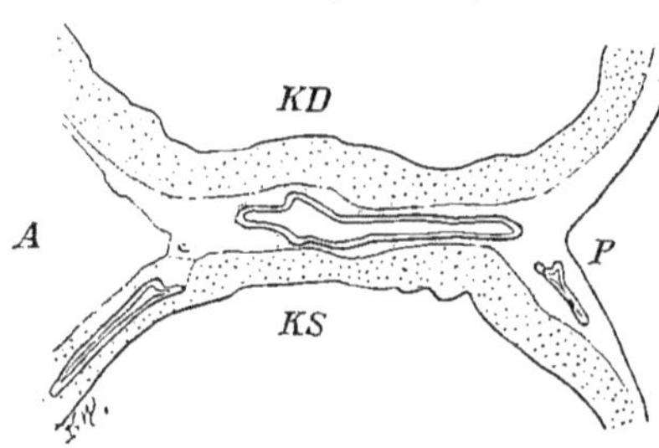

Fig. 18. — Coupe transversale de la veine cave inférieure, suivant la ligne *x y* de la fig. 17.

A, partie antérieure de la coupe : tissu hépatique : P, partie postérieure : gouttière séparant la face postérieure des deux kystes (KD, kyste du lobe droit ; KS, kyste du lobe de Spigel. Dans la cloison formée par leur adossement, la veine cave aplatie est complètement oblitérée (d'après Dévé).

Dans tous les cas observés par Dévé, où il y avait *oblitération d'une grosse veine sus-hépatique*, le territoire hépatique correspondant à ces veines était atrophié et complètement supprimé par le kyste : cette atrophie avait retiré aux veines leur raison d'être, et la disparition du courant sanguin dans leur cavité avait permis la symphyse de leurs parois (Dévé).

La rupture des kystes dans les *veines du système cave* est généralement considérée comme très rare : cependant Dévé en a rapporté 14 observations authentiques. L'accident peut survenir à tous les âges ; il est ordinairement provoqué par des kystes volumineux, anciens et non suppurés. La rupture se produit tantôt sans cause occasionnelle appréciable, tantôt à la suite d'un traumatisme banal ou chirurgical. Le plus souvent le kyste se rompt dans le tronc de la veine cave, exceptionnellement dans les veines sus-hépatiques. Les dimensions de l'orifice de rupture oscillaient généralement entre 1 et 2 centimètres, mais dans un cas de Gilbert l'ouverture mesurait à peine 5 millimètres et n'avait pas laissé passage aux vésicules filles contenues dans la poche. La mort subite en quelques secondes, ou tout au moins rapide est la conséquence ordinaire de la rupture ; généralement la mort est déterminée par une *embolie massive* de lambeaux de membranes échinococciques ou de vésicules filles, qui oblitèrent les cavités cardiaques, le tronc ou les branches de l'artère pulmonaire. Mais la mort peut se produire *sans l'intervention d'embolie ;* de Sèze, Gilbert et Lippmann l'attribuent alors à une intoxication suraiguë par la toxine échinococcique ; Dévé se demande s'il n'y a pas lieu de faire intervenir en pareil cas le choc déterminé par l'élévation brusque de la tension sanguine à la suite de l'irruption d'une quantité parfois considérable de liquide hydatique, ou encore s'il ne se produit pas des altérations sanguines amenant une véritable asphyxie aiguë ? Quoi qu'il en soit « la mort subite n'est pas la terminaison obligée de la rupture des kystes dans la veine cave », dans deux cas au moins la mort est survenue à échéance éloignée, du fait des progrès de l'asphyxie ; Dévé se demande même si la rupture est aussi nécessairement mortelle que le disent tous les auteurs ; ne peut-il pas se faire que dans le cas où la rupture se produira d'une façon en quelque sorte « fractionnée » les accidents toxiques et mécaniques ne présentent qu'une gravité atténuée et passagère. De telles ruptures, à gravité immédiate atténuée, offrent un grand intérêt au point de vue de la pathologie générale : elles peuvent être l'origine de *métastases pulmonaires* (Dévé). Des observations de Rendu et de Stone semblent pouvoir être invoquées comme exemples de ce processus. La question vaut en tout cas la peine d'être étudiée.

Des observations d'oblitération et de thrombose d'une grosse branche de la veine porte ont été rapportées. De même l'ulcération d'une branche de la *veine porte* a été signalée ; elle a pour conséquence la pénétration du sang dans l'intérieur du kyste, et inversement elle peut être l'origine d'une infection purulente, si le kyste est suppuré ; dans des cas de Budd[1] et Charcellay[2] des abcès métastatiques s'étaient développés dans les poumons. De même le professeur Bouchard[3] a signalé un cas d'intoxication hydatique consécutive à la blessure d'une branche de la veine porte : il s'agit d'une observation où, après emploi de la méthode de Récamier « on arriva à un kyste de petit volume dont on retira quelques cuillerées de liquide hydatique ; puis le trocart poussé plus profondément, ouvrit une branche de la veine porte qui donna un jet de sang ; *il en résulta une éruption d'urticaire.* »

On a vu enfin l'*aorte* athéromateuse et fusionnée avec la paroi d'un kyste et on a signalé l'ulcération de *l'artère hépatique*[4].

Le kyste peut encore s'ouvrir à la *paroi abdominale*, généralement au voisinage de la région ombilicale, où on l'a vu simuler une hernie de l'ombilic ou même à la *base du thorax*, à travers un espace intercostal (Broca et Petit); l'ouverture se fait par l'intermédiaire d'une tumeur phlegmoneuse. Ces faits étaient surtout fréquents autrefois, à une époque où la thérapeutique était pour ainsi dire nulle, le kyste étant abandonné à lui-même. Des fistules purulentes intarissables, siégeant plus ou moins loin du point de départ, étaient la conséquence de cette ouverture spontanée quand elle n'aboutissait pas à la mort. Thompson[5] a publié l'histoire d'un malade qui porta pendant près de trente ans une fistule de ce genre, par laquelle s'échappaient de temps en temps des vésicules hydatiques. Cependant dans certains cas, la fistule pouvait s'oblitérer spontanément : Lassus[6] cite le fait d'une fistule qui pendant six ans donna issue à des hydatides, et finit par guérir.

<hr>

1. Budd. *Médical Times and Gaz.*, London, mai 1860, t. I, p. 494.
2. Charcellay. *Bulletin de la Société anatomique*, Paris, 1836, p. 317.
3. Bouchard. Cité par P. Segond. article *foie. Traité de chirurgie*, Duplay et Reclus, t. VI, 2e édition, p. 1 037.
4. Dolbeau. *Bull. Soc. Anat.*, Paris. 1857. p. 116.
Dans une observation de Hillier, cité par Dévé, l'artère hépatique se serait ouverte dans une poche hydatique communiquant avec les voies biliaires, et la mort serait survenue, en douze heures, avec des hémorragies intestinales et des hématémèse répétées.
5. Thompson. *Gazette médicale.* Paris, 1844, p. 125.
6. Lassus. *Journal de médecine de Corvisart et Leroux*, Paris, 1830, t. I, p. 137.

Si le kyste, ouvert à l'extérieur, communique avec les voies biliaires, il s'établit une véritable fistule biliaire, qui en cas d'obstruction des canaux excréteurs par des débris d'hydatide, remédie aux accidents de rétention biliaire, mais peut persister indéfiniment, et amener des accidents graves en déversant toute la bile au dehors.

En terminant cette étude des complications qui peuvent surgir au cours de l'évolution des kystes, il nous reste à parler de l'association plusieurs fois signalée (Habran, Florand, Longuet, Jouin, etc...), du cancer du foie avec un kyste hydatique de cet organe. Ailleurs on a constaté l'association d'un kyste avec la lithiase biliaire ou la cirrhose alcoolique. « Or, d'après Gilbert et Lereboullet, la cirrhose alcoolique, le cancer primitif du foie, la lithiase biliaire, frappent ordinairement des sujets présentant antérieurement les signes de la cholémie familiale... On comprend pourquoi le kyste hydatique est fréquemment associé à une autre affection hépatique, notamment à une cirrhose biliaire, les deux affections nées sous l'influence d'une même cause prédisposante (la cholémie familiale), poursuivant leur évolution parallèle [1]. »

Symptômes.

Les kystes hydatiques, pendant une longue période de leur évolution, peuvent ne trahir leur présence par aucun symptôme appréciable. On conçoit aisément que les kystes de petit volume, en particulier lorsqu'ils siègent au centre de la glande, sans amener aucune déformation, puissent passer inaperçus. Aussi les kystes auxquels nous faisons allusion, ne sont-ils souvent que des trouvailles d'autopsie.

Cependant dès cette *période initiale,* où le kyste n'est pas encore assez volumineux pour être perçu, on peut parfois constater l'existence de symptômes qui passent souvent inaperçus et auxquels cependant le professeur Dieulafoy [2] attache une certaine valeur pour le diagnostic précoce de l'affection. Ces symptômes sont : la douleur de l'épaule droite, l'apparition d'une urticaire, le dégoût des matières grasses et le développement d'une pleurésie droite.

1. Gilbert et Lereboullet, Kystes hydatiques du foie et cholémie familiale, *Comptes rendus des séances de la Société de biologie,* t. LVIII, p. 571, Paris, 1905.

2. Dieulafoy. *Les kystes hydatiques et leur traitement.* Gaz. Hebdom., Paris, 1877, n° 30, et *Traité de pathologie interne,* t. II.

La *douleur de l'épaule droite* siège surtout au niveau de l'omoplate. Elle est fréquente dans les affections du foie en général, et a paru presque constante au professeur Dieulafoy dans les cas de kyste hydatique, surtout lorsque celui-ci a une évolution ascendante.

Dieulafoy a vu 5 fois l'*urticaire* survenir comme premier symptôme d'un kyste encore ignoré ; dans ce cas, il ne s'agissait pas, bien entendu, de l'urticaire que nous verrons succéder souvent à la ponction aspiratrice du kyste.

Dieulafoy rapporte plusieurs observations, où le *dégoût des matières grasses* fut constaté : « Une femme, atteinte de kyste hydatique éprouvait dès le début de sa maladie le dégoût des aliments gras ; après ses repas, elle était prise de régurgitation, et sans nausées, sans efforts, sa bouche se remplissait des parties grasses de l'alimentation qu'elle rejetait avec sa salive ». « Chez une autre malade, cette régurgitation des matières grasses était si marquée au début de la maladie qu'elle les rendait aussitôt après ses repas ; ses crachats prenaient sur le papier l'apparence d'une tache d'huile, et elle comparait sa salive à ce qu'on nomme vulgairement les yeux du bouillon. Ce symptôme exista seul pendant plusieurs semaines, à l'exclusion de tout autre trouble digestif, puis il disparut avec les progrès de la maladie. »

La pleurésie droite est secondaire à l'irritation du voisinage provoquée par le kyste ; elle se manifeste soit sous forme de pleurite sèche, soit sous forme de pleurésie à faible épanchement. Elle s'observe surtout lorsque le kyste occupe la face convexe du foie ; mais, d'après Dieulafoy, elle peut apparaître comme « un signe avant-coureur » dans des cas où le kyste est profondément situé et encore peu développé. Le même auteur admet que le travail inflammatoire pourrait être transporté jusqu'à la plèvre par la voie des lymphatiques ; on sait en effet que la plèvre et le péritoine communiquent entre eux par les vaisseaux lymphatiques et par des espaces ou fentes décrits par Ranvier.

Réciproquement, Verneuil semble avoir démontré que le développement d'une pleurésie hâterait l'accroissement d'un kyste du foie.

A cette période initiale, on a signalé encore l'existence de quelques symptômes qui ont une moindre importance, une sensation de tension, de tiraillement, parfois même une douleur sourde au niveau de l'hypochondre droit et de l'épigastre ; des troubles digestifs (dyspepsie, crampes d'estomac, diarrhée intense, se produisant après chaque repas comme chez une malade dont parle Bouilly) ; des hémorragies, sur lesquelles Monneret et Davaine ont attiré particulièrement l'attention, et qui se sont manifestées sous forme de métrorragies, ou d'épistaxis à répétition par la narine droite ; des psychoses diverses signalées par Nasse[1] et qui seraient d'origine toxique ; des modifications de l'urine, qui renfermerait d'après Potherat[2], en dehors de tout ictère, des pigments biliaires ; c'est là un signe qui n'est pas constant.

Les symptômes que nous venons d'énumérer, font souvent défaut à cette période initiale, durant laquelle l'état général se maintient souvent excellent et le malade n'est amené à consulter que parce qu'il a constaté que son ventre grossissait. L'examen de l'abdomen permet alors de reconnaitre l'existence d'une *voussure* de la région hépatique, qui est en rapport avec le développement de la tumeur. A ce moment commence la deuxième période, une *période de tumeur* (Chauffard), pendant laquelle les phénomènes objectifs présentés par le malade varient avec le siège occupé par le kyste et avec le sens suivant lequel il évolue.

Lorsque le *kyste est central*, les caractères sont ceux d'un *gros foie*, la matité de l'organe déterminée par la percussion s'étend au delà des limites ordinaires soit par en haut, soit par en bas, où elle dépasse le rebord costal, qui forme une voussure plus ou moins marquée.

Lorsque le kyste est profondément situé, l'organe peut être absolument régulier à sa surface et la palpation ne fournit aucun renseignement utile sur la nature de l'hyperthrophie observée.

Les kystes à *évolution antérieure* (kystes antéro-inférieurs) qui sont les plus fréquents, se présentent avec des caractères cliniques très caractéristiques. La tumeur forme, surtout lorsque le malade est debout, une saillie plus ou moins prononcée, régulièrement arrondie, siégeant au-dessus de l'ombilic, lorsque le kyste n'a pas encore atteint un grand volume, soit dans la région épigastrique, soit au niveau de l'hypochondre droit.

La matité se continue sans démarcation avec la matité du foie. La tumeur suit les mouvements respiratoires, s'abaissant pendant l'inspiration et remontant à l'expiration. Sa surface est lisse, régulière ; ses limites plus ou moins faciles à déterminer selon que la

---

1. Nasse. *Zeitschrift. f. Psychologie*, 1863.

2. Potherat. *Diagnostic et traitement chirurgical des kystes hydatiques du foie.* Thèse de Paris, 1889, n° 148.

Terrier et Auvray. II-4

paroi abdominale est plus ou moins épaisse ; sa consistance uniforme est élastique, rénitente, parfois même nettement fluctuante.

L'exploration de la tumeur est généralement indolore.

Les *kystes postéro-inférieurs* ont comme les précédents une évolution abdominale, mais lorsqu'ils sont encore de petit volume, ils sont situés plus profondément, et appartiennent à la région lombaire ; ils ont alors l'aspect clinique des tumeurs du rein, et la palpation permet de les percevoir au contact de la paroi abdominale postérieure, dans l'échancrure costo-iliaque ; ils peuvent même, dans certains cas, donner à la palpation bimanuelle la sensation du ballottement rénal. A la percussion, on trouvera parfois, en avant de la tumeur, une zone sonore fournie par l'intestin interposé entre elle et la paroi abdominale.

Les *kystes de la face inférieure* du foie, peuvent, dans certains cas, assez rares il est vrai, n'être rattachés à l'organe que par un pédicule étroit ; disposition qui rend leur diagnostic particulièrement difficile. Ils forment alors une tumeur mobile dans la cavité abdominale, lisse, régulière, arrondie, fluctuante, qui ne participe pas aux mouvements imprimés à la glande hépatique par la respiration, séparée du foie par une zone sonore due à l'interposition de l'intestin au niveau du pédicule, entre la tumeur et le foie ; leurs caractères sont ceux de toutes les tumeurs liquides intra-abdominales, et il est souvent impossible d'établir leur origine.

C'est à propos des kystes à évolution abdominale, accessibles à la palpation, que nous étudierons un symptôme fourni par la percussion du kyste et qui a été considéré comme pathognomonique[1] : le *frémissement hydatique*. Ce signe découvert par Blatin en 1801, décrit pour la première fois par Briançon[2] en 1828, puis par Piorry[3], a été comparé au tremblement fourni par la percussion d'un sommier ou d'un fauteuil élastique (Sade[4], Tillaux[5]). Ce dernier auteur propose de substituer à l'expression de frémissement, celle de vibration, car c'est en effet la sensation qu'éprouve l'explorateur.

---

1. Bien que ce signe ne soit pas absolument pathognomonique. il a néanmoins une grande valeur diagnostique, surtout lorsqu'on constate son existence au niveau d'une tumeur qui occupe la région du foie.

2. Briançon. *Essai sur le diagnostic et le traitement des acéphalocystes.* Thèse de Paris, 1828.

3. Piorry. *Traité de la percussion*, 1re édition, Paris, 1828. p. 158 ; 2e édition, 1831, p. 38.

4. Sade. Thèse de Paris, 1876.

5. Tillaux. *Traité de chirurgie clinique*, Paris, 1888, t. II, p. 109, 116. 3e édition, 1894.

Pour rechercher le frémissement, nous dit Tillaux, « il ne faut pas imprimer à l'abdomen une sorte de succussion, mais percuter avec un doigt comme pour rechercher la matité. Il faut frapper un coup sec sur le doigt laissé en quelque sorte inerte à la surface de la tumeur ». La vibration hydatique est un phénomène rarement observé, son existence même a été longtemps contestée ; Finsen, sur 235 malades, ne l'aurait jamais observé ; sans doute il existe, mais par ce fait même qu'il fait souvent défaut, il n'a pas une grande valeur clinique.

Dans un fait cité par Rollet [1], le frémissement hydatique s'accompagnait à l'auscultation « d'un bruit absolument musical presque identique à celui que donne une grosse corde à violon que l'on fait vibrer près de sa joue ».

Santini [2] puis Fiaschi [3], 1893, avaient déjà attiré l'attention sur ce bruit particulier que fournit dans certains cas l'auscultation de la région hépatique, combinée à la percussion. Plus récemment, Dévé constatait l'existence de ce bruit qu'il comparait à celui d'un tambour peu tendu.

Diverses théories bien analysées par Marquet, ont été émises sur la pathogénie du frémissement hydatique. Briançon, Cruveilhier, Tillaux, l'ont attribué à la collision des vésicules filles dans un liquide de tension médiocre. Cette théorie très généralement acceptée, ne peut être invoquée dans tous les cas ; en effet le frémissement hydatique a été observé dans des poches kystiques qui ne renfermaient pas de vésicules secondaires, tel le cas déjà ancien de Jobert et les faits plus récents de Potherat, Rollet, Milian, etc., ou qui n'en renfermaient qu'un très petit nombre comme dans un cas récemment observé par M. Auvray où le kyste contenait plusieurs litres de liquide et 2 ou 3 vésicules filles de petit volume.

Kuster [4], dans un fait, ou il avait nettement trouvé le frémissement ayant constaté au cours de l'opération l'absence de vésicules filles, crut devoir l'attribuer à la présence d'un second kyste situé à côté du premier ; aussi conseille-t-il, en pareil cas lorsque les vésicules filles font défaut, de chercher un kyste voisin. Mais d'autres observations ont montré que cette conclusion était erronée.

---

1. Rollet. *Bulletin de la Soc. de Chirurgie*, Paris, 1896, p. 200, rapport de Picqué.
2. Santini, Cité par Dévé.
3. Fiaschi, *La Sperimentale*, 1893, p. 576, et *Austral. Med. Gaz.*, Sydney. 1895, p. 325.
4. Kuster. *Ein Fall von geheilten Leberechinococus*, Deutsche med. Wochenschr., Berlin, 1880, t. VI, p. 6.

Aussi peut-on admettre que, dans un certain nombre de cas, les vibrations sont dues à la mise en jeu de l'élasticité de la membrane du kyste par le choc et l'ébranlement du liquide contenu. « Je suis convaincu, dit Segond, que cette manière de voir est la bonne et cela pour trois raisons : la première, c'est qu'il suffit pour avoir la sensation de frémissement de déposer dans le creux de la main *une seule* vésicule et de se percuter brusquement le poignet ; j'ai répété maintes fois cette expérience, et presque toujours j'ai perçu le frémissement ; la seconde, c'est qu'il existe des observations de kystes sans vésicules filles ayant donné lieu au frémissement hydatique ; la troisième enfin c'est que le frémissement hydatique n'est pas pathognomonique ». En effet le professeur Potain a admis qu'une poche kystique quelconque à paroi très mince et distendue par un liquide très fluide pouvait donner lieu à un frémissement analogue ; Segond a constaté le fait sur un kyste du ligament large, qui n'était pas un kyste hydatique ; Potain a même rencontré le frémissement hydatique dans un cas d'épanchement ascitique.

Du reste, les expériences de Davaine[1] et celles plus récentes de Milian[2], ont bien mis en relief le rôle important que joue l'élasticité de la paroi du kyste et le contenu liquide de la tumeur dans la production du frémissement. Davaine retrouvait le frémissement en percutant des vessies de caoutchouc remplies de liquide ; de plus, en faisant varier la nature, la tension et la densité du liquide, il reconnaissait des différences notables dans la transmission des vibrations, ce qui explique la variabilité du symptôme clinique (Rendu).

Pour Davaine, le frémissement est d'autant plus nettement perçu, que la paroi est souple et douée d'élasticité, la poche du kyste volumineuse, et que le liquide qu'elle renferme est plus fluide et dans un état de tension moyenne.

« En résumé, d'après Boinet, il faut pour produire le frémissement hydatique un liquide vibrant, suffisamment tendu pour transmettre rapidement les ondes de percussion, pas assez pour les éteindre ; et, en second lieu, une paroi élastique. Or si l'on réfléchit que le tissu du foie, qui recouvre presque toujours l'hydatide, est fort peu élastique par lui-même, on comprendra combien rare doit être la constatation de ce signe au lit du malade » (Rendu).

Milian procède dans ses expériences de la façon suivante : « Nous

1. Davaine. *Mémoires de la Soc. de Biologie*, Paris, 1861, p. 189.
2. Milian. *Pathogénie du frémissement hydatique.* Bulletin de la Soc. Anatomique, Paris, 1900, p. 910.

prenons quelques-uns de ces instruments protecteurs en caoutchouc qu'en chirurgie on appelle des doigtiers et nous les remplissons les uns d'eau, les autres de glycérine. Jetant une ligature sur le doigtier nous transformons le tube de caoutchouc en une boule remplie de liquide dont nous varions la tension en poussant plus ou moins la ligature vers l'extrémité fermée. On sectionne le morceau du doigtier inutile et l'on possède alors un véritable petit kyste hydatique en miniature.

« Si, dès lors, on recherche le frémissement hydatique en percutant ces poches posées sur une surface résistante, on constate facilement que le frémissement n'existe que dans les poches à eau suffisamment distendues.

« Il n'existe pas dans les poches molles ou remplies de glycérine.

On peut donc conclure de ces faits : « que le frémissement hydatique est dû à la tension suffisante d'un liquide de la densité égale ou voisine à celle de l'eau et enfermé dans une membrane mince. » Et s'appuyant sur un fait clinique qu'il rapporte dans sa communication Milian admet que la suppuration du kyste, en modifiant la densité du liquide, suffit à faire disparaître le frémissement.

D'après Löbel [1], on pourrait constater par la palpation de la région correspondant au kyste, pendant les mouvements respiratoires et dans les déplacements imprimés à la paroi, une sensation spéciale de frottement qu'il attribue au kyste lui-même renfermant de nombreuses vésicules ; il n'existait en effet dans les cas cités par l'auteur aucune lésion péritonéale, capable d'expliquer la production du phénomène par le frottement des feuillets séreux dépolis.

Les kystes à évolution abdominale peuvent, par leur augmentation de volume progressive, et aussi dans certains cas par la situation spéciale qu'ils occupent, donner naissance à des *troubles fonctionnels* plus ou moins accusés. D'abord la tumeur peut gêner par son volume, puis le développement d'un peu de péritonite locale se traduisant par des frottements péritonéaux, peut être l'origine de phénomènes douloureux plus ou moins intenses, condamnant les malades au repos, et rendant très pénibles les pressions exercées au niveau de l'hypochondre droit. Cette péritonite adhésive qui se fait au niveau du kyste a parfois pour conséquence l'épanchement d'une certaine quantité de sérosité péritonéale, mais l'ascite reconnaît plus souvent pour origine la compression exercée par un kyste situé au

---

1. Löbel. Echinococcushepatis. *Ber. d. K. K. Krankenanstalt Rudoff stiftung in Wien.*, 1869-1870, p. 90.

voisinage du hile, sur le tronc ou les branches de la veine porte ; il peut exister en même temps un développement plus ou moins marqué des réseaux veineux collatéraux ; de même la compression de la veine cave peut par obstacle à la circulation veineuse déterminer de l'œdème des membres inférieurs. Ces complications sont rares ; il en est de même de l'*ictère* qui succède à la compression par un kyste voisin du hile des canaux hépatique ou cholédoque ; Neisser[1], sur 380 cas n'aurait observé l'ictère que vingt fois. L'ictère doit être considéré comme un symptôme grave ; l'un de nous[2] vit survenir des accidents d'angiocholite infectieuse, suivis de mort, malgré l'incision de la vésicule biliaire, chez une malade dont le kyste avait amené l'obstruction des conduits hépatique et cholédoque.

Langenbuch[3] a admis qu'on pouvait exceptionnellement observer l'apparition lente d'un ictère avec ascite et augmentation de volume de la rate ; ces phénomènes seraient attribuables à une cirrhose hépatique, analogue à celle qui se produit dans les compressions chroniques du cholédoque (Schwartz).

Enfin la compression de l'estomac ou de l'intestin par des kystes volumineux de l'abdomen peut être l'origine de vomissements ou de constipation.

Les kystes *nés de la face convexe du foie, kystes sous-phréniques,* ont dans leur développement une *évolution ascendante* ; ils envahissent la cavité thoracique en refoulant la moitié droite du diaphragme et la base du poumon droit. Ce n'est pas ici l'existence d'une tumeur qui attire l'attention, mais la déformation de la base du thorax qui est très frappante, pour peu que le kyste ait atteint déjà un certain volume, surtout si l'on a soin d'examiner le sujet à distance. Le bord costal est refoulé en dehors, et le thorax évasé dans sa portion inférieure « prend l'aspect d'une cloche, tandis que la partie supérieure n'est que peu ou pas du tout déformée » (Schwartz). Les autres signes observés sont ceux d'un épanchement pleurétique : on constate de la matité dans la région qui répond au kyste, l'abolition des vibrations thoraciques, l'absence du murmure vésiculaire.

La forme de la matité est celle d'une ligne courbe à convexité supérieure, dont le sommet correspond à la ligne postéro-axillaire ; dans des cas extrèmes, la convexité du kyste peut remonter jusqu'à

---

1. Neisser. *Die Echinococcen-Krankheit*, Berlin, 1877.
2. F. Terrier. *Gaz. hebd. de médecine et de chir.*, Paris, 1896, p. 148.
3. Langenbuch. *Deustche chirurgie* (foie), Stuttgard, 1897.

la 2e côte droite (Frerichs), au-dessus de cette côte (Dévé), et même atteindre la clavicule (Gooch, Graham). L'obliquité descendante des côtes est diminuée en cas de kyste hydatique (N. Guéneau de Mussy). En ce qui concerne la situation du foie, Hanot et Dylion[1] ont insisté sur ce fait que, dans les kystes de la convexité, le foie n'est pas abaissé, ou l'est peu, à moins que le kyste n'atteigne de grandes dimensions, auquel cas il est rarement déplacé en masse, mais subit un mouvement de bascule, qui abaisse par exemple son bord anté- rieur, ou l'une de ses extrémités par rapport à l'autre.

Le médiastin et le cœur peuvent être refoulés par le kyste, comme dans un cas cité par Lancereaux. Si le kyste est né de la convexité du lobe gauche du foie, il peut simuler un *épanchement de la plèvre gauche*. Deux cas en ont été observés par Galliard[2], qui donne comme principaux symptômes : « la continuité de la tumeur intra-thoracique avec le lobe gauche isolément hypertrophié d'un foie qui n'a pas basculé, qui n'a pas subi de refoulement en masse, et dont le lobe droit a conservé son volume normal. »

En ce qui concerne les caractères de la tumeur elle-même (sa con- sistance, l'existence du frémissement hydatique), on conçoit qu'ils puissent être seulement retrouvés dans les kystes sous-phréniques qui sont partiellement accessibles par la palpation épigastrique lorsque le foie est abaissé.

Les kystes à évolution thoracique peuvent s'accompagner de phé- nomènes douloureux localisés à la base du thorax, ou irradiés vers l'épaule et le bras correspondant. Mais ce sont surtout les troubles respiratoires, liés à la diminution de la capacité thoracique, qui attirent ici l'attention ; le malade éprouve une dyspnée plus ou moins intense, accompagnée d'une toux sèche et pénible, il se place dans le décubitus latéral droit, c'est-à-dire sur le côté malade, pour permettre au poumon gauche de se dilater librement, et d'assurer la suppléance fonctionnelle. On observera des troubles cardiaques dans les cas rares, il est vrai, où la tumeur refoule le cœur.

S'il est exact que, pendant longtemps, des kystes hydatiques du foie, même volumineux, peuvent évoluer chroniquement sans déter- miner de réaction de la part des autres organes, et sans donner lieu à la moindre élévation de température, il arrive cependant un moment où sous l'influence du développement progressif de la tumeur, la santé

1. Cécile Dylion. Thèse de Paris, 1890.
2. Galliard. *Bull. Soc. Méd. des hôpitaux*, Paris, 1889, p. 109.

générale finit par s'altérer. Le malade perd ses forces ; les troubles dyspnéiques en l'immobilisant contribuent à l'anémie, il s'amaigrit sous l'influence des troubles apportés aux fonctions digestives ; comme dans les affections chroniques du foie la peau devient sèche, aride, terreuse, et le malade s'achemine peu à peu vers un état de cachexie, qui mène à la mort.

Il est difficile de préciser dans ces cas quelle est la durée exacte du kyste, car la tumeur à ses débuts passe généralement inaperçue. Sur 24 cas, dont parle Barrier[1] dans sa thèse, trois fois elle fut au moins de deux ans ; huit fois de deux à quatre ans ; quatre fois de quatre à six ; chez quelques sujets elle dépassa ce laps de temps. Chez un malade de Picqué la tumeur remontait à vingt-huit ans.

Mais le plus souvent il se produit au cours de l'évolution du kyste une série d'accidents, qu'il nous reste maintenant à étudier et qui impriment à la maladie des caractères bien spéciaux.

Complications.

Parmi ces complications la plus fréquente est *la suppuration*. Causée par l'infection de la tumeur, cette suppuration peut être primitive, et survenir alors spontanément ou consécutivement à une ponction septique, à un traumatisme, ou parfois à une inflammation de voisinage comme la pleurésie, d'après l'opinion émise par Verneuil et Petit[2] ; elle peut être secondaire à l'ouverture du kyste dans les voies biliaires, dans le tube digestif, etc...

Dans les cas types, où la suppuration est primitive, la transformation de la tumeur est souvent annoncée par l'apparition de la *douleur*, qui jusque-là avait fait défaut ; à cette période la douleur semble être en relation avec le développement de la périkystite dont nous avons montré précédemment le rôle. Elle s'accompagne d'un certain retentissement péritonéal qui se traduit par des nausées, des vomissements, de la sensibilité abdominale, du météorisme, etc. Plus tard lorsque la suppuration est constituée, la tumeur devient le siège d'élancements douloureux, elle est très sensible au palper et elle augmente de volume ; l'état général s'altère ; il y a des frissons, de la *fièvre* tantôt à type continu, tantôt à type rémittent ou intermittent ; le corps du malade se couvre de sueur ; souvent le

1. Barrier. *De la tumeur hydatique du foie.* Thèse de Paris, 1840.

2. Petit. *Pleurésie et tumeur de l'abdomen.* Revue mensuelle de médecine et de chirurgie, Paris, 1877, t. I, p. 678.

patient est atteint d'une diarrhée fétide qui l'épuise ; il s'amaigrit, son facies devient terreux ; il présente en un mot tous les signes d'un véritable abcès du foie.

Dans certains cas le kyste est devenu *sonore* à la percussion, en même temps qu'il augmentait *brusquement* de volume. Ce phénomène est lié à la production de gaz survenant au cours d'une suppuration anaérobie.

A côté de la forme suppurée aiguë que nous venons de décrire, il y a place pour des formes dans lesquelles la suppuration se révèle par des symptômes très atténués (douleur locale peu marquée, état général peu grave, température ne dépassant pas 38° à 38°,5) ou même par des formes qui évoluent d'une façon absolument latente et dans lesquelles le diagnostic de suppuration ne se fait qu'à l'opération.

Si le kyste est abandonné à lui-même, il peut provoquer des complications de voisinage telle la péritonite purulente, la pleurésie purulente, la thrombose de la veine cave, ou des complications à distance (broncho-pneumonie, gangrène pulmonaire, endocardite, pyohémie) ; enfin il peut s'ouvrir soit à la peau, soit dans les séreuse ou les viscères du voisinage.

L'*ouverture du kyste* au dehors ou dans l'un des organes voisins, dont nous allons maintenant nous occuper, est en effet une complication observée surtout dans les cas de kystes suppurés, mais elle peut également se produire dans les kystes à contenu aseptique.

La déhiscence du kyste peut se faire dans trois directions différentes : dans le thorax, dans l'abdomen, ou au niveau de la paroi abdominale.

A. L'OUVERTURE INTRA-THORACIQUE est parfois précédée par une hémoptysie, par l'apparition brusque d'une pleurésie droite, ou lorsque le kyste suppure par les signes généraux que nous venons d'étudier.

Si le kyste suppuré s'ouvre dans la *plèvre*, il se produit une pleurésie suraiguë, purulente, à *épanchement immédiatement abondant*, nous dit Chauffard, qui évolue avec les symptômes habituels de la pleurésie. Dans les cas de kyste non compliqué ouvert dans la plèvre à travers le diaphragme aminci, la rupture se traduit par une douleur brusque, déchirante, suivie de dyspnée, de tendance à la syncope et souvent d'urticaire. Lorsque le malade survit à ces accidents primitifs, on constate les signes d'un épanchement pleural qui peut rester clair; mais qui dans certains cas où il y a communica-tion avec les voies biliaires, se teinte de bile. Si la bile reste asep-tique, on assiste à l'évolution d'un « choléthorax hydatique » (Israël, Douart); si la bile est septique, une pleurésie purulente en est la conséquence. On peut enfin, à la suite de l'ouverture du kyste dans la plèvre, assister à l'évolution de greffes secondaires disséminées dans la séreuse.

Si la cavité pleurale est protégée par des adhérences, le processus ulcératif envahit le poumon, et l'élimination du contenu kystique se fait à travers les *bronches perforées*. Ce mode de déhiscence du kyste est plus fréquent que l'ouverture dans la plèvre. Il est annoncé pendant une période plus ou moins longue, par des douleurs au niveau de la base du thorax, par une gène respiratoire toujours croissante et que rien n'explique à l'auscultation du côté du pou-mon, car à cette période on ne constate souvent que des frottements pleuraux dans la partie inférieure du thorax, par une toux quin-teuse, très pénible et s'accompagnant d'une expectoration abon-dante et fétide. Eichorst[1] a admis que la rupture était précédée par une odeur spéciale de l'haleine et de l'expectoration, « *odeur d'échi-nocoques*, aromatique, pénétrante, et qu'il a comparée à celle de la marmelade fraîche de prunes ». Enfin pendant un accès de toux, et au milieu d'un cortège symptomatique souvent très alarmant (douleur déchirante dans le côté droit de la poitrine, anxiété, phéno-mènes de suffocation, pâleur de la face, tendance à la syncope) sur-vient la *vomique* ; le malade rejette un flot de pus mélangé de mem-branes et de petites vésicules, ressemblant à des grains de raisin sucés; dans certains cas la vomique a pu amener la mort par suffoca-tion. Dans les cas plus rares où le kyste n'est pas suppuré, le liquide rejeté peut avoir des caractères pathognomoniques, il est clair comme de l'eau de roche, et contient des hydatides ou des crochets ; mais l'infection secondaire est la règle.

Consécutivement, l'auscultation révèle au niveau de la base du poumon des signes cavitaires, en relation avec l'existence d'une vaste caverne.

Dans les cas favorables, la vomique est suivie d'une amélioration notable, et l'on peut assister par la suite à l'élimination de la membrane hydatique mélangée aux crachats purulents. D'après

1. Eichorst. *Zeit. f. klin. Med.*, Leipzig, t. XVII, suppl., p. 27.

Costes[1], d'après Pavy[2] cités par Rendu, ce serait là un symptôme de bon augure.

Malheureusement des accidents de gangrène pulmonaire peuvent suivre l'ouverture du kyste : aux crachats purulents du début succède une expectoration grisâtre, gangréneuse, absolument fétide. Parfois la bile se mêle à l'expectoration ; le pronostic est alors particulièrement grave ; cette complication trois fois observée par Rendu fut suivie de mort dans les trois cas. Les fistules biliaires[3] qui s'établissent dans ces conditions sont particulièrement rebelles. D'une façon générale du reste l'établissement d'une fistule broncho-hépatique est toujours d'un pronostic fâcheux ; l'évacuation insuffisante du kyste peut entretenir un état infectieux, une suppuration interminable, qui amène la mort par épuisement ; celle-ci peut encore reconnaître pour cause des accidents de gangrène pulmonaire, ou une hémoptysie foudroyante. D'après Cyr la mort surviendrait dans 80 p. 100 des cas où le kyste s'est ouvert dans la plèvre, et dans 57 p. 100 de ceux où la rupture a eu lieu dans les bronches.

Les kystes du lobe gauche du foie peuvent s'ouvrir dans le poumon gauche et s'accompagner de symptômes particuliers dus au voisinage du cœur ; tel est le cas de Latham[4] où l'auscultation révéla un bruit de va-et-vient simulant un frottement péricardique, qui avait pour origine des rugosités de la plèvre situées au niveau de sa réflexion sur le péricarde ainsi que le démontra l'autopsie. Une péricardite par propagation pourrait être observée en pareil cas.

L'ouverture du kyste dans le *péricarde* est tout à fait exceptionnelle, et serait rapidement suivie de mort par syncope. Les membranes hydatiques et le liquide, s'accumulant dans la cavité séreuse mettraient obstacle aux mouvements du cœur. Si le malade résiste aux troubles mécaniques du début, il peut succomber secondairement à la péricardite.

B. L'OUVERTURE DANS L'ABDOMEN a lieu soit dans la cavité péritonéale, soit dans l'un des viscères creux du voisinage.

Les accidents déterminés *par la rupture dans le péritoine*, surviennent tantôt spontanément, tantôt à la suite d'un traumatisme provocateur ; ils sont tout différents selon que le kyste est suppuré ou que son contenu est aseptique.

1. Costes. *Journal de médecine de Bordeaux*, 1852.
2. Pavy. *Med. Times et Gaz.*, London, décembre 1854, t. III, p. 585.
3. Cayet. Thèse de Paris, 1888. — Nermord, thèse de Paris, 1891.
4. Latham. *The Lancet*, London, août 1873. vol. 2, p. 221.

Dans le premier cas, aux symptômes graves annonçant la transformation purulente du kyste, succède le tableau d'une péritonite généralisée, qui ordinairement amène une mort rapide. Toutefois, nous l'avons déjà signalé, le pus peut être stérile comme pour les abcès du foie, et son irruption dans la cavité péritonéale n'est alors suivie d'aucun accident. De même la péritonite peut être la conséquence d'une rupture du kyste en communication avec des voies biliaires plus ou moins infectées.

Lorsque l'ouverture dans la séreuse se produit sans suppuration préalable, c'est alors du liquide hydatique clair, avec ou sans vésicules secondaires, qui envahit l'abdomen, ou du liquide hydatique teinté plus ou moins par la bile, s'il y a communication avec les voies biliaires. Au moment de la rupture ; le malade peut éprouver une douleur aiguë, déchirante, syncopale ; mais ce début bruyant fait parfois défaut, témoin cet homme, dont Potain raconte l'histoire dans ses cliniques, qui au moment de l'accident, éprouva seulement la sensation d'un liquide glissant dans l'abdomen. Quel que soit le mode du début, les manifestations qui succèdent à l'épanchement du liquide dans la séreuse sont très variables ; tout d'abord, des faits cliniques nombreux corroborés par les expériences faites sur les animaux (Kirmisson, Linossier, etc.) dont il a déja été question, ont prouvé que la rupture dans la séreuse n'était pas fatalement suivie d'une péritonite mortelle, contrairement à l'opinion ancienne ; la réaction de l'organisme peut être à peu près nulle, le liquide épanché se résorbe, le kyste peut se rétracter et guérir, mais le malade n'en reste pas moins exposé aux accidents tardifs, provoqués par la greffe des échinocoques sur toute la surface du péritoine, qui sont quelquefois au-dessus des ressources de la chirurgie. L'observation de Martin (de Rouen), consignée dans les bulletins de la Société de chirurgie de Paris (15 janvier 1902) en est un bel exemple : la douleur du début s'étant calmée peu à peu, le patient ne remarqua dans les jours suivants ni urticaire, ni fièvre, ni sensibilité plus grande de l'abdomen ; mais au bout d'un an, Martin devait intervenir par la laparotomie chez son malade qui avait beaucoup maigri, présentait des douleurs vives dans le ventre, des vomissements, et ne pouvait prendre comme aliment que du lait ; l'opération fit constater que la cavité péritonéale était bourrée d'hydatides, la main en percevait sur tous les organes de l'abdomen et « c'eût été folie de songer à en faire l'énucléation ». Le chirurgien dut battre en retraite.

A côté des cas heureux, où la rupture du kyste n'est suivie d'aucun accident, il en est d'autres où l'on observe l'apparition immédiate de symptômes alarmants, amenant en quelques instants la mort des sujets. Ce sont ces accidents, que de Sèze a étudié dans sa thèse inaugurale (1901) sur la « mort subite consécutive à la rupture des kystes hydatiques du foie ». (Nous ferons remarquer en passant que les mêmes phénomènes peuvent se rencontrer après la ponction du kyste ou la laparotomie, lorsque du liquide hydatique s'est écoulé dans le péritoine ; nous aurons l'occasion d'insister ultérieurement sur cette complication opératoire, mais les symptômes observés dans les deux cas sont identiques).

Barrier [1], en 1840, établit la possibilité de la mort dans la rupture des kystes hydatiques avec des exemples à l'appui ; Cadet de Gassicourt [2], Cruveilhier [3] avaient constaté les morts rapides, qu'ils attribuaient à la péritonite ; Martineau [4] appela l'attention sur un cas de mort foudroyante, observé par lui dans le service de Millard, à la suite d'une ponction. Enfin dans sa thèse, de Sèze a réuni un petit nombre d'observations dans lesquelles, soit à la suite d'une rupture, soit à la suite d'une ponction, la mort rapide fut constatée.

La période qui s'étend entre le moment d'apparition des accidents et la mort a toujours été très courte : vingt minutes dans l'observation de Martineau, cinq minutes dans celle de Bryant, vingt-cinq minutes chez le malade de Chauffard [5]. Nous ne saurions mieux faire pour donner une idée des accidents observés pendant ce court espace de temps, que de reproduire ici la description qu'en a donné Chauffard dans le cas que nous venons de signaler : « Le malade est pris d'un malaise subit, il s'assied sur son lit, se tourne et se retourne avec une sorte d'angoisse et d'agitation, puis se met à se gratter soudainement la nuque, le cou, la face interne des cuisses, le bas-ventre. Une ou deux minutes après, la face devient grimaçante, les yeux se convulsent en haut et nous voyons éclater une attaque épileptiforme généralisée sans cri initial, sans grands mouvements classiques : tonisme des membres, face convulsée et cyanique, roulement et expression hagarde des yeux, écume à la bouche, émission des

1. Barrier, Thèse de Paris, 1840.
2. Cadet de Gassicourt, Thèse de Paris, 1856.
3. Cruveilhier, cité par de Sèze, p. 31.
4. Martineau, *Bull. de la Soc. méd. des hôpitaux*, Paris, 1875, p. 104 et 105.
5. Chauffard. *Semaine médicale*, Paris, 1896, p. 265. Chez le malade de Chauffard la mort survint après une ponction ; mais nous avons déjà dit que les symptômes étaient les mêmes, quelque soit le mode d'irruption du liquide hydatique dans le péritoine (rupture, ponction, laparotomie).

urines et des fèces. Au bout d'un instant, retour passager de la conscience : « Ça va mieux, dit le malade, c'est fini. » Puis presque aussitôt, nouvelle attaque éclamptique, plus prolongée mais moins violemment tonique que la première; agitation et angoisse extrêmes, mouvements rapides du cou, expectoration répétée d'une écume mousseuse et blanchâtre. Au bout de quelques minutes, notre malade, épuisé, retombe sur son lit, la face devient terreuse et plombée, se couvre de sueur, en même temps que sur le corps et les membres, la peau présente une teinte cyanique, et d'un pourpre violacé. Le pouls, déjà rapide et très petit, s'efface de plus en plus ; moins de dix minutes après la ponction, la pulsation radiale n'est plus perceptible, alors que le cœur bat encore à gros coups sourds et précipités. Enfin survient l'asphyxie terminale : le visage est terreux, inondé de sueur, les téguments passent du violet à un ton cendré et livide ; les yeux s'excavent et se ternissent ; les bronches et la bouche se remplissent d'écume ; quelques convulsions grimaçantes et comme sardoniques du visage témoignent seules d'un reste de vie. La mort termine cette terrible scène, vingt-cinq minutes environ après la ponction. »

Chez les animaux intoxiqués expérimentalement par du liquide hydatique, les mêmes phénomènes s'observent : mouvements convulsifs généralisés aux quatre membres, précédés si la dose toxique est plus faible, de somnolence et de parésie ; anesthésie générale, bientôt étendue à la cornée ; ralentissement du cœur et arrêt en diastole ; respiration accélérée puis ralentie, « l'inspiration devient plus difficile » ; chez le lapin, élévation thermique durant un quart d'heure, si la dose est faible ; à doses considérables, refroidissement et collapsus. On voit d'après ces expériences que les effets ont été différents suivant la dose toxique administrée, ce qui nous explique qu'il puisse y avoir au point de vue clinique quelques différences dans les accidents observés et dans leur rapidité d'évolution. Cependant dans les observations colligées par de Sèze, les symptômes observés sont toujours à peu près les mêmes : la dyspnée, la cyanose d'abord de la face, puis de tout le corps, suivie d'une pâleur livide des téguments. Il semble qu'il y ait obstacle à l'entrée de l'air dans le poumon et aussi à l'afflux du sang qui est refoulé aux extrémités. S'appuyant sur ces données cliniques, de Sèze, pour expliquer le mécanisme de la mort rapide, émet l'hypothèse suivante, qui nout paraît admissible, quoiqu'elle ait besoin d'être contrôlée, comme le dit l'auteur lui-même, par de multiples expériences.

« Il rappelle que François Frank[1] a établi qu'il existe une sorte de balance entre la pression pulmonaire et la pression aortique : « les vaisseaux du poumon, dit-il, se resserrent alors que ceux du système aortique subissent (suivant le territoire considéré) ici une vaso-constriction, là une vaso-dilatation ».

« D'autre part, Potain a subordonné au spasme réflexe des vaisseaux pulmonaires, des accidents cardiaques, ordinairement passagers, constatés dans certaines affections hépatiques. Ces troubles consistent en une insuffisance tricuspidienne, consécutive à une dilatation du cœur droit gorgé de sang qu'il n'arrive pas à envoyer dans l'artère pulmonaire rétrécie. »

De plus, François Frank établit un parallèle absolu entre le spasme des vaisseaux pulmonaires et le spasme bronchique, et après avoir étudié les phénomènes, établit cette loi : « Chaque fois, qu'une irritation périphérique ou viscérale est de nature à provoquer l'un ou l'autre effet pulmonaire, elle entraîne la production des deux ».

D'après son hypothèse, le mécanisme de la mort serait le suivant : « asphyxie à la fois par privation d'air, les bronches contractées se refusant à son passage, et par arrêt de la petite circulation, les vaisseaux pulmonaires opposant une grande résistance au flot sanguin.

« Une expérience de Roy semblerait confirmer cette hypothèse : cet expérimentateur ayant amené des accidents d'asphyxie chez un cobaye par une injection de liquide hydatique, les vit s'arrêter sous l'influence d'une injection d'atropine. Or, François Frank a remarqué que l'atropine paralysait l'action du pneumogastrique sur les muscles de Reissessen, et en empêchait la contraction.

« Évidemment la théorie est hypothétique et il resterait encore à déterminer le mécanisme des autres phénomènes, qui accompagnent ordinairement l'asphyxie : les convulsions, l'anesthésie, etc...

« Dans la plupart des autopsies le cœur a été trouvé dilaté et plein de sang, il en est autrement dans l'observation de Chauffard qui a constaté l'arrêt du cœur en systole.

« Peut-être dans ce cas-là faudrait-il invoquer un autre mécanisme et chercher les causes de la mort dans un réflexe parti du plexus solaire... »

On voit quelle incertitude règne encore dans toute cette question.

Les cas où *la rupture du kyste* a été suivie de mort plus ou moins rapide sont en somme assez rares. Plus souvent, après une douleur

1. François Frank. *Archives de physiologie*, Paris, 1893, t. V, p. 83.

violente dans l'hypochondre droit, accompagnée d'un état syncopal plus ou moins prolongé, on constatera l'existence d'un épanchement ascitique[1] dont l'apparition brusque coïncide avec l'affaissement de la tumeur hépatique, et comme troubles fonctionnels survenant plus ou moins rapidement, des attaques épileptiformes, du collapsus cardiaque, parfois du hoquet, des nausées, des vomissements, de la diarrhée, de la fièvre, enfin une *éruption d'urticaire* caractéristique, dont l'importance diagnostique a été signalée par Finsen. Cette urticaire hydatique fut considérée par Jaccoud, Vidal, comme d'origine réflexe; pour Achard[2], sa production, sa localisation sont sous la dépendance du système nerveux, mais « dans l'urticaire hydatique comme dans l'urticaire ab ingestis, le rôle du système nerveux est secondaire et l'intoxication est le phénomène primitif. Le système nerveux n'est qu'un intermédiaire entre l'agent toxique et la détermination cutanée. »

Nous voyons, d'après ce qui précède, combien diffèrent suivant les cas les accidents provoqués par la rupture des kystes dans le péritoine ; tantôt ils déterminent des troubles plus ou moins intenses, parfois effrayants, mais passagers et suivis de guérison, tantôt enfin ils peuvent amener une mort rapide, presque subite dans quelques cas. Cette différence dans les phénomènes observés tient vraisemblablement aux variations que présente la toxicité du liquide du kyste selon les diverses phases de son développement; peut-être aussi faut-il incriminer une susceptibilité spéciale du sujet, une sorte d'idiosyncrasie, comme nous pouvons en observer vis-à-vis de certaines substances médicamenteuses (les antiseptiques, les sels de mercure, l'antipyrine, etc...); de Sèze fait valoir cet argument déjà invoqué par Chauffard à propos du malade, dont il vient d'être question : en effet Chauffard après la mort de son malade retira par une ponction aspiratrice du liquide hydatique, en livra une partie à l'analyse chimique et consacra le reste à des recherches expérimentales. L'analyse chimique ne révéla aucune toxine ; les recherches expérimentales furent également négatives : une injection de 10 centimètres cubes de liquide dans la cavité péritonéale de deux cobayes

---

1. L'épanchement ascétique, dans les cas où la rupture du kyste est compliquée d'une communication anormale avec les voies biliaires, augmente progressivement et nécessite tôt ou tard une paracentèse, qui ramène le liquide jaune verdâtre caractéristique; après la ponction, l'épanchement ne tarde généralement pas à se reproduire.

2. Achard. *Arch. gén. de médecine*, De l'intoxication hydatique, Paris, oct., nov., 1888, p. 410 et 572, et Chazoulière, *Marseille médical*, 1892.

ne donna lieu à aucun accident ; on injecta dans la veine de l'oreille d'un lapin 60 centimètres cubes et l'animal présenta seulement une élévation transitoire de température de 0°,5.

Or comment concilier le fait clinique avec les expériences ? « La toxicité, nous dit Chauffard, n'est ici que relative, l'élément capital est la *réactivité personnelle* du sujet, et cela malheureusement nous ne pouvons ni le prévoir, ni le chiffrer par avance. Il y a là une inconnue dans le problème clinique... La réaction individuelle, l'idiosyncrasie du sujet prime en importance la composition même du liquide. » Les expériences de Debove en avaient déjà donné la preuve. Debove, avec un même liquide hydatique, fait, à trois sujets sains différents, une injection sous-cutanée de 1 gramme. Résultat négatif chez un des sujets ; chez un autre, éruption ortiée locale, dix minutes après l'injection ; chez le troisième, éruption locale d'abord, puis plus étendue et, six heures plus tard, confluente sur la face antérieure des bras et des avant-bras. Debove conclut : « Tous les sujets ne sont donc pas également sensibles à l'action du liquide hydatique. »

L'ouverture dans les voies digestives est plus fréquente que l'ouverture dans le péritoine. Ce mode de terminaison a été particulièrement étudié par Letourneur en 1873 dans sa thèse inaugurale. La douleur est le premier symptôme généralement observé ; tantôt continue, tantôt survenant par accès, elle est localisée à la région occupée par la tumeur ; elle s'accompage de fièvre, de nausées, de vomissements. Ces accidents survenant par crises, sont en rapport avec des poussées de péritonite développée autour du kyste, et amenant la production d'adhérences unissant la tumeur aux parois intestinales. Ces crises peuvent se répéter plusieurs fois, à des intervalles variables, avant le moment de la rupture. Dans d'autres cas, la rupture est précédée d'accidents généraux graves annonçant la suppuration du kyste et c'est au moment où le malade semble sur le point de succomber, que l'ouverture intestinale se produit. Celle-ci peut succéder à un traumatisme, mais plus souvent elle a lieu au moment où le malade fait des efforts pour la garde-robe. Elle s'accompagne d'une douleur atroce, avec sensation de déchirure ; puis plus ou moins longtemps après, quelquefois immédiatement, surviennent des selles abondantes ou des vomissements qui renferment des hydatides ; en même temps, on constate que la tumeur, si elle était antérieurement accessible au toucher, s'est affaissée. L'état général se trouve alors rapidement amélioré. Consécutivement, s'il y a eu expulsion des hydatides par la bouche, les vomissements durent peu de jours, on peut même n'en noter qu'un seul. Lorsque les hydatides sont rejetées par l'anus, les matières rendues peuvent être très abondantes ; les selles se succèdent à des intervalles rapprochés, et sont d'une fétidité repoussante, elles ne renferment des vésicules que pendant les premiers jours ; plus tard, elles deviennent franchement diarrhéiques.

Si la communication entre le tube digestif et le kyste est assez large, l'évacuation du contenu se fait rapidement, la cavité se resserre, se cicatrise ; les selles redeviennent naturelles et au bout de quelques mois la guérison est complète. C'est au niveau du gros intestin que la communication s'établit le plus largement. Ce mode d'ouverture est donc le plus favorable au point de vue de la guérison définitive.

Lorsque la communication est étroite, que les vésicules sont difficilement expulsées dans l'intestin, leur élimination peut se prolonger indéfiniment ; parfois même une nouvelle perforation peut s'établir au niveau de la paroi abdominale ou dans un autre point, ou bien l'orifice se ferme avant que l'expulsion soit terminée, et le malade reste exposé à de nouveaux accidents. Enfin la mort par épuisement peut être la conséquence de la suppuration prolongée. Toutefois le pronostic de l'ouverture dans le tube digestif n'est pas très défavorable ; sur 28 cas rassemblés par Letourneur, la mort n'a été observée que cinq fois ; la rupture dans l'estomac paraît plus grave que dans l'intestin. La guérison signalée chez 23 malades datait de plusieurs années, quelquefois de sept ou huit ans quand l'observation a été publiée, mais elle n'est survenue généralement qu'après une longue convalescence, entrecoupée de nouveaux accidents inflammatoires, suivis de nouvelles expulsions d'hydatides.

La rupture du kyste *dans les voies biliaires* spontanément ou à l'occasion d'un traumatisme, comme nous l'avons déjà dit n'est pas exceptionnelle. Le liquide contenu dans la vésicule mère peut traverser seul les canaux biliaires et ne donner lieu qu'à de la diarrhée. Si des vésicules filles s'engagent dans les voies biliaires avec le liquide, ce qui est plus fréquent, leur migration peut passer inaperçue, lorqu'elles sont souples ou de petit volume. Le plus souvent, leur migration s'accompagne d'accidents analogues à ceux que détermine le passage des calculs dans les voies biliaires : la colique hépatique et l'ictère. La colique hépatique se présente avec son cortège symptomatique ordinaire (douleurs plus ou moins violentes, vomissements, ictère, tendance à la syncope, parfois accidents fébriles, etc.). Les accès de colique hépatique se produisent à des intervalles variables et durent plus ou moins longtemps ; dans l'intervalle des accès, il peut y avoir absence complète de douleur, mais des phénomènes douloureux variables persistent souvent.

L'ictère apparaît ordinairement plus ou moins longtemps après la colique hépatique, mais il ne survient pas fatalement. Son apparition, dit Berthaut[1] et son intensité dépendent beaucoup du temps que les vésicules ont mis à parcourir les conduits biliaires ; si la migration a été rapide, l'ictère peut manquer. L'ictère se présente avec ses caractères ordinaires, il est plus ou moins intense.

Les vésicules parvenues dans l'intestin sont évacuées avec les matières fécales sous forme de débâcle ; dans les selles colorées par la bile nagent les vésicules entières ou rompues. Des vésicules passées du duodénum dans l'estomac ont pu être rejetées dans les vomissements.

Lorsque les vésicules hydatiques ou leurs débris s'arrêtent dans le canal hépatique ou dans le cholédoque, elles en déterminent parfois l'obstruction prolongée ou permanente avec toutes leurs conséquences. La rétention de la bile est complète ou incomplète ; celle-ci se mélange au contenu de la tumeur et s'accumule au-dessus de l'obstacle. L'ictère devient permanent ; il est intense, s'accompagne d'une décoloration complète des fèces, qui prennent une odeur fétide si l'obstruction est complète ; si au contraire la bile parvient à se frayer un passage à travers ou sur les côtés du bouchon parasitaire, la rétention est incomplète, l'ictère est léger et les matières fécales colorées.

La rétention de la bile a pour conséquence la dilatation de tout l'appareil excréteur. La dilatation des canaux biliaires intra-hépatiques provoque l'augmentation de volume du foie. Lorsque la vésicule prend part à la dilatation des canaux biliaires, elle forme une tumeur arrondie, plus ou moins volumineuse, appendue à la face inférieure du foie. La stagnation de la bile dans les canaux dilatés favorise l'apparition des accidents infectieux. Il se fait de l'angiocholite purulente, qui se traduit par des accès de fièvre intermittente ; ces accès se présentent avec leurs trois stades, généralement très intenses : frisson, chaleur, sueur ; ils apparaissent le soir et d'une façon irré-

1. Berthaut. *Elimination des kystes hydatiques du foie à travers les voies biliaires.* Thèse de Paris, 1883.

gulière ; la température peut atteindre 40 ou 41°, et dans l'intervalle des accès, il y a parfois une apyrexie complète. L'angiocholite due à la présence des hydatides se manifeste par les mêmes symptômes que l'angiocholite d'origine calculeuse. On assiste parfois à l'évolution d'accidents, qui sont ceux de l'infection purulente.

L'état général du malade devient rapidement très grave, et cependant, d'après Rendu, « la détente peut encore se faire brusquement par l'évacuation d'une poche hydatique parfois considérable » ; il cite à l'appui une observation rapportée par Chéreau, dans l'*Union Médicale* en 1861. Trop souvent l'obstacle au cours de la bile ne peut être franchi, l'ictère se prononce de plus en plus et s'accompagne d'accidents hémorragiques et typhoïdes, de diarrhée profuse, de phénomènes péritonéaux, qui mènent le sujet à la mort.

Nous étudierons plus tard à propos des cholérragies le rôle que peut jouer dans la persistance de l'écoulement biliaire cette oblitération des canaux principaux par les hydatides.

La mort par péritonite peut succéder à l'ouverture dans la cavité péritonéale d'un kyste hydatique en communication avec les voies biliaires.

Enfin dans un cas cité par de Sèze, la mort presque subite (40 minutes) succéda à l'ouverture d'un kyste dans la branche gauche du canal hépatique. Le malade succomba au milieu d'accidents analogues à ceux que l'on observe dans la mort subite consécutive aux ruptures intra-péritonéales, et la pathogénie des accidents doit être la même dans les deux cas.

La rupture du kyste dans les voies biliaires doit être considérée comme une complication grave. Sans doute nous savons que l'issue de la bile dans la cavité du kyste peut constituer un mode de terminaison favorable ; la bile tue à la longue les échinocoques, et la guérison peut se produire spontanément ; Davaine[1], Frerichs[2], avaient insisté sur ces faits ; mais déjà Murchison[3] était moins optimiste, et tous les auteurs s'accordent à reconnaître aujourd'hui que l'élimination des kystes par les voies biliaires expose les malades à tous les périls de la rétention biliaire, et se termine trop souvent par la mort[4].

1. Davaine. *Traité des Entozoaires*, Paris, 1877.

2. Frerichs. *Traité des maladies du foie*, Trad. L. Duménil, Paris, 3e édit., 1877, p. 604.

3. Murchison. *Leçons cliniques sur les maladies du foie*. Traduction J. Cyr., Paris, 1878, p. 66.

4. Berthaut dans sa thèse rapporte deux cas de grossesse, survenant chez des femmes atteintes de kyste hydatique du foie en communication avec les voies

D'après Cyr, la mortalité serait de 70 p. 100 dans les cas qui nous occupent.

On a signalé quelques cas de *rupture d'un kyste dans les voies urinaires*. Si l'ouverture s'est faite au niveau du bassinet, les accidents observés rappellent ceux qui accompagnent la migration des calculs du rein ; chez l'homme l'évacuation dans la vessie peut être suivie de rétention d'urine par obstruction de l'urèthre. L'urine, suivant les cas, pourrait être mélangée à du pus ou à de la bile.

La communication avec les gros vaisseaux est rare et suivant qu'elle a lieu dans la veine porte, dans les vaisseaux intra ou sus-hépatiques, ou dans la veine cave, elle se manifeste par des symptômes différents. Tout d'abord les parois de la poche peuvent devenir la source d'une hémorragie mortelle intra-kystique. Puis la pénétration de débris hydatiques dans les vaisseaux peut donner lieu à des embolies multiples ; celles-ci peuvent être suivies de nécrose du tissu hépatique ou de mort rapide par pénétration des vésicules dans le cœur droit et dans l'artère pulmonaire. Dans une observation de Piorry, l'ouverture du kyste s'était faite dans la veine cave, et fut suivie immédiatement de perte de connaissance et de convulsions ; dans un cas analogue de Luschka, la mort fut presque subite. Enfin si le kyste est suppuré, la pénétration du pus dans le sang peut être le point de départ d'une infection purulente. Toutefois il existe un certain nombre de faits prouvant que la survie est possible à la suite de la rupture ; des métastases secondaires dans le poumon peuvent donc être observées.

C. L'ouverture du kyste au niveau de la paroi abdominale, au voisinage de l'ombilic, est un mode de terminaison rarement observé aujourd'hui, où les interventions chirurgicales sont aussi précoces que possible. Elle est annoncée par l'apparition d'accidents phlegmoneux, siégeant au point où la tumeur fait saillie dans la paroi, avec laquelle elle a contracté des adhérences. La peau devient lisse, luisante, œdémateuse, rouge, et l'ouverture s'établit spontanément, si le bistouri n'a pas donné issue au pus mélangé d'hydatides. Cette complication peut être considérée comme relativement favorable, à la condition que la fistule qui succède à l'ouverture du kyste soit

biliaires. Dans l'un de ces cas, la grossesse se termina par un avortement à six mois ; dans l'autre la grossesse suivit son cours normal.

maintenue largement dilatée pour éviter les accidents de rétention. Signalons enfin ce cas bizarre de Dumreicher[1], qui parle d'un kyste s'étant fait jour *sous la mamelle gauche* à la manière d'un abcès phlegmoneux.

Pronostic.

Le pronostic des kystes hydatiques du foie découle de tout ce qui précède. S'il est possible d'observer dans quelques cas, rares il est vrai, la guérison spontanée à la suite de la mort des hydatides, ou même consécutivement aux complications que nous venons de passer en revue, le pronostic ne doit pas moins être considéré comme grave. Le kyste en effet a une évolution presque fatale ; il se développe progressivement, et peut à un moment donné menacer par son seul volume la vie des malades ; mais c'est surtout par les accidents que nous avons longuement étudiés, et qui surviennent à une période avancée de son évolution, qu'il devient redoutable.

La mort subite en est parfois la conséquence, et dans les cas heureux où les accidents du début ont pu être conjurés, le malade n'en reste pas moins exposé tardivement à la septicémie entretenue par la rétention et l'infection secondaire de la tumeur.

Aussi toutes les fois que l'existence d'un kyste hydatique du foie est reconnue, notre devoir est de persuader au malade que l'intervention chirurgicale s'impose, sans retard, dans les conditions que nous aurons bientôt à étudier. C'est grâce à l'application de ce principe, que les complications sont actuellement devenues plus rares.

Diagnostic.

Le diagnostic est surtout difficile dans les premières phases de la maladie, où la tumeur évolue sans provoquer de réaction. Plus tard, lorsqu'on constate l'existence d'une tuméfaction circonscrite, faisant corps avec le foie, rénitente ou fluctuante, évoluant lentement et progressivement, peu douloureuse, et coïncidant avec un bon état général (car le caractère principal de cette affection est d'être compatible longtemps avec la santé, alors que les phénomènes locaux sont très accusés) (Rendu) le diagnostic devient plus facile. Cependant on conçoit qu'un certain nombre de circonstances en

---

1. Dumreicher. *Wiener med. Presse*, 1868, n° 40, p. 937.

modifiant la physionomie clinique de la maladie puissent apporter de sérieuses difficultés au diagnostic. Ces causes d'erreur sont variables selon le siège occupé par la tumeur, selon que le kyste est simple ou compliqué. Nous compléterons, ici, le diagnostic différentiel des tumeurs de l'hypochondre droit auquel nous avons déjà consacré quelques pages dans notre premier volume de la *Chirurgie du foie*, à propos des *tumeurs des voies biliaires*, p. 262.

Le diagnostic sera particulièrement délicat, lorsque l'on se trouvera en présence d'un gros foie, sans tumeur distincte, augmenté de volume par l'*existence d'un kyste intra-hépatique*. Plusieurs affections en effet se traduisent par une augmentation de volume de la glande, qu'il faudra successivement éliminer.

Le *gros foie* des leucocythémiques, des cardiaques, des paludéens est d'un diagnostic généralement facile, si l'on tient compte des conditions étiologiques et des symptômes concomitants ; de plus on est en présence d'une tuméfaction générale et uniforme du foie ; sa consistance est la même partout, tandis que dans le cas d'hydatide, on peut percevoir là où siège la tumeur une sensation de rénitence profonde.

La *dégénérescence amyloïde* du foie est caractérisée par une hypertrophie considérable et lisse de l'organe sans ictère, sans ascite ; la rate est hypertrophiée, les urines sont albumineuses et la maladie s'est développée dans certaines conditions pathogéniques (scrofule, suppurations prolongées).

Dans *la cirrhose hypertrophique biliaire,* le foie parfois très volumineux est dur et lisse au toucher, il conserve sa forme et son bord reste tranchant. Un ictère persistant accompagne la maladie dès son début ; la rate est toujours très hypertrophiée ; il n'existe ni ascite, ni circulation complémentaire abdominale. En cas de kyste hydatique, on n'observe pas la dureté scléreuse du foie cirrhotique ; la rate est normale et l'ictère est exceptionnel.

Le *diabète sucré* peut s'accompagner d'augmentation de volume du foie et d'une coloration bronzée de la peau (diabète bronzé), mais le diagnostic est facile à établir par la présence du sucre dans l'urine et les symptômes concomitants.

Le *gros foie syphilitique* peut être difficile à diagnostiquer avec les kystes intra-hépatiques, car dans les deux cas l'ictère peut manquer et la santé générale n'être guère altérée. Mais l'hépatite syphilitique s'accompagne de diarrhée et d'albuminurie, et l'on constate dans les antécédents du malade des accidents de syphilis, du reste dans les cas douteux, il faut recourir sans hésiter au traitement spécifique.

Le foie volumineux et non déformé du *cancer primitif* ou cancer massif pourrait prêter à confusion, n'était la consistance dure que présente le tissu du foie, l'existence d'acholie (par trouble de sécrétion) dans laquelle la décoloration des matières fécales coïncide avec l'absence d'ictère, et surtout l'apparition rapide de l'état cachectique qui ne laisse pas longtemps place au doute.

L'*abcès du foie* doit figurer aussi parmi les affections susceptibles de faire croire à un kyste hydatique intra-hépatique. Ces abcès peuvent se présenter, avec des phénomènes inflammatoires si peu marqués que le diagnostic peut se poser, même avec des kystes non suppurés. On trouvera dans les antécédents du malade qui a vécu dans les pays chauds, qui a présenté des accidents de dysenterie, des renseignements qui, joints à l'étude des troubles fonctionnels et généraux, permettront d'éviter une erreur qui du reste serait sans importance, puisque dans les deux cas le traitement est le même.

Dans certains cas, malgré cette précision apparente dans les symptômes des diverses affections que nous venons de passer en revue, le diagnostic n'en est pas moins fort difficile et les erreurs sont fréquentes.

Lorsque *le kyste forme une tumeur appréciable au palper*, nous nous trouvons en présence des difficultés inhérentes au diagnostic des tumeurs abdominales en général.

Il faut : 1° rattacher la tumeur à son point de départ, c'est-à-dire au foie ?

2° Lorsqu'on a établi l'existence d'une tumeur hépatique, en préciser la nature hydatique ?

L'origine des kystes pédiculés du foie peut être méconnue lorsqu'ils sont mobiles dans la cavité abdominale et séparés du bord inférieur du foie par une zone de sonorité. La confusion est possible avec l'hydronéphrose, l'ascite, les kystes de la rate, de l'épiploon, du mésentère et surtout avec les kystes de l'ovaire. L'exemple suivant emprunté à Segond est particulièrement instructif : « Il s'agissait d'une jeune femme chez laquelle j'avais porté le diagnostic : kyste de l'ovaire à long pédicule. L'opération fut décidée et la malade endormie. Au moment de commencer l'incision abdominale, une courte syncope nous oblige à faire l'inversion. Sous l'influence de ce mou-

vement, disparition de la tumeur. Bien sûr des sensations antérieures qui m'avaient démontré l'existence dans la fosse iliaque
gauche d'une tumeur kystique grosse comme les deux poings, j'incise
la paroi abdominale, et je trouve, caché sous les fausses côtes gauches,
le kyste qui n'était autre chose qu'un kyste hydatique muni d'un
long et mince pédicule implanté sur le bord antérieur du foie, à cinq
travers de doigt à droite de la ligne médiane. »

Une erreur de diagnostic non moins intéressante est rapportée
par E. Schwartz, qui a observé, chez une jeune femme, un kyste
hydatique du foie, que tous ceux qui avaient été amenés à l'examiner, comme lui-même avaient pris sans hésitation pour un
fibrome de la paroi.

Donc, lorsque le kyste est apparemment indépendant du foie,
toutes les erreurs sont possibles et le diagnostic repose seulement
sur des probabilités.

Lorsque le kyste est sessile, les erreurs de diagnostic sont plus
rares, car la percussion permet de constater que la matité du foie se
continue avec celle de la tumeur et la palpation révèle que le kyste
participe à la mobilité du foie avec lequel il s'abaisse dans les mouvements d'inspiration. Néanmoins il est des cas où le diagnostic
peut rester en suspens ; c'est ce qui arrive chez les sujets dont la
paroi abdominale surchargée de graisse ne permet de percevoir que
des sensations vagues ; c'est ce qui arrive aussi lorsqu'une tumeur
développée dans un organe voisin de l'abdomen est venue se mettre
en contact avec le foie, confondant sa matité avec celle de cet organe,
ou encore lorsque le kyste est profondément situé (kystes postéro-
supérieurs, kystes postéro-inférieurs). La confusion est possible alors
avec les tumeurs du rein, de la rate, du pancréas, de l'estomac, de
l'épiploon, du mésentère, etc...

Les kystes postéro-inférieurs ont la plus grande analogie avec les
tumeurs du rein, en particulier avec les tumeurs liquides (kystes,
hydronéphrose, pyonéphrose) ; ces kystes en effet occupent la fosse
lombaire et sont recouverts en avant par une zone de sonorité qui est
due à l'interposition de l'intestin entre la tumeur et la paroi abdominale.

L'exploration de la tumeur fournit la sensation du ballottement
rénal, si la tumeur ne se déplace pas dans le mouvement respiratoire, si enfin on peut déceler dans les antécédents du malade l'existence de troubles fonctionnels des voies urinaires (hématuries, crises
de rétention rénale, pyurie, etc...) l'origine rénale de la tumeur sera

bien probable. Nous disons probable, car certains de ces signes n'ont pas une valeur absolue. S'il est vrai, dit Albarran, qu'en général les kystes du foie ne présentent pas le ballottement lombo-abdominal de F. Guyon, il est des cas où ils présentent ce ballottement, qui peut d'ailleurs manquer dans les uronéphroses à développement antérieur. Chez une opérée de Segond, le ballottement, la mobilisation particulière de la tumeur, sa réductibilité relative avaient fait porter le diagnostic : kyste du rein. L'opération démontra qu'il s'agissait d'un kyste du foie. Chez une deuxième opérée, Segond avait cru sentir le rein à sa place : malgré le ballottement, il s'était arrêté au diagnostic : kyste du foie, et cette fois encore l'opération démontra son erreur : c'était un kyste du rein.

Dans les cas difficiles, où le diagnostic est hésitant entre un kyste et une poche d'hydronéphrose, on a recommandé de pratiquer la ponction pour reconnaître en analysant le liquide, la nature rénale de la poche. Albarran conseille d'abandonner ce moyen de diagnostic. « L'analyse chimique du liquide des vieilles hydronéphroses peut montrer qu'il n'existe pas d'urée ; dans ces cas, le caractère différentiel le plus important fait défaut ; de nombreux exemples montrent en outre que la ponction peut être dangereuse, surtout lorsqu'elle est pratiquée à travers le péritoine... Au point de vue du diagnostic, il existe, en dehors de la ponction, deux autres méthodes d'exploration dont j'ai démontré l'efficacité : ce sont la phonendoscopie et le cathétérisme uretéral » (Albarran).

La phonendoscopie permet de délimiter avec précision les contours de la tumeur et de constater qu'elle ne se continue pas avec le foie. En outre, ce mode d'exploration reconnaît que le rein du côté malade, cherché en dehors de la tumeur, n'existe pas (Albarran).

Le cathétérisme urétéral permet de reconnaître l'imperméabilité de l'uretère dans les uronéphroses fermées ; dans les poches ouvertes, si la sonde évacue le liquide contenu, le diagnostic est fait immédiatement (Albarran).

Les *tumeurs kystiques de la rate* ont été souvent confondues avec des kystes développés dans le lobe gauche du foie. Les tumeurs de la rate sont franchement situées dans l'hypochondre gauche, leur matité est séparée de la matité du foie par une zone de sonorité, enfin le relief tranchant que fait le bord antérieur de l'organe peut être considéré, lorsqu'on, le perçoit, comme un signe pathognomonique. Dans les cas où le diagnostic est douteux, la phonendoscopie en permettant de localiser exactement la tumeur paraît être appelée à rendre service.

Les *kystes du pancréas* sont particulièrement difficiles à différencier de certains kystes hydatiques développés aux dépens de la face inférieure du foie et profondément situés. Ces tumeurs situées à l'épigastre ou au voisinage de l'ombilic, immobiles ou peu mobiles, sont à peu près médianes et recouvertes par l'intestin. Il n'y a guère qu'un signe, dit le professeur Tillaux, lorsqu'il existe, susceptible de faire admettre une tumeur du pancréas : « On sait que cette glande a pour principale fonction d'émulsionner les graisses ; or, lorsqu'elle n'agit plus, les graisses, n'étant pas émulsionnés ne sont pas digérées et il en résulte la production de selles huileuses, de *diarrhée*. » La graisse forme des taches huileuses à la surface des liquides diarrhéiques, ou un enduit gras autour des matières moulées; d'autres fois elle constitue de petites masses blanchâtres, molles, reconnaissables à leurs caractères physiques et à leurs réactions chimiques. Malheureusement la diarrhée est un symptôme exceptionnel. On peut également rechercher le signe de Sahli : normalement le salol est décomposé en acide phénique et en acide salicylique sous l'influence du suc pancréatique. L'absence de cette réaction indiquerait par suite un trouble de la glande (Quénu).

Dans certains cas, le kyste en se développant peut comprimer l'ampoule de Vater et provoquer de l'ictère et des coliques hépatiques ; or les tumeurs du foie peuvent donner lieu aux mêmes phénomènes, ce qui rend le diagnostic encore plus délicat. Dans ces cas difficiles, on pourrait être tenté, comme on l'a proposé, de pratiquer une ponction exploratrice et de se guider sur l'analyse du liquide kystique; « or, ni les caractères physiques ni l'analyse chimique n'ont la plupart du temps servi à grand'chose, deux fois seulement il a été permis de constater une action digestive ou émulsionnante » (Quénu). Il faut savoir en outre que cette ponction même exploratrice n'est pas inoffensive puisqu'elle a été suivie dans plusieurs cas de péritonite et qu'elle expose à la perforation des organes interposés entre la paroi et la tumeur. Mieux vaudrait en pareil cas recourir à la phonendoscopie qui est susceptible de fournir d'utiles indications et en dernière analyse à la laparotomie exploratrice.

C'est une conduite analogue qu'il faudrait tenir à l'égard des *tumeurs de l'arrière-cavité des épiploons*, qui du reste sont tout à fait exceptionnelles. Leur diagnostic en effet présente une grande obscurité puisqu'elles se trouvent sur les confins du foie, du rein, de la rate et du mésentère. Le professeur Tillaux insiste sur l'intensité des symptômes (douleurs et troubles de toute nature) éprouvés en pareil cas par les malades et qu'il attribue à l'action exercée par la tumeur sur le plexus solaire?

Les mêmes difficultés peuvent surgir parfois dans le diagnostic avec les *tumeurs du mésentère* et les *tumeurs du grand épiploon* ; ces tumeurs cependant ont des caractères qui leur sont propres et peuvent aider au diagnostic.

« Une tumeur dont la partie culminante, dit le professeur Tillaux, occupe à peu près le milieu du ventre, c'est-à-dire le mésogastre, dont les contours sont nettement délimités, très mobile dans tous les sens et surtout de droite à gauche, recouverte par des anses d'intestin grêle, une semblable tumeur doit être rattachée au mésentère... Une tumeur venue de la face inférieure du foie sera moins isolable dans le ventre ; on ne pourra pas la saisir en quelque sorte entre les mains, à moins qu'elle n'y soit rattachée par un pédicule long et étroit, auquel cas le diagnostic serait impossible. Les mouvements respiratoires déplacent notablement une tumeur du foie et n'ont que très peu d'influence sur une tumeur du mésentère. Par contre, cette dernière est très mobilisable au palper, surtout dans le plan transversal, ce qui ne peut exister si la tumeur vient du foie » (Tillaux).

Les *tumeurs du grand épiploon* occupent le mésogastre, elles sont absolument mates à la percussion sur toute leur étendue puisqu'elles sont situées en avant de la masse intestinale, leur matité est séparée de celle du foie par une zone sonore ; ces tumeurs sont généralement mobiles, elles se laissent facilement déplacer dans le sens transversal et aussi de bas en haut ; les mouvements de haut en bas sont plus limités en raison de l'insertion de l'épiploon sur l'estomac et de la fixité relative de cet organe ; enfin elles ne se déplacent pas dans les mouvements respiratoires.

Les *tumeurs de l'estomac*, les *tumeurs du côlon* sont généralement faciles à diagnostiquer, grâce aux symptômes fonctionnels qui les accompagnent ; de plus ces tumeurs sont indépendantes du foie et possèdent une certaine mobilité dans le sens vertical et transversal ; la phonendoscopie en délimitant leur situation exacte peut éclairer le diagnostic dans les cas douteux.

Un foyer de *péritonite enkystée péri-hépatique* peut également prêter à confusion : c'est seulement par l'examen attentif de la marche de la maladie, et des conditions dans lesquelles s'est effectué son développement que l'on pourra trouver les éléments du diagnostic différentiel.

Une autre méprise consiste à confondre les kystes profondément situés avec un *abcès par congestion :* Potherat en a publié un bel exemple emprunté à la pratique de Trélat. Le diagnostic enfin peut

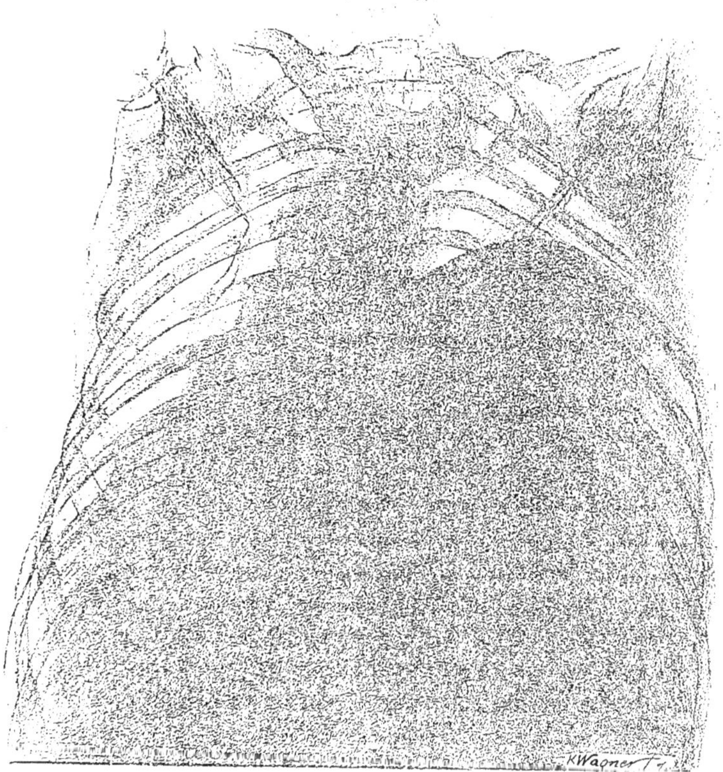

Fig. 19. — Radiographie d'un kyste hydatique du lobe droit du foie à développement intra-thoracique (d'après une radiographie de M. Contremoulin, laboratoire de l'hôpital Necker).

être compliqué dans certains cas par la présence d'autres kystes hydatiques de l'abdomen.

En somme, pour un certain nombre de kystes hydatiques à évolution abdominale, le diagnostic présente toutes les difficultés inhérentes au diagnostic des tumeurs de l'abdomen en général. Nous avons vu que la phonendoscopie était appelée à rendre service ; pour la localisation de la tumeur on devra s'aider également de la radiographie (fig. 19 et 20) qui peut fournir d'utiles renseignements ; néanmoins dans les cas douteux, c'est la laparotomie exploratrice seule qui nous permettra d'être fixés avec exactitude sur l'origine de la tumeur.

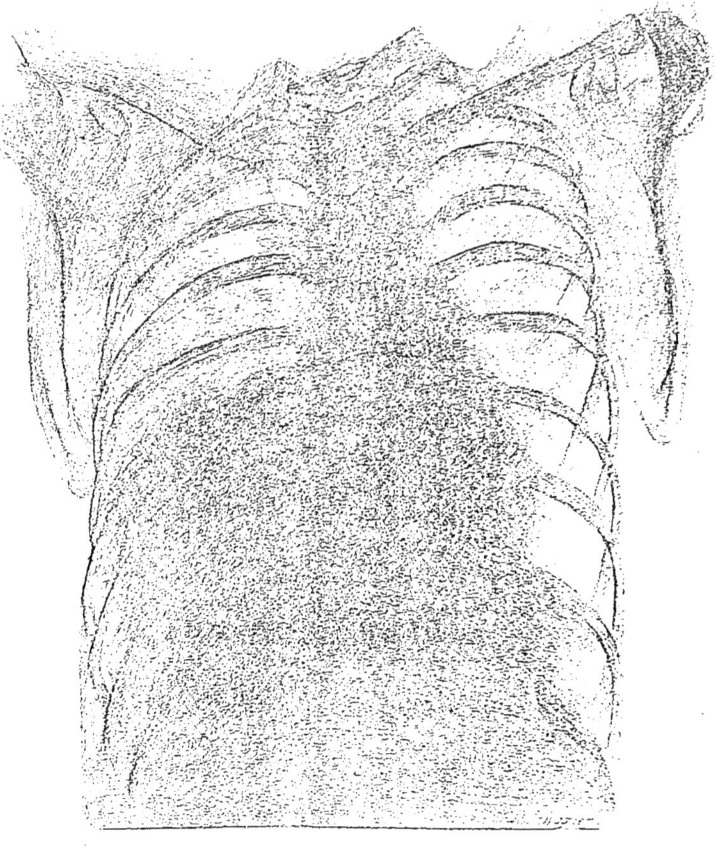

Fig. 20. — Radiographie d'un kyste hydatique du lobe gauche du foie à développement intra-thoracique (d'après une radiographie de M. Contremoulin, laboratoire de l'hôpital Necker).

Pour les *kystes sous-diaphragmatiques*, évoluant du côté du thorax, la confusion est possible avec un certain nombre d'affections du voisinage.

Ces kystes ont été confondus avec la *pleurésie*, la *tuberculose*, la *pneumonie chronique*, la *gangrène pulmonaire*, les *abcès tuberculeux péri-hépatiques*, les *kystes hydatiques du diaphragme*

(Segond), les *échinocoques primitives de la plèvre et du poumon*.

De nombreux points de contact existent entre les kystes et la *pleurésie chronique*. « Par suite du développement du kyste, dit Rendu, la base du thorax s'élargit, les côtes se déjettent, le foie paraît abaissé comme dans les épanchements pleuraux ; à la palpation, les vibrations sont toujours diminuées, souvent éteintes. La percussion donne de la matité dans les deux cas ; seuls les signes d'auscultation diffèrent. Le murmure vésiculaire est faible, il est vrai, et presque nul à la base, mais nulle part on n'entend de souffle ni d'égophonie, et au point de jonction de la matité et de la sonorité, la voix ne présente ni chevrotement ni altération de timbre, comme c'est la règle dans les épanchements pleurétiques. Ajoutons, comme signe différentiel accessoire beaucoup moins important selon nous que ne le croyait Frerichs, la forme de la limite supérieure de la matité. Tandis que dans la pleurésie la ligne de matité a son maximum au niveau de l'aisselle, dans le cas d'échinocoques elle est plus circonscrite et s'abaisse, soit en avant, soit en arrière. Malgré ces caractères différentiels, il arrive souvent que l'on prend pour une pleurésie un kyste hydatique du foie, et que l'on ponctionne le foie croyant tomber dans la plèvre. » Les caractères de limite et de forme convexe du dôme kystique se peuvent directement constater par l'examen des images radioscopiques et radiographiques. Les rapports de niveau avec l'ombre cardiaque voisine donnent un excellent point de repère (Chauffard).

Il est un signe sur lequel il importe d'attirer particulièrement l'attention et qui peut aider au diagnostic dans les cas difficiles, c'est la *déformation du thorax* jointe à la marche et à l'évolution de la maladie. En effet, dit le professeur Dieulafoy, « les kystes du foie ne simulent pas d'habitude les grands épanchements de la plèvre, ceux de 3.000 grammes, dont la matité remonte jusqu'en haut du thorax ; ils simulent plutôt les épanchements moyens de 1.500 à 1.800 grammes, ceux qui provoquent une matité dont la limite atteint à peine l'épine de l'omoplate. Eh bien, ces épanchements moyens ne déterminent ni l'ampliation, ni la déformation thoracique, ni la voussure, ni l'élargissement des espaces intercostaux que l'on constate généralement dans les kystes hépatiques. » — Cet élargissement des espaces intercostaux est parfois très net ; M. Auvray le constatait encore récemment chez un sujet porteur d'un gros kyste intra-thoracique ; nous verrons bientôt qu'il est parfois suffisant pour permettre au cours de la réduction sans drainage les manœuvres d'extirpation de la membrane mère, sans qu'il soit nécessaire de réséquer les côtes voisines.

D'après N. Guéneau de Mussy la direction des côtes n'est pas la même dans les deux cas ; leur obliquité descendante serait exagérée par la pleurésie, diminuée par le kyste hydatique.

Hanot, Dylion [1] ont constaté que dans les kystes de la face convexe du foie, à moins que les dimensions de la tumeur ne soient énormes, le foie n'est pas abaissé ou l'est peu ; tandis qu'avec un épanchement pleurétique de même importance son déplacement serait très notable.

Dans des cas exceptionnels, le kyste évoluant au niveau de la face supérieure du lobe gauche du foie, peut simuler un *épanchement de la plèvre gauche*. L. Galliard [2] en a observé 2 cas et donne comme signes principaux « la continuité de la tumeur intra-thoracique avec le lobe gauche isolément hypertrophié d'un foie qui n'a pas basculé, qui n'a pas subi de refoulement en masse, et dont le lobe droit a conservé son volume normal. »

Il est enfin des cas où un épanchement pleurétique peut exister en même temps qu'un kyste hydatique du foie, rendant ainsi le diagnostic encore plus délicat ; Chauffard [3] a rapporté l'histoire d'un malade chez lequel une première ponction de la plèvre avait ramené du liquide hémorragique, circonstance bien faite pour induire en erreur. Ce ne fut qu'après une nouvelle ponction pratiquée sur la paroi antérieure du thorax, ponction qui donna du pus où l'on trouva un crochet, que le diagnostic de kyste put être établi.

Le diagnostic entre un *kyste hydatique pleuro-pulmonaire* et un kyste de la face convexe du foie est très difficile, sinon impossible en l'absence de symptômes hépatiques (ictère, augmentation de volume du foie, etc.) ; cependant Schwartz rappelle que d'après Langenbuch, le foie se déplacerait plus facilement dans les mouvements respiratoires, lorsqu'on est en présence d'un kyste de la plèvre ; dans ce cas, en effet, le diaphragme simplement abaissé, mais non distendu, comme dans le cas de kyste sous-phrénique, ne s'atrophirait pas, et conserverait sa fonction. Peut-être la radiographie est-elle appelée à donner des résultats plus précis sur la localisation des lésions ; Béclère [4] dit en effet : « Les kystes hydatiques, comme

1. Cécile Dylion. *Kystes hydatiques de la portion antéro-supérieure du foie.* Thèse de Paris, 1890.

2. L. Galliard. *Bull. Soc. Méd. des hôpitaux*, Paris, 1889, p. 109.

3. X. Gouraud et Roche. *Bull. de la Soc. Anat.*, Paris, 1902, p. 44.

4. Béclère. *Radiographie et radioscopie des organes splanchniques.* 2e Congrès international d'électrologie et de radiologie médicales. Berne, 1902.

toutes les productions pathologiques qui, sans détruire le tissu pulmonaire, le repoussent à leur périphérie, se manifestent par des ombres arrondies à contours nettement limités et comme tracés au compas ; l'ombre est en forme d'anneau avec centre clair quand le kyste s'est ouvert dans les bronches. » On parviendra peut-être dans certains cas à différencier l'ombre formée par un kyste intra-pulmonaire, de l'ombre fournie par le diaphragme et le foie sous-jacent.

Lorsque, par une analyse soigneuse des symptômes observés, on est parvenu à rattacher la tumeur au foie, il reste à en préciser la *nature hydatique*. Dans ce cas encore, plusieurs causes d'erreur peuvent se présenter.

Il est généralement facile de différencier le *cancer* qui s'accompagne de bosselures multiples, ne ressemblant pas au mode de déformation produite par l'hydatide ; de plus l'évolution est différente dans les deux cas, le cancer s'accompagnant d'une cachexie rapide. Il est cependant des cas où il est impossible de se prononcer, témoin le fait cité par Gouguenheim [1] d'une femme de vingt-sept ans, qui souffrait depuis deux ans, et dont le foie présentait une série de bosselures analogues à celles du cancer. La malade se cachectisa et succomba avec des symptômes d'ictère grave : à l'autopsie, au lieu du cancer qui avait été diagnostiqué, on découvrit plusieurs kystes hydatiques infiltrés de bile. De même P. Segond, sur une femme de cinquante ans, dont le foie était bosselé au niveau de la région épigastrique, et dont l'état général déclinait de jour en jour, crut pouvoir porter le diagnostic de cancer. Néanmoins, cédant aux instances de la malade, il se décida à ponctionner l'une des bosselures, malgré sa dureté fibreuse apparente. C'était un kyste à plusieurs loges, qu'il guérit par large incision.

Un *foie déplacé* a été pris dans plusieurs cas pour un kyste hydatique de l'organe ; la forme de la matité, la consistance de la tumeur, l'existence du frémissement hydatique — s'il peut être perçu, — la présence dans l'organisme de tumeurs de même nature, un examen soigneux de la région occupée normalement par le foie, permettront d'éviter l'erreur qui avait été commise dans deux cas où l'opération eut lieu (Obs. de Gérard Marchant et d'Areilza citées dans notre premier volume).

Le diagnostic avec les *lobes flottants* reste toujours très délicat,

1. Gouguenheim. *Bull. de la Soc. anatomique*, Paris, 1865, p. 485.

d'abord parce qu'on ne songe pas à la possibilité d'un lobe flottant, affection rare, puis parce que leur symptomatologie est commune à toutes les tumeurs du foie. On se rappellera toutefois, que la douleur est l'élément dominant dans le tableau clinique des lobes flottants. De plus, l'histoire clinique de toute une variété de lobes flottants, *dont l'origine se rattache à une lésion de la vésicule biliaire,* se présente avec des caractères spéciaux qui permet d'en faire le diagnostic. On retrouve dans les antécédents pathologiques des malades, l'existence d'accidents du côté de la vésicule biliaire ; Riedel signale que, chez quatre malades, à côté du lobe flottant, on pouvait constater la présence d'une tumeur de la vésicule biliaire. Malgré l'absence d'une tumeur caractéristique palpable, ces lobules acquièrent une valeur diagnostique incontestable, dans les cas où on observe les autres symptômes d'une affection de la vésicule biliaire (sensibilité spontanée due à la pression, symptômes de colique hépatique, etc.).

C'est par un examen approfondi des caractères de la tumeur, par un examen soigneux du malade sur ses antécédents, par les modifications de son état général, qu'on pourra peut-être dans certains cas, diagnostiquer la nature de la tumeur (tumeur syphilitique, tumeur vasculaire, adénome, sarcome, etc.).

L'hydropisie de la vésicule biliaire survenant à la suite de l'oblitération du canal cystique et se manifestant par une tumeur fluctuante, indolente, attenante au foie, avec conservation dans certains cas d'une bonne santé générale, peut être fort difficile à différencier d'un kyste hydatique. Généralement le siège occupé par la tumeur qui répond au bord externe du muscle droit antérieur de l'abdomen et la forme allongée verticalement de la tumeur permettent de la rattacher à la vésicule. Il y a cependant des cas où la laparotomie exploratrice peut seule lever tous les doutes ; M. Auvray s'est trouvé récemment en présence d'un malade chez lequel en l'absence de tout antécédent pathologique du côté des voies biliaires, il fut impossible de se prononcer sur la nature de la tumeur, qui du reste était située en dehors du siège occupé normalement par la vésicule ; la laparotomie exploratrice permit néanmoins de reconnaître qu'on était bien en présence d'une hydropisie de la vésicule.

Valeur diagnostique de la ponction exploratrice. — Dans les cas douteux, on a proposé d'avoir recours à la *ponction exploratrice.* Celle-ci a fourni dans nombre de cas de très utiles renseignements, mais elle peut rester négative, soit que l'aiguille n'ait pas pénétré

dans le kyste, soit qu'elle ait été obstruée par un débris d'hydatide
ou qu'on ait affaire à un kyste rempli de vésicules noyées dans un
magma gélatineux sans liquide. De plus cette petite opération en
apparence si simple est loin d'être inoffensive. Dans les kystes suppurés, elle expose à l'infection du péritoine et dans les kystes ordinaires elle peut être suivie d'accidents d'intoxication très graves,
parfois même rapidement mortels dont il a été précédemment question, et qui sont dus à la pénétration dans le péritoine d'un liquide
hydatique toxique filtrant à travers l'orifice de ponction si petit
qu'il puisse être. Chauffard a vu un malade succomber en vingt-
cinq minutes à la suite d'une ponction aspiratrice, et Achard [1], il y
a quelques années, réunissait 8 observations analogues.

L'affaissement de la poche consécutif à l'écoulement du liquide
hydatique dans le péritoine peut avoir pour conséquence l'envahissement du kyste par la bile; il s'agit alors d'une cholérragie a vacuo;
si la bile est septique, cette cholérragie peut amener la suppuration
de la poche.

Ce n'est pas le seul inconvénient de la ponction exploratrice;
celle-ci expose encore, même lorsque le liquide n'est pas toxique, à
la production de greffes intra-péritonéales, dues à la pénétration
dans la cavité séreuse d'un liquide renfermant des scolex. Enfin la
ponction pratiquée même avec un trocart capillaire, peut provoquer
des hémorragies sérieuses ou de blesser un organe voisin.

Ce sont là des raisons suffisantes pour nous engager à préférer la
laparotomie exploratrice, dans tous les cas où elle peut être exécutée
sans danger pour le malade, à la méthode aveugle des ponctions
exploratrices. La laparotomie exploratrice deviendrait le premier
temps d'une intervention plus complète pratiquée sur le kyste hydatique. Toutefois, on ne saurait conseiller de pratiquer la laparotomie
sans avoir eu recours préalablement à un moyen d'investigation qui,
pour n'être pas infaillible, peut cependant fournir dans certains cas
d'utiles renseignements, nous voulons parler de *l'analyse du sang.*

Analyse du sang. — Voici ce que disent à ce sujet Bezançon et
M. Labbé [2], dans leur traité d'hématologie : « *L'éosinophilie* [3] qui se

1. Achard. De l'intoxication hépatique. *Arch. gén. de méd.*, 1888, Paris, t. II,
p. 410, 572.

2. La majorité des auteurs français admet que la proportion normale des éosinophiles ne subit chez l'adulte que de faibles oscillations autour de 1,5 p. 100. On
peut donc dire qu'il y a éosinophilie quand leur taux atteint ou dépasse 3 p. 100.

3. Bezançon et M. Labbé. *Traité d'hématologie*, Paris, 1904, p. 623 et 705.

voit chez des sujets porteurs de kystes hydatiques, peut servir au diagnostic de ces tumeurs. Ainsi chez un malade atteint d'une tumeur du foie, si on hésite entre un kyste hydatique, un cancer ou un abcès, on peut recourir à l'examen du sang : constate-t-on une éosinophilie, on incline vers le kyste hydatique ; une anémie avec hyperleucocytose polynucléaire fait penser au cancer; un hyperleucocytose avec polynucléose intense sans anémie, à l'abcès du foie.

« Memmi [1] a observé dans 12 cas de kystes hydatiques du foie une éosinophilie de 7 à 20 p. 100. Cette éosinophilie peut être plus considérable : Achard et Clerc [2] ont observé une fois 40 p. 100 d'éosinophiles ; Seligman et Dudgeon [3] jusqu'à 57 p. 100; Darguin et Tribondeau [4] 12 p. 100 ; Achard et Laubry [5] 10 p. 100. Le plus souvent elle est modérée : Tuffier [6] et Milian ont noté 5 p. 100 dans un cas de kyste hydatique du poumon ; M. Labbé a compté 4 p. 100 chez un sujet opéré pour un kyste hydatique du foie.

« L'éosinophilie n'est d'ailleurs pas constante ; elle manquait dans un cas de Bezançon et Weil, dans un cas de Gouraud [7].

Aussi ne faudrait-il pas accorder à l'éosinophilie une valeur diagnostique trop considérable ; c'est une formule commune à tous les parasites intestinaux, et rien n'empêche un sujet atteint de cancer ou d'une autre maladie, de posséder aussi dans l'intestin un tænia, des oxyures ou des ascarides. L'éosinophilie peut encore être la conséquence d'une infection intercurrente guérie ; que le sujet ait, quelques jours avant l'examen, une angine ou une affection fébrile quelconque, cela suffit pour expliquer l'éosinophilie. Tuffier [8] est arrivé aux mêmes conclusions que les auteurs précédents : d'après lui l'éosinophilie ne peut être considérée que comme un élément de présomption et *non de certitude* en faveur du kyste hydatique. Elle cesse en général quand le kyste est suppuré ; toutefois elle peut persister bien qu'atténuée... Ce qui diminue beaucoup la valeur de l'éosinophilie au point de vue du diagnostic différentiel, c'est qu'elle existe dans certaines tumeurs, plus particulièrement dans le lymphosarcome et

1. Memmi. Congrès de Pise, 27 octobre 1901.
2. Achard et Clerc. Cités par Bezançon et Labbé, p. 623.
3. Seligman et Dudgeon. *Lancet*. 21 juin 1901. vol. 1.
4. Darguin et Tribondeau. *Société de Biologie*, Paris, 16 novembre 1901.
5. Achard et Laubry. *Société de Biologie*, Paris, 1901, p. 218.
6. Tuffier. *Semaine médicale*, Paris, 26 juin 1901.
7. Gouraud. *Société anatomique*, Paris, 10 janvier 1902.
8. Tuffier. *Valeur séméiologique de l'examen du sang en chirurgie*. Rapport au 17e Congrès français de chirurgie. Paris, 1904.

le lymphadénome ; chez un malade de Tuffier le diagnostic était hésitant entre un sarcome et un kyste hydatique du foie ; on trouvait 26 p. 100 d'éosinophiles et cependant l'opération montra qu'il s'agissait d'un sarcome... Dans le cas de diagnostic douteux, il est bon de refaire plusieurs fois l'examen du sang, car l'éosinophilie peut disparaître momentanément, sous l'influence d'une poussée fébrile par exemple. Dans un cas de Sabrazès, une légère hyperthermie provoquée par une ponction exploratrice fit tomber le taux des éosinophiles à 1,5 p. 100. Quand la température fut redevenue normale, le kyste restant stationnaire, en trouva 5,88. »

Quoi qu'il en soit, l'examen du sang faisant reconnaître l'éosinophilie nous a donné des résultats positifs dans 3 cas de kystes acéphalocystiques, 2 du rein et 1 du foie (Terrier). Un point encore à signaler, l'éosinophilie disparaîtrait lorsque les hydatides sont mortes ce que nous avons constaté dans deux cas (Terrier).

Nous serons brefs en ce qui concerne le *diagnostic des complications* (rupture du kyste dans le péritoine, dans les viscères creux du voisinage, dans la plèvre ou les bronches, etc... suppuration du kyste), parce que la symptomatologie propre à chacune d'elles a été longuement étudiée dans un précédent chapitre.

Il n'est pas sans intérêt cependant de constater combien le diagnostic est difficile, lorsqu'on se trouve en présence d'un sujet porteur d'un kyste hydatique ouvert dans les bronches. La vomique hydatique peut être confondue avec le rejet du liquide d'une pleurésie purulente. Trousseau a insisté sur la fréquence de cette méprise et Rendu considère qu'elle est parfois presque impossible à éviter quand il existe à la base de la poitrine du souffle et de l'égophonie.

L'appareil morbide peut revêtir également les formes de la pneumonie chronique, de la gangrène du poumon ou même de la phtisie, sans qu'il y ait complication d'hydatides pulmonaires. En 1875, Avezou a fait voir un kyste hydatique communiquant avec le poumon, et absolument méconnu pendant la vie : on avait regardé le malade comme atteint de bronchite chronique avec dilatation des bronches (Rendu).

Il est souvent impossible de reconnaître si l'on a affaire à un kyste du foie ouvert dans les bronches ou à un kyste du poumon ; chez un opéré de Tuffier, le diagnostic de kyste s'imposait, mais les avis différaient sur le siège de la tumeur ; Tuffier ouvrit le péritoine et explora la face convexe du lobe droit du foie qui fut reconnu normal ;

la séreuse fut alors fermée soigneusement et la pneumotomie fut pratiquée au niveau du 9ᵉ espace intercostal. Inversement, chez un malade du professeur Tillaux, un kyste hydatique du lobe gauche du foie fut pris pour un kyste pulmonaire et traité d'emblée par la pneumotomie. On constata en effet l'existence d'une cavité pulmonaire, mais cette cavité, ainsi qu'on le vit plus tard à l'autopsie, communiquait par un trajet fistuleux avec un kyste hépatique. Ces deux exemples, et on pourrait en citer d'autres, suffisent à montrer en pareil cas les difficultés inhérentes au diagnostic, et cependant il y aurait intérêt au point de vue du mode de l'intervention chirurgicale à préciser le siège des lésions. Quelquefois cependant le diagnostic est facilité par l'expectoration de liquide teinté par la bile et d'une amertume particulièrement désagréable.

Nous avons déjà dit précédemment que parmi les signes susceptibles d'indiquer la *suppuration du kyste*, il fallait citer : l'augmentation de volume de la tumeur, les douleurs spontanées et provoquées par la pression, la fièvre (qui cependant manque quelquefois complètement) accompagnée d'une altération plus ou moins profonde de la santé générale et la constatation microscopique d'une leucocytose à type de polynucléose. Lorsque ces symptômes apparaissent chez un sujet dont le kyste a été reconnu antérieurement, on ne saurait hésiter sur la transformation purulente de la tumeur. Mais si le kyste n'a pas été diagnostiqué anciennement, la confusion est possible avec un certain nombre d'affections, qui évoluent avec le même cortège d'accidents inflammatoires. Un kyste suppuré peut être pris pour un *abcès du foie* ; mais généralement les antécédents du malade et la marche des accidents viendront lever les doutes ; au surplus l'erreur serait sans importance, puisque dans les deux cas la thérapeutique est la même.

Lorsque le kyste se développe vers le thorax, le diagnostic peut être hésitant avec la *pleurésie purulente* et l'*abcès sous-diaphragmatique*, qui est du reste parfois une complication survenant au cours de l'évolution d'un kyste suppuré. Nowack, en effet, dans une statistique portant sur 80 cas d'abcès sous-phrénique, a constaté que 8 fois un kyste hydatique devait être incriminé comme cause des accidents.

La *pleurésie purulente* présente les signes ordinaires de la pleurésie, la forme de la matité est concave en haut au lieu d'être convexe comme elle l'est dans les kystes ; la pleurésie a été généralement précédée de troubles pulmonaires qui mettent sur la voie du diagnostic ; les symptômes abdominaux font défaut ; enfin la ponction est considérée par beaucoup d'auteurs comme un bon élément de diagnostic : Pfuhl fait remarquer que si l'on a muni d'un manomètre l'appareil à ponction, on reconnaît que, dans le cas de kyste suppuré, la pression monte pendant l'inspiration et baisse dans l'expiration, ce qui est l'inverse de ce qui se passe quand le liquide est au-dessus du diaphragme. Jaffé a remarqué aussi que l'écoulement est plus rapide pendant l'inspiration quand le pus est au-dessous du diaphragme ; mais ce signe peut manquer, quand le diaphragme est paralysé, ce qui arrive généralement après un certain temps.

Les difficultés de diagnostic sont plus grandes encore lorsqu'il s'agit de différencier un kyste suppuré du foie d'un *abcès diaphragmatique,* d'un *kyste hydatique suppuré* ou d'un *abcès de la rate,* d'une *pleurésie diaphragmatique suppurée,* de *certains abcès périnéphrétiques,* de *certains abcès vertébraux latéraux,* etc. Toutes ces collections, en effet, peuvent siéger sous le diaphragme et, par conséquent, présenter une symptomatologie identique. On cherchera, en s'enquérant de la marche des accidents et des antécédents du malade, à préciser la nature et le point de départ des lésions, mais le plus souvent sans y parvenir. Ainsi Fraenkel ayant trouvé tous les signes d'un abcès sous-diaphragmatique renfermant des gaz, fit une ponction exploratrice dans le 8ᵉ espace intercostal qui ramena du pus fétide. Koerte intervenant chirurgicalement, réséqua la 8ᵉ côte, mit le foie à nu et constata qu'on était en présence d'un kyste suppuré du foie. Au surplus, l'incertitude du diagnostic est sans importance, puisque dans tous les cas le traitement est le même, c'est-à-dire l'évacuation large et précoce du foyer purulent.

Si le kyste suppuré s'est développé du côté de l'abdomen, il faut savoir le différencier des *suppurations de la vésicule biliaire,* des *suppurations rénales et péri-rénales,* des *foyers de péritonite enkystée,* de *certains abcès symptomatiques de lésions osseuses,* des *abcès du pancréas,* etc... Ici encore, c'est par une analyse attentive de la marche des accidents et des antécédents du malade (antécédents du côté des voies biliaires ou du côté de l'appareil urinaire, etc.) qu'on pourra dans quelques cas préciser le diagnostic. Quoi qu'il en soit, dans tous les cas douteux il faut sans hésiter recourir à l'incision exploratrice qui du même coup peut devenir curatrice.

Le *cancer* lui-même n'est pas toujours facile à distinguer d'un kyste suppuré. Potherat cite un cas dans lequel Reclus ouvrit un *cancer colloïde croyant inciser un kyste suppuré.*

L'ouverture d'un kyste hydatique dans les voies biliaires est une complication rare, qui, par les symptômes de colique hépatique et les phénomènes d'obstruction biliaire qu'elle provoque, peut simuler les accidents déterminés par la *lithiase biliaire*. Berthaut dans sa thèse a montré que cette erreur avait été souvent commise ; cependant, en général, les antécédents du malade et surtout l'examen des selles qui renferment des paquets d'hydatides viennent lever tous les doutes.

De même l'ouverture du kyste dans les voies urinaires peut simuler les accidents de la *lithiase urinaire*.

La *compression du pylore* par un kyste hydatique de voisinage a provoqué, dans un cas cité par Pacinotti[1], des accidents de sténose pylorique qui ont fait porter le diagnostic du cancer du pylore propagé au foie ; c'est seulement à l'autopsie que la véritable nature du mal fut reconnue.

On conçoit que dans des cas analogues où le kyste comprimait l'intestin, on ait pu songer à l'existence d'un néoplasme de cet organe.

Enfin pour compléter le diagnostic, on devra rechercher s'il n'existe pas dans le foie des tumeurs hydatiques *multiples*, diagnostic qui, sauf les cas où plusieurs tumeurs pourraient être isolées par la palpation ou la percussion, est bien difficile. Cependant Fiaschi a admis que la recherche du « retentissement hydatique sonore » pouvait fournir parfois d'utiles renseignements sur la multiplicité des kystes. Ayant pu constater dans un cas, trois foyers distincts d'auscultation, il conclut à l'existence de trois kystes indépendants, ce qui fut vérifié à l'opération.

La persistance de l'éosinophilie après l'ouverture chirurgicale d'un kyste devrait faire soupçonner la persistance d'un ou plusieurs kystes passés inaperçus.

On recherchera aussi si l'échinococcose n'est pas *généralisée à d'autres organes* (tels le poumon, le péritoine, la plèvre, etc.).

Dans certains cas le diagnostic peut être rendu impossible par l'association du kyste avec d'autres états morbides : c'est ainsi que chez un malade de Silver l'autopsie révéla un kyste hydatique du lobe droit, une cirrhose du lobe gauche et un cancer de l'estomac.

---

1. Pacinotti. *Communication à l'Académie royale de médecine de Turin*. Séance du 4 mai 1900.

Diagnostic des kystes hydatiques du foie chez l'enfant. — L'âge n'imprime pas de bien grandes particularités à l'évolution du parasite ; cependant, certains points sur lesquels insiste A. Broca[1] dans une de ses cliniques méritent de retenir notre attention : cet auteur a observé, à plusieurs reprises, que les troubles digestifs étaient plus intenses chez l'enfant qu'ils n'ont coutume de l'être chez l'adulte ; il cite en particulier l'histoire d'une fillette, qui souffrait depuis quatre mois, avant d'être admise à l'hôpital, d'anorexie, de vomissements, de constipation opiniâtre, d'amaigrissement considérable, et qui depuis un mois ne prenait que du lait pour toute nourriture. L'*ictère* serait également moins exceptionnel que chez l'adulte.

Il semble aussi que la tumeur, plus à l'aise grâce à la souplesse des côtes, se développe plus vite, devienne plus rapidement apparente, déforme plus nettement le thorax.

Mais quelquefois la tumeur reste incluse dans le foie augmenté de volume ; dans ces conditions, dit A. Broca, qui a commis l'erreur, on peut prendre pour un kyste hydatique un *sarcome hépatique*. L'évolution du sarcome s'accompagne généralement d'un amaigrissement insolite, mais ce phénomène n'a rien d'absolu. Dans les cas douteux, la ponction exploratrice est formellement contre-indiquée ; elle est susceptible en effet, comme A. Broca l'a vu dans un cas, de provoquer la mort par hémorragie à la suite de la piqûre des veines énormes qui sillonnent la surface du foie.

Parmi les erreurs de diagnostic, il faut citer la confusion d'un kyste hydatique avec *un abcès froid de la paroi thoracique* ; chez un enfant observé par A. Broca il existait une tumeur indolente, fluctuante, irréductible, grosse comme une orange, au niveau du 9e espace intercostal, sur la verticale de l'angle de l'omoplate. Au moment de l'ouverture de l'abcès fait au bistouri, on vit sortir deux petites vésicules transparentes ; les côtes n'étaient pas dénudées, mais le 9e espace était perforé, et par là le doigt entra dans un kyste hydatique du foie ; un lambeau de membrane se présenta dans la plaie, fut saisi avec une pince, et d'un bloc toute la membrane hydatide fut retirée.

Le diagnostic, en somme, est plus simple chez l'enfant que chez l'adulte, à part ces quelques causes d'erreur ; chez l'enfant en effet, l'hydropisie de la vésicule est exceptionnelle au point d'être négligeable, et on peut dire que toute tumeur globuleuse de l'hypochondre est un kyste hydatique du foie (A. Broca).

1. A. Broca. *Leçon de clinique chirurgicale : Kystes du foie chez l'enfant.* Semaine médicale, Paris, 1901, p. 89.

Traitement.

Les kystes hydatiques du foie doivent être traités chirurgicalement, dès qu'ils sont diagnostiqués. En effet, la guérison spontanée qui, nous l'avons vu, peut survenir par suite de la mort de l'échinocoque, est une éventualité sur laquelle il ne faut jamais compter. Par contre, la tumeur a une évolution progressive, et expose le sujet qui en est porteur aux nombreuses complications que nous avons précédemment étudiées, et dont la principale est l'infection et la suppuration du kyste.

Dans la thérapeutique chirurgicale des kystes hydatiques du foie, dit Rendu, « on a cherché à reproduire artificiellement les moyens curatifs qu'emploie la nature. Or celle-ci procède de plusieurs manières : tantôt l'hydatide meurt spontanément et subit des transformations régressives, tantôt elle se fait jour en dehors. De là deux méthodes de traitement : l'une qui consiste à tuer les échinocoques, l'autre qui consiste à évacuer le liquide et à faire cicatriser la poche. » Nous verrons bientôt les perfectionnements récents et très importants apportés à cette dernière méthode de traitement.

Pour atteindre ce double but, on a eu recours à de nombreux procédés. Beaucoup sont aujourd'hui abandonnés, et il est temps d'établir une distinction entre les procédés anciens qui n'ont plus qu'un intérêt historique et appartiennent à la période préantiseptique et les procédés actuellement employés.

Procédés anciens, n'ayant plus qu'un intérêt historique.

Nous serons bref sur le *traitement médical,* car les résultats obtenus n'ont pas justifié les efforts multiples faits pour donner une médication interne capable de détruire les hydatides. Baumès avait préconisé le calomel, qui tue les oxyures et devait agir de même contre les hydatides. Laënnec croyait à l'efficacité du chlorure de sodium, qu'il administrait sous forme d'eau de mer à la dose de trois à huit verres par jour. Chabert vantait les bons effets du pétrole, et Hjaltelin préconisait la teinture de Kamala. Tous ces médicaments ont été bien vite abandonnés. L'iodure de potassium seul a joui d'une certaine faveur. Des auteurs parmi lesquels nous citerons Hawkins, Heckford, Fox et Long, Desnos, Jaccoud, ont rapporté des cas de régression de la tumeur et cru à l'utilité de la médication iodurée. Aujourd'hui elle est complètement oubliée. En somme, il n'existe pas de traitement médical des kystes hydatiques. Nous ne ferons que mentionner l'usage des *topiques locaux,* tels que le savon en friction, les vésicatoires, l'huile empyreumatique de Chabert, les emplâtres de ciguë, les applications de glace, qui n'ont jamais donné aucun résultat.

Nous devons au contraire consacrer une courte étude à l'*électro-puncture,* méthode à la fois médicale et chirurgicale, qui conserve encore quelques défenseurs, et que cependant nous n'hésitons pas à classer parmi les procédés anciens parce que c'est une méthode compliquée, souvent douloureuse, incertaine dans ses résultats, exposant enfin le malade à la pénétration du liquide hydatique dans l'abdomen, et parfois dangereuse, comme le prouve le cas de suppuration mortelle signalé par Leube[1]. C'est un médecin islandais, Thorarensen, qui eut le premier l'idée de tuer les échinocoques au moyen de l'électricité galvanique, et appliqua la méthode avec succès. En 1861, Guérault[2] faisait connaître les résultats obtenus en Islande par le traitement électrique. Depuis cette époque, Hilton Fagge[3], Durham[4], Philipps[5], Cooper Forster[5], Hulke[5] y ont eu recours et ont publié des cas suivis de succès. Des guérisons incomplètes ont été obtenues par Semmola[6] et Dujardin-Beaumetz[7]. Enfin Henrot[8] (de Reims) et Apostoli[9] se sont montrés partisans de ce mode de traitement. Voici comment on opère : « Deux aiguilles d'acier doré sont enfoncées au point saillant de la tumeur : l'une plonge dans l'intérieur du kyste hydatique, l'autre ne dépasse pas la paroi abdominale. La première est mise en communication avec le

1. Leube. *Centralblatt. der med. Wiss.,* 1874, Berlin.

2. Guérault. *Note sur la maladie kystique du foie en Islande et l'emploi de l'électropuncture.* Annales de l'électricité, London, novembre 1861.

3. Hilton Fagge. *Electrolytic treatment of hyd. tumors.* the Lancet, London, juillet 1868, t. II, p. 168.

4. Durham et Hilton Fagge. On *the electrolytic treatment of Hyd. Tum. of the. Liver;* in Brit. med. Journ., London, 19 nov. 1870, et Trans. of the Path. Soc., LIV, p. 1, 1871.

5. Philipps, Cooper Forster, Hulke, cités par Rendu, in *Dict. Dechambre,* t. XXXIX, p. 232.

6. Semmola. *Traitement des kystes hydatiques par l'électrolyse,* in Annali clinici dell' ospitale incurabili, anno 1, Naples (cité par Segond).

7. Dujardin Beaumetz. *Gaz. des Hôpitaux,* Paris, 1882, p. 18.

8. Henrot. 5e *Congrès pour l'avancement des sciences,* Grenoble, 1885.

9. Apostoli. *Bulletin de l'Académie de médecine,* Paris, 10 octobre 1882.

pôle négatif, la seconde avec le pôle positif d'une pile de Daniell à 10 éléments. On laisse le courant passer pendant dix à vingt-cinq minutes, suivant la tolérance du malade. Pendant ce temps, on sent sous le doigt une sorte de crépitation emphysémateuse qui paraît due à la décomposition du liquide du kyste et à un dégagement de gaz hydrogène. Presque immédiatement après l'opération, on constate une diminution de la tumeur qui devient rapidement flasque et détendue. Quelques heures plus tard apparaissent des symptômes fébriles et douloureux, ordinairement de moyenne intensité, puis tout rentre dans l'ordre, et la résorption de la tumeur continue à se produire graduellement, jusqu'à la guérison finale qui arrive au bout d'un mois environ » (Rendu).

Apostoli vante les bons résultats qu'il a obtenus par la galvano-puncture positive. « Le courant positif ne serait pas seulement hydaticide comme le négatif : il aurait en outre le précieux avantage de posséder une action antiseptique. »

Quoi qu'il en soit, on peut se demander, si dans les cas heureux le courant galvanique agit bien en tuant les échinocoques, ou si en l'employant on ne pratique pas simplement une ponction suivie d'écoulement du liquide dans la cavité abdominale, et de l'affaissement de la tumeur. Ce qui semble le prouver, c'est l'apparition de l'urticaire à la suite des applications de l'électrolyse dans un certain nombre de cas.

Nombreux sont les procédés opératoires imaginés, pour évacuer les kystes sans risque de voir leur contenu tomber dans le péritoine, à l'époque où les chirurgiens étaient hantés par la crainte, très justifiée du reste, d'inoculer la séreuse péritonéale.

Dans toute une série de procédés, on s'est proposé de provoquer par des expédients variables et plus ou moins dangereux, la formation d'adhérences entre la paroi abdominale et le kyste, avant d'en pratiquer l'ouverture.

Trousseau[1] avait eu recours à l'*acupuncture* ; il enfonçait dans la tumeur trente ou quarante aiguilles circulairement placées à un demi-centimètre l'une de l'autre, de façon à produire des adhérences circonscrites. Cette méthode ne fut employée qu'une fois sans succès.

La *méthode des caustiques* appliquée aux hydatides par Masseau,

1. Trousseau. *Clinique de l'Hôtel-Dieu*, 3ᵉ édition, t. III, p. 268, Paris, 1898.

en 1825, appartient réellement à Récamier[1], qui l'employait déjà pour les abcès du foie. Cet auteur s'assurait d'abord de la présence du kyste par une ponction exploratrice, puis il faisait une application de potasse caustique sur la partie la plus saillante de la tumeur ; une eschare se produisait, sur laquelle il appliquait à nouveau de la potasse et ainsi de proche en proche il traversait la paroi abdominale et pénétrait dans le kyste adhérent à cette paroi. Celui-ci s'ouvrait spontanément, et on aidait à le vider de son contenu par de grands lavages à l'aide de solutions de nature différente.

Ce procédé a subi diverses modifications : Bégin, Demarquay ont changé le premier temps de l'opération, en incisant d'abord la paroi abdominale, et en plaçant la caustique au fond de la plaie ; à la potasse caustique on a substitué la pâte de Canquoin, la pâte de Vienne, le chlorure de zinc (Richet) ; enfin, le dernier temps de l'opération, c'est-à-dire l'ouverture du kyste, a été également modifié ; au lieu d'attendre l'ouverture spontanée du kyste, Dolbeau[2] ouvrait le sac avec le bistouri au moyen d'une incision cruciale ; Demarquay[3] une fois l'eschare produite au fond de la plaie, ponctionnait la tumeur avec un gros trocart et y introduisait une canule en caoutchouc ; Richet[4] après cautérisation de la paroi abdominale, ponctionne une première fois l'eschare avec un petit trocart, pour s'assurer de la solidité des adhérences, ensuite avec un gros trocart muni d'une canule qu'il laisse à demeure.

Nous devons mentionner ici le procédé de la flèche caustique préconisé par le professeur Tillaux[5] et aujourd'hui complètement abandonné. Il consistait à inciser la paroi abdominale avec le bistouri jusqu'à la couche cellulo-graisseuse sous-péritonéale qu'on doit respecter. A ce moment, on introduit rapidement, comme si c'était un trocart, une flèche de pâte de Canquoin dans le kyste à une profondeur de 4 à 5 centimètres et on la laisse en place. La flèche doit être dure, résistante, et son extrémité effilée et pointue. Elle fait bouchon et empêche la sortie du liquide. Des adhérences s'établissent autour d'elle, elle produit une eschare, qui se détache spontanément au bout de quelques jours et tout le contenu du kyste s'échappe en bloc.

1. Récamier. *Revue médicale française et étrangère*, Paris, 1825, t. VI.
2. Dolbeau. *Etude sur les grands kystes de la face convexe du foie*, thèse de Paris 1856.
3. Demarquay. *Gaz. des Hôpitaux*, Paris, 1873, p. 618.
4. Richet, *Gaz. des Hôpitaux*, Paris, 1872, p. 369 et p. 377.
5. Tillaux. *Traité de Chirurgie clinique*, 3° édition, Paris, t. II, p. 115, 1894.

On ne peut nier que la méthode des caustiques, à l'époque où elle fut employée, ait donné parfois d'heureux résultats, en particulier dans le traitement des kystes suppurés. Aujourd'hui, elle ne peut soutenir la comparaison avec les méthodes nouvelles plus rapides et plus sûres, et doit être complètement abandonnée. Elle est du reste passible de reproches sérieux : c'était un procédé lent et douloureux, qui nécessitait parfois huit ou dix jours et même davantage pour traverser la paroi abdominale, et pendant ce temps le malade restait exposé à toutes les complications des plaies septiques ; il était impossible de prévoir si les adhérences, qu'on cherchait à provoquer entre le kyste et la paroi, existaient réellement ; le malade restait toujours exposé à la péritonite, qui survenait : tantôt par suite de la pénétration du liquide kystique dans le péritoine à travers les adhérences incomplètes ; tantôt par l'action du caustique, car il n'était pas toujours facile de diriger à son gré la phlegmasie artificiellement provoquée. Les résultats fournis par la méthode, et appréciés dans diverses statistiques, n'étaient certes pas brillants, puisque Hjaltelin[1] perdait un tiers des malades opérés par cette méthode, que Demars[2] sur neuf observations citées dans sa thèse donne deux morts, et que d'après Harley[3] elle présentait une mortalité de 4 p. 100 environ malgré les perfectionnements successifs apportés au procédé primitif de Récamier.

Plus déplorables encore furent les résultats fournis par la méthode de *l'incision en deux temps* imaginée par Récamier et réalisée par Bégin[4], en 1830. Dans le premier temps de l'opération, on pratiquait l'ouverture du péritoine, et on appliquait sur la plaie un pansement, qui, à l'époque où opérait Bégin ne pouvait être qu'un pansement septique. On se proposait, dans un deuxième temps d'inciser le kyste lorsque les adhérences l'uniraient à la paroi. Cette opération trop hardie à une époque où l'antisepsie n'existait pas, ne pouvait amener que des désastres. Cependant elle sera reprise plus tard par Volkmann sous le couvert de l'antisepsie, et nous reviendra d'Allemagne sous le nom de méthode de Volkmann.

En présence des insuccès de ces méthodes, on eut l'idée de traiter les kystes hydatiques par la *ponction avec un gros trocart* laissé à demeure, ou remplacé par une grosse sonde après l'évacuation du

1. Hjaltelin. *British. med. Jour.*, London, août 1889.
2. Demars. Thèse de Paris, 1889.
3. Harley. *Medic. Chirurg. Transactions*, London, 1866, vol. XLIX, p. 79-145.
4. Bégin. *Journal hebdomadaire*, Paris, 1830, t. I, p. 417.

liquide. Jobert de Lamballe employa le premier ce mode opératoire, que Dolbeau préconisait en 1856, et qui fut surtout défendu par Boinet[1]. Les promoteurs de la méthode faisaient valoir qu'en ponctionnant d'emblée le point saillant de la tumeur, on a l'avantage de ne pas perdre de temps et qu'en plus on provoque des adhérences du péritoine aussi sûrement qu'avec les caustiques, « à la condition expresse de tenir le malade dans une immobilité absolue pendant les premières quarante-huit heures ».

La ponction était pratiquée avec un gros trocart, et après écoulement du liquide « on introduisait dans la canule une longue sonde cannelée, un porte-mèche ou un fil de fer terminé par un crochet, de manière à dilacérer et à morceler les hydatides ; » puis on faisait des lavages et des aspirations à l'aide d'une seringue jusqu'à ce que la poche kystique fût complètement débarrassée de son contenu. Cela fait, on introduisait dans la canule une sonde en gomme élastique, et on retirait avec précaution la canule du trocart, en la faisant glisser sur la sonde laissée à demeure. A la sonde, on substitua parfois le tube perforé de Chassaignac, des canules métalliques (Simon), le trocart fenêtré de Sachs, l'instrument de Manson, le tube de caoutchouc rouge, etc.

La ponction telle que la préconisait Boinet fut favorablement accueillie et Harley, en 1866, montrait par des chiffres statistiques qu'elle constituait le traitement le plus favorable et fournissait 76 p. 100 de guérisons, tandis que la mortalité d'après le même auteur (nous l'avons déjà vu) dans la méthode des caustiques, atteignait 40 p. 100. Que la ponction ait fourni des résultats supérieurs à la méthode des caustiques, nous ne saurions le nier; mais il n'en est pas moins vrai qu'elle présentait de graves inconvénients; c'était une méthode aveugle, dangereuse, qui nécessitait l'immobilisation absolue des malades pendant quarante-huit heures, et pendant toute cette période il fallait entretenir les opérés dans un léger degré de narcotisme. De plus, malgré le calibre du trocart, l'ouverture était souvent insuffisante pour livrer passage aux débris solides contenus dans la poche, c'est pour remédier à cet inconvénient que Boinet avait imaginé son procédé de la *double ponction*.

Il consistait à pratiquer à l'aide d'un trocart courbe (fig. 21), introduit par l'orifice de la première ponction, une contre-ouverture à 5 ou 6 centimètres de la première. Le mandrin du trocart étant retiré,

1. Boinet. *Revue de thérapeutique médico-chirurg.*, Paris, 1859, p. 59, p. 89, p. 115, p. 143, p. 173, p. 200.

on glissait dans sa canule, qu'on ôtait ensuite, une sonde flexible en
gomme élastique percée de trous latéraux, et qu'on laissait à demeure. Bientôt des adhérences se formaient autour de la nouvelle
ouverture, et tout épanchement dans le péritoine devenait impossible.

Parfois, malgré le double orifice ainsi créé, les débris d'hydatides
restaient encore emprisonnés dans la tumeur. Boinet conseillait

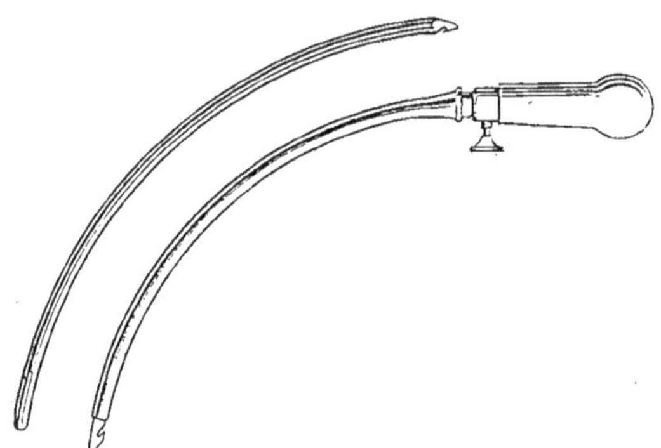

Fig. 21. — Trocart courbe de Chassaignac.

alors d'inciser la poche hydatique sur le trajet du drain. C'est là le
procédé de la *double ponction avec incision intermédiaire*.

Boinet sectionnait le pont intermédiaire aux deux orifices à l'aide
d'un bistouri glissant sur une sonde cannelée.

Plus tard, Simon de Heidelberg (1883), puis Verneuil (1885), ont
perfectionné le procédé de Boinet. Au trocart courbe, Verneuil substitua l'emploi de deux trocarts de moyen calibre, qu'il enfonçait dans
le kyste à 3 centimètres de distance, et qu'il conseillait de remplacer
séance tenante, par deux sondes en gomme rouge fixées à la paroi.
Au bout de quatre à six jours, on sectionnait le pont des parties
molles compris entre les deux sondes. Simon (de Heidelberg) recourait au bistouri; Verneuil se servait du thermocautère; tandis que
Küster les sectionnait à l'aide d'une ligature élastique. Avant de
pénétrer dans la poche, Hirschberg[1] avait soin, pour augmenter les
adhérences, de pratiquer une acupuncture analogue à celle de Trousseau.

Bien que Verneuil ait admis que les résultats fournis par la double
ponction étaient excellents et que Demars, dans sa thèse de doctorat

---

1. Hirschberg. 6e Congrès des naturalistes allemands (cité par Segond), 1877.

en 1888 (c'est-à-dire à une époque ou antisepsie et asepsie étaient depuis longtemps déjà entrées dans la pratique chirurgicale) ait avancé que par ce procédé « le plus petit praticien de province pourrait guérir ses malades *sans aucun danger* », nous n'en reléguons pas moins la double ponction au rang des procédés historiques, parce qu'elle comporte comme toutes les méthodes précédentes « les indiscutables périls de tous les procédés de lenteur ».

Les divers procédés de ponction que nous venons de passer en revue, ne sont pas les seuls qui aient été anciennement employés. Déjà Jobert (de Lamballe) pratiquait la *ponction capillaire simple, non évacuatrice* cherchant à amener la mort dans les hydatides par la piqûre des parois. Telle qu'elle était faite par Jobert, la ponction capillaire doit être proscrite, mais elle n'en constitue pas moins l'application première d'une méthode, actuellement encore en faveur auprès de quelques médecins et que nous étudierons au chapitre suivant. On était même allé plus loin ; des *injections intra-kystiques de bile et de teinture d'iode* employées à titre de parasiticides, avaient été préconisées ; Cadet de Gassicourt[1] et Dolbeau[2] (1856) proposaient les injections de bile, pratiquées pour la première fois par Voisin[3] en 1857 ; l'idée d'injecter de la bile dans les kystes avait été suggérée à ces auteurs par les cas heureux de guérison spontanée survenus à la suite du mélange accidentel de la bile avec le liquide de l'échinocoque. Boinet[4], Chassaignac[5], Vigla[6], Aran, conseillaient les injections de teinture d'iode ; les uns ne laissant séjourner le liquide iodé que quelques minutes dans la poche, puis l'évacuant ; les autres l'abandonnant dans la tumeur. Ces injections irritantes étaient infidèles et dangereuses ; pour quelques cas suivis de succès, on a cité de nombreuses morts. Il suffit d'ailleurs, dit Rendu, de lire les observations de guérison publiées à la suite de ce procédé, pour se convaincre que toutes ont été traversées par des complications sérieuses qui ont mis les malades en danger.

Nous bornerons là notre étude historique ; tous les procédés que nous venons de décrire tels qu'ils étaient employés autrefois, sont actuellement abandonnés ; il eut été injuste cependant de les laisser

---

1. Cadet de Gassicourt. Thèse de Paris, 1856.

2. Dolbeau. Thèse de Paris, 1856.

3. Voisin. *Bulletin de la Soc. Anat.*, Paris, 1857, vol. XXXII, p. 132.

4. Boinet. *Iodothérapie*, 1re édition, Paris, 1854, p. 396.

5. 6, Chassaignac, Vigla. Cités par Rendu, *Dict. Dechambre*, art. *foie*, t. XXXIX, p. 247.

dans l'oubli ; car il en est parmi eux qui, malgré les dangers qu'ils faisaient courir aux opérés, ont donné des succès à une époque où il n'existait pas d'autres moyens d'action ; il en est d'autres, telle la ponction qui, repris sous le couvert de l'antisepsie, figurent parmi les procédés actuellement en faveur.

Procédés thérapeutiques actuellement employés.

Ces procédés thérapeutiques sont: la ponction évacuatrice avec ou sans injection parasiticide ; la marsupialisation ; l'extirpation et l'énucléation ; l'incision suivie de la suture du kyste sans drainage avec ou sans capitonnage.

Nous décrirons d'abord la technique de chacune de ces opérations ; puis dans un second chapitre nous essayerons d'en apprécier la valeur et d'en poser les indications.

I. — TECHNIQUE OPÉRATOIRE

1° PONCTION

La ponction peut être *évacuatrice simple* ou *évacuatrice suivie d'injection parasiticide*.

A. — PONCTION ÉVACUATRICE SIMPLE

Cette opération qui se propose de tuer les hydatides en les privant de leur liquide[1] est de date très ancienne, puisque d'après Pantaloni, elle aurait été pratiquée dès 1684, sans succès d'ailleurs, par J. de Muralto. Biette y recourait en 1833 pour un kyste hydatique et depuis cette époque elle a été largement appliquée au traitement des kystes ou des abcès du foie. Elle compte maintenant encore de nombreux défenseurs, parmi les médecins surtout ; c'est à ce titre que nous croyons devoir donner ici en quelques mots la description de cette petite opération, bien que nous disposions de méthodes chirurgicales plus sûres et plus efficaces.

Pendant longtemps, tous les perfectionnements de la méthode ont

---

1. Dévé fait remarquer que cette manière d'expliquer le rôle de la ponction est tout à fait incertaine. L'expérimentation a montré en effet que des vésicules ou des scolex inoculés dans le péritoine du lapin, et séparés par conséquent de leur milieu habituel, continuaient à évoluer. Il rappelle que Galliard a donné de l'action de la ponction aspiratrice, une explication plus plausible : la mort de la vésicule mère et des germes qu'elle contient serait amenée par l'irruption éventuelle de la bile dans le kyste, à la suite de son évacuation.

porté surtout sur les modifications à faire subir au trocart, de façon
à léser le moins possible les parois de la tumeur (Rendu). Aujour-
d'hui *l'aspiration avec les instruments capillaires* est généralement
admise.

Cette opération, si simple qu'elle paraisse doit être pratiquée dans
des conditions d'asepsie parfaite.

La peau, au point où le trocart doit être introduit, sera soigneusement lavée, savonnée, passée à l'alcool et à l'éther ; le trocart
aiguille qui est généralement de petite dimension, telle l'aiguille
n° 2 de l'appareil Potain aura été préalablement stérilisé, et les mains
du chirurgien seront aseptisées, comme pour une véritable opération.
Il sera bon d'avoir un aide chargé du fonctionnement de l'appareil
aspirateur, pour éviter toute manipulation qui pourrait infecter les
mains de l'opérateur.

Pour pratiquer l'évacuation du kyste, on se servira des appareils
aspirateurs de Potain ou de Dieulafoy, on se sera assuré préalablement du bon fonctionnement de ces appareils connus.

On aura eu soin de glisser sous le malade, avant l'opération, le
bandage de corps qui doit servir au pansement, pour éviter de
remuer le patient, après la ponction.

Lorsque les préparatifs sont terminés, le médecin placé du côté
droit du malade saisit le trocart dans sa main droite, en fixant la
peau de la main gauche, enfonce l'instrument perpendiculairement
à la paroi, d'un coup sec, au point culminant de la tumeur, de façon
à traverser d'emblée cette paroi et à pénétrer sans hésitation dans
la cavité kystique. Si le trocart a pénétré dans le kyste, son extrémité est libre, et permet de lui imprimer des mouvements dans
différents sens.

On fait ouvrir alors le robinet d'aspiration, et grâce à l'index en
verre on voit le liquide se précipiter dans l'appareil.

Borgherini et Murchinson[1] conseillaient de faire *l'évacuation partielle* du kyste, mais aujourd'hui les partisans de la ponction capillaire pratiquent *l'évacuation totale*. Au fur et à mesure que le
liquide est évacué, il faut enfoncer un peu plus l'aiguille pour favoriser l'écoulement et lorsqu'on suppose que le kyste est vidé de son
contenu, on retire d'un seul coup l'instrument, en continuant l'aspiration, pour éviter l'inoculation dans le péritoine et dans la paroi du
liquide contenu dans l'aiguille.

---

1. Murchinson. *Traité des maladies du foie*, traduction J. Cyr, Paris, 1878, p. 74.

La petite plaie pariétale créée par la piqûre est essuyée avec un tampon aseptique, et oblitérée par quelques filaments d'ouate imbibés de collodion ou mieux par une compresse aseptique ; le bandage de corps qui recouvre le tout, est modérément serré.

Le malade doit conserver l'*immobilité absolue* pendant vingt-quatre heures après la ponction, et si l'évacuation n'a pas été complète il est plus prudent de laisser le malade au lit durant quelques jours.

Murchinson conseille même d'administrer de l'opium après la ponction pour immobiliser les anses intestinales.

La ponction ne s'exécute pas toujours aussi simplement : il peut arriver d'abord que rien ne s'écoule par l'aiguille qui a traversé la paroi, on dit alors que la ponction est *blanche ou sèche*. « Si, dit Pantaloni, l'on croit cependant à l'existence d'une collection liquide il ne faut pas sitôt abandonner la partie. On interrompt la communication entre l'aiguille et la pompe, et on enfonce l'instrument, plus profondément, en une ou deux poussées. Si l'on n'obtient rien, on le retire doucement, s'efforçant, en revenant sur ses pas, de faire passer la pointe là ou gît le liquide ».

Il peut arriver également que l'*écoulement cesse brusquement* au cours d'une ponction qui se faisait dans des conditions normales ; la lumière du trocart s'est oblitérée par des débris d'hydatides. Il suffit parfois d'imprimer au trocart de petits mouvements ou de le retirer légèrement, pour que l'écoulement se produise à nouveau ; si on ne réussit pas, on pourra essayer de déboucher l'instrument ; et c'est seulement, lorsque ces diverses manœuvres auront échoué, que l'on songera à pratiquer, à côté de la première, une nouvelle ponction. En tout cas, il est formellement contre-indiqué de chercher à favoriser l'écoulement du liquide, soit en déplaçant le malade, soit en exerçant des pressions sur la tumeur ; ce serait s'exposer à l'issue du liquide kystique dans la cavité péritonéale.

Nous discuterons ultérieurement la valeur de la ponction, en tant que méthode curatrice ; mais dès maintenant nous devons signaler les dangers que cette petite opération, en apparence si inoffensive, est susceptible de faire courir : aujourd'hui, si l'on a soin de prendre les précautions de rigoureuse asepsie dont nous avons parlé précédemment l'*infection* n'est plus guère à redouter. Cette infection cependant a pu se produire dans certains cas, *où le foie était infecté avant la ponction*, malgré toutes les précautions prises pour assurer une ponction aseptique ; l'opérateur en pareil cas ne peut être rendu responsable de l'apparition d'accidents infectieux, qui sont la conséquence de l'envahissement du kyste par la bile à la suite d'une cholérragie a vacuo. Au contraire, la ponction même entre les mains de l'opérateur le plus habile, expose à la blessure des organes voisins du kyste, et cette blessure peut être la cause d'accidents mortels ; on a observé la blessure de la *veine porte* (Bryant[1]), de l'*intestin*, de la *vésicule biliaire* placés en avant de la tumeur. Ces lésions peuvent être l'origine d'un épanchement de liquide septique dans la cavité même, ou bien encore l'aiguille peut s'infecter en traversant la cavité intestinale, et infecter le liquide du kyste dans lequel elle pénètre ensuite.

Enfin on peut toujours redouter, même en se servant d'instruments de petit calibre, l'irruption du contenu du kyste dans le péritoine ; or nous avons vu que le liquide hydatique parfois toxique pouvait en pénétrant dans la cavité péritonéale, provoquer des accidents rapidement mortels ; cette inoculation de la séreuse expose encore le malade au développement de greffes péritonéales, dont il a été souvent question dans ces dernières années.

B. — PONCTION SUIVIE D'INJECTION PARASITICIDE

Nous avons vu que depuis longtemps déjà des substances (telles la bile, la teinture d'iode, l'alcool) considérées comme susceptibles de tuer le parasite avaient été injectées dans l'intérieur des kystes.

Ces substances infidèles et dangereuses avaient fait abandonner la méthode, qui, avec la découverte des antiseptiques plus efficaces est sortie de l'oubli où elle était momentanément tombée. Cette méthode a même joui en France pendant quelques années d'une grande faveur à la suite des publications de Hanot, de Debove, de Chauffard, de Juhel-Renoy, etc... ; bien qu'elle ait perdu beaucoup de terrain, elle est cependant acceptée encore aujourd'hui par de nombreux médecins.

Les antiseptiques qui ont été essayés sont multiples ; nous citerons : le sulfate de cuivre à 5 p. 100, l'acide phénique (Verneuil), qui a joui d'une grande vogue, l'extrait de fougère mâle (Pavy, Achard), l'iodoforme (Dalton 1888), l'eau naphtolée sursaturée (Chauffard, Juhel-Renoy, Mirande, Merklen, Martini, etc.), les sels de mercure, benzoate, peptonate de mercure et surtout le sublimé qui est à peu près le seul antiseptique actuellement employé. C'est

---

1. Bryant. *Medical Times a. Gazette*, London, 1878, vol. I, p. 710.

Mesnard [1], qui le premier, en 1884, employa le sublimé ; depuis il a été préconisé par Debove, Hanot, Baccelli, Sennett, Netter, Bouilly, etc. Le sublimé est en effet le meilleur des parasiticides ; il est de plus supérieur aux autres antiseptiques pour prévenir l'infection kystique. Il résulte en effet des recherches de Chauffard et Widal [2] que 36 grammes de liqueur de Van Swieten suffisent pour empêcher toute germination pyogène dans un kyste hydatique de 2 litres, tandis que le liquide hydatique additionné au 1/6 d'eau naphtolée saturée laisse encore cultiver les germes pyogènes (Baraduc).

En 1902, à la Société de Biologie, F. Dévé a communiqué le résultat de ses expériences relatives à l'action du sublimé et du formol sur la vitalité des vésicules filles et des scolex. Les résultats qu'il a obtenus ont été des plus nets : les hydatides témoins ont été retrouvées un temps variable après l'inoculation, presque toutes transparentes et vivantes ; les vésicules soumises pendant deux ou trois minutes à l'action de la liqueur de Van Swieten ou du formol à 1 pour 200 ont été au contraire retrouvées toutes affaissées, opaques, avec un contenu dégénéré. En ce qui concerne les scolex, deux inoculations de germes témoins ont donné un résultat positif, tandis que l'inoculation de scolex soumis pendant deux minutes à l'action du formol est restée négative. Il semble donc qu'on puisse conclure de ces expériences que le sublimé à 1 p. 1000 et le formol à 1 p. 2000 détruisent la vitalité des germes hydatiques, après un contact de deux à trois minutes.

S'appuyant sur ces notions, Dévé admet, ainsi qu'il l'a proposé antérieurement, qu'on pourra prévenir l'échinococcose secondaire post-opératoire par une injection parasiticide faite dans le kyste hydatique, *avant l'ouverture large de la poche*. L'injection parasiticide ainsi comprise serait le premier temps d'une intervention chirurgicale bien réglée ; elle diffère totalement de la pratique adoptée jusqu'à ce jour pour les ponctions suivies d'injection parasiticide.

L'injection du sublimé à l'intérieur des kystes a été faite par trois procédés différents : ce sont les procédés de Mesnard-Debove, de Baccelli-Sennett et de Hanot, bien décrits dans la thèse de Morin [3] 1890-1891.

1. Mesnard. *Gaz. hebd. des Sc. méd. de Bordeaux*, 1884, p. 351.

2. Chauffard et Widal. *Soc. médicale des Hôpitaux*, Paris, avril 1891.

3. Morin. *Traitement des kystes hydatiques du foie par les lavages et les injections antiseptiques*, thèse de Paris 1890-1891.

La technique opératoire est la même que pour la ponction évacuatrice simple, on aura soin seulement d'ajouter au matériel de la
ponction les appareils qui doivent servir à l'injection par l'aiguille
aspiratrice du liquide parasiticide. On devra toujours observer la
plus rigoureuse asepsie.

a. *Procédé de Mesnard-Debove.*

Evacuation totale du kyste suivie de lavage antiseptique. — Mesnard (de Bordeaux) appliqua le premier cette méthode, en 1884, au
traitement d'un kyste suppuré, dont il obtint la guérison.

En 1888, Debove la défendit devant la Société médicale des hôpitaux de Paris.

La méthode consiste d'abord à ponctionner le kyste et à le vider
aussi complètement que possible ; l'évacuation est immédiatement
suivie de l'injection d'une quantité variable (100 à 500 grammes
suivant la contenance du kyste) de liqueur de Van Swieten qu'on
substitue au liquide hydatique ; le liquide antiseptique est laissé
pendant dix minutes environ en contact avec les parois du kyste,
puis il est aspiré en totalité ; on a même conseillé, pour éviter les
accidents possibles d'intoxication, de terminer l'opération par un
lavage du kyste à l'eau bouillie ou à l'eau salée (Chantemesse) destiné
à enlever les dernières traces de sublimé. Mais il faut savoir qu'on
éprouve parfois de grandes difficultés à faire ressortir le liquide des
injections ; c'est là un inconvénient très sérieux de la méthode qui
a conduit Chauffard, Juhel-Renoy, Mirande (1890), à conseiller de
substituer aux lavages faits avec le sublimé les lavages à l'eau
naphtolée dont les résultats ont été peu satisfaisants. Au lieu de se
servir du sublimé, Franke[1] conseille de recourir à l'injection de
formaline. Cette substance n'est pas toxique, elle ne détruit pas les
tissus, et son action serait aussi énergique que celle du sublimé.
Après avoir vidé le kyste on substitue au liquide hydatique une solution glycérinée à la formaline à 5 p. 100 dont on remplit la poche
et qu'on doit laisser en contact avec ses parois pendant sept à dix
minutes ; puis le liquide est évacué en totalité.

En somme le procédé de Debove consiste à évacuer d'abord la totalité du liquide hydatique et à procéder ensuite à un véritable *lavage
antiseptique* de la cavité kystique.

---

1. Franke. *Deutsche Zeitschrift f. Chirurgie* de Rose et Helferich. Leipzig, 57
Bd. 5 et 6 H. Novembre 1900.

b. *Procédé de Hanot.*

Évacuation totale du kyste avec injection perdue. — Comme dans le procédé de Debove, la ponction du kyste doit être suivie de son évacuation aussi complète que possible ; mais au lieu de procéder ensuite à un lavage de sa cavité, on se contente d'injecter par le trocart qui a servi à la ponction, 15 à 40 grammes de liqueur de Van Swieten, c'est-à-dire une dose non toxique de sublimé (au maximum 5 centigrammes) *qu'on abandonne dans le kyste vide* ; on évite ainsi les dangers que peut faire courir l'évacuation incomplète d'une dose toxique de sublimé introduite en lavage. De plus, la poche étant évacuée, il n'y a plus de tension et du liquide toxique ne peut s'écouler dans le péritoine.

Le procédé de Hanot, très recommandé par Morin, dans sa thèse de 1890, est actuellement le procédé généralement employé par les partisans de la ponction ; il a été préconisé par Jubel-Renoy, Chauffard (1889), Merklen, U. Trélat, Camescasse (1891), Bouilly (1892), Gaillard (1894), etc.

c. *Procédé de Sennett[1]-Baccelli[2].*

Injection de sublimé à dose non toxique, sans évacuation préalable totale du liquide hydatique. — Sennett et Baccelli ont décrit à la même époque un procédé analogue, qui diffère sensiblement des procédés de Debove et de Hanot.

Sennett écrit dans la *Lancet* : « Je fais usage d'une grande seringue hypodermique ; je retire environ deux drachmes de liquide et j'injecte une égale quantité d'une solution faible de sublimé — deux grains par pinte, soit 0,25 centigrammes pour un litre. »

Baccelli, le 23 octobre 1888, au Congrès de la Société italienne de médecine interne tenu à Rome exposait de la façon suivante son mode de traitement des kystes hydatiques : « Avec une seringue de Pravaz et après avoir pris toutes les précautions antiseptiques, j'extrais environ 10 grammes du liquide du kyste et je le remplace par un égal volume d'une solution de sublimé corrosif contenant de 1 à 5 centigrammes de cette substance. »

En somme, qu'on ait recours pour pratiquer la ponction à l'un des modèles perfectionnés de la seringue de Pravaz ou à des appareils

---

1. Sennett. *The Lancet*, Londres 10 juin 1887, p. 1229.
2. Baccelli. *Riforma medica*, Palerme 11 juin et 30 août 1887.

aspirateurs (Potain ou Dieulafoy) munis de la plus fine aiguille, le principe de la méthode est le même : n'enlever par aspiration que quelques centimètres cubes du liquide hydatique et les remplacer par une quantité à peu près égale de liqueur de Van Swieten (10 à 20 centimètres cubes), c'est-à-dire une dose non toxique, qui sera abandonnée dans le kyste et qui est regardée comme suffisante pour déterminer la mort de l'échinocoque.

Le procédé de Sennett-Baccelli a été employé par Rossoni (1887), Dujardin-Beaumetz (1888), Terrillon (1889), Capellani (1890), Gaillard (1891), Bouilly (1892) Blumer (1894), Bokay, Stephanile, Albamondi (1896), Reuven (1897), etc., cités par Pantaloni (p. 17). Dans un cas de kyste hydatique du lobe gauche du foie, chez une enfant, nous avons utilisé avec succès le procédé de Baccelli (F. Terrier). Il est cependant passible d'un reproche sérieux : la tension de la poche kystique, n'est pas diminuée après la petite ponction, il en résulte que le contenu du kyste peut filtrer dans le péritoine à travers l'orifice créé par l'aiguille de la seringue et devenir le point de départ d'accidents graves.

C'est là un inconvénient qui doit faire préférer le procédé de Hanot au procédé de Baccelli.

2° MARSUPIALISATION DU KYSTE
(Opération de Lindeman, Landau.)

L'opération que nous allons décrire consiste à inciser largement le kyste après laparotomie et à fixer la poche ouverte à la paroi pour en assurer le drainage consécutif ; une véritable fistule se trouve ainsi créée, qui doit se fermer à la longue après rétraction de la poche. L'opération est encore décrite sous les synonymes de : *kysto-hépatostomie, kystostomie,* ou encore *fistulisation des kystes.*

Cette opération est de date ancienne, puisque ainsi que nous l'avons dit précédemment, Récamier avait imaginé d'inciser le kyste en deux temps et que dès 1830, Bégin avait mis cette idée en pratique. Il ouvrait le péritoine et tamponnait la plaie avec un pansement qui ne pouvait être que septique ; son but était de déterminer la production d'adhérences, et lorsque celles-ci étaient formées d'ouvrir secondairement le kyste. A l'époque où opérait Bégin, les résultats d'une telle opération ne pouvaient être que déplorables ; aussi fut-elle rapidement abandonnée. Volkmann[1] la reprit, en 1877, sous

1. Volkmann. *VI° Congrès des Chirurgiens allemands.*

le couvert de l'antisepsie et sa méthode d'*incision en deux temps* fut pendant longtemps adoptée en Allemagne ; aujourd'hui elle est à peu près complètement abandonnée.

Au procédé timide de Volkmann, on a préféré l'*incision large en un temps* ; après laparotomie, dans la même séance, le kyste est largement ouvert et fixé à la paroi. L'intervention en un temps fut pratiquée et décrite à ses débuts : par Lindeman[1] qui opéra son premier cas en 1871, par son élève Kirchener, par Sanger[2], et enfin par Landau[3] qui modifia le procédé de Lindeman. Ces auteurs appliquaient en somme au traitement des kystes hydatiques la méthode que Stromeyer-Little avait appliquée aux abcès du foie.

A la même époque, vers 1880, le procédé de Lindeman-Landau était adopté en Angleterre par Lawson-Tait[4] et son exemple suivi avec succès par plusieurs chirurgiens d'outre-Manche (Oliver[5], Knowsley-Thornton[6], Harrison-Cripps[7], etc). C'est vers 1885 seulement qu'il fut vulgarisé en France par les communications de F. Terrier, U. Trélat, G. Richelot, J.-L. Championnière, Bouilly, Ch. Monod, Reclus[8], P. Segond[9], etc. Mais à partir de ce moment, la méthode se propagea rapidement, l'incision en un temps fut universellement acceptée, et suscita dans notre pays de nombreux travaux parmi lesquels nous citerons les Mémoires de Poulet[10], de Reclus[11], les publications de Braine[12], Potherat[13], Demars[14], Baudouin[15], Defontaine[16], la thèse de Champenois[17], les articles de

1. Lindeman. — Voir Kirchener. *Inaugural dissert.*, Berlin, 1879.

2. Sanger. *Berliner Klin. Wochenschrift*, 1877. p. 155.

3. Landau. *Berliner Klin. Wochenschrift*, 1880, p. 93, p. 102 et 104.

4. Lawson-Tait. *Comptes rendus de la Soc. Méd. Chir. de Londres*, in *Edinb. med. Journ.*, oct., nov. 1889, p. 305 et 401.

5. Oliver. *The Lancet*, London, 1er septembre 1883.

6. Knowsley Thornton. *Med. Times and Gazette*, vol. I, no 1700, p. 89, 1883.

7. Harrison Cripps. *The Lancet*, London, 8 mai 1886, t. 1, p. 879.

8. Mémoires de la Société de Chirurgie, Paris, 1885 et 1886.

9. Paul Segond. *Congrès français de Chirurgie*, 3e session, Paris, 1888, p. 529.

10. Poulet. *Revue de Chirurgie*, Paris, 1886, p. 414.

11. Reclus. *Gazette hebdomadaire*, Paris, 1886, p. 237.

12. Braine. Thèse de doctorat Paris, 1886.

13. Potherat. Thèse doctorat Paris, 1888-1889.

14. Demars. Thèse doctorat Paris, 1888-1889.

15. Marcel Baudouin. *Progrès médical*, Paris, 1887, nos 11. 14 et 15.

16. Defontaine. *Archives provinciales de Chirurgie*, Paris, 1897, p. 415.

17. Champenois. Thèse doctorat, Paris, 1895-1896.

P. Segond[1] et J.-L. Faure[2], dans nos traités de chirurgie ; la thèse de
Baraduc[3], l'article de Pantaloni[4] et celui de E. Schwartz[5], etc. ; les
chapitres importants consacrés à la thérapeutique des kystes hydatiques du foie dans les traités français de thérapeutique chirurgicale :
Forgue et Reclus, Ch. Monod et Vanverts, Ricard et Launay, etc.

Entre temps la voie transpleurale avait été préconisée et mise en
pratique pour l'ouverture des kystes du foie faisant saillie dans le
thorax par Israël[6], par Genzmer[7], Choquet, Bulaü en 1885, Owen
en 1887, Segond en 1888 (cités par Pantaloni, p. 139). En 1889,
Bergada[8] consacrait sa thèse inaugurale à l'étude de l'incision transpleurale.

Aux publications françaises que nous venons de signaler, s'ajoutent un grand nombre de travaux étrangers, dont il nous est impossible de donner ici les indications bibliographiques.

La marsupialisation du kyste peut être pratiquée par trois voies :
abdominale antérieure, transpleurale et lombaire. Elle peut être
faite en deux temps ou en un temps, nous l'avons déjà dit.

Nous allons successivement exposer la technique opératoire suivie
dans ces différents cas.

A. — OUVERTURE PAR LA VOIE ABDOMINALE ANTÉRIEURE

I. — *Méthode en deux temps.*
(Méthode de Volkmann.)

Bien qu'actuellement abandonnée à peu près complètement, cette
méthode de transition, qui a fourni d'assez nombreux succès, mérite
que nous en fassions une courte description.

Braine[9] rappelle que Volkmann présenta au VIe Congrès des Chirurgiens allemands en 1877, le premier cas heureux de kyste à échi-

---

1. P. Segond. *Traité de Chirurgie de Duplay et Reclus*, Paris, t. VI, p. 1 023.

2. J.-L. Faure. *Traité de Chirurgie de Le Dentu et Pierre Delbet*, Paris, t. VIII,
p. 295.

3. Baraduc. Thèse doctorat Paris, 1898.

4. Pantaloni. *Chirurgie du foie et des voies biliaires.* Paris, 1899; p. 141 et suiv.

5. E. Schwartz. *Chirurgie du foie*, Paris, p. 333 et suiv., 1901.

6. Israël. 7e Congrès des chirurgiens allemands, Berlin, 1879.

7. Genzmer. 7e Congrès des Chirurgiens allemands, Berlin, 1879.

8. Bergada. *De l'incision transpleurale appliquée aux collections sous-phréniques et en particulier aux kystes hydatiques du foie.* Thèse de Paris, 1889.

9. Braine. *Traitement chirurgical des kystes hydatiques du foie.* Thèse de doctorat, Paris, 1886.

nocoque traité par l'incision large. Nous avons déjà dit qu'il n'avait pas été le premier dans cette voie, et qu'il avait seulement repris l'ancienne méthode préconisée par Masson (1825), Récamier (1826), Bégin (1830), Russell (1838), Riedel-Brehme (1857), Jarjavay (1859), et appliquée sans succès à une époque où l'antisepsie était inconnue.

Dans le *premier temps* de l'opération, on incise, sur le point le plus saillant de la tumeur, les divers plans constituants de la paroi et on s'arrête sur le péritoine pariétal ; l'incision mesure de 8 à 10 centimètres de longueur. Lorsque l'hémostase est assurée, on ouvre le péritoine, et presque toujours le kyste tend à faire hernie entre les lèvres de la plaie. Puis pour provoquer la réaction inflammatoire localisée sur laquelle on compte pour la formation des adhérences entre les parois du kyste et la plaie, celle-ci est bourrée de gaze antiseptique, le plus souvent de gaze iodoformée.

On applique ensuite un pansement serré, de façon à immobiliser autant que possible la région opératoire et à diminuer dans une certaine limite les mouvements du foie, qui s'opposent à la formation des adhérences.

Le *deuxième temps* de l'opération consiste dans l'incision large du kyste faite au bistouri ou au thermocautère, et l'évacuation de son contenu, lorsqu'on juge que les bords de la plaie sont suffisamment adhérents aux parois du kyste, c'est-à-dire au bout de huit à dix jours. Lorsqu'il y a une lame de tissu hépatique à inciser pour arriver sur le kyste, il est préférable de se servir, comme l'a fait Volkmann, du thermocautère. L'anesthésie chloroformique n'est pas nécessaire pour exécuter le deuxième temps de l'opération, car l'incision du kyste est indolore, et il faut éviter la rupture possible des adhérences de nouvelle formation sous l'influence des efforts de vomissement.

La cavité du kyste est lavée et drainée. Dans la suite, les lavages sont répétés tous les jours ou tous les deux jours, et bientôt apparaissent dans les pansements des lambeaux provenant de la membrane germinative qui se détache.

Il persiste une fistule qui met un temps variable, mais généralement fort long à se fermer.

Nous avons déjà dit que la méthode de Volkmann fut surtout appliquée en Allemagne. Ranke, Heusner, Trendlenburg, Albert de Vienne, Kœnig, Madelung, Lihotsky, Korach, etc., en ont vanté les bons résultats. Elle n'a été employée en France qu'un petit nombre de fois (Chauvel, Marc Sée, etc.).

Certaines complications peuvent survenir après l'opération ; elles

sont les mêmes que celles qui sont observées après l'opération en
un temps, nous les décrirons ultérieurement.

II. — *Méthode en un temps.*
(Méthode de Lindeman, Landau.)

C'est en 1879 que fut exposée la méthode de Lindeman dans la thèse
de son élève, Kirchner[1]. Voici comment procédait le chirurgien allemand : Il incisait d'abord la paroi abdominale dans toute son épaisseur, et avant d'aller plus loin, suturait le feuillet pariétal du péritoine avec la peau au moyen de fils de catgut rapprochés ; il passait
ensuite deux fils de gros catgut à travers la tumeur et les menait
parallèlement à l'incision, d'un angle de la plaie à l'autre, à l'aide
de ces fils il faisait attirer la tumeur au dehors par des aides ; le
kyste était appliqué contre la paroi et une partie de sa surface faisait saillie entre les lèvres de la plaie ; cette manœuvre avait pour
but d'empêcher la pénétration du contenu de la tumeur dans le péritoine au moment de l'ouverture du kyste.

L'incision du kyste était faite entre les deux fils, parallèlement à
eux, et sur toute l'étendue de la plaie cutanée. Après évacuation du
contenu, on terminait l'opération en suturant à la peau les bords
ectropionnés du kyste.

En 1880, Landau[2] proposait d'apporter au procédé de Lindeman
des modifications assez importantes pour que, depuis cette époque
on ait cru devoir désigner la méthode sous le nom de Lindeman-
Landau. Voici la description de l'opération pratiquée par Landau :
« Après incision des parois jusqu'au kyste, et sans faire de suture
préalable du péritoine pariétal à la peau, le kyste est fixé dans
les angles de la plaie, au moyen de deux sutures perpendiculaires
à l'incision et plus ou moins profondes... Ce point de suture angulaire cutanéo-kystique est fait avec un fil résistant. C'est le point
délicat de l'opération. Ceci fait, on est à l'abri des mouvements de
déplacement du foie. Le kyste, fixé par en haut et par en bas, est
saisi et attiré hors de la cavité abdominale par un assistant au moyen
de deux fils de suture non fixés ; alors pour empêcher l'écoulement
du contenu du kyste, on le *ponctionne* avec une fine aiguille de
Dieulafoy ; on aspire une partie du liquide et on attire ensuite le
kyste plus ou moins affaissé hors de la plaie au moyen des fils, on

1. Kirchner. *Inaug. Dissert.* Berlin, 1879.
2. Landau. *Berliner Klinische Wochens.*, 1880, n° 7, p. 93-94, n° 8, p. 108-111.

incise le kyste dans toute l'étendue de la plaie abdominale. Ce qui restait du contenu est épongé, ou s'écoule spontanément. Pas une goutte ne tombe dans le péritoine. La paroi antérieure du kyste est alors *excisée* le plus possible et ses bords suturés fixés à la paroi abdominale par des points de suture très rapprochés.

« On fait de grands lavages dans la cavité et on place de gros tubes pour assurer le drainage. Un pansement antiseptique ferme le tout. »

En somme Landau avait introduit dans sa méthode opératoire : 1° la fixation du kyste par deux points de suture au début de l'opération ; 2° la ponction aspiratrice du liquide kystique ; 3° l'excision d'une portion de la paroi antérieure ; c'étaient là d'importantes modifications qui furent bientôt adoptées.

Il nous faut maintenant décrire plus en détails les divers temps de l'opération, en insistant de façon spéciale sur certains points de la technique et sur les modifications qu'elle peut subir en présence de cas particuliers. Nous prendrons comme type de notre description le cas d'un kyste à évolution abdominale faisant nettement saillie sous la paroi.

Les préparatifs de l'opération sont ceux qu'on a coutume de faire dans toutes les grandes opérations de la chirurgie abdominale.

L'incision de la paroi abdominale dans toute son épaisseur est généralement pratiquée sur une étendue de 8 à 10 centimètres au niveau de la partie saillante de la tumeur ; cette incision, suivant les cas, peut être médiane ou latérale, parallèle ou perpendiculaire au bord costal. Avant d'ouvrir le péritoine, on a soin d'assurer l'hémostase parfaite du champ opératoire. La suture du péritoine pariétal aux deux lèvres de la plaie, comme la pratiquait Lindeman, est une manœuvre inutile, aujourd'hui abandonnée.

Si le kyste est uni à la paroi par des adhérences inflammatoires, ce qu'on observe en cas de suppuration de la tumeur, il peut être ouvert du premier coup par le bistouri, l'opération est réduite alors à une simple incision d'abcès ; mais il faut que les adhérences soient complètes et mettent parfaitement le péritoine à l'abri de la pénétration du liquide hydatique ; si les adhérences étaient incomplètes, il serait dangereux le plus souvent de chercher à les décoller ; il faudrait alors compléter les adhérences préexistantes par des sutures. Mais s'il n'y a pas suppuration, les adhérences font généralement défaut et après ouverture du ventre le kyste tend à faire hernie entre les lèvres de la plaie ; il est le plus souvent très mobile et suit les mouvements du foie dans la respiration ; son aspect est blanc, jaunâtre, quelquefois nacré ; mais il peut avoir une couleur violacée.

Avant de pratiquer une manœuvre quelconque sur le kyste, le chirurgien introduira la main dans l'abdomen et procédera à l'exploration de la tumeur, recherchant quelle est la forme et l'étendue du kyste, quelles sont ses connexions avec le foie et les parties voisines, s'il est adhérent avec la masse intestinale, s'il est seul ou s'il existe d'autres kystes dans son voisinage.

Ponction. — Pour éviter l'issue du liquide kystique dans le péritoine, il faut tout d'abord, après avoir protégé la cavité péritonéale par des compresses, *ponctionner* le kyste et évacuer son contenu à l'aide d'un trocart aspirateur de l'appareil Potain, par exemple. Lorsque la poche est détendue, on oblitère l'orifice de ponction à l'aide d'une pince à cadre, et on l'attire au dehors sans exercer de tiraillements brusques susceptibles de la déchirer, car ses parois sont parfois très friables.

On peut à ce moment, comme Landau, fixer temporairement la poche à la paroi abdominale par des points de suture placés aux deux angles de la plaie ; ou soutenir le kyste à l'aide de deux anses de fil passées parallèlement à l'axe de l'incision comme Lindeman, dans la paroi kystique ; mais ces manœuvres ne sont pas indispensables.

Incision. — Le kyste est alors *incisé* largement et parallèlement à l'ouverture cutanée avec les ciseaux ou le bistouri ; les lèvres de l'incision sont ectropionnées et appliquées contre la paroi, pour éviter la pénétration du liquide hydatique dans le péritoine. On évacue alors le contenu du kyste, c'est-à-dire les vésicules filles et le liquide que la ponction n'a pu enlever en totalité. Cette évacution est généralement facile et doit être complète. L'ablation des vésicules est faite à l'aide d'instruments (cuillers, pinces) ou simplement avec la main introduite dans la cavité du kyste.

A ce moment, Forgue[1] conseille « par un décollement doux et progressif, la main glissant entre la couche adventice et la vésicule mère, d'essayer de dégager cette membrane, d'aspect gélatineux, assez consistante cependant pour qu'il ait pu, plusieurs fois, réaliser son complet clivage, facilité d'ailleurs par l'évacuation du kyste... »

On fera une exploration soignée des parois de la cavité ; si l'on trouve le fond de la poche bombé et fluctuant, on incisera au thermocautère la cloison mitoyenne du tissu hépatique ; on a pu

---

1. Forgue. *Traité de thérapeutique chirurgicale*, Paris. 1898, t. II, p. 805.

ainsi ouvrir et nettoyer successivement plusieurs loges contiguës.

Résection partielle des parois. — Enfin toutes les fois que la chose sera possible, il faudra songer à diminuer la profondeur du kyste *en réséquant une portion plus ou moins étendue de ses parois.* En effet, comme F. Terrier l'a dit un des premiers, l'idéal est de « transformer une cavité plus ou moins profonde en une surface plate, collée à la paroi abdominale, sur le même plan et sans diverticule. » Cette résection favorise le libre écoulement des liquides, s'oppose par conséquent à leur stagnation et aux accidents infectieux qui peuvent en être la conséquence, et en diminuant la profondeur de la poche lui permet de se combler plus rapidement. Mais cette résection partielle des parois kystiques n'est pas toujours possible, l'existence d'*adhérences péritonéales*, la *friabilité* excessive des parois constituent une contre-indication à cette manœuvre opératoire (Segond)[1].

En tout cas, lorsqu'elle est réalisable, certaines précautions sont à prendre : il ne faut pas, sous prétexte de pratiquer une résection plus étendue, exercer sur la poche des tiraillements qui pourraient amener une déchirure de ses parois ; il faut veiller à ce que, après la résection, les bords de l'ouverture puissent être affrontés, sans effort, à la peau ; il ne faut pas que la résection porte sur certains points de la paroi kystique qui sont amincis ou sur d'autres qui sont le siège de plaques calcaires ou cartilagineuses très friables, car le fil à suture couperait ce bord quand on voudrait l'affronter avec la peau.

Fixation. — Pour terminer l'opération, il ne reste plus qu'à *fixer* le kyste, par affrontement des bords de son ouverture avec ceux de l'incision cutanée. La suture a été faite avec le catgut, la soie, le crin de Florence ou le fil d'argent, mais on préfère généralement la grosse soie plate qui déchire moins les tissus que les fils de métal ou le catgut. On a recours le plus souvent à la suture à points séparés et rapprochés, la suture prenant le péritoine pariétal. « Les points étant pris parallèlement à l'ouverture, chaque anse affronte sur une certaine étendue les deux feuillets de la séreuse. On peut faire des points assez étendus affrontant deux ou trois centimètres. Le fil peut cheminer dans la paroi kystique, si elle est très épaisse » (Defontaine[2]).

---

1. Segond. *Bull. et Mém. de la Soc. de Chirurgie*, t. XXV, 1899, p. 37 et *Traité de Chirurgie*, de Duplay et Reclus, 1898, 2ᵉ édit., Paris, t. VI, p. 1062.

2. Defontaine. *Archives provinciales de Chirurgie*, Chirurgie du foie proprement dite, Paris, 1897, p. 415-428.

L'opération, telle que nous venons de l'exposer est en réalité une *marsupialisation à fixation dernière*, c'est-à-dire que l'ouverture faite au kyste n'est abouchée à la peau qu'à la fin de l'opération.

Mais dans certains cas, il peut être nécessaire de fixer le kyste à la paroi avant d'en faire l'ouverture. Cette *marsupialisation à fixation première* est applicable à des cas particuliers, à ceux par exemple où le kyste *intra-hépatique* est recouvert par une couche plus ou moins épaisse de tissu hépatique. Ces kystes totalement inclus, ne peuvent être atteints que par une véritable hépatotomie, opération que nous décrirons bientôt. Or, comme le dit Defontaine, « si l'on n'est pas certain de la position du kyste ou de sa profondeur, on s'éclaire par une ponction, qu'il ne faut faire qu'en cas de nécessité, car elle peut toujours laisser filtrer intempestivement un peu de liquide. Dans ces cas, il sera toujours prudent de fixer le foie à la paroi, avant d'ouvrir la poche kystique. Il n'y a pas en effet à compter sur la possibilité de saisir sa paroi rendue flasque et mobile par évacuation pour l'attirer au dehors et ectropionner ses lèvres. La couche de parenchyme hépatique qui recouvre le kyste pourra même, après son ouverture, s'opposer à cette manœuvre, d'autant mieux que le kyste sera plus profond et moins volumineux ».

La fixation première convient encore aux cas dans lesquels la ponction évacuatrice ne parvient pas à détendre la poche remplie d'hydatides et pour lesquels l'ouverture expose à la pénétration du liquide dans le péritoine. P. Reclus conseillait en pareil cas d'avoir recours à la méthode en deux temps de Volkmann. Mieux vaut faire la fixation première dans les conditions que nous allons indiquer, que le kyste soit ou non recouvert de tissu hépatique, et exécuter l'opération en un temps.

Technique. — Suivant que le kyste est inclus ou non, c'est le tissu du foie ou la paroi du kyste qu'on est appelé à fixer au péritoine pariétal. La suture est faite à l'aide d'une fine aiguille courbe de Reverdin ou de l'aiguille à pédale et avec de la soie (n° 2). Les fils ne doivent pas être passés trop profondément dans le tissu hépatique ou dans la paroi du kyste. La suture peut être faite en *surjet* ou *à points séparés.* « Le surget est assez rapide et donne un bon affrontement, mais il présente l'inconvénient de nécessiter le passage, dans chaque trou de piqûre, d'une assez grande longueur de fil qui peut scier le tissu friable du foie ou de la paroi kystique, et de rendre en outre moins facile le degré de constriction de chaque anse. Enfin, si une anse vient à couper le tissu du foie, l'ensemble du surjet peut se trouver desserré. Il faut préférer les points séparés qui n'ont aucun de ces inconvénients, et dont l'application est seulement un peu plus longue. On place une couronne de points passés parallèlement aux lèvres de la plaie, et fixant la base de la collerette du péritoine pariétal. L'aiguille traversant du dehors en dedans le feuillet pariétal du péritoine entre dans le foie ou la paroi kystique à une profondeur de un à deux millimètres au plus, pour ressortir à quatre millimètres plus loin et traverser à nouveau de dedans en dehors le péritoine pariétal. Chaque fil est noué avant le passage du suivant. Ce rang de sutures est suffisant, si les points sont assez rapprochés pour ne pas laisser d'intervalles perméables entre eux. Si quelque partie mérite d'être renforcée, il est facile de placer des points complémentaires qui peuvent être posés suivant une direction radiée et ne traverser qu'une fois le péritoine pariétal près de son incision » (Defontaine).

Lorsque la cavité péritonéale est fermée par la suture, il reste à ouvrir le kyste ; la chose est simple lorsqu'on est en présence d'un kyste bourré d'hydatides que la ponction n'a pu détendre ; mais lorsque le kyste est inclus dans le foie, il faut pour l'atteindre sectionner la couche plus ou moins épaisse du tissu hépatique qui le recouvre, c'est-à-dire pratiquer une véritable *hépatotomie*.

DE L'HÉPATOTOMIE APPLIQUÉE AU TRAITEMENT DES KYSTES
INTRA-HÉPATIQUES

La section du tissu hépatique n'est plus considérée aujourd'hui comme un temps redoutable des opérations pratiquées sur le foie. Ce que nous avons écrit dans un précédent volume sur les plaies et résections du foie suffit à éclairer la question. Du reste la lame de tissu hépatique qui recouvre le kyste inclus est généralement mince et sclérosée, de telle sorte que l'incision peut être faite au bistouri et que l'hémorragie est insignifiante.

Cependant la couche du parenchyme hépatique peut être assez épaisse, et en pareil cas il sera préférable de faire l'incision à l'aide du thermocautère porté au rouge sombre. On pourra utiliser comme guide le trocart qui aura servi à la ponction qu'il est toujours utile de pratiquer avant de faire l'hépatotomie pour se renseigner sur le siège et la profondeur du kyste. Si une hémorragie venait à se produire on aurait recours à la thermocautérisation, au tamponnement serré, à la ligature des vaisseaux isolés sur la surface de section, tous moyens que nous avons déjà longuement étudiés (voy. t. 1, de notre *Chirurgie du foie*, p. 40 et suivantes).

La poche kystique sera ouverte aussi largement que le permettent les sutures qui unissent primitivement le foie à la paroi. Pour renforcer la fixation du kyste, on pourra passer quelques points de suture comprenant toute l'épaisseur de la paroi du kyste et le tissu hépatique qui la recouvre.

L'opération telle que nous venons de la décrire est une fixation du kyste sans résection de ses parois. Cependant, en 1887, dans une communication à la Société de Chirurgie de Paris, P. Segond a montré comment cette *résection* pouvait être indiquée alors même que le kyste était partout recouvert de tissu hépatique. La ponction évacuatrice est faite avant la fixation du foie à la paroi ; on peut alors plisser la lame de tissu hépatique qui recouvre le kyste, la fixer avec une pince à kyste et attirer au dehors la paroi hépato-kystique que l'on résèque sur une étendue plus ou moins grande après l'avoir préalablement fixée à la paroi.

Bien entendu l'*épaisseur trop grande de la couche hépatique* située au-devant du kyste constitue une contre-indication à la résection partielle. (P. Segond.) Cette résection n'a pas seulement pour but de précipiter le travail de cicatrisation, elle a surtout l'avantage de faire correspondre la plaie abdominale à la partie la plus déclive du kyste, de favoriser ainsi l'écoulement des liquides et de s'opposer par là même à tout phénomène de rétention (P. Segond).

DE LA RÉSECTION DU BORD CARTILAGINEUX DU THORAX COMBINÉE A L'OUVERTURE ABDOMINALE ANTÉRIEURE

Lorsqu'on est en présence de kystes situés profondément sous le diaphragme, il peut être nécessaire pour pratiquer la marsupialisation par voie abdominale de recourir à certaines manœuvres complémentaires.

Landau[1] en 1886, Bouilly[2], etc... ont publié des faits prouvant qu'on peut évacuer des kystes sous-diaphragmatiques profondément situés par une incision transpéritonéale antérieure parallèle à l'arc costal, en abaissant le foie, en le faisant basculer en avant et en le suturant dans sa nouvelle position avec la paroi abdominale. Comme

---

1. Landau. *Société de Médecine de Berlin*, 29 mai 1886. — *Semaine médicale de Paris*, 1886, p. 511.
2. Bouilly. Cité par Potherat, in thèse Paris, 1889.

le fait remarquer P. Segond, cette manière de faire n'est pas sans
offrir des difficultés et des dangers si l'abaissement du foie est poussé
trop loin. Aussi le plus souvent préfèrera-t-on suivre la voie transpleurale d'Israël que nous décrirons bientôt.

Cependant le procédé de Landau n'est pas le seul qui ait été préconisé pour faciliter l'accès antérieur des kystes sous-diaphragmatiques. Dans le même but, Canniot[1] a proposé sous l'inspiration du
professeur O. Lannelongue de faire la *résection du bord inférieur du
thorax*, qui mieux que les manœuvres d'abaissement de Landau permet de découvrir la face convexe du foie sur une grande étendue. Elle
n'est applicable que si le kyste tout en étant sous-diaphragmatique,
se rapproche de la paroi antérieure.

Voici la technique à suivre ; elle a été décrite par Canniot et plus
récemment par Ch. Monod et Vanverts[2] ; nous l'avons nous-même
répétée sur le cadavre et exposée dans notre premier volume de
la *Chirurgie du foie* (p. 36).

« L'incision, dit Canniot, sera faite au bistouri, à 2 centimètres au-
dessus du rebord costal. Elle commencera à 3 centimètres du sternum, pour finir à l'union de la 10e côte et de son cartilage. Le rebord
costal sera isolé et réséqué avec le costotome de Collin. La partie
enlevée comprendra les 10e, 9e, 8e et quelquefois 7e cartilages costaux
et les espaces correspondants ». Ch. Monod et Vanverts ont insisté
sur les précautions à prendre pour ménager le cul-de-sac pleural
(fig. 22, 23 et 24) : « La section intéressera le 8e cartilage costal à un
centimètre de la 8e articulation chondro-costale, les 9e et 10e côtes au
niveau des 9e et 10e articulations chondro-costales. Pour détacher
complètement les attaches ostéo-cartilagineuses du volet, il faudra
faire sauter le pont, ordinairement cartilagineux, qui réunit le 8e cartilage costal au 7e. Quand il est impossible de reconnaître les articulations chondro-costales nous conseillons de pratiquer la résection
costale suivant une ligne droite, ou légèrement courbe à concavité
supéro-externe, commençant au-dessus de l'extrémité antérieure du
8e cartilage, et se terminant sur le bord inférieur du rebord costal
au niveau de la ligne axillaire antérieure. »

Pour désinsérer le transverse et le diaphragme, les auteurs conseillent de sectionner les insertions de haut en bas, et après la résection osseuse, « le bistouri, tenu de la main droite, est insinué par la

1. Canniot. Thèse de doctorat, Paris, 1891.

2. Ch. Monod et Vanverts. Résection du bord costal, *Revue de Gynécologie*,
Paris, juin 1897, p. 499-526.

ligne de section des cartilages costaux et des muscles intercostaux, puis rase constamment la face profonde du volet ostéo-musculaire, tandis que les doigts de la main gauche, accrochant ce volet par son

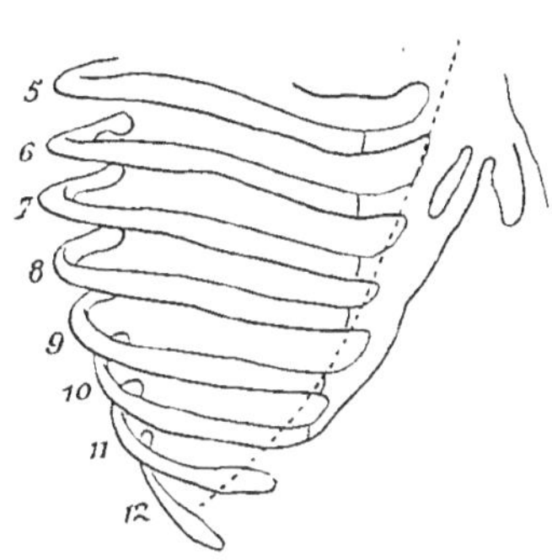

Fig. 22. — Trajet chirurgical du cul-de-sac inférieur de la plèvre (d'après Monod et Vanverts).

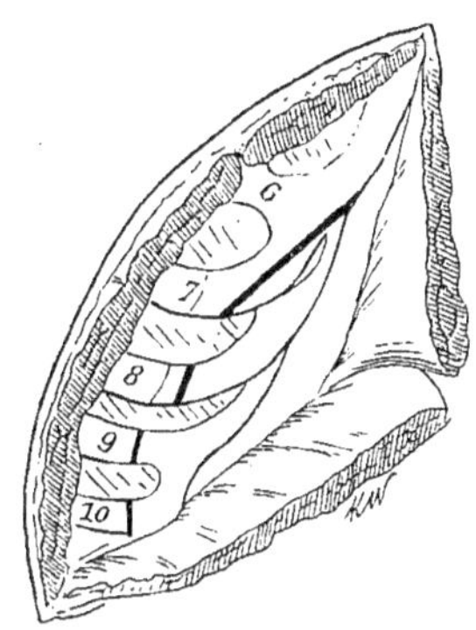

Fig. 23. — Ligne de section costale dans les cas où les articulations chondro-costales sont visibles (Monod et Vanverts).

bord supérieur, attirent ce bord en bas et renversent peu à peu le volet de façon à faciliter le travail du bistouri (fig. 25). Quand toutes les insertions du transverse et du diaphragme ont été sectionnées, le

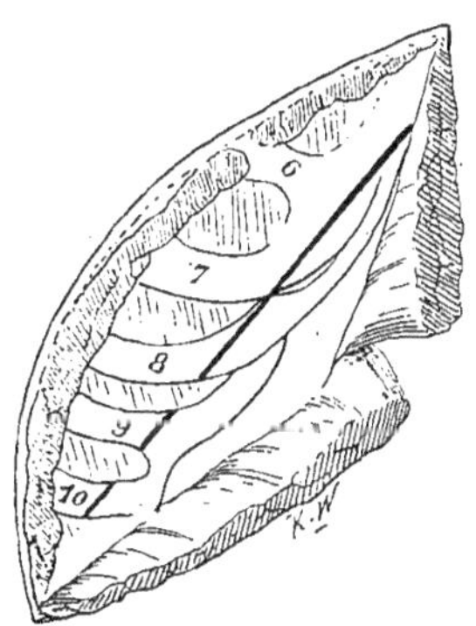

Fig. 24. — Ligne de section costale dans les cas où les articulations chondro-costales ne sont pas visibles (Monod et Vanverts).

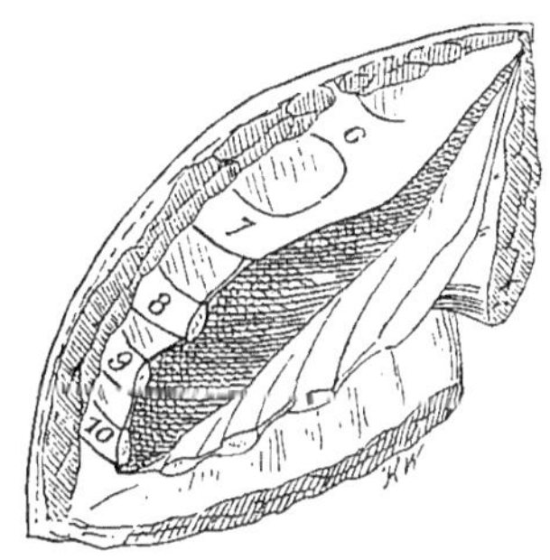

Fig. 25. — Le volet thoracique n'est plus adhérent que par quelques fibres du diaphragme et du transverse (Monod et Vanverts).

rebord costal, préalablement séparé des attaches du petit oblique, se trouvera complètement libéré. Vient ensuite l'incision du transverse et du diaphragme. L'hémostase étant assurée, on peut explorer l'espace phrénico-hépatique et la face convexe du foie à travers le feuillet

membraneux formé par les fibres désinsérées du transverse et du
diaphragme. Les fausses côtes sectionnées se laissent écarter en
dehors, le champ de l'examen, puis celui de l'opération, peut être
notablement augmenté de ce côté. On pratique alors une incision
transversale qui traverse la cloison transverso-diaphragmatique et
le péritoine qui la recouvre. » (Monod et Vanverts.)

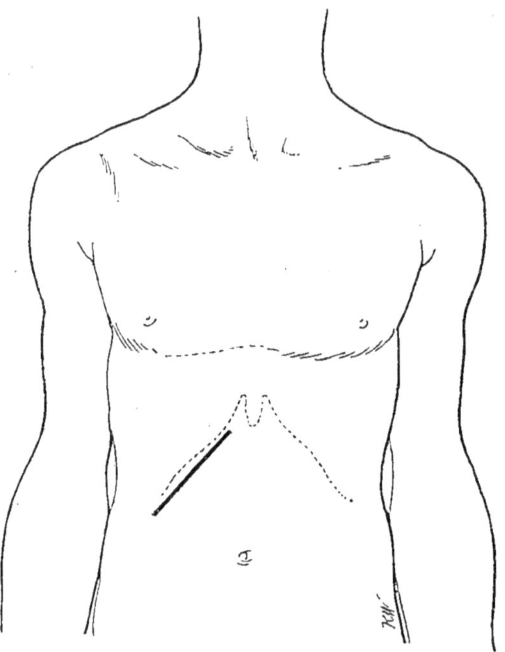

Fig. 26. — *Procédé rapide* de résection du bord cartilagineux du thorax destiné
à aborder les parties reculées de la face convexe du foie (M. Auvray).
1er temps. — Ligne d'incision des parties molles.

Incontestablement la résection du bord inférieur du thorax ouvre
une large voie d'accès sur la face supérieure du foie, elle peut être
rapidement exécutée et n'aggrave pas le pronostic opératoire ; mais
il ne semble pas nécessaire dans tous les cas de la pratiquer dans les
conditions où l'opération a été décrite expérimentalement par
Monod et Vanverts.

La résection typique représente évidemment le maximum de la
portion cartilagineuse qu'on peut enlever sans danger de blesser la
plèvre, mais il n'est pas toujours indispensable de pousser la résection jusqu'à ses extrêmes limites. On peut n'enlever que la por-

tion strictement nécessaire du squelette pour voir clair et dans le
point exact où l'on veut aborder le foie. C'est ce que fit M. Auvray [1]

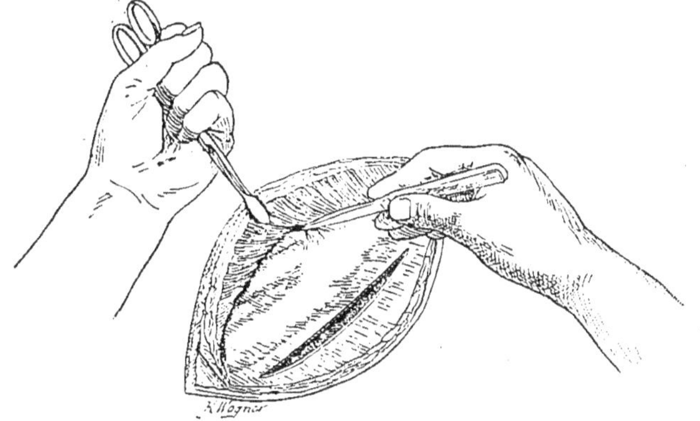

Fig. 27. — 2ᵉ temps. — Dépouillement de la face externe du bord cartilagineux
et ouverture de l'abdomen faite avant la résection.

dans un cas de plaie de la face convexe du foie, communiqué au Congrès de Chirurgie français de 1903 et pour un cas plus récent de
rupture traumatique de la rate [2].

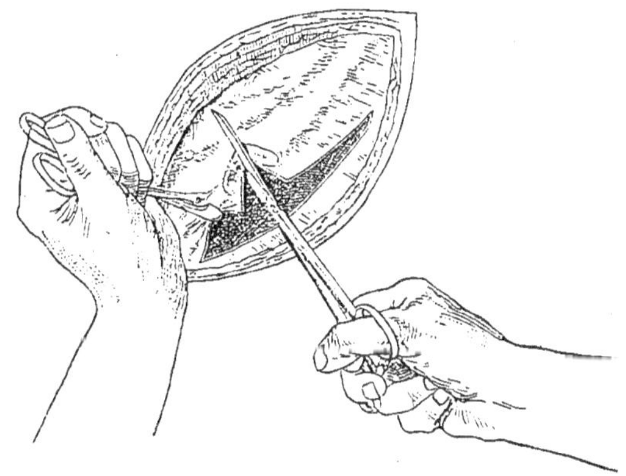

Fig. 28. — 3ᵉ temps. — Section verticale du bord cartilagineux, faite avec les
ciseaux.

Voici comment l'opération fut exécutée (fig. 26, 27, 28 et 29) : le
péritoine fut d'abord ouvert pour reconnaître l'étendue des lésions

1. M. Auvray. *Bulletin du Congrès français de Chirurgie*, Paris, 1903, p. 685.
2. M. Auvray. *Bulletin et Mémoires de la Société de Chirurgie*, Paris, 1904,
t. XXX, p. 900-911.

(rien ne s'opposerait à tenir une conduite analogue en cas de kyste siégeant sur la face convexe) ; la face externe et le bord inférieur du thorax furent alors dépouillés de leurs parties molles ; puis le bord cartilagineux fut sectionné verticalement avec de solides ciseaux, sans aucune difficulté vis-à-vis du point où siégeait la plaie hépa-

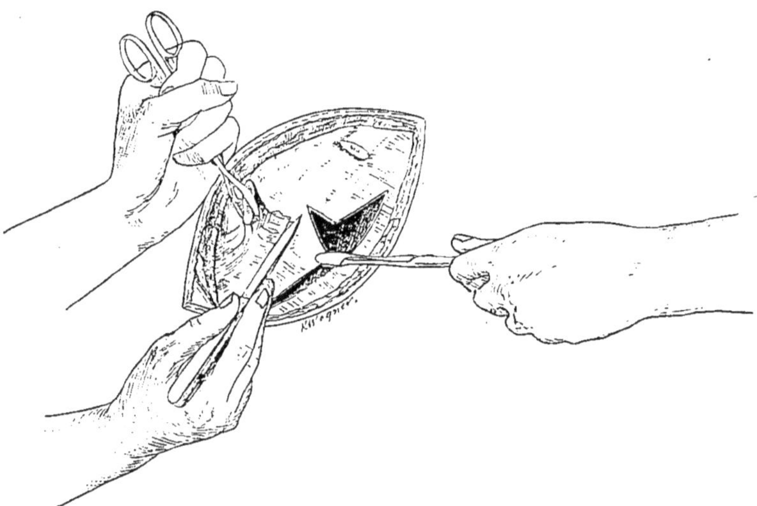

Fig. 29. — 4ᵉ temps. — Relévement des extrémités cartilagineuses et dépouillement des parties molles qui recouvrent leur face profonde.

tique ; les extrémités costales furent saisies de chaque côté de la section, l'une après l'autre, à l'aide d'une pince et soulevées, de façon à faciliter la désinsertion avec le bistouri ou la rugine, de bas en haut, des fibres musculaires (diaphragme et transverse) qui s'insèrent à la face profonde du bord cartilagineux, *en rasant le squelette* pour éviter la blessure de la plèvre. Trois centimètres environ de cartilage furent réséqués de chaque côté de la section primitive, en tout six centimètres du bord cartilagineux.

Ce procédé est peut-être moins brillant que le procédé type de resection précédemment décrit, mais il est suffisant, d'une exécution sûre et rapide et permet de ne réséquer, après ouverture du ventre, que la portion du bord cartilagineux strictement nécessaire pour intervenir sur les parties profondes. Il a été récemment mis en pratique, en présence de l'un de nous, par Pierre Delbet, et lui a permis d'atteindre un kyste hydatique très haut situé sous le diaphragme.

B. — OUVERTURE PAR VOIE ABDOMINO-LATÉRALE (LANDAU)

Landau a proposé cette voie d'accès pour les kystes postéro-supérieurs, qui se développant en arrière, abaissent la partie postérieure du foie, et le placent en rétroversion.

Il fait une incision sous-costale latérale, atteignant la ligne axillaire. Par l'ouverture ainsi créée, il saisit le bord du foie dont il augmente la rétroversion, le poussant vers l'angle inférieur de la plaie auquel il le fixe par des sutures ; puis il complète l'isolement de la cavité péritonéale et incise le kyste. La voie abdomino-latérale de Landau peut exposer à des difficultés qui lui feront préférer le plus souvent la voie transpleurale, comme plus facile et plus sûre. (Pantaloni.)

C. — OUVERTURE DU KYSTE PAR VOIE THORACIQUE

1. Voie transpleurale et transdiaphragmatique. — *Procédé d'Israël.* — La voie transpleurale est désignée couramment sous les noms d'opération d'Israël, de voie *transpleuro-phrénique* ou encore *transpleuro-péritonéale.* Comme nous le verrons bientôt elle doit être réservée aux kystes situés en arrière sous la voûte du diaphragme.

L'incision transpleurale proposée par Israël[1] de Berlin, en 1879, consiste à aborder les kystes en passant successivement à travers la paroi thoracique, la cavité pleurale et le diaphragme. Israël, pour favoriser la formation d'adhérences protectrices des cavités pleurale et péritonéale, opérait en trois temps : après résection de 2 centimètres de côte sur la ligne axillaire et incision de la plèvre pariétale, il maintenait les lèvres de la plaie écartées par un tampon de gaze iodoformée ; au bout de huit jours, il ouvrait le diaphragme et maintenait son incision ouverte par de la gaze antiseptique ; enfin après une nouvelle attente de huit jours, il ouvrait le kyste.

Maunoury a fait remarquer que les adhérences pleurales, obtenues par la méthode en plusieurs temps, n'offraient pas toujours la résistance voulue et pouvaient céder, exposant la plèvre qui eût été mieux protégée par des sutures. C'est ce qui explique, que l'opération

---

1. Israël. *VIIe Congrès des Chirurgiens allemands,* Berlin, 1879.

en un temps a été avec raison adoptée par Genzmer[1], Paul Segond[2], Maunoury[3], E. Bœckel[4], etc...

Voici la description de l'opération, d'après Defontaine[5] (fig. 30) :

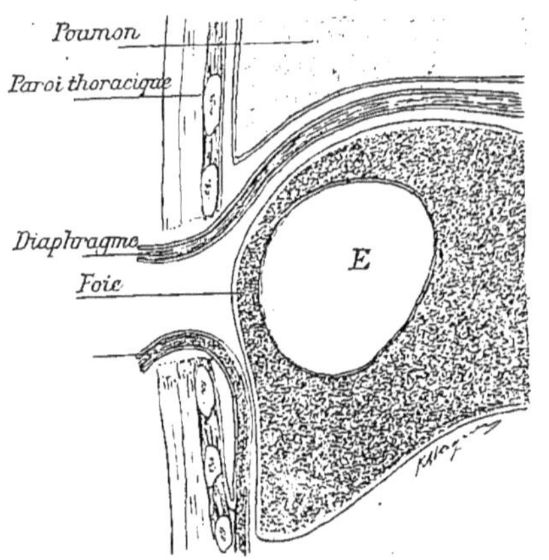

Fig. 30. — Voie transpleurale pour l'ouverture d'une collection intra-hépatique (d'après Bergada).

La 8ᵉ côte a été réséquée, le diaphragme incisé et éversé. E collection intra-hépatique.

« Le malade étant dans le décubitus latéral gauche, on commence en général, par une incision faite sur la neuvième côte, longue de 15 centimètres, et dont le milieu correspond à la prolongation de la ligne axillaire. Le siège, le nombre et l'étendue des côtes réséquées est variable. On peut même trouver un espace assez dilaté par une tumeur proéminente pour rendre toute résection inutile (Maunoury); mais, en général, il faut réséquer deux ou trois côtes, le plus souvent les neuvième et huitième ; puis la septième dans l'étendue de 10 centimètres (6 à 12). La résection d'une seule côte est un minimum qu'il est bon de s'imposer, comme règle. Après la résection costale, on fait à la plèvre pariétale, à travers le périoste sous-costal, une petite boutonnière par laquelle on voit glisser la plèvre diaphragmatique lisse et nacrée, sans que le feuillet menace de s'écarter et de laisser pénétrer l'air dans la plèvre. Il n'y a, en effet, le plus souvent aucune tendance à la production d'un pneumothorax, grâce à l'adossement des deux feuillets pleuraux, qui est d'autant plus exact que le foie est plus gros et plus distendu par une poche liquide. Dans le cas contraire, on fait exercer par les mains d'un aide, une

1. Genzmer. VIIᵉ Congrès des Chirurgiens allemands, Berlin, 1879.

2. P. Segond. Du traitement chirurgical des kystes du foie. Congrès français de Chirurgie, 3ᵉ session. Paris. 1888, p. 529.

3. G. Maunoury. Congrès français de Chirurgie, 3ᵉ session, Paris, 1888, p. 538.

4. E. Bœckel. Des kystes hydatiques du foie. Gazette hebdomadaire de médecine, Paris. 8 février 1889, p. 89, 91.

5. Defontaine. Chirurgie du foie. Archives provinciales de Chirurgie, Paris, 1897, p. 415-428 (juillet), et p. 468-479 (août).

pression sur la paroi thoracique. La boutonnière pleurale est agrandie par une incision dont l'étendue sera en rapport avec les besoins prévus, mais en général, on utilise autant que possible, l'étendue de la plaie cutanée et de la résection costale. Une incision de 6 à 7 centimètres peut être suffisante, mais il est souvent mieux de la faire plus étendue. Ensuite, on fait avec précaution, sur la plèvre diaphragmatique, une incision parallèle et de même longueur, puis on suture les deux feuillets pleuraux. L'incison de la plèvre diaphragmatique peut comprendre les fibres musculaires superficielles du diaphragme, bien qu'elle soit très solide et facile à saisir et à suturer. On peut aussi diviser complètement le diaphragme et écarter les lèvres de son ouverture pour protéger la plèvre (Segond), ou fermer la plèvre par un surjet comprenant le diaphragme et les deux feuillets pleuraux. Il ne reste plus qu'à achever la section du diaphragme, s'il n'a pas été divisé complètement, pour découvrir le foie et se comporter avec lui d'après les règles suivies, lorsqu'on l'aborde directement par la voie abdomino-péritonéale. Cette suture de la plèvre est indispensable, si on attaque une cavité purulente. Quand il s'agit d'un kyste non suppuré, la fixation de sa paroi, attirée au dehors et maintenue écartée par des pinces à pression, constitue une protection plus solide encore, contre la pénétration du liquide dans la plèvre. La suture pleurale est néanmoins une bonne précaution, car du liquide peut toujours s'échapper pendant la ponction et il est des cas dans lesquels la paroi kystique ne pouvant être amenée au dehors, on se trouvera bien d'avoir fait la suture pleurale préalable. Quant à la suture des lèvres du péritoine sous-diaphragmatique à la surface du foie, de façon à fermer la cavité péritonéale, elle serait également utile, mais si l'on veut mener l'opération plus rapidement, on peut s'en dispenser en protégeant la partie supérieure à l'aide de compresses-éponges. » (Defontaine).

Nous pouvons rapprocher de l'opération d'Israël, le procédé opératoire que E. Bœckel a proposé d'appliquer à certains kystes situés au niveau de la portion extra-péritonéale du bord postérieur du foie. Ceux-ci pourraient être abordés sans ouvrir le péritoine en ménageant la plèvre de la façon suivante : « Enlevez, dit-il un morceau de la septième côte, plutôt que de la huitème ou de la neuvième, et vous avez grande chance d'éviter le péritoine ; que ce fragment soit pris entre la ligne axillaire et la ligne mamillaire et vous n'aurez pas à blesser la plèvre. » Mais ce sont là des cas tout à fait exceptionnels avec lesquels il ne faut pas compter, et il est bon de prendre les mesures nécessaires pour protéger, comme il convient, la plèvre et le péritoine.

II. Voie parapleurale transdiaphragmatique. — *Procédé de Siraud et Tartavez*. — Tartavez[1] a décrit dans sa thèse, sous l'inspiration de Siraud[2] un nouveau procédé pour aborder la face convexe du foie et l'a désigné sous le nom de : Voie parapleurale transdiaphragmatique. Ces auteurs procèdent par *décollement et relèvement du cul-de-sac pleuro-diaphragmatique droit* et proposent d'appliquer leur procédé à l'ouverture des collections liquides de la face convexe du foie, en particulier des kystes hydatiques. L'anatomie montre qu'il est possible d'arriver, sans traverser la plèvre, sur ces foyers haut situés, de les évacuer et de les drainer directement.

Le procédé qui permet d'atteindre ce but consiste à pratiquer, après résections costales, une incision sur le diaphragme, au-dessous de la ligne de réflexion de la plèvre et parallèlement à cette ligne et à récliner en haut la lèvre supérieure de l'incision diaphragmatique, qui entraîne avec elle le cul-de-sac pleural jusqu'au cinquième espace intercostal au besoin. Le plus souvent il suffira d'atteindre le niveau du sixième espace intercostal. Le peu d'adhérence de la plèvre costale, son épaisseur, la présence du tissu sous-pleural, sont autant de raisons qui rendent faciles les manœuvres de décollement de cette séreuse.

Le manuel opératoire comprend les temps suivants : d'après Siraud :

1° *Incision de la peau et des parties molles*[3]. — Cette incision doit mener directement sur la ligne de réflexion de la plèvre diaphragmatique et pour cela elle suivra le 8e espace intercostal, la plèvre en effet traverse le 8e espace le long d'une ligne oblique, dont l'extrémité supérieure atteint la 8e côte au point exact où celle-ci se

---

1. Tartavez. Thèse de doctorat, Lyon, 1897-98, n° 33.

2. Siraud. *La Province Médicale*, Lyon, 1900, et 1901, p. 4. (Nouveau procédé pour aborder la face convexe du foie.)

3. M. Auvray répétant sur le cadavre l'opération de Siraud a constaté que par l'incision suivant le 8e espace intercostal, il tombait toujours au-dessus du cul-de-sac pleural costo-diaphragmatique et que pour le découvrir il devait réséquer la 9e côte. Il propose donc de faire l'incision de la peau et des parties molles, entre la ligne mamillaire et la ligne axillaire, suivant le 9e espace intercostal en se rapprochant beaucoup du bord supérieur de la 10e côte. On lit en effet dans le *Traité d'anatomie* du Pr Poirier que la ligne de réflexion pleurale costo-diaphragmatique croise la 10e côte dans la ligne axillaire. Il y a du reste d'un sujet à l'autre des différences notables.

soude à son cartilage, ainsi placée, elle permettra ultérieurement de décoller la plèvre pariétale de bas en haut, derrière la 8° côte, et de haut en bas derrière la 9°; la longueur de l'incision sera d'au moins 12 centimètres; elle pourra être facilement transformée en une incision en H, en abaissant deux lignes perpendiculaires à ses deux extrémités (fig. 31).

2° *Résection temporaire des côtes et mobilisation du volet thoracique formé*. — La face interne de la 8° côte est ruginée sur toute l'étendue de l'incision cutanée; puis une double section de la côte en

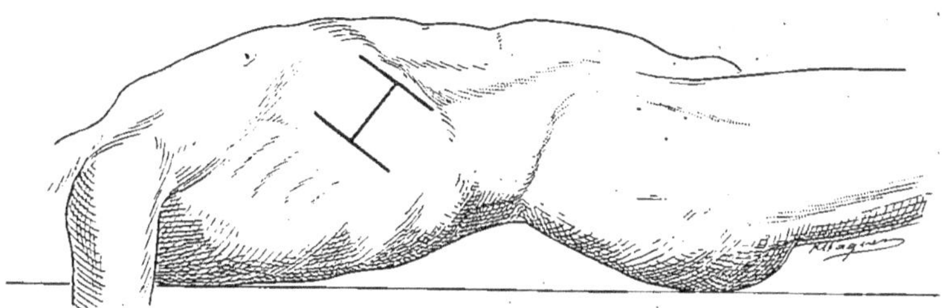

Fig. 31. — Description de l'opération de Siraud, d'après les expériences cadavériques de M. Auvray.

1er temps. — Incision cutanée.

isole un segment d'une longueur de 10 centimètres environ, qui est ainsi rendu mobile autour du 7° espace intercostal comme charnière. Comme on a laissé adhérentes à la face externe de l'os les parties molles qui le recouvraient, on voit que l'on a ainsi obtenu un volet ostéo-musculaire mobilisable, que l'on peut aisément relever et qui, plus tard, rabattu et remis en place, permettra la restauration presque parfaite de la cage thoracique dans son état primitif. Mais si le chirurgien veut gagner du temps, il peut faire la résection définitive des côtes.

3° *Décollement du cul-de-sac pleural*. — Pour rechercher le fond du sinus pleural, il faut décoller au moyen de la rugine le feuillet pariétal de la séreuse de la face postérieure de la 9° côte.

4° *Incision du diaphragme et relèvement en bloc du muscle et du cul-de-sac pleural*. — On aperçoit bientôt dans la plaie (fig. 32) le diaphragme mis à nu à sa partie inférieure, recouvert par la séreuse à sa partie supérieure; la limite de ces deux parties est très visible, sous la forme d'une ligne horizontale qui sépare deux régions d'une coloration différente : l'une franchement rouge, l'autre d'une coloration blanc bleuâtre. Le diaphragme sera incisé (fig. 33) immédiatement sous cette ligne de séparation, et refoulant en haut sa lèvre supérieure, entraîne le cul-de-sac pleural jusqu'à la hauteur du bord inférieur de la 7ᵉ côte. En relevant le cul-de-sac pleural et le diaphragme, il faut veiller à décoller soigneusement le feuillet pariétal du péritoine qui tapisse la face inférieure du muscle.

Si le chirurgien a besoin d'une ouverture plus large, il fera la

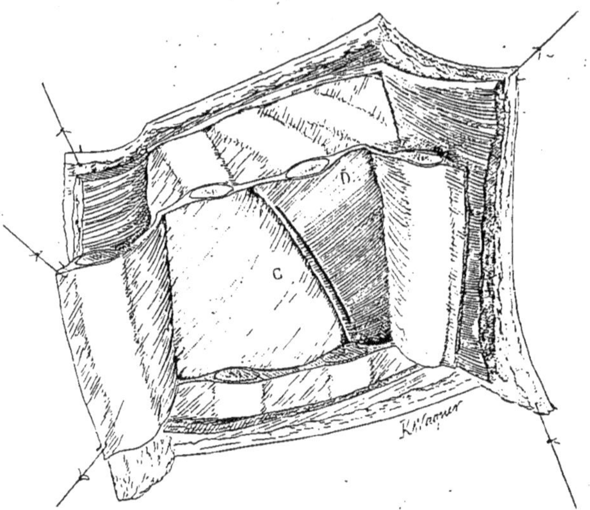

Fig. 32. — 2ᵉ temps. — On voit au fond de la brèche taillée dans le squelette, le cul-de-sac pleuro-diaphragmatique et la ligne d'incision du diaphragme immédiatement au-dessous du cul-de-sac.

C, cul-de-sac pleural. — D, diaphragme.

résection temporaire de la 7ᵉ côte dans les mêmes conditions que pour la 8ᵉ ; on obtient ainsi un volet qui tourne autour du 6ᵉ espace comme charnière, et qui permet le refoulement en haut du sinus costo-diaphragmatique jusqu'à un plan horizontal passant par le bord inférieur de la 6ᵉ côte. Le refoulement jusqu'à la 6ᵉ côte suffit largement pour donner au chirurgien un jour considérable sur la face convexe du foie dans sa plus grande partie.

5° *Intervention proprement dite sur le kyste.* — Le kyste sera traité soit par la marsupialisation (fig. 34), soit par une des méthodes de traitement préconisées dans ces dernières années. Dans tous les cas, il sera bon d'assurer la protection du péritoine contre l'irruption du contenu du kyste. S'il existe des adhérences entre le foie et le diaphragme, celles-ci, suffiront à protéger la séreuse ; toute l'intervention se bornera à inciser le kyste en passant au milieu des adhérences. Si au contraire, les adhérences font défaut, on incisera d'abord le péritoine pariétal et avant d'ouvrir le kyste on suturera la collerette formée par ce feuillet pariétal décollé et incisé aux parois du kyste et au tissu du foie lui-même. La suture ainsi pratiquée réalise l'isolement de la cavité abdominale, elle a l'avantage

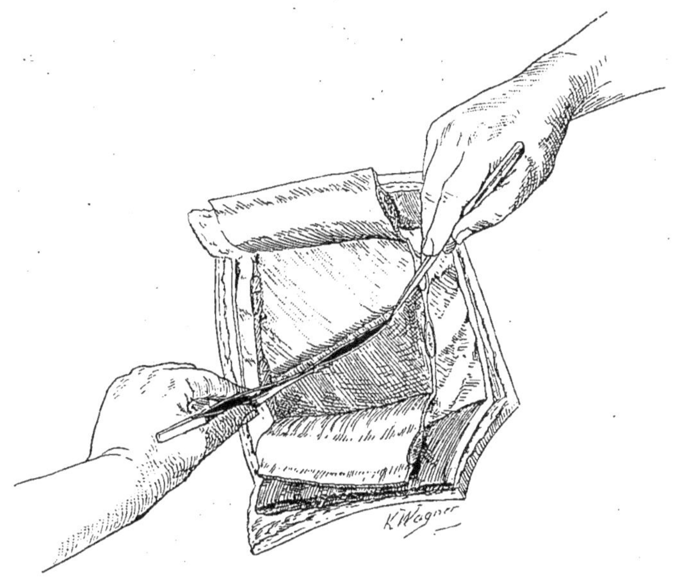

Fig. 33. — 3e temps. — Incision du diaphragme et du péritoine pariétal.

en outre de fixer le foie à la plaie pariétale et de s'opposer au retrait de la tumeur.

Remise en place du volet thoracique mobilisé. — On rabat le volet et on le fixe dans sa position primitive, en ménageant pour le drainage une ou plusieurs ouvertures.

Dans la description qui précède, Siraud et Tartavez ont eu en vue le cas où le chirurgien intervient à la face antérieure du thorax, mais le même procédé est applicable à la face postéro-latérale du foie. Il faut alors étendre la ligne d'incision en dehors, en arrière et en bas (en suivant la direction de la ligne de réflexion de la plèvre) et décoller toujours soigneusement la plèvre pariétale dans ce nouveau sens; l'opération est la même, avec une simple différence tenant à la côte qu'on doit réséquer pour arriver sur la plèvre.

Il ne faut pas exagérer, toutefois, les inconvénients qui résultent de l'incision du cul-de-sac pleural, car en opérant dans les conditions indiquées, l'absence d'adhérences ne doit pas faire redouter le pneumothorax. Ce qu'il ne faut pas craindre surtout, pour opérer dans de bonnes conditions, c'est de faire *une résection costale suffisamment étendue* ; sans doute l'opération pourrait être pratiquée sans résec-

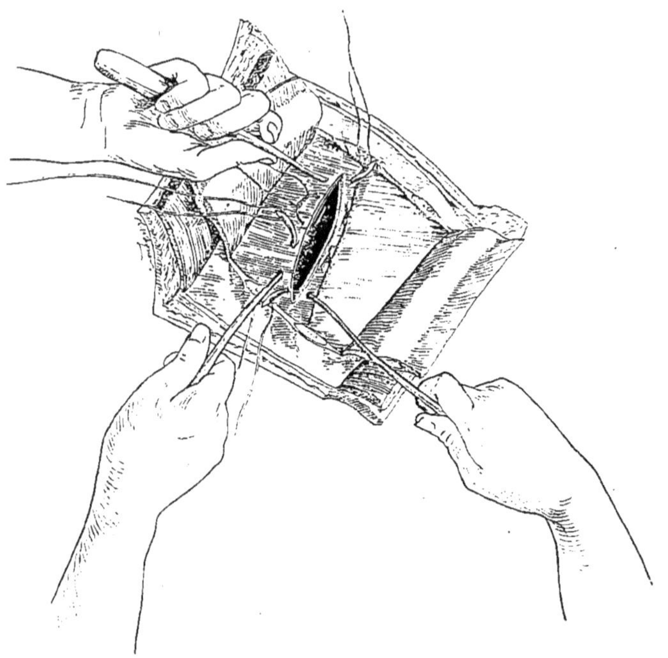

Fig. 34. — 4ᵉ temps. — Suture de la paroi du kyste ou du tissu du foie à la plaie diaphragmatique.

tion costale, mais au prix de grandes difficultés inhérentes à l'étroitesse de l'espace intercostal ; Forgue [1] rapporte l'observation d'un kyste incisé par un confrère de province qui avait laissé choir un gros drain dans la poche et n'avait pas su le retirer ; une résection secondaire de la 9ᵉ côte dut être pratiquée ; alors non seulement le tube put être extrait, mais l'écoulement des liquides stagnants dans le kyste se fit facilement et la guérison fut rapide.

1. Forgue et Reclus. *Traité de thérapeutique chirurgicale,* Paris. 1898, 2ᵉ édition, t. II, p. 808.

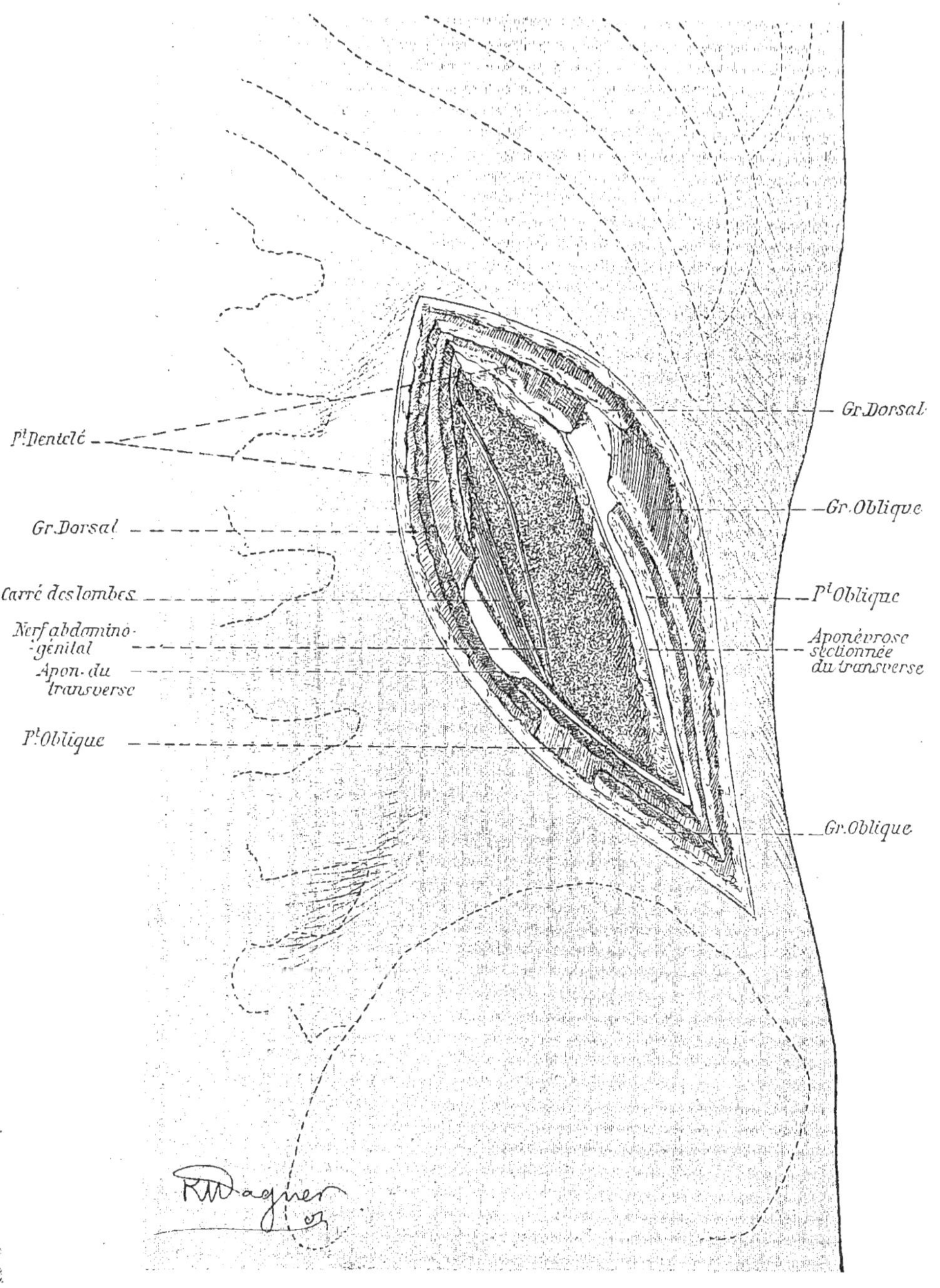

Fig. 35. — Incision par voie lombaire.

D. — OUVERTURE DU KYSTE PAR LA VOIE LOMBAIRE

C'est Villaret qui a attiré l'attention sur cette voie, dont on pourrait se servir, comme l'ont fait Rochard et Schwartz[1], pour aborder certains kystes postéro-supérieurs du foie, accessibles par le palper dans l'espace costo-vertébral, au niveau de la fosse lombaire. La technique à suivre sera la suivante :

Le malade est couché sur le côté gauche; l'incision (fig. 35) faite pour aborder la tumeur est çelle de la néphrectomie; elle naît dans l'angle formé par la 12e côte et la masse sacro-lombaire, descend très obliquement en bas et en dehors vers la crête iliaque, longe parallèlement le bord supérieur de cette crête et se termine au niveau de l'épine iliaque antérieure et supérieure. On incise successivement la peau et le tissu cellulaire sous-cutané, un premier plan musculaire formé par le grand dorsal et le grand oblique, un deuxième plan musculaire constitué par les muscles petit dentelé inférieur et petit oblique, enfin l'aponévrose du muscle transverse.

Si le kyste est adhérent au péritoine ou s'il est extra-péritonéal, né au niveau du bord postérieur du foie entre les deux feuillets du ligament coronaire, il peut être incisé d'emblée, le bistouri étant plongé dans le premier cas au centre de la zone d'adhérences; si le kyste est mobile et intra-péritonéal la marsupialisation sera faite à fixation première ou dernière avec les précautions et dans les conditions indiquées précédemment. On songera toujours au voisinage du rein et du côlon dont il faut éviter la blessure.

Quoi qu'il en soit, l'avantage de la voie lombaire est d'assurer l'ouverture et le drainage du kyste en son point déclive ; mais c'est une voie d'exception, car les conditions requises pour son application sont rarement réalisées par le kyste. De plus elle ne crée pas une voie d'accès bien large sur les parties profondes, car l'espace compris entre la dernière côte et la crête iliaque est assez étroit et la paroi lombaire assez épaisse à ce niveau. Il est vrai qu'on peut agrandir l'ouverture par la *résection de la dernière côte* et le refoulement de la plèvre par en haut, comme l'a proposé Récamier et comme l'a fait récemment Israël[2] qui s'est servi de la voie lombaire pour aborder la face postéro-inférieure du foie, et exciser une gomme syphilitique.

---

1. Rochard et Schwartz. *Chirurgie du foie*. Paris, 1901, p. 339.

2. Israël. *Union libre des chirurgiens de Berlin*. Séance du 11 janvier 1904. Analyse in *Presse médicale*, Paris, 1904, p. 229.

Pansement et suites opératoires
dans la marsupialisation.

Quel que soit le mode de marsupialisation du kyste (à fixation première ou dernière), que le kyste soit ou non inclus dans le foie, que l'ouverture ait été faite par la voie abdominale, la voie pleurale ou la voie lombaire, lorsque la fixation est opérée, le *traitement de la poche ouverte* est le même dans tous les cas. Il faut être sobre des injections pratiquées à l'intérieur du kyste, car elles ont provoqué parfois des morts subites probablement attribuables à des phénomènes d'inhibition ou à des réflexes graves ; en tout cas, si l'injection était jugée nécessaire pour compléter l'évacuation du kyste, elle devrait être pratiquée doucement, sans pression, pour éviter les accidents dont il vient d'être question, avec un liquide aseptique tiède.

Le grattage de la face interne de la poche, que quelques auteurs ont recommandé, est une manœuvre dont il faut s'abstenir car elle expose à la perforation de la paroi dans ses points friables.

Lorsque la cavité a une ouverture large et que le fond est accessible, on peut la tamponner avec des lanières de gaze aseptique modérément serrées, mais le plus souvent on place dans l'ouverture de marsupialisation un ou plusieurs gros drains qui plongent jusqu'au fond de la poche et sont fixés par un crin aux bords de la plaie ; ces drains peuvent être entourés par quelques mèches de gaze aseptique. Le tout est recouvert d'un pansement aseptique, modérément serré, maintenu en place par un bandage de corps.

Suites opératoires. — Habituellement les suites de l'opération sont bénignes ; du liquide mélangé de débris d'hydatides s'évacue par les drains, forçant le chirurgien à renouveler le pansement plus ou moins souvent, quelquefois même plusieurs fois par vingt-quatre heures, dans les premiers jours qui suivent l'ouverture du kyste ; la vésicule mère peut-elle même s'éliminer dans les pansements, si elle n'a pas été enlevée au moment de l'opération. Les lavages intra-kystiques sont généralement inutiles, sauf peut-être dans les cas où surviennent des accidents septiques avec élévation thermique.

Les sutures qui fixent le kyste pourront être enlevées au bout de huit jours, lorsque les adhérences sont solides. La guérison est obtenue par rétraction progressive de la poche; aussi faut-il raccourcir les drains peu à peu, mais ne les enlever que lorsque la cicatrisation est déjà avancée. Pour se combler, la poche met un temps qui varie depuis quelques semaines jusqu'à plusieurs mois; il n'est pas rare de voir la durée de la cicatrisation des grands kystes atteindre quatre, ou cinq mois et même davantage. Quelquefois, des fistules persistent qui donnent une suppuration plus ou moins abondante et interminable. Pantaloni a fait remarquer qu'il était bon, au point de vue de la rapidité de la guérison, lorsque la poche ouverte en avant présente un cul-de-sac postérieur, de *faire lever de bonne heure* les opérés. Lorsqu'ils restent debout longtemps, la poche se vide mieux. Quoi qu'il en soit, la lenteur de la guérison à la suite de de la marsupialisation est un très sérieux inconvénient de cette méthode.

Complications. — Ce n'est pas le seul, car un certain nombre de complications peuvent survenir à la suite de l'intervention. Nous signalerons seulement pour mémoire les accidents de *péritonite, de septicémie*, le *collapsus* qu'on peut observer après toutes les grandes opérations abdominales.

Dans certains cas on voit se produire à la suite de la marsupialisation, un écoulement de bile plus ou moins abondant, auquel on a donné le nom de *cholérrhagie*[1].

La cholérrhagie n'est pas une complication très rare; König[2] en a réuni 40 cas. M. Herrera, Vegas et Daniel, J. Cranwell[3] l'ont vue compliquer la majorité des cas qu'ils ont observés, Körte[4] la considère comme un fait presque normal, et Berger[5] dans un article très documenté où il a rassemblé 38 cas de kystes hydatiques publiés par Lihotzky, König, Körte, Rasumoroski, trouve :

14 cas sans cholérrhagie;

1. F. Terrier et Ch. Dujarier, *De la Cholérrhagie dans les kystes hydatiques du foie*, Revue de Chirurgie, janvier 1906, p. 26-53.

2. König, *Kystes hydatiques de l'abdomen*. Deutsche Zeitschrift. f. chir., Bd. XXXI, Heft 1 et 2, Leipzig, 1891.

3. Vegas et Cranwell. Les kystes hydatiques dans la République Argentine. Buenos-Aires, 1901, p. 127.

4. Körte. Erfahrungen über die operation der Leberechinococcus, etc. *Beiträge z. Klin. Chir.*, 1899, n° 23.

5. Berger. Ueber den Gallenfluss nach Echinococcusoperationen, p. 227 : in *Beiträge zur Bauchchirurgie*, neue Folge, von K. Kehr, Berger und Welp., Berlin, 1902, Fischer's medicin. Buchhandlung, Kornfeld.

8 cas de cholérrhagie faible ou moyenne ;

10 cas de cholérrhagie abondante ;

6 cas de cholérrhagie totale.

L'époque d'apparition de la cholérrhagie est variable ; dans certains cas, elle existait avant l'opération (souvent elle s'est produite alors à l'occasion d'une ponction) et à l'ouverture du kyste on a vu s'écouler un liquide bilieux ; d'autres fois, mais le fait est rare, on assiste à la production de la cholérrhagie pendant l'opération ; le plus souvent c'est dans les premières vingt-quatre heures, ou plusieurs jours, même plusieurs semaines après l'intervention que se produit la cholérrhagie ; dans quelques cas rares la cholérrhagie est *tardive :* elle apparaît chez des sujets qui en portaient plus qu'une légère fistule, ou chez lesquels la plaie même était complètement cicatrisée.

La quantité de bile qui s'écoule par la plaie est très variable ; à ce point de vue, on peut distinguer deux formes de la cholérrhagie : la cholérrhagie *partielle* et la cholérrhagie *totale.*

Dans les cholérrhagies partielles, les plus fréquentes, on peut rencontrer tous les intermédiaires entre les liquides à peine teintés en jaune et les liquides bilieux ; mais même dans ce dernier cas, le liquide qui s'écoule ne représente jamais la totalité de la bile sécrétée ; les matières fécales restent colorées. Ces cholérrhagies partielles cessent spontanément au bout d'un temps variable.

Dans la cholérrhagie totale qui est beaucoup moins fréquente, la décoloration des fèces indique que la bile ne coule plus dans l'intestin. Dans ces cas, l'écoulement est tellement abondant qu'il peut nécessiter plusieurs pansements par jour.

Verneuil et Thiéry[1], en 1890, ont insisté sur l'importance de la cholérrhagie en certains cas ; dans une observation de Wechselmann[2], l'écoulement de bile s'élevait jusqu'à 750 grammes par jour ; Körte[3] a vu la quantité de liquide osciller entre 500 et 1100 grammes. Assmuth[4] cite un cas où, après suppuration et élimination de la coque, on eut une cholérrhagie totale de 2 livres et demie à 3 livres par jour.

1. Verneuil et Thiéry. *Gaz. médicale de Paris,* 1890. Nᵒˢ 45-p. 531-534, et 46-p. 541-544.

2. Wechselmann. *Beiträger Meckl. Aertze z. Echinocc.,* Stuttgart, 1885, p. 214.

3. Körte, *loc. cit.*

4. Assmuth. *Petersb. med. Woch.,* 1883, nᵒ 8, p. 61.

Au point de vue de la durée, on peut dire en règle générale que, plus la cholérrhagie est abondante, plus elle est longue à se tarir ; ceci s'explique par l'importance du canal biliaire intéressé. L'on comprend facilement que la cicatrisation d'un petit canalicule biliaire soit plus rapide qu'une large perforation siégeant sur un des gros canaux hépatiques.

Les cholérrhagies totales sont les plus durables, car elles sont souvent dues à un obstacle sur les voies biliaires principales. La durée moyenne des cholérrhagies partielles varie d'une à plusieurs semaines ; les cholérrhagies totales peuvent durer beaucoup plus longtemps quatre mois (Körte), cinq mois (Körte), plus d'un an (Körte), etc.

Il y a deux processus de guérison de la cholérrhagie : la cicatrisation d'une plaie d'un conduit biliaire, et la disparition de l'obstacle situé sur les voies biliaires principales. C'est à la disparition brusque de cet obstacle qu'il faut attribuer les cas où une cholérrhagie totale a cessé en l'espace de quelques jours.

Les signes dus à la cholérrhagie sont inconstants : rarement on a noté au moment où la cholérrhagie s'installe des douleurs dans la région du kyste, des frissons, une sensation d'éclatement dans le kyste ; généralement la cholérrhagie s'installe sans troubles particuliers. Plus tard, la symptomatologie est variable ; il est des cas de cholérrhagie totale où les malades supportent leur perte de bile sans paraître en souffrir ; il en est même qui engraissent.

Mais cette bénignité relative de la cholérrhagie est peut être moins fréquente que ne l'admettaient les anciens auteurs. Localement, l'irritation due à l'écoulement biliaire peut produire des poussées d'eczéma douloureuses. Du côté de l'état général, on a souvent signalé une perte d'appétit plus ou moins notable, une soif vive, une digestion pénible, de la constipation, et un amaigrissement considérable. La déperdition biliaire a même amené la mort chez un malade de König et chez des opérés de Lawson-Tait[1] et de Mafit[2], on voit par des exemples qu'il y a lieu de considérer la cholérrhagie comme un symptôme très fâcheux.

La mort dans certains cas a pu survenir autrement ; c'est ainsi qu'un malade de Körte succombe secondairement par une angiocholite suppurée consécutive à l'ouverture des voies biliaires dans le kyste.

1. Lawson-Tait. *Edinb. Med. J.*, 1889, novembre, p. 408.
2. Mafit. *Revue de Chirurgie*, Paris, 1905, p. 590.

Le mécanisme qui préside à la production de la cholérrhagie n'est pas le même dans tous les cas :

On peut invoquer parfois une origine traumatique ; il en est ainsi lorsqu'on ouvre, au cours de l'opération, un conduit biliaire siégeant dans la coque conjonctive en voulant enlever la membrane mère ; une pince, un drain, un grattage de la cavité à la curette ont pu aussi déchirer la paroi friable d'un canalicule biliaire ; un traumatisme général a pu même être incriminé dans certains cas.

Mais le plus souvent le traumatisme ne saurait être accusé de la production de la cholérrhagie ; on a mis alors en avant pour expliquer l'écoulement biliaire plusieurs théories qui toutes ont une part de vérité.

Wechselman[1] fait provenir la cholérrhagie des canaux biliaires dilatés situés à l'intérieur de la coque adventice ; cette dilatation des canaux biliaires a été constatée par plusieurs auteurs. Il se produit au moment de l'évacuation du kyste une rupture des canaux dilatés dont la paroi n'est plus soutenue, sous l'influence de l'excès de pression de la bile contenue dans ces canaux. Ces cholérrhagies primitives, *a vacuo*, existent certainement.

De même, il n'est pas douteux que l'infection du kyste puisse provoquer un certain nombre de cholérrhagies secondaires. La suppuration de la poche joue un rôle dans l'ulcération des canaux biliaires, comme également dans ces accidents d'hémorrhagie, souvent profuse, qu'on observe dans les kystes marsupialisés. Dans ces cas, la suppuration peut détruire la paroi canaliculaire soit directement, soit à la suite de l'exfoliation progressive de la paroi kystique (Israël[2], Landau[3]). Geuzmer[4] a émis l'hypothèse, réalisable dans des cas très rares, du développement des hydatides à l'intérieur des voies biliaires, pour expliquer la cholérrhagie.

L'existence de la cholérrhagie peut encore s'expliquer dans un assez grand nombre de cas par l'ouverture spontanée du kyste dans les voies biliaires ; cette ouverture agit en établissant une communication large entre elles et le kyste. Cette communication anormale ne produit pas nécessairement une cholérrhagie abondante, si les

---

1. Wechselman. Profuser Gallenfluss aus operatio eröffneten Leber echinoccencysten ; in Madelung, Beiträge Meckle. Arzte zur Lehre Echinoccenkrankheit, etc., Stüttgart, 1885.

2. Israël. *Deut. Gesellsc. f. Chir.* (8e Congrès), 1879, p. 19.

3. Landau. *Id.*, 1882, p. 346.

4. Genzmer. 8e Congrès allemand de Chirurgie, 1879, p. 19.

voies biliaires principales ne sont pas oblitérées. Mais lorsque le kyste, en s'évacuant, oblitère les voies biliaires principales soit par des débris de membrane (comme l'un de nous[1] en a publié un cas en 1896), soit par des vésicules, soit par un caillot (comme dans un cas où König trouva un caillot oblitérant le cholédoque) on assiste à l'établissement d'une cholérrhagie qui peut être totale. Cette oblitération peut guérir spontanément par mort ou par destruction des vésicules, ou encore par leur passage dans l'intestin sous l'influence de la poussée biliaire ; mais elle peut persister et créer des indications opératoires spéciales que nous allons étudier.

L'oblitération des voies biliaires principales susceptible de provoquer une cholérrhagie totale n'est pas toujours, la conséquence d'une ouverture du kyste dans les voies biliaires ; elle peut être encore le résultat de la compression des canaux biliaires par un autre kyste du voisinage (cas de Pauly[2]), ou de leur oblitération par un calcul (obs. de Kehr), par une tumeur du voisinage, par une coudure, conséquence du ratatinement de la poche kystique, surtout si elle est proche du hile, par un gonflement de la muqueuse ou par un bouchon muqueux, suites d'une inflammation du cholédoque ou de l'ampoule de Vater.

Dans la plupart des cholérrhagies tardives, survenant des mois après l'opération, parfois même après cicatrisation de l'orifice de marsupialisation, l'écoulement biliaire reconnaît pour origine l'une de ces diverses causes.

Il existe un traitement prophylactique de la cholérrhagie : il consiste à s'abstenir autant que possible d'introduire des instruments à l'intérieur du kyste ou d'exercer sur les parois des frottements répétés et trop énergiques susceptibles de provoquer l'ouverture des canaux biliaires souvent dénudés, dilatés et friables, qu'on y rencontre. Il faut également s'abstenir de tout lavage avec des caustiques ou des antiseptiques forts, pouvant amener la nécrose des canaux dénudés.

Lorsque la cholérrhagie est constituée, divers modes de traitement ont été proposés pour en tarir la source.

On a conseillé les injections de liquides modificateurs (teinture d'iode, chlorure de zinc, nitrate d'argent, etc.); mais il faut éviter de tomber dans l'emploi d'injections ou d'applications caustiques,

1. F. Terrier. *Gazette hebdomadaire*. Paris, 1896, p. 148.
2. Pauly. 6e D. Chir. Congr., 1877, p. 94.

de grattages, qui loin de guérir la cholérrhagie, peuvent au contraire l'aggraver.

Le tamponnement de l'orifice fistuleux a été employé avec succès dans quelques cas (Israël, Korach, Moore, Quénu, etc.), le tampon joue le rôle de bouchon ; il se produit une augmentation de pression dans les voies biliaires ; parfois les voies principales se débouchent et la bile reprend son cours normal. Quénu tamponne fortement l'orifice de la fistule avec de l'ouate sèche ; on pourrait de même recourir au tamponnement avec une gaze aseptique ou antiseptique. Mais une stricte surveillance des malades soumis à cette oblitération de leur fistule s'impose ; si les douleurs sont vives, la température élevée, s'il survient des vomissements et des troubles abdominaux, il faut immédiatement rouvrir la soupape, sous peine de graves accidents.

Dans les cas où la fistule est rebelle à la guérison par les petits moyens, on peut être amené, si l'état général du malade s'aggrave, à des interventions chirurgicales secondaires sur la poche kystique.

La suture du conduit biliaire a été tentée par Israël dans un cas où la bile reprit son cours normal. Langenbuch a conseillé pour faciliter la recherche et la suture de la fistule biliaire, d'éclairer l'intérieur du kyste avec un endoscope, pratique qui a été suivie par Lihotzky[1]. Peut-être aussi pourrait-on recourir à la greffe épiploïque intra-kystique exécutée par P. Mauclaire[2] dans un cas où elle semble avoir fourni un heureux résultat. Pour exécuter son opération Mauclaire attira doucement et introduisit sous forme de tampon dans la poche pour la bourrer, l'épiploon qui se trouvait dans le voisinage de la plaie ; quelques points de catgut fixaient l'épiploon aux parois fibreuses de la poche. Mauclaire n'osa pas couper le pédicule comme Loevy[3] l'a recommandé dans sa thèse, à la suite de la greffe épiploïque et malgré l'infection de la cavité du kyste, la cholérrhagie si abondante avant l'opération cessa et la cavité marsupialisée se transforma en un simple trajet, qui donnait seulement quelques gouttes de pus.

Mais pour que les opérations sur l'orifice biliaire soient couronnées de succès, il faut nécessairement que les voies biliaires inférieures soient libres. Aussi doit-on comme premier temps de l'opération se rendre compte par le cathétérisme de l'état des voies

1. Israël, Langenbuch. Lihotzky, cités par Vegar et Crauwel, *loc. cit.*, p. 128.
2. P. Mauclaire. *Bulletin de la Société anatomique*, 1903, p. 215.
3. Loevy. Thèse de Paris, 1901.

biliaires, de la perméabilité du cholédoque. Dans les cas où celui-ci serait trouvé oblitéré par des vésicules, des débris d'hydatides, un calcul, un caillot, on s'efforcerait d'abord de lever l'obstacle, et c'est alors seulement qu'on pourrait essayer de la suture de l'orifice biliaire, ou imiter la conduite de Körte[1] qui guérit son malade en établissant une fistule entre la cavité kystique et la vésicule biliaire, ou bien encore recourir au drainage de l'hépatique comme l'a fait Kehr[2].

Enfin nous signalerons en terminant le conseil donné par Krause[3], de soumettre les opérés atteints de fistule biliaire persistante à un régime, analogue à celui qu'on prescrit dans les oblitérations du cholédoque, et qui consiste dans la diminution ou la suppression des graisses et l'alimentation principale avec de la viande et des substances hydro-carbonées.

Des *hémorragies* par rupture de vaisseaux de la paroi kystique ont été rarement signalées; chez des malades observés par Körte et Lissjanski[4] elle sont amené la mort. Ces hémorrhagies sont généralement en rapport avec une infection secondaire de la poche qui s'est faite par les tubes à drainage ; celle-ci a pour conséquence l'ulcération de la paroi et l'ouverture des vaisseaux qu'elle renferme. Le plus souvent le tamponnement suffit à enrayer l'hémorrhagie.

De toutes les complications, la plus fréquente et la plus importante est la *fistulisation prolongée* du kyste. Il n'est pas rare en effet de voir, après la marsupialisation, l'orifice d'abouchement rétréci devenir le siège d'une sécrétion purulente parfois abondante et interminable qui provoque l'épuisement du sujet ; chez un malade de Gérard Marchant la fistule n'était pas fermée au bout de cinq ans, chez un enfant opéré par Campenon elle persista pendant trois ans ; les cas où ces fistules ont persisté pendant une période variable de six à dix mois sont très fréquents. Ces fistules peuvent être consécutives à un kyste suppuré du foie. Souvent aussi elles sont la conséquence de l'infection secondaire d'une poche primitivement aseptique ; en effet il n'est pas douteux que dans la grande majorité des cas c'est l'infection de la poche marsupialisée qu'il faut surtout

1. Körte, *loc. cit.*, p. 203-218.

2. Kehr, cité par Rausch, Ueber Gallenfluss nach Echinokokkenoperation. *Arch. für klin. Chir.*, 1905, 67 B., p. 333-346.

3. Krause. Cité par Vegas et Cranwell, *loc. cit.*, p. 128.

4. Lissjanski (W.-J.). *Zur Kasuistik der Echinococcus krankheit.* Ann. d. Russisch. Chir., 5, 1897.

incriminer dans la production et la persistance de la fistule ; mais il est évident que certaines dispositions anatomiques favorisent son développement : l'orifice de marsupialisation trop vite rétréci peut être une cause de rétention du pus ; la poche kystique peut être gênée dans son retrait par des adhérences ou l'épaisseur de ses parois ; souvent aussi il faut incriminer, pour les kystes sous-diaphragmatiques, la rigidité de la paroi thoracique qui s'oppose à l'accolement des parois de la poche et peut-être aussi comme le veut Landard[1] les mouvements continuels du diaphragme : « à tout instant, dit cet auteur, le parallélisme des parois est détruit, le trajet est déplacé, et les bords de la plaie n'ont plus aucune tendance à s'accoler. Ce qui tendrait à le prouver, c'est que dans certains cas où on a eu recours à l'opération de O. Lannelongue ou celle d'Estlander pour détruire la rigidité des parois thoraciques et mobiliser la paroi, on a cependant observé une période de fistulisation souvent fort longue. » On a noté dans un certain nombre d'observations l'existence simultanée d'une fistule et *d'une carie des côtes* ; il s'agissait alors de kystes sous-diaphragmatiques opérés par voie abdominale antérieure ou par voie transpleurale. Il ne paraît pas douteux que la carie costale ait été en pareil cas la conséquence de la suppuration prolongée et qu'elle ait été de son côté la cause de la fistule persistante. Mais le rôle joué par la nécrose secondaire des côtes semble avoir été exagéré, puisque sur 29 observations d'abcès et kystes suppurés suivis de fistules, réunis dans la thèse de Landard, la carie ne peut être considérée qu'une seule fois, comme ayant été la cause de la fistulisation.

Pour prévenir la fistulisation, il faut toujours dans le but d'éviter la rétention des liquides, maintenir aussi largement ouvert que possible l'orifice de marsupialisation et assurer un bon drainage aseptique de la poche, ce qui n'est pas toujours facile vu la longue période pendant laquelle les pansements sont nécessaires.

Lorsque la fistule est constituée, si le trajet est de petites dimensions, un simple curetage de ses parois, quelques cautérisations légères suffiront pour en amener l'oblitération ; mais si en arrière d'un orifice rétréci, il existe encore une cavité kystique appréciable, le meilleur traitement à employer est le débridement large de la fistule suivi d'un nettoyage complet de la cavité ; les lavages à l'eau salée bouillie ou à l'eau oxygénée peuvent rendre des services. Dans

---

1. Landard, *Fistules consécutives aux suppurations hépatiques*. Thèse de doctorat. Paris, 1901.

les cas où la rigidité des parois thoraciques serait incriminée, il faudra compléter l'opération par une résection de côtes ou du rebord costal, destinée à favoriser l'affaissement et l'accolement des parois du kyste. Si enfin la fistulisation était entretenue par une carie costale, la résection de la côte malade serait nécessaire.

Dans les cas de kystes postéro-inférieurs, opérés par la voie abdominale et mal drainés on pourrait imiter la conduite de Segond[1] qui pratiqua une *contre-ouverture lombaire* et obtint une guérison rapide.

On a signalé enfin comme complication éloignée de la marsupialisation, l'*éventration*, ayant pour cause la faiblesse de la paroi abdominale au niveau de l'ancienne cicatrice.

3° INCISION SUIVIE DE LA SUTURE ET DE LA RÉDUCTION DU KYSTE SANS DRAINAGE

Cette opération qui est de date récente, est décrite par les auteurs sous les noms d'*hépatotomie* ou de *kystotomie* par opposition à ceux d'hépatostomie ou de kystostomie donnés aussi à la marsupialisation. La méthode dont nous allons exposer la technique est encore souvent désignée sous la dénomination simple de *suture sans drainage* ou de *capitonnage* en raison du procédé de suture employé par Pierre Delbet pour combler la cavité du kyste.

L'opération consiste : 1° à *inciser* le kyste et à l'évacuer de son contenu ; puis 2° et suivant les auteurs, ou bien faire la *suture simple* de la partie incisée (Thornton, Bobrow), ou bien faire la *suture en capiton* de toute la paroi (Pierre Delbet). Dans tous les cas la cavité kystique ainsi fermée sera réduite dans l'abdomen sans drainage. On évitera donc les fistules généralement longues à se fermer, qui suivent la marsupialisation. Nous trouvons dans la thèse de Baraduc un exposé complet de la suture sans drainage, auquel nous ferons de larges emprunts.

Historique. — La priorité de cette méthode revient à Bond, qui, dès 1891, en avait indiqué la valeur ; aussi est-elle décrite par beaucoup d'auteurs sous le nom de « *méthode de Bond* ». « Certains kystes de l'abdomen, dit-il, dans lesquels il y a des difficultés pour suturer la

---

1. Segond. *Traité de Chirurgie*. Duplay et Reclus, 1898, 2ᵉ édition, t. VI, p. 1063.

2. Thornton. *Med. Times*, London, 1883, t. I, p. 89, et in thèse de Braine.

3. Bond. *Brit. med. Journal*, London, 11 avril 1891. Sur le traitement de l'échinococcose par l'incision et l'évacuation du kyste sans drainage, t. II, p. 795-796.

paroi du kyste à la surface du corps, peuvent être traités par l'incision et la réduction du kyste, pourvu qu'on prenne soin de vider complètement la cavité de son liquide et des débris de membranes élastiques qu'elle contient et de suturer les bords de l'incision. »

En 1892, Billroth[1] apportait au procédé de Thornton la modification suivante : après évacuation du kyste, avant de le suturer et d'en faire la réduction dans l'abdomen, il abandonnait dans son intérieur une émulsion iodoformée. Sa conduite fut imitée par O'Conor et par Bobrow[2] qui eut recours d'abord à la glycérine iodoformée, puis plus tard au chlorure de sodium, à la suite d'accidents provoqués par l'iodoforme.

En Australie, pays où les kystes hydatiques sont très fréquents, la suture sans drainage devint rapidement la méthode de choix et fut exécutée à ses débuts par Hamilton-Russel[3], Poulton[4], Barnett[5], Moore[6], etc...

Dans la République Argentine, la méthode avait été adoptée dès 1890 par Llobet[7] ; et depuis a été préconisée par A. Posadas[8] (de Buenos-Aires) en 1895 et 1899, par Varsi[9] 1900, etc...

En France, Chaput[10], l'avait appliquée à deux cas de kystes hydatiques et bientôt Pierre Delbet[11] imaginait de traiter les kystes hydatiques par un procédé qui diffère des précédents en ce que, avant de suturer la poche fibreuse, il cherche à réduire le plus possible la cavité en la *capitonnant*. Pierre Delbet pratiqua sa première opération le 13 décembre 1895 et présenta l'observation à l'Académie de médecine le 11 février 1896.

Actuellement, la suture sans drainage, avec ou sans capitonnage, est devenue une opération de pratique courante, et les faits publiés sont déjà nombreux ; on s'est attaché surtout dans ces dernières années à préciser les indications et les contre-indications de la méthode.

---

1. Billroth. *Cor. imp. et roy. de Med. de Vienne*, 20 mai 1892, p. 256.

2. O'Conor. *Glasgow med. J.* 1897, p. 343-349 et 354-357 (Sur quelques cas de chirurgie hépatique).

3. Hamilton-Russel. *Internat. Quaterly Journal*, février 1895.

4. Poulton. *The Austral. med. gaz.* Sidney, 1896.

5. Barnett. *The Austral. med. gaz.* Sidney. 1897.

6. Moore. *Intercol. med. Journ. of Austr.*, Melbourne, 1897.

7. Llobet. *Ann. Sanid. militar.*, Buenos-Aires, 1900, p. 568-580.

8. A. Posadas. *An. del Circulo Medico Argentino* 1895 (Th. de Baraduc Paris, 1898), et *Revue de Chirurgie*, Paris, 1899, p. 374.

9. Varsi. *An. del Circ. medico Argentino*, 1900, XXIII, p. 261-262 et XXVIII.

10. Chaput. 1894. Cité par Baraduc.

11. Pierre Delbet. *Académie de Médecine de Paris*, 11 février 1896.

Manuel opératoire. — Voici le manuel opératoire suivi par la plupart des chirurgiens : la laparotomie est pratiquée dans le point qui donne l'accès le plus direct sur la tumeur ; celle-ci est reconnue, et après protection du péritoine par des compresses, ponctionnée et évacuée aussi complètement que possible par aspiration. Puis le kyste est ouvert avec le bistouri ou les ciseaux ; cette incision de la membrane adventice est proportionnelle aux dimensions du kyste ; elle peut être limitée par des adhérences, mais en principe il faut qu'elle soit grande, très grande, dit Pierre Delbet. Dans sa communication à la Société de chirurgie, le 14 mars 1900, P. Delbet ajoute : « Hartmann en citant deux beaux succès de la méthode disait : « Je n'ai qu'une crainte, c'est de laisser quelquefois une petite hydatide. » Il a raison, cette crainte est légitime ; et le cas si intéressant de Peyrot montre qu'il faut la conserver alors même qu'elle ne semble pas de mise, alors même qu'on a enlevé d'une seule pièce la membrane germinative. Peyrot après avoir extirpé sans l'ouvrir la vésicule mère, a trouvé dans la même poche fibreuse deux vésicules exogènes. *Il faut donc pouvoir inspecter tous les recoins de la cavité.* Dans les grands kystes, je fais une incision suffisante pour y passer librement la main toute entière. On est sûr ainsi de ne rien oublier. On peut palper toutes les parois, et peut-être serait-il possible de reconnaître ainsi *la présence d'un second kyste adjacent au premier.* Routier a été assez habile pour le faire deux fois et il a ouvert le second kyste dans le premier. Cette juxtaposition de deux kystes ne semble pas très exceptionnelle, puisqu'on en a cité ici trois exemples. Aux deux de Routier, il faut ajouter en effet celui de Bouglé. Ce cas est du plus haut intérêt. C'est en passant son premier point de capiton, qu'il a découvert le second kyste. La piqûre de l'aiguille fit jaillir du liquide clair, et le second kyste était plus volumineux que le premier. En présence de ces circonstances difficiles, Bouglé ne renonce pas cependant au capitonnage. Il incise crucialement la cloison qui séparait les deux kystes, relève et fixe les quatre lambeaux de manière à transformer le double kyste en une poche unique. Puis, ayant agrandi l'incision, il fait le capitonnage, la suture totale sans drainage et guérit son malade en trois semaines. C'est un beau succès qui lui fait honneur. »

Quénu a également cité un fait où il découvrit successivement deux autres kystes à la partie supérieure et un quatrième à la partie inférieure de la première cavité kystique. Ces exemples montrent tout l'avantage qu'il y a à ouvrir largement le kyste.

Cependant Quénu[1] a proposé récemment de revenir aux petites incisions de la paroi abdominale, c'est-à-dire à des incisions de 3 à 4 et 5 centimètres au maximum. Cette étendue de 4 à 5 centimètres s'applique aux plans fibro-musculaires, car il importe peu que l'incision cutanée ait 1 ou 2 centimètres de plus... « Cette incision permet d'extraire les membranes des vésicules filles et suffit au nettoyage des plus gros kystes. » La petitesse de l'incision met à l'abri de l'éventration, surtout si l'on a soin lorsque l'incision est latérale d'écarter les fibres musculaires et non de les sectionner. On pourrait objecter à cette technique qu'elle fait méconnaître des kystes hépatiques multiples ; mais une incision même large ne permet pas toujours de reconnaître les kystes multiples à distance s'ils font peu saillie, et si leur saillie est accentuée la non-disparition de la voussure les ferait soupçonner et autoriserait en cas de doute l'agrandissement de la plaie abdominale (Quénu).

Puis le kyste est évacué de son contenu, vésicules filles et vésicule mère. Celle-ci est généralement facile à extraire ; on l'enlève parfois d'un seul coup ; d'autres fois elle se déchire, et on l'extirpe par lambeaux. Il y a cependant des cas où la membrane germinative ne peut plus se détacher des parois du kyste. Dans des cas analogues, Tuffier a eu recours avec succès au grattage de la poche, qu'il a lavée ensuite au sublimé. Ces grattages ne doivent être employés qu'avec circonspection, car ils peuvent ouvrir les vaisseaux sanguins et les canaux biliaires qui rampent près de la face interne de la paroi et pouvant devenir l'origine des épanchements intra-kystiques que quelques chirurgiens ont considéré comme un obstacle à la réduction sans drainage. Quant aux lavages, ils sont inutiles, puisque les kystes hydatiques sont stériles, et même comme l'a dit Pierre Delbet, ils sont plutôt nuisibles, car ils peuvent diminuer la résistance des éléments anatomiques, et amener une exsudation qui gênerait la rétraction de la poche.

La cavité du kyste est ensuite bien nettoyée et asséchée.

L'ouverture et l'évacuation du kyste doivent être faites avec certaines précautions dans le but d'éviter la *dissémination des germes spécifiques, leur greffe et leur pullulation secondaire.* C'est un point de technique opératoire dont on ne s'est pas suffisamment préoccupé jusqu'à ces derniers temps et sur lequel Dévé a eu le mérite d'attirer spécialement l'attention dans son article de la *Revue de Chirurgie* paru en 1902 auquel nous ferons de larges emprunts.

---

1. Quénu. *Bulletin de la Société de Chirurgie,* Paris, 1904, p. 953.

En effet nous avons vu précédemment que le scolex et les capsules proligères pouvaient, de même que les vésicules filles, donner naissance à de nouveaux kystes hydatiques. Il importe donc, — les faits cliniques et expérimentaux déjà cités le prouvent — d'éviter au cours de l'intervention sanglante, la dissémination hors de la poche et la persistance à l'intérieur de la poche, des germes spécifiques divers contenus dans la vésicule parasitaire.

Voyons d'abord dans quelles conditions se produit au cours de l'opération la dissémination des germes spécifiques ; nous étudierons ensuite quels sont les moyens à la disposition du chirurgien pour la prévenir.

Parmi les causes de dissémination, il faut citer d'abord la *ponction exploratrice* que des chirurgiens conseillent de pratiquer sur la table d'opération immédiatement avant l'intervention ; c'est là une pratique dangereuse, car à travers l'orifice de ponction si petit qu'il soit, le liquide peut filtrer entrainant avec lui le microscopique scolex. Cette dissémination serait encore aidée, au cours de l'intervention, par les manipulations qu'on est amené à pratiquer sur le kyste percé ; Dévé ajoute que König, qui a déjà signalé ce danger particulier de la ponction exploratrice préopératoire, rapporte un cas de Bremer, où le contenu du kyste avait eu le temps, au cours de l'intervention, de filtrer par le petit pertuis dans la cavité péritonéale, et un cas de Bertram, où l'orifice d'une ponction pratiquée trois jours avant l'opération, fut trouvée encore perméable et laissant sourdre le liquide hydatique.

La pratique de la ponction exploratricce faite même au moment de l'opération, doit donc être rejetée, à cause des dangers d'échinococcose secondaire auxquels elle expose le patient.

La dissémination des germes est surtout à redouter au cours des manipulations pratiquées après l'ouverture du kyste ; malgré les précautions prises pour isoler le kyste, à l'aide de compresses, on conçoit aisément que les scolex impalpables puisssent s'insinuer à travers le plus petit interstice, et se greffer soit dans le péritoine, soit sur la surface de section de la paroi abdominale ou dans le tissu cellulaire sous-cutané. « Les germes, écrit Dévé, se trouvent *englués* par la sérosité exsudée au niveau de la tranche de section des tissus, et surtout par le sang, dont la fibrine les emprisonne et les agglutine, en se coagulant. Ainsi s'expliquent les récidives, les

---

1. König. *Deutsch. Zeits. f. Chir.*, Leipzig, 1891, XXXI, 1.

greffes dans la cicatrice et dans le tissu cellulaire sous-cutané, dont un certain nombre d'exemples ont été rapportés. »

Enfin *la poche elle-même peut être contaminée*, voici dans quelles conditions : trop souvent, le chirurgien fend largement au bistouri à la fois l'enveloppe fibreuse du kyste et la membrane parasitaire ; pour pratiquer l'extirpation de la membrane-mère, qui est friable, il est obligé de la saisir avec une pince, et le plus souvent il ne parvient à en faire l'extraction que par morceaux ; du moment que cette membrane est déchirée, les germes (vésicules et scolex) qu'elle renfermait se trouvent mis au contact de la poche péri-kystique, or, s'il est possible d'évacuer les vésicules filles, qui sont cependant parfois très petites et peuvent passer inaperçues dans les anfractuosités de la poche fibreuse, il n'en est pas de même en ce qui concerne les autres germes, pour ainsi dire impalpables, que le chirurgien est exposé à abandonner dans la poche fibreuse suturée, et qui peuvent devenir le point de départ d'une récidive.

Pour prévenir l'éclosion de l'échinococcose secondaire post-opératoire, deux genres de moyens sont à notre disposition : les moyens mécaniques et les moyens chimiques ou parasiticides.

A. Moyens mécaniques. — Il en est parmi ces moyens qui sont insuffisants et auxquels cependant on doit recourir pour diminuer les chances de dissémination des germes spécifiques. C'est ainsi qu'il faudra garnir très exactement le champ opératoire de compresses destinées à isoler le kyste du péritoine et de la paroi abdominale. Mais quelles que soient les précautions prises, on conçoit aisément que le plus petit interstice entre les compresses soit suffisant pour permettre aux scolex de s'y insinuer.

De même, lorsque la membrane germinative s'est déchirée au cours de l'intervention, et que la poche fibreuse adventice est contaminée par le contenu du kyste, il importe non seulement d'évacuer, ce qui est relativement facile, les vésicules filles, mais encore de procéder à un nettoyage complet des éléments microscopiques représentés par les scolex. La poche fibreuse sera méticuleusement asséchée et frottée dans tous ses recoins, à l'aide de compresses sèches et de tampons montés ; certains chirurgiens ont même pratiqué le curettage de la paroi fibreuse, qui n'est pas sans dangers, car il expose à l'ouverture des canaux biliaires ou vasculaires qui rampent dans la paroi du kyste. Quelque soigneux que soit ce nettoyage mécanique, il est le plus souvent insuffisant et illusoire, et il ne peut prétendre enlever sûrement les germes invisibles semés dans la poche. L'exemple suivant emprunté à la thèse de F. Dévé, en est la preuve : « Il s'agit d'un kyste du foie qui, après avoir été ponctionné, avait été fendu largement au bistouri — enveloppe périkystique et membrane mère en même temps. — Cette dernière saisie avec une pince avait été enlevée en deux grands lambeaux sans avoir été déchiquetée : elle ne contenait pas de vésicules filles. On s'assura que la poche était complètement évacuée et on l'assécha soigneusement avec des tampons montés. Après quoi on ferma le sac par une suture en surjet. Il s'agissait d'une malade cachectique qui mourut vingt-quatre heures après l'opération ; à l'autopsie après avoir fait sauter le surjet nous avons prélevé sur la paroi froncée du kyste un large morceau de la capsule fibreuse. Or les coupes microscopiques nous ont montré la présence à la surface intérieure de la poche périkystique, d'un mince caillot, dans lequel se trouvaient emprisonnés de *nombreux scolex* : sur une quinzaine de coupes il en existait plus d'une centaine. Ainsi malgré le soin qu'on avait apporté à nettoyer la poche, elle renfermait encore après l'opération certainement plusieurs milliers de germes, dont chacun, à la rigueur, eût pu donner naissance à un nouveau kyste. » (F. Dévé).

Ces inconvénients ont conduit F. Dévé à préconiser une technique opératoire, qui réduit au minimum les chances de dessémination des germes. Cet auteur considère d'abord le cas simple où le kyste parasitaire est constitué par *une vésicule mère intacte qui renferme tous les germes* : « La manœuvre est la suivante : le kyste étant à nu sous le doigt du chirurgien, on en pratique la *ponction aspiratrice lente* [1] avec l'appareil Potain (trocart de moyen calibre), sans faire de pression sur le kyste. La ponction indique immédiatement si l'on a affaire

---

1. Quénu a apporté quelques modifications à la manière de faire la ponction aspiratrice : « Il nous a paru essentiel, dit-il, de se servir d'un très petit trocart ; les aiguilles risquent de blesser et de déchirer la membrane fertile, au moment où elle se plisse et revient sur elle-même de par l'évacuation : nous avons choisi le petit trocart de l'appareil Potain, mais débarrassé de tout ajutage.

« Nous avons, sur la canule du trocart (fig. 36), adapté un tuyau en caoutchouc bien maintenu par un fil peu serré, puis à une petite distance nous avons perforé obliquement le tuyau de caoutchouc avec la lame du trocart que nous avons conduite ensuite dans sa gaine. De la sorte, il suffit après ponction de retirer la lame entièrement, le petit trou fait dans le tuyau de caoutchouc s'efface par l'élasticité de celui-ci, et le liquide coule au dehors, sans qu'on ait besoin de faire aucune aspiration. A l'autre extrémité du tuyau est adapté un entonnoir en verre, capable de contenir 4 ou 500 grammes et gradué.

« Après la ponction, il suffit qu'un aide qui tenait l'entonnoir l'abaisse, pour recueillir le contenu du kyste et le mesurer approximativement. Il nous a paru plus simple d'utiliser un appareil courant dont les diverses parties ne puissent se séparer sous l'influence d'une manœuvre et créer ainsi une cause d'erreur. »

à la variété en question. Ces kystes en effet contiennent habituellement peu de vésicules filles et pas de débris hydatiques, de sorte qu'on évacue d'un trait, sans arrêts, tout le liquide limpide qu'ils contiennent; les choses se passent bien différemment quand on a affaire à l'autre variété de kystes. Le liquide cessant de couler dans le flacon aspirateur, on ferme le robinet de l'appareil afin de maintenir le vide dans la poche.

« Ayant confié à son aide le trocart (qui doit être maintenu bien

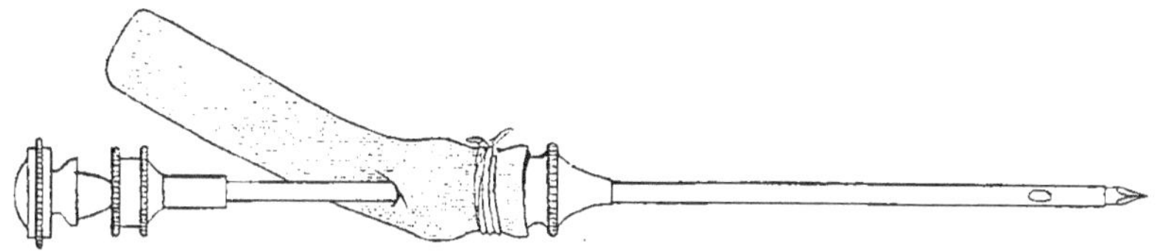

Fig. 36. — Dispositif adopté par Quénu pour faire la ponction aspiratrice.

immobile, pour ne pas agrandir l'orifice de ponction fait dans la membrane parasitaire fragile), l'opérateur incise délicatement à la pointe du bistouri l'enveloppe périkystique au niveau du point où pénètre le trocart, en s'aidant au besoin de deux pinces à forcipressure : il a soin de ne pas entamer la membrane mère. Dès qu'il a fait une brèche de 1 à 2 centimètres, il aperçoit la poche parasitaire blanche, flasque, s'étant spontanément décollée de l'enveloppe périkystique. Il peut ainsi, sans danger, agrandir largement aux ciseaux l'ouverture de la poche fibreuse. Dès lors il lui est facile d'enlever la vésicule affaissée et aspirée comme un ballon de caoutchouc autour du trocart. Pour ce faire, aucun instrument, aucune pince ne vaut la pulpe souple des doigts, lesquels tirant doucement sur la « membrane » parasitaire élastique, pratiquant une véritable *délivrance hydatique*, amèneront la poche au dehors, intacte, d'une pièce, le trocart encore en place sans qu'une goutte hydatique, sans qu'un seul scolex par conséquent, soit tombé hors de la vésicule mère. Nous avons maintes fois exécuté cette manœuvre fort simple sur les kystes hydatiques du foie et du poumon du mouton, où elle est cependant beaucoup plus délicate que chez l'homme à cause de l'extrême minceur de la membrane parasitaire et des irrégularités de la poche kystique chez ces animaux[1]. »

L'ablation de la vésicule mère *d'une pièce* avec tous les germes qu'elle contient, constitue incontestablement une manœuvre opéra-

1. F. Dévé. *Revue de Chirurgie*, Paris, 1902, p. 905-910.

toire destinée à rendre plus complète la prophylaxie de l'échinococcose post-opératoire[1].

Néanmoins pour remédier aux dangers de dissémination des germes spécifiques, qui résultent des manipulations pratiquées sur le kyste au cours de l'opération, la vésicule mère par exemple pouvant se rompre sous l'influence des tractions exercées pour son extraction, F. Dévé conseille de recourir à l'injection de substances parasiticides destinées à tuer les germes échinococciques, injection faite à l'intérieur du kyste immédiatement avant son ouverture.

B. Substances parasiticides. — Mais il fallait établir quelle était la substance qui, injectée, serait susceptible de stériliser le kyste et son contenu, sans provoquer de phénomènes d'intoxication et sans gêner la réunion par première intention. C'est ce que F. Dévé a recherché dans des expériences où il a fait subir à des vésicules filles et à des scolex l'action plus au moins prolongée de certains antiseptiques, et qui semblent avoir été corroborées par les faits cliniques récemment publiés par Quénu[2].

F. Dévé concluait de ses premières recherches que la vitalité des germes échinococciques était détruite par un contact de deux à trois minutes avec une solution de sublimé à 1 p. 1000 ou de formol à 1 p. 200. De nouvelles expériences, dit Quénu, ont montré à Dévé qu'avec une solution formolée à 1. p. 200 on ne peut être certain de tuer tous les germes, que la résistance des éléments hydatiques est vraiment considérable et que le coefficient de vitalité des germes ensemencés est variable suivant les échantillons.

Ces données ont conduit Quénu à utiliser dans plusieurs cas de kystes hydatiques qu'il a récemment opérés, une solution formolée à 1 p. 100, qu'il emploie en quantité suffisante et qu'il laisse en contact pendant cinq minutes avec la membrane fertile[3]. Dans une de ces observations où il avait retiré 1200 grammes de liquide hydatique, il injecta 350 grammes d'une solution de formol à 1 p. 100 ; la membrane parasitaire et les liquides retirés du kyste

---

1. La manœuvre conseillée et pratiquée par Posadas, qui consiste à énucléer la vésicule parasitaire avec son contenu liquide, sans l'avoir préalablement ponctionnée, est dangereuse, car elle expose à l'éclatement de cette véritable « boule d'eau » et à l'ensemencement hydatique que l'on cherche à éviter.

2. Quénu. *Bulletin de la Société de chirurgie*. Paris, 1903, p. 719.

3. Nardi rapportait dernièrement que Bondi (de Sienne) préconise pour l'injection intra-kystique préalable le fluorure d'argent à 1 p. 100. Cet antiseptique aurait « la plus énergique action parasiticide, sans offrir de dangers d'intoxication. » « Contributio alla cura dell'ecin. ipatico » *Clinica moderna*, 1904, 20 janvier, p. 26.

avant et après l'injection furent confiés à Dévé, qui pratiqua des inoculations et constata que dans ce cas, tous les scolex contenus dans la cavité du kyste avaient été tués par l'injection tænicide préalable [1].

Il semble donc qu'on puisse admettre que tout danger d'échinococcose post-opératoire peut être écarté avec un contact de cinq minutes d'une quantité suffisante de solution formolée à 1 p. 100. Mais il faut bien savoir qu'il est un certain nombre de cas, où les modifications précédentes apportées à la technique opératoire ne seront pas de mise : « La pratique que nous venons d'indiquer, écrit F. Dévé, est applicable aux seuls cas *où la tumeur parasitaire est constituée par une vésicule mère intacte occupant toute la poche* : nous avons hâte d'ajouter que ce sont les plus fréquents. Avant l'ouverture du kyste, on sera averti de cette disposition *par la ponction* qui, dans ces cas, permettra de retirer sans arrêt, sans à-coup, tout le liquide hydatique contenu dans la poche.

C'est qu'en effet, tous les kystes n'ont pas la constitution simple que nous avons envisagée jusqu'à présent ; il nous faut arriver maintenant à l'autre variété, à la « forme complexe », celle que présentent habituellement les vieux kystes. Nous n'allons plus trouver une vésicule mère intacte avec sa paroi blanche contenant tous les germes flottant dans son liquide limpide. Ce qu'on trouve ici, c'est un amas de vésicules filles de dimensions les plus variées, engluées au milieu de débris gélatineux, plus ou moins teintés par la bile, présentant parfois un aspect purulent qu'il ne faudrait pas prendre pour de la suppuration véritable. On chercherait en vain, en pareil cas, la membrane mère qui a donné naissance à ces multiples générations d'hydatides et qui leur a primitivement constitué une eonvelppe commune : elle est dégénérée, et c'est elle qui (avec les vésicules filles les plus âgées, ayant subi la même altération qu'elle) forme cette matière gluante, tremblotante et translucide décrite parfois sous le nom de « dégénérescence colloïde » du kyste hydatique.

La ponction évacuatrice pratiquée dans un tel kyste reste souvent « blanche » ; d'autres fois, le trocart ayant pénétré dans une vésicule fille plus ou moins volumineuse, le liquide caractéristique s'écoule d'abord ; mais cet écoulement cesse au bout de quelques instants ; le trocart, enfoncé plus avant, intéresse-t-il une nouvelle vésicule fille ? l'écoulement réapparaît quelques secondes, puis cesse, pour

1. F. Dévé. *Revue de Gynécologie et de Chirurgie abdominale*, 1904, p. 811, fait les mêmes constatations sur une opérée de Martin (de Rouen), après l'injection de formol.

reprendre après quelques mouvements imprimés au trocart, à moins que la lumière de celui-ci ne se trouve obstruée par quelques débris d'hydatides. On peut prévoir le contenu particulier de la poche, lorsqu'on observe ces incidents au cours de la ponction.

Le problème prophylactique qui nous occupe devient dès lors extrêmement complexe. Il n'y a plus d'enveloppe parasitaire commune qui permette d'enlever d'un coup les vésicules filles et le sable échinococcique ; les vésicules sont à même la paroi fibreuse périkystique. D'autre part il n'y a pas à songer à injecter un liquide parasiticide au milieu d'un tel magma. La main — qui est encore le meilleur instrument qu'on puisse employer pour évacuer le contenu — fait fatalement éclater dans la poche un certain nombre de vésicules filles : elle dissémine ainsi la poussière impalpable du scolex. En outre, quand on y regarde de près, on trouve presque toujours au milieu des débris gélatineux une multitude de petites vésicules filles à peine grosses comme des grains de millet. Ces germes, il est aisé de le concevoir, peuvent rester inaperçus, collés aux parois de la poche rugueuses, écailleuses, en partie calcifiées.

Que faire en pareil cas, pour prévenir la récidive ? Il va sans dire que le curage soigné de la poche sera pratiqué avant tout ; les éléments macroscopiques ayant été enlevés, la paroi fibreuse périkystique sera stérilisée avec des compresses stériles (nous rejetterions complètement l'usage de la curette). Mais ce nettoyage reste, au moins théoriquement, encore bien insuffisant. Ne devrait-on pas, quels que soient les inconvénients supposés ou réels du lavage, pratiquer ici une irrigation de la poche, avec une solution formolée par exemple ? On pourra peut-être se borner à toucher la surface interne de l'adventice avec une solution forte de formol ou encore avec du chlorure de zinc.

Sera-t-il prudent, dans un cas semblable, de pratiquer la réduction de la poche sans drainage ? Si l'on raisonne à priori, il est incontestablement plus sage de la marsupialiser, puisqu'on n'est pas sûr de l'avoir évacuée de tous ses germes spécifiques. Reste à savoir — et seule une expérience clinique suffisamment longue pourra le démontrer — si *pratiquement* il y a lieu de tenir si grand compte des germes qui restent fatalement dans la poche. Peut-être ne faudrait-il pas s'exagérer, dans ce cas, le danger de l'échinococcose secondaire post-opératoire » (F. Dévé).

La marche à suivre est donc assez mal déterminée pour les cas complexes ; au contraire dans les cas plus simples que nous avons primitivement envisagés, les modifications proposées dans la technique opératoire concernant les moyens mécaniques et les injections parasiticides, paraissent appelées à rendre de réels services ; néanmoins, pour qu'on puisse porter un jugement définitif sur leur valeur, il est indispensable que des faits nombreux et longuement suivis aient été publiés[1].

Quoi qu'il en soit, lorsque le kyste a été évacué de son contenu avec les précautions que nous avons indiquées, il faut traiter la poche fibreuse adventice qui reste.

S'il existe une *fistule biliaire*, c'est le moment d'examiner l'intérieur de la cavité pour en découvrir l'orifice et le suturer si la chose est possible. C'est d'ailleurs un cas exceptionnel. Dans une des observations rapportées par Pierre Delbet, l'incision du kyste dut être agrandie pour découvrir la fistule biliaire, qui était profondément située ; avec des aiguilles coudées et courbées on passa trois fils qui fermèrent avec succès la fistule ; la guérison radicale fut obtenue.

La conduite à tenir vis-à-vis de la poche fibreuse varie avec les chirurgiens :

Hamilton-Russell a conseillé de réduire le sac fibreux dans l'abdomen *sans le suturer*; le kyste reste à l'état de poche flottante, ouverte dans la cavité péritonéale ;

Thornton, Billroth, Bobrow, Varsi[2], Llobet[3], pratiquent la *suture simple de la partie incisée* et ne font aucun drainage de la cavité du kyste ; parmi eux, les uns fixent le kyste à la paroi abdominale après l'avoir fermé, les autres le laissent libre dans la cavité abdominale ;

Pierre Delbet réduit la poche sans drainage, après avoir pratiqué d'abord un *capitonnage* destiné à supprimer sa cavité et ensuite la suture de la partie incisée.

INCISION ET RÉDUCTION SANS SUTURE DE LA POCHE. — Cette opération a été exécutée par H. Russell, Moore, Syme, Bond, Ryan, Al. Posadas, etc. En France, Pierre Delbet, Ricard l'ont appliquée au traite-

1. Bien entendu, les mêmes précautions devront être prises pour éviter la dissémination des germes hydatiques, lorsque l'opérateur, au lieu de pratiquer la réduction sans drainage, fera la simple marsupialisation.

2. Varsi. *An. circ. med. Argentino*, Buenos-Ayres, 1900, p. 261-268.

3. Llobet. *Traitement des kystes hydatiques*. Ann. Sanid. militar., Buenos-Ayres, 1900, p. 568-580.

ment des kystes de petit volume. Récemment Mabit[1] l'a préconisée dans un article de la *Revue de Chirurgie* et a rapporté dix-huit cas de kystes de l'abdomen traités avec succès par cette méthode.

Voici, en quelques mots, la description du procédé opératoire : le kyste est découvert, isolé de la cavité péritonéale par des compresses et ponctionné ; après évacuation du liquide, la membrane adventice est incisée et la membrane mère extirpée. A ce moment, Mabit conseille d'irriguer la poche adventice à l'aide d'un jet assez fort d'eau boriquée, de façon à débarrasser le kyste de tous les débris qu'il peut contenir. Puis la poche est asséchée soigneusement à l'aide de compresses, et l'opérateur s'assure qu'il n'existe ni fistule biliaire, ni point saignant. On résèque alors les parties flottantes du kyste, c'est-à-dire tout ce qui est libre d'adhérences solides. Mabit, considérant que la résection doit être aussi large que possible, « n'hésite pas à réséquer les portions de membrane recouvertes de tissu hépatique, quand l'épaisseur de celui-ci ne dépasse pas deux ou trois millimètres. Le thermocautère et la compression ont facilement raison de la petite hémorragie qui se produit. »

Incision suivie de la suture simple de la partie incisée et réduction sans drainage. — Le principe est le suivant : après évacuation du kyste et extraction de la membrane germinative, le chirurgien doit refermer aussi exactement que possible l'incision faite à la paroi du kyste à l'aide d'une suture simple, puis réduire le kyste dans l'abdomen sans drainage.

La fermeture du kyste est assurée en suturant les lèvres de l'incision par des points séparés ou par un surjet ; il faut en tous cas, obtenir une fermeture hermétique. Les fils pourront être passés à la manière de Lembert, si les parois au voisinage de l'incision sont minces, et se laissent plisser ; le surjet est seul possible lorsque les parois sont rigides.

P. Delbet recommande, avant de terminer le surjet, d'aplatir la poche pour chasser l'air qu'elle contient. Si la suture est bien hermétique, la poche vide ne peut plus se dilater et la pression atmosphérique ou plutôt la pression abdominale suffit à en adosser les parois.

Certains auteurs parmi lesquels Billroth, O'Conor[2], Poulton[3], etc.,

---

1. Mabit. Contrib. à l'étude du trait. chirurg. des kystes hydatiques de l'abdomen. *Revue de chirurgie*, Paris, mai 1905, p. 587.

2. O'Conor. *Glasgow med. Journal*, 1897, p. 345.

3. Poulton. *The Australasian med. Gaz.* Sidney, 1896, p. 318.

abandonnent le kyste suturé dans l'abdomen, sans le fixer à la paroi abdominale ; d'autres au contraire, et parmi eux Thornton, Barnett [1], Stirling [2], Llobet, Varsi, Quénu (dans ses dernières opérations) Rasumowsky, etc., pratiquent la fixation à la paroi. Barnett dit : « J'unis les bords du kyste à la paroi abdominale, de telle sorte que si la suppuration survient, je puis facilement rouvrir le sac et y mettre un drain ». C'est en effet pour remédier plus facilement aux accidents de suppuration qui pourraient se produire dans la poche fibreuse avec toutes leurs conséquences, que la fixation du kyste à la paroi est faite. Elle a été réalisée de diverses façons : Llobet fixe le kyste à la couche musculo-aponévrotique de la paroi abdominale ; il fait donc deux plans de sutures : le premier comprend

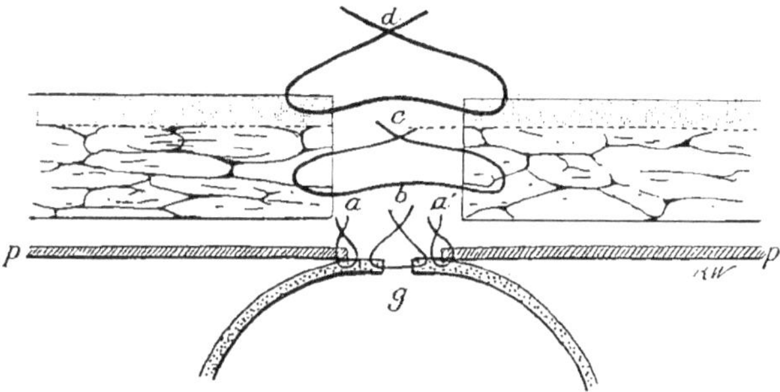

Fig. 37. — Fixation de la poche, d'après Varsi.

les muscles et la paroi du sac ; le second est exclusivement cutané. Si un épanchement de pus ou de bile se produit à l'intérieur du sac ainsi fixé, il sera facile pour l'évacuer, et éviter l'inoculation du péritoine, d'enlever deux ou trois points de suture, d'écarter les lèvres de la plaie et du kyste à l'aide d'une sonde cannelée et de drainer avec un gros tube.

Varsi reproche au procédé de Llobet de favoriser les éventrations par suite de l'interposition des lèvres de la poche périkystique entre les lèvres de la plaie abdominale ; pour éviter cette complication ultérieure, il suture la poche fibreuse adventice au péritoine pariétal, et procède comme l'indiquent les figures 37 et 38, mieux qu'aucune description ne saurait le faire.

La paroi est reconstituée en trois plans : 1° plan profond, com-

<hr>

1. Barnett. *The Australasian med. Gaz.*, Sidney, 1897, p. 222.
2. Stirling. *Internat. med. J. of Australasia.* Melbourne, mai 1897, p. 221, p. 231.

prenant à la fois le péritoine pariétal et la membrane adventice ; 2° plan musculo-aponévrotique et 3° plan cutané. La suture du kyste est ainsi juxtapariétale et extrapéritonéale. La suture de la poche au péritoine pariétal serait applicable même aux kystes postéro-inférieurs, le péritoine se laissant décoller facilement des autres plans de la paroi abdominale.

Cette fixation du kyste à la paroi est-elle utile ? Dans des cas cités par O'Conor, Poulton, Ch. Monod[1], Quénu, Bazy[2], le kyste, qui n'avait pas été fixé, suppura, contracta des adhérences avec la paroi et s'ouvrit comme un vulgaire abcès. Il semble donc que des adhérences aient généralement le temps de se produire pour protéger le péritoine, qui du reste est abrité momentanément par les sutures faites à la poche. Néanmoins, comme l'irruption du pus

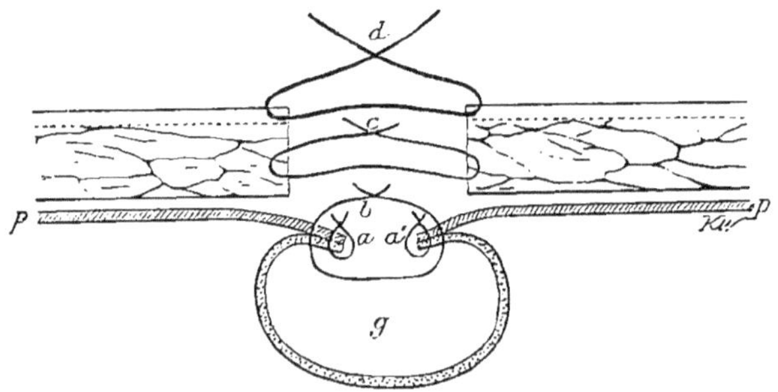

Fig. 38. — Fixation de la poche, d'après Varsi.

dans le péritoine est toujours à redouter, il est plus prudent de suturer la poche à la paroi, bien qu'on ait admis que la fixation du kyste pouvait être nuisible en créant des adhérences, susceptibles d'immobiliser le foie en position vicieuse ou de provoquer des douleurs.

Avant de fermer le kyste par la suture, on a parfois introduit et abandonné dans sa cavité une substance antiseptique : Billroth, O'Conor se sont servis d'une émulsion iodoformée ; Bobroff, de glycérine iodoformée, puis plus tard de chlorure de sodium. C'est là une pratique dangereuse, qui n'empêche pas le kyste de suppurer (cas de O'Conor) et qui expose à des accidents d'intoxication par résorption du produit antiseptique (cas de Bobrow). Du reste Bobrow

1. Ch. Monod. *Discussion à propos des kystes hydatiques.* Bulletin de la Soc. de Chirurgie, Paris, février 1900, p. 191.

2. Quénu, Bazy. *Discussion à propos des kystes hydatiques.* Bulletin de la Soc. de Chirurgie, Paris, p. 10, p. 14, p. 59 et p. 60.

n'a pas tardé à reconnaître l'inutilité du procédé et s'est contenté
de fermer simplement le sac fibreux par des sutures. L'expérience
prouve que la cavité qui persiste après l'ablation de la vésicule mère,
peut être négligée sans inconvénient ; comme l'a admis Garré, une
transsudation de liquide dans la poche est possible, mais celui-ci
se résorbe secondairement, tandis que la poche se rétracte.

Incision avec suture et capitonnage de la poche. — Lorsque la
poche a été incisée, évacuée et asséchée, Pierre Delbet s'occupe de
supprimer sa cavité.

Voici comment il décrit sa technique opératoire [1] :

« Pour supprimer la cavité du kyste, je la capitonne et je la suture ;
le capitonnage consiste à accoler les deux parois par des fils de
catgut passés dans leur épaisseur. Avec des aiguilles à pédale coudées
et très courbes je passe un gros catgut dans l'une des deux parois. Ce
fil entre et sort par la face interne, embrochant une épaisseur de
tissu suffisante pour que ce point d'appui soit solide.

« Il n'est pas nécessaire que cette épaisseur soit considérable, car
la membrane adventice est résistante ; quelques millimètres suffisent. En revanche je m'applique à ce que l'aiguille chemine longuement dans la paroi même de façon que l'orifice d'entrée et l'orifice
de sortie soient éloignés de un centimètre et demi à deux centimètres
et même davantage. Je passe ensuite le même fil de la même façon
au point symétrique de la paroi opposée. Les deux chefs du fil sont
saisis dans des pinces. Il ne faut pas faire le nœud immédiatement
car il deviendrait alors presque impossible de passer les autres fils.

« Je place ainsi 2, 3 ou 4 fils en commençant par les plus profonds. Grâce au long cheminement de chaque fil dans la paroi,
on arrive à supprimer la cavité d'un kyste considérable avec un
petit nombre de points. Je ne cherche pas du reste à obtenir une
suppression totale de la cavité, ni à affronter les deux parois opposées
dans toute leur étendue. Il importe assez peu qu'il reste par places
quelques millimètres entre les deux parois.

« Le capitonnage terminé, je ferme l'incision de la membrane
adventice. Un surjet suffit pour cela, si les parois sont assez minces
pour se laisser plier, je passe le fil à la manière de Lembert. Si les
parois sont rigides je fais un surjet ordinaire. Les points de Lembert
me paraissent préférables en principe.

1. In thèse de Baraduc, p. 59. — P. Delbet a décrit à nouveau son procédé
dans les Bulletins de la Société de Chirurgie, Paris, 1900, p. 302.

« Dans mes premières opérations par le capitonnage et la suture, je me suis efforcé de réséquer la plus grande étendue possible de la membrane adventice. Puis j'ai vu la rétraction même des kystes volumineux se faire si complètement et si rapidement que je considère les résections partielles comme absolument inutiles. Si la membrane est très mince au niveau où elle a été incisée, il n'y a certes aucun inconvénient à les enlever. Mais pour peu que la paroi soit épaisse, qu'il existe des adhérences gênantes, il faut recourir à la résection partielle de la membrane adventice. Il est absolument inutile de détacher péniblement des adhérences qui sont presque toujours très vasculaires, de s'exposer si la paroi est très épaisse à blesser des organes importants, comme cela m'est arrivé pour la vésicule biliaire, en un mot il est absolument inutile de se donner la moindre peine, pour faire une résection qui ne hâte pas la guérison d'un jour.

« Le kyste capitonné et suturé, je le réduis dans l'abdomen et je suture la paroi abdominale sans faire le moindre drainage. Le kyste n'étant nullement fixé à la paroi abdominale, il peut se rétracter librement, et les organes reprennent leur fonction normale. » (Pierre Delbet.)

Defontaine (du Creusot) a employé une technique opératoire très analogue à celle de P. Delbet.

Il propose d'opérer de la façon suivante, en se servant de fils de soie (n° 2 ou n° 3) ou de gros catguts stérilisés :

« Le fond de la poche étant rendu accessible à l'aide d'écarteurs qui l'étalent et le transforment en surface aussi plane que possible, l'aiguille prenant un point du fond de la poche pénètre dans les tissus, en ressort pour y pénétrer de nouveau à deux centimètres plus loin, en ressortir définitivement et entraîner un fil. Les deux chefs de ce fil étant serrés, noués et coupés, il existe au-dessus et au-dessous du nœud deux crêtes saillantes que d'autres points séparés réunissent, constituant ainsi une première et profonde rangée de sutures perdues. La profondeur de la poche est diminuée d'autant.

« Son fond rétréci est traité de même par l'application d'une deuxième rangée de sutures perdues. En continuant ainsi, prenant soin non pas de faire des rangées de sutures régulières, mais bien de ne laisser sans suture aucune partie de quelque étendue, aucune cavité virtuelle pouvant se transformer par l'accumulation du liquide en cavité réelle, on voit peu à peu la profondeur de la poche diminuer, sa largeur se rétrécir, et on arrive à son orifice que l'on ferme à son tour. La cavité kystique est ainsi réellement oblitérée » (Defontaine[1]).

L'incision suivie de suture, avec ou sans capitonnage, telle que nous venons de la décrire, est évidemment une opération idéale, puisqu'elle amène une guérison rapide et qu'elle supprime les inconvénients de la marsupialisation tels le drainage, la fistulisation prolongée, qui trop souvent devient l'origine d'infection avec cholérrhagie hémorrhagies secondaires, etc. Nous verrons ultérieurement en traitant des indications opératoires que cette opération n'est malheureusement pas applicable à tous les cas.

Parmi les *complications* possibles, il faut citer d'abord le danger qu'il y a de blesser, avec l'aiguille qui sert au capitonnage, les gros troncs veineux qui sillonnent fréquemment la paroi fibreuse du kyste et qu'il est impossible de repérer à l'avance.

On a signalé à la suite de l'intervention, la *suppuration* de la poche réduite[2] ; cette suppuration est imputable le plus souvent à une faute d'asepsie ; mais il n'est pas douteux qu'elle puisse se produire en dehors de toute faute opératoire. L'infection est alors d'origine biliaire ; elle est la conséquence d'une cholérrhagie secondaire intra-hystique. La suppuration se produit le plus souvent dans le premier mois qui suit l'opération, mais on l'a vue survenir quelquefois à une période plus éloignée (3 mois, 4 mois, et jusqu'à 7 mois). Nous avons déjà dit que dans les cas cités par O'Conor, Poulton, Ch. Monod, Quénu, Bazy, etc., on était intervenu pour faire sauter les sutures, ou bien la poche s'était d'elle-même ouverte à l'extérieur et les malades s'étaient trouvés dans la même situation que si on avait fait le marsupialisation. Cette complication n'eut pas de suites fâcheuses, puisque tous guérirent. Mais il n'en a pas toujours été ainsi : Vegas et Cranwell ont vu la mort survenir par péritonite aiguë consécutive à la rupture de la poche suppurée dans la séreuse ; et un malade mourir sublitement d'embolie pulmonaire à la suite d'une thrombose de la veine cave voisine d'un kyste suppuré.

Pierre Delbet dans sa première opération, en voulant réséquer une portion de la membrane adventice, ouvrit du premier coup de ciseaux, une cavité tapissée de muqueuse qui était comprise dans

---

1. Defontaine. *Chirurgie du foie. Archives provinciales de Chirurgie*, Paris, 1897, p. 32.

2. La suppuration de la poche réduite est une complication assez fréquente. Nous constatons en effet dans la statistique de Vegas et Cranwell que sur 152 cas où la « suture suivie de réduction sans drainage » a été appliquée au traitement des kystes hydatiques du foie, la suppuration s'est produite 52 fois.

l'épaisseur de la paroi kystique ; c'était la *vésicule biliaire* allongée et méconnaissable ; il la sutura avant de faire le capitonnage et la malade guérit.

Les *hémorrhagies secondaires* peuvent être observées : Quénu en a signalé un exemple.

Dans quelques cas, on a vu se produire un *écoulement de bile* au niveau de la plaie abdominale dans les jours qui ont suivi l'opération. Varsi parle d'une malade qu'il trouva inondée de bile, et Quénu a vu se produire un léger écoulement biliaire, qui persista pendant une dizaine de jours. Des adhérences s'étaient faites entre l'ouverture kystique et la paroi abdominale, qui avaient permis à la bile de s'écouler directement au dehors, sans que la cavité péritonéale fût envahie. Vegas et Cranwell, Guinard, Bazy, Arrou, etc., ont observé cette cholérrhagie consécutive à la réduction de la poche. Généralement cette complication n'a pas eu de suites fâcheuses; la bile s'est évacuée spontanément au dehors par un orifice fistuleux qui a persisté pendant un temps assez court, ou bien le kyste fut réouvert, drainé et la guérison obtenue peu à peu par oblitération de la cavité.

Dans un cas où le kyste envahi par la bile formait une voussure aussi prononcée que lors de la première opération, Guinard se contenta de faire une ponction aspiratrice, et put extraire plus d'un litre de bile pure, claire et transparente ; la guérison fut définitive.

4° DES DIVERS PROCÉDÉS D'ABLATION TOTALE DU KYSTE

Parmi les méthodes exceptionnelles de traitement des kystes hydatiques du foie, il faut citer l'*extirpation* et l'*énucléation*, qui sont évidemment des méthodes de traitement idéal, parce qu'elles permettent d'obtenir une guérison rapide et radicale et qu'elles mettent l'opéré à l'abri des inconvénients de la marsupialisation, mais qui ne sont applicables qu'à un nombre de cas restreint.

Énucléation.

Vigneron, en 1895, a fait de l'*énucléation des kystes hydatiques du foie*, le sujet de sa thèse inaugurale. « Par énucléation, dit cet auteur, il faut entendre une opération qui consiste, le ventre une fois ouvert, à extraire du parenchyme hépatique ou des tissus ambiants la tota-

lité de la paroi kystique après en avoir ou non évacué préalablement
le contenu, extraction qui est obtenue grâce à un travail de simple
décollement, ou de dissection, ou même de décortication, suivant
les caractères anatomiques du kyste. » En somme l'énucléation comporte « l'extirpation totale de la tumeur parasitaire, *y compris sa
tunique adventice*. » (Jaboulay et Rollet).

Cette opération que Lawson-Tait pratiqua le premier, le 7 mai 1885,
a été plusieurs fois exécutée depuis cette époque ; nous pouvons citer
les observations de J. Lucas Championnière 1885, Whitehead 1886,
S. Pozzi 1888, Tricomi 1891, Martin 1892, Bruce Clarke, Marchand,
Tansini 1893, Morgan, Ricard 1895, etc...

Technique opératoire. — L'intervention peut être précédée dans
certains cas où le kyste est recouvert d'une couche de tissu hépatique plus ou moins épaisse d'une véritable *hépatotomie*. C'est ce
que fit S. Pozzi qui dut inciser au thermocautère une languette de
foie épaisse de deux centimètres.

L'*énucléation*, selon la définition même de Vigneron, sera subor-
donnée aux caractères anatomiques de la poche et surtout à sa consistance. Elle pourra être obtenue par simple décollement, par dissection ou par décortication. On ponctionnera d'abord ou on incisera
le kyste pour évacuer son contenu et amener sa rétraction ; puis on
procédera à l'énucléation, si elle est reconnue possible, soit par suite
de la résistance suffisante de la poche (paroi ni trop molle ni trop
rigide), soit par la facilité de trouver un plan de clivage (Vigneron).
Deux doigts de la main gauche seront introduits dans le kyste pour
tendre sa paroi, tandis que la main droite procédera à la dénudation
de la face externe, en s'aidant au besoin d'instruments. La séparation
sera parfois obtenue par un simple décollement poursuivi avec les
doigts, rapidement et sans aucune difficulté ; c'est ce qui arriva au
moins chez deux opérés de Bruce Clarke. Mais plus souvent la séparation sera rendue très difficile par l'existence d'adhérences unissant
le kyste à l'intestin, au mésentère, à la vésicule biliaire, à la rate
même et au milieu desquelles on cherchera en vain un plan de clivage qui le plus souvent n'existe pas. C'est par une véritable dissection faite avec prudence, qu'on parviendra alors à énucléer le kyste.
Chez un opéré de Marchand, la tumeur était recouverte de nombreuses adhérences épiploïques qui furent détruites; « il existait en
outre des adhérences intestinales, mésentériques, spléniques même
qu'il fut très difficile de détruire et qui nécessitèrent de nombreuses

ligatures. Le kyste tenait à la face inférieure du foie par une large
adhérence qui occupait tout le lobe gauche et arrivait à la vésicule
biliaire; cette dernière fut séparée par une dissection minutieuse et
un clamp fut appliqué sur le reste de l'adhérence. Le kyste était complètement séparé mais il restait une cavité traumatique considérable
limitée par la rate, les anses intestinales agglutinées, la face inférieure
du foie, le mésentère, le bord inférieur de l'estomac. » Les mêmes difficultés ont été rencontrées chez leurs opérés par J. Lucas Championnière et S. Pozzi. Bouilly, Ch. Monod, Thornton durent même renoncer
à l'énucléation à cause des adhérences et de la crainte des hémorrhagies. Ces hémorrhagies en effet sont à redouter.

Dans un récent arti-cle, F. Dévé [1] étudiant les rapports des kystes hydatiques du foie avec le système veineux cave, insiste sur la présence fréquente, au contact des kystes, dans l'épaisseur même de leur paroi fibreuse, de troncs veineux souvent volumineux, qui sont impossibles à repérer et à prévoir (fig. 39). Si une hémorrhagie abondante venait à se pro-duire, il faudrait tenter de l'arrêter par la ligature des vaisseaux, par la thermo-cautérisation ou mieux le tamponnement de la plaie.

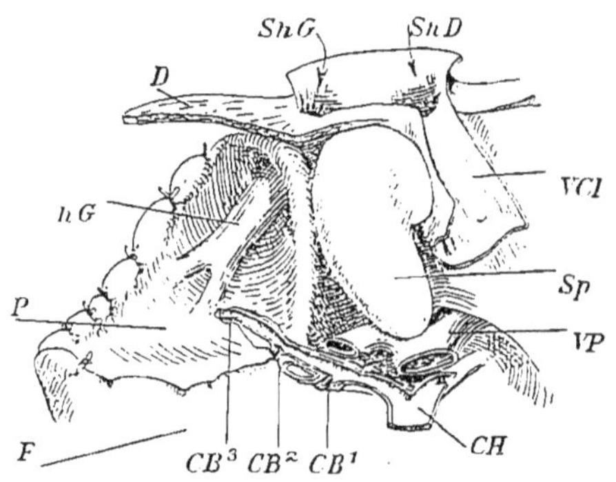

Fig. 39. — Poche résultant de l'énucléation d'un
kyste hydatique du lobe gauche du foie.

F, face inférieure du lobe gauche du foie ; P, poche kystique ; D, diaphragme ; CH et CB, canal hépatique et voies
biliaires incisées ; SHG, veine sus-hépatique gauche mise
à nu, CB³, canal biliaire de 3ᵉ ordre ouvert dans la poche
(d'après Dévé).

Quoi qu'il en soit si l'énucléation a été menée à bonne fin, on peut,
lorsque la disposition des parties le permet, à l'exemple de S. Pozzi,
Tansini, Ricard, songer à combler la vaste loge hépatique qui résulte
de la suppression du kyste *en rapprochant ses parois* par des sutures,
comme nous avons conseillé de le faire à la suite de l'extirpation des
tumeurs du foie. Les faces opposées de la perte de substance sont
réunies par des points de suture hépato-hépatiques, tandis qu'une
série de points séro-séreux peuvent amener en contact les lèvres du
péritoine hépatique. Le foie suturé peut être fixé à la paroi abdomi-

1. *Bull. de la Société anatomique*, Paris, 1903, p. 185.

nale, comme l'a fait S. Pozzi, ou de préférence réduit dans l'abdomen comme l'on fait Tansini et Ricard. La suture de la brèche hépatique a l'avantage de restituer l'organe autant que possible en son état primitif, de renforcer l'hémostase, de favoriser la séparation rapide des tissus, de prévenir les accidents de cholerragie.

Dans tous les cas l'opération, devra être terminée par un drainage sérieux de l'abdomen.

Bien que les résutats obtenus dans les différents faits publiés aient été satisfaisants, puisque la mortalité est presque nulle et que la seule complication observée est la persistance d'une fistule chez l'opéré de Whitehead, il faut reconnaître que l'opération ne s'exécute pas sans difficultés. L'isolement du kyste des parties voisines avec le doigt ou avec les instruments, est pénible et délicat, parfois même très dangereux à cause des hémorragies auxquelles expose la friabilité du tissu hépatique et de la déchirure des organes voisins.

Il n'existe pas en effet de plan de clivage entre la membrane adventice du kyste et le tissu du foie. Il n'est pas impossible, il est vrai, de créer plus ou moins péniblement un clivage dans l'épaisseur de la membrane adventice; mais une pareille manœuvre expose à la blessure des vaisseaux biliaires et sanguins qui rampent dans cette membrane.

Extirpation.

L'extirpation totale des kystes hydatiques a été faite dans deux circonstances différentes :

1° Lorsque le kyste complètement extériorisé est *pédiculé*, flottant dans l'abdomen, et qu'une simple ligature peut être placée sur son pédicule avant d'en faire la section ; l'opération rappelle par sa simplicité l'ablation d'un kyste de l'ovaire ;

2° Lorsque le kyste, quoique implanté plus largement sur le tissu du foie, est susceptible d'être enlevé grâce à une *résection* plus ou moins étendue de cet organe.

L'extirpation ne saurait être tentée que lorsque le kyste est libre d'adhérences ou présente des adhérences faibles avec les organes voisins.

La section simple du pédicule après ligature a été faite dès 1879 par Jacoby, puis en 1881 par Balls-Headley et en 1883 par Bird. En France, la première ablation totale d'un kyste de ce genre fut faite par F. Terrier en 1885 ; depuis, plusieurs observations ont été publiées : Segond 1887, Postempski, Tricomi et Valeggia, Praskin 1891, Schwartz, Bandandi, Doyen 1892, Beckhaus, Clarke 1893, Jones 1894, etc...

L'opération sera faite dans les conditions suivantes : le kyste est vidé et attiré au dehors après que les adhérences, si elles existent, ont été libérées ; le pédicule est lié autant que possible en deux parties ; la figure 40 empruntée à Doyen montre la disposition du nœud fait pour assurer l'hémostase du pédicule d'un kyste hydatique ; la ligature sera faite, comme pour les résections, de préférence avec de la soie plate assez forte ; le pédicule sera alors sectionné au thermocautère ; et on s'assurera avant de le réduire dans l'abdomen qu'aucun vaisseau ne donne du sang. L'hémorrhagie en effet est la seule

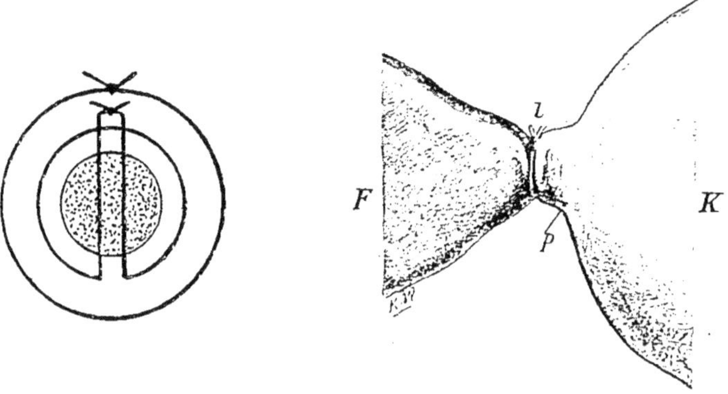

Fig. 40. — Ligature placée sur le pédicule d'un kyste hydatique du foie.
(Procédé de Doyen.)

complication à redouter. Certains auteurs considèrent même qu'il est plus prudent de fixer le pédicule à la paroi.

Dans un certain nombre de cas, de *véritables résections* du foie ont dû être pratiquées pour extirper des kystes hydatiques. En 1892, Keen a publié une statistique des faits connus à laquelle il faut ajouter quelques observations plus récentes ; nous citerons les cas de Loreta et Garré 1888, Ruggi 1889, Boggi, 1889, Vohtz 1889, Decès 1890, Tansini 1891, Terrillon 1891, Cunéo 1891, Depage 1897, Petersen 1898, Krause 1898, etc...

Les divers procédés de résection décrits à propos des tumeurs du foie dans notre premier volume, p. 204 et suivantes sont applicables ici ; nous n'y insisterons pas à nouveau. Nous donnerions la préférence aux procédés de résection en un temps et à la ligature en chaîne intra-hépatique qui a fait ses preuves.

II. — INDICATIONS ET RÉSULTATS OPÉRATOIRES

La nécessité d'intervenir chirurgicalement, lorsque le diagnostic de kyste hydatique du foie est posé, est généralement admise aujourd'hui.

On reconnaît en effet l'inefficacité constante du traitement médical, dont nous n'avons parlé précédemment que pour mémoire; on sait aussi combien sont exceptionnels les cas où la guérison spontanée a été observée : la marche du kyste est envahissante; il progresse sans cesse exposant le malade aux nombreuses complications précédemment étudiées, il faut donc lui opposer une thérapeutique active et intervenir à une époque aussi rapprochée que possible du début d'apparition de la tumeur, si l'on veut obtenir une guérison sûre et rapide.

Trois méthodes de traitement restent actuellement en présence, la *ponction évacuatrice* suivie ou non d'injection parasiticide, la *marsupialisation, l'incision suivie de la suture du kyste avec ou sans capitonnage.*

Ce sont ces trois méthodes dont il nous faut apprécier la valeur et poser les indications.

L'*énucléation* et l'*extirpation* constituent des méthodes d'exception, qu'on aura bien rarement l'occasion de mettre en pratique.

La *ponction* est un moyen thérapeutique simple, à la portée de tous et qui a donné incontestablement de nombreux succès ; mais nous verrons bientôt que malgré sa simplicité et son apparente bénignité, elle est passible de reproches sérieux, qui actuellement lui font préférer dans presque tous les cas la méthode sanglante.

La ponction peut être pratiquée, nous l'avons vu, sous forme de ponction évacuatrice simple ou de ponction évacuatrice suivie d'injection parasiticide. Dans aucun cas, la ponction évacuatrice ne saurait être partielle, car cette manière de faire expose à la pénétration du liquide hydatique dans le péritoine avec toutes ses conséquences. La ponction sera donc toujours aussi évacuatrice que possible. Jamais elle ne devra s'adresser à un kyste suppuré, sous peine de provoquer une péritonite rapidement mortelle.

Murchinson[1] cherchant à apprécier les résultats de la ponction évacuatrice admet dans sa statistique que sur 103 cas, il y a eu

1. Murchinson. *Maladies du foie,* Paris (Trad. Cyr). 1878.

80 guérisons, 16 cas suppurés et guéris chirurgicalement, et 7 morts. Demars[1], dans sa thèse, sur 25 cas qu'il rapporte, note 14 guérisons, 2 guérisons après suppuration, 6 échecs et 3 morts (2 subites, 1 par péritonite). Davies admet même que la ponction aspiratrice donne une mortalité de 78 p. 100.

Ces statistiques montrent, et on pourrait en citer d'autres, que la ponction est capable de fournir dans bon nombre de cas des résultats heureux ; parmi les guérisons, il en est d'incontestables, qui ont été constatées plusieurs années après l'intervention. Il ne suffit pas en effet pour affirmer la guérison de suivre les malades seulement pendant quelques mois après la ponction ; les récidives sont fréquentes et c'est seulement au bout de plusieurs années qu'on peut considérer le résultat comme définitif.

La méthode des ponctions est en effet une méthode *infidèle*, et il est plus d'un kyste traité par la ponction et considéré comme guéri, qui a récidivé au bout de quelques années. En cas de récidive après la ponction, le kyste est presque toujours compliqué, circonstance qui rend plus difficile l'intervention chirurgicale secondaire.

La récidive n'est pas le seul argument qu'on puisse invoquer contre la ponction; on a dit avec raison, qu'elle était souvent *impraticable*, et dans bien des cas *dangereuse* :

Impraticable, lorsque le kyste est bourré de vésicules filles qui venant oblitérer l'orifice du trocart, s'opposent parfois totalement à l'issue du liquide ou ne permettent qu'une évacuation incomplète du kyste, rendant ainsi la ponction plus nuisible qu'utile ;

Dangereuse, parce qu'elle expose à des complications graves qui malheureusement ne sont pas très rares. Parmi ces complications, il faut d'abord citer les accidents infectieux qui sont la conséquence d'une faute d'asepsie ; le kyste infecté par la ponction suppure et peut provoquer une péritonite mortelle, à moins qu'une intervention chirurgicale secondaire ne parvienne à enrayer les accidents. Ces accidents infectieux, jadis très fréquents, sont évitables aujourd'hui et devenus exceptionnels. Mais il est des cas où, malgré une asepsie rigoureuse, la suppuration peut succéder à la ponction; elle reconnaît alors pour origine une cholérrhagie septique *a vacuo*.

Comme toutes les méthodes aveugles, la ponction expose à la blessure des organes voisins du kyste; la veine porte, le foie lui-même, l'intestin, la vésicule biliaire peuvent être atteints et devenir l'ori-

---

1 Demars. Des kystes hydatiques du foie. Thèse de doctorat, Paris, 1888-89.

gine d'hémorrhagies graves intra-péritonéales ou d'accidents septi-
cémiques mortels, et il faut bien reconnaitre que même entre les
mains les plus expérimentées ces accidents ne sont guère possibles à
éviter; dans les cas en apparence les plus favorables, où le kyste
fait saillie en avant, l'accident est possible. Pierre Delbet a publié
« l'observation d'un kyste d'apparence superficielle qu'il a guéri par
le capitonnage, et dont les dispositions étaient telles que si on avait
fait la ponction, l'aiguille aurait traversé des anses intestinales adhérentes, avant d'entrer dans le kyste ».

Schwartz ayant ponctionné un kyste après laparotomie, constate
que : « la ponction amena l'issue d'un jet de sang tel qu'il eut peur
d'avoir blessé un gros vaisseau. Il fit immédiatement le tamponnement et n'alla pas plus loin. » On peut se demander ce qui fût advenu,
si la ponction avait été pratiquée au travers de la paroi abdominale.

La ponction est aussi une méthode *imparfaite*, qui évacue un
kyste, mais en abandonne, dans le foie, plusieurs autres, en contact
immédiat avec le premier; et nous savons que les kystes multiples
du foie ne sont pas rares.

Enfin la ponction même totale expose toujours à la pénétration du
liquide hydatique dans le péritoine, nous avons montré précédemment quels accidents retoutables pouvait provoquer dans certains
cas l'irruption d'une quantité insignifiante de liquide kystique
dans la séreuse péritonéale. Nous avons vu que ces accidents qui se
manifestent dans les cas les plus bénins par une simple poussée
d'urticaire, pouvaient aboutir parfois à une mort rapide et qu'ils
dépendent non seulement de la toxicité du liquide, mais aussi de la
façon dont le sujet réagit. Or la toxicité du liquide et la susceptibilité
particulière du sujet sont deux facteurs qu'il nous est impossible de
prévoir avant de faire la ponction.

De plus, il est bien démontré aujourd'hui, depuis les travaux de
von Alexinsky, de F. Dévé, etc., que si le liquide hydatique seul est
incapable de reproduire un kyste hydatique, il le devient dès qu'il
contient des éléments figurés : soit des scolex, soit des vésicules proligères. Ainsi donc, alors que le liquide filtré dans le péritoine ne
déterminerait pas d'intoxication, il est encore susceptible de provoquer l'apparition d'une greffe péritonéale ou d'une greffe de la plaie
pariétale créée par le trocart.

C'est ce qui advint chez un malade de Krause[1], qui deux ans aupa-

1. F. Krause. *Berlin. klin. Wochenschrift*, 2 septembre 1889, p. 769-771.

ravant avait subi une ponction de son kyste ; le ventre ne tarda pas
à grossir et lorsque Krause fit la laparotomie, il trouva l'abdomen
« rempli de petites tumeurs en partie fluctuantes dont les dimensions
oscillaient entre un œuf de pigeon et une orange ».

C'est un nouvel argument à invoquer contre la ponction, car après
cette petite opération du liquide peut sourdre par l'orifice ou le trocart inoculer lui-même son trajet comme dans une expérience citée
par Dévé : cet auteur ayant injecté du liquide hydatique dans le
péritoine d'un lapin à l'aide d'une seringue, vit une tumeur se développer dans la paroi, au niveau de la piqûre.

Ces inconvénients au contraire peuvent être évités dans une intervention sanglante, en protégeant avec soin le péritoine et les bords
de la plaie contre le contenu du kyste.

Même lorsqu'elle atteint son but, la ponction a l'inconvénient de
laisser persister dans le tissu du foie, le parasite mort « qui constitue une menace pour l'organisme pendant de nombreuses années,
on ne peut jamais être sûr qu'un semblable kyste affaissé ne s'in-
fectera pas quelque jour » (F. Dévé). Cet auteur rapporte un certain
nombre de suppurations spontanées tardives produites dans de telles
conditions.

On voit, d'après ce court exposé, que la ponction évacuatrice est
passible d'un certain nombre de reproches sérieux, et l'on conçoit que
Chauffard l'ait considérée comme une chose grave, que Kœnig[1], Baraduc[2], Pantaloni[3], Dévé[4], l'aient rejetée difinitivement à cause de son
insécurité et de son insuffisance. Nous ne saurions mieux faire du
reste en terminant ce chapitre, que de reproduire l'opinion actuelle
du professeur Dieulafoy[5] sur la valeur de la ponction ; l'opinion du
médecin qui pendant longtemps fut le défenseur le plus autorisé de
cette méthode vaut la peine d'être citée : « Règle générale, il faut
éviter les petites ponctions, les ponctions incomplètes et les ponctions exploratrices ; on ne doit jamais sous prétexte d'éclairer le
diagnostic du kyste du foie se livrer à ce mode d'investigation. Pour
si fine que soit l'aiguille aspiratrice, il ne faut pas oublier qu'elle
peut laisser la porte ouverte à un liquide sous pression, prêt à passer
dans le péritoine s'il trouve une issue. *Somme toute, j'ai peu à peu*

---

1. Koenig. *Deut. Zeit. f. chir.*, XXXI, p. 1-55.
2. Baraduc. Thèse de doctorat, Paris, 1898, p. 23.
3. Pantaloni. *Chirurgie du foie et des voies biliaires*. Paris, 1899, p. 11.
4. F. Dévé. *Les kystes hydatiques du foie*, Paris, 1905, p. 143.
5. Dieulafoy. *Manuel de Pathologie interne*. Paris, 1896, t. II, p. 839.

*délaissé le traitement du kyste par ponction aspiratrice et je con-
seille de recourir à la laparotomie.* »

Faut-il se montrer aussi sévère à l'adresse de la ponction évacuatrice suivie *d'injection parasiticide?*

Il est un premier point qui, selon nous, ne souffre point de contés-
tation : c'est l'inutilité et le danger de la ponction suivie d'injection
parasiticide appliquée au traitement des kystes hydatiques *suppurés*;
du reste, on est généralement d'accord aujourd'hui pour reconnaître
que dans ces cas-là la conduite à tenir est de recourir sans retard
à la laparotomie. Que pourrait en effet l'injection de quelques grammes de sublimé pour la guérison d'un kyste suppuré? Nous sommes
loin de l'époque où Morin écrivait dans sa thèse que le triomphe de
la méthode était la guérison des kystes hydatiques suppurés.

En ce qui concerne les kystes non suppurés, la ponction suivie
d'injection parasiticide est passible des mêmes reproches que la ponction évacuatrice simple. Comme cette dernière, elle est infidèle ; les
échecs sont nombreux, et les guérisons n'ont été souvent constatées
qu'à une époque trop rapprochée de la ponction. De l'analyse cons-
ciencieuse d'un groupe de faits recueillis par Baraduc, cet auteur a
conclu que les insuccès représentaient un tiers des cas. De plus elle
est dangereuse, car elle expose à la blessure des organes voisins et à
la pénétration du liquide hydatique dans le péritoine; enfin elle peut
être impraticable. Ce sont là des inconvénients communs à toutes
les ponctions; mais il en est d'autres qui sont particuliers à la
méthode que nous étudions : on a vu survenir après cette opération
en apparence insignifiante, des phénomènes souvent inquiétants ;
Bouilly admettait que la fièvre est la règle ; le thermomètre peut
atteindre 39° et 40° dans les jours qui suivent; des vomissements
abondants joints à du ballonnement de l'abdomen ont pu faire songer
à la péritonite : dans plusieurs cas, notamment dans celui de Trélat, on fut sur le point de pratiquer la laparotomie d'urgence (Baraduc). Ces phénomènes sont généralement passagers et sans danger.

Il n'en est pas de même des *intoxications* qui ont été signalées à
la suite de l'introduction des liquides antiseptiques dans le kyste.
Ces accidents sont surtout à redouter après les lavages antiseptiques
suivant le procédé de Debove, dans lesquels la quantité de liqueur
de Van Swieten injectée varie, suivant la capacité du kyste, entre
100 et 500 grammes ; on n'est jamais certain en pareil cas de pouvoir évacuer la totalité du liquide injecté à dose toxique, et le malade

se trouve exposé à l'irruption du liquide antiseptique dans la cavité péritonéale par l'orifice du trocart avec toutes ses conséquences.

Des cas mortels ont été publiés par Wilbouchewitch[1], Félizet[2], Verneuil[3], et d'autres encore. Verneuil dans son cas avait employé l'acide phénique qui aujourd'hui est complètement abandonné.

C'est pour remédier à ces accidents que les procédés de Bacelli et de Hanot, ont été imaginés. Le procédé de Hanot, qui consiste dans l'évacuation aussi complète que possible du liquide hydatique, suivie de l'injection d'une dose non toxique de sublimé, est certainement le meilleur, et c'est à lui qu'il faudrait recourir si l'on se décidait pour la ponction suivie d'injection parasiticide ; il évite autant qu'il est possible les dangers que fait courir au malade l'évacuation incomplète du procédé de Bacelli.

Il faut savoir aussi que l'injection d'un antiseptique dans le kyste n'empêche pas sa *suppuration ultérieure*. Des observations démonstratives ont été publiées à ce sujet.

Tels sont les inconvénients et les dangers de la ponction suivie d'injection parasiticide ; ils sont sérieux, et cependant la méthode est considérée actuellement encore par de nombreux médecins et chirurgiens comme un bon mode de traitement des kystes hydatiques.

Pendant longtemps, la *marsupialisation (opération de Lindeman-Landau)* a été seule appliquée à la cure vraiment chirurgicale des kystes hydatiques. Dans ces dernières années, elle a trouvé dans l'incision suivie de la suture du kyste avec ou sans capitonnage une rivale heureuse, qui tend à s'implanter dans la pratique chirurgicale.

Ce n'est pas que la marsupialisation soit une opération grave en elle-même ; sa mortalité opératoire a subi, comme pour toutes les opérations de la chirurgie abdominale, une marche progressivement décroissante. Morin l'évalue dans sa thèse à 13, 3 p. 100 ; tandis qu'elle serait pour Braine de 7 p. 100, pour Paulet de 5 p. 100 et pour Vegas et Cranwell de 4, 33 p. 100 d'après une statistique récente (1901) qui porte sur 254 cas de kystes, à contenu limpide traités par la marsupialisation. Et encore, comme le fait remarquer Baraduc, « ces statistiques ne comprennent-elles que des kystes hydatiques du foie, appartenant à toutes les variétés, et comprenant

<hr>

1. Wilbouchewitch. *Revue mensuelle des maladies de l'enfance*, Paris, septembre 1891, p. 408-413.

2. Félizet. *Bulletins et mémoires de la Société Chirurgie*, Paris, 1893, p. 150-153.

3. Verneuil. *Bulletins et mémoires de la Société Chirurgie*, Paris, 1893, p. 150-153.

en particulier les kystes à développement thoracique qui donnent la mortalité de beaucoup la plus considérable. » Mais les résultats éloignés de la marsupialisation sont loin d'être satisfaisants ; elle expose à des *fistules purulentes interminables* qui ont pour conséquence : des éventrations, des suppurations à distance, une cachexie qui peut entraîner la mort.

Il est rare en effet que la fistule se ferme en quelques semaines ; le plus souvent elle persiste pendant des mois ; entretenant une suppuration plus ou moins abondante. La discussion qui a eu lieu en 1900, à la Société de chirurgie de Paris, sur la valeur comparée des divers procédés de traitement des kystes hydatiques, a bien mis ce point en relief ; Gérard Marchand, Routier, Schwartz ont montré que la guérison avait souvent exigé de plusieurs mois à un an et même jusqu'à deux ans chez des malades observés par Schwartz qui présentèrent des cholérrhagies abondantes.

Alors même que la fistule s'est fermée spontanément, le malade reste exposé à des éventrations qui sont parfois énormes. Baraduc en analysant la statistique des cas observés à distance où Pierre Delbet a eu recours à la marsupialisation (avant de préconiser son procédé du capitonnage) constate que sur huit malades, un seul avait guéri convenablement; deux étaient morts des suites de leur suppuration, les autres avaient tous ou des fistules ou des éventrations énormes. Ces faits sont la règle, et si beaucoup de malades sont considérés comme guéris, c'est qu'ils n'ont pas été suivis suffisamment longtemps, on les perd de vue, alors qu'ils sont encore porteurs d'une fistule qui peut être la source d'inconvénients multiples. C'est donc avec quelque raison que Pierre Delbet considère la marsupialisation comme une méthode médiocre. « La guérison est lente, incomplète, et pas toujours satisfaisante puisque même dans les cas où les fistules se ferment, il se produit souvent des éventrations. » Aussi beaucoup de chirurgiens sont-ils d'avis aujourd'hui de substituer la « *suture sans drainage* » avec ou sans capitonnage, à la marsupialisation, toutes les fois que cette suture suivie de la réduction du kyste dans l'abdomen est réalisable.

Actuellement la marsupialisation ne doit être employée, selon nous que dans les cas où la suture avec réduction sans drainage est contre-indiquée. Il faut faire alors la marsupialisation en un seul temps [1] et lui adjoindre, quand elle est possible, la résection étendue

1. L'exemple suivant emprunté à Heydenreich (*Semaine médicale*, Paris, 1889, p. 84) montre bien les inconvénients de la marsupialisation en deux temps, qui a

des parois du kyste pour diminuer sa profondeur et lui permettre
de se combler plus rapidement.

*L'incision suivie de la suture et de la réduction du kyste sans
drainage* est évidemment une opération idéale, puisqu'elle amène
une guérison rapide en permettant la réduction du kyste dans
l'abdomen et qu'elle supprime les inconvénients de la marsupialisation, la fistulisation prolongée, qui trop souvent deviennent l'origine d'infections avec cholérrhagie, hémorrhagies secondaires, etc.
Malheureusement l'opération n'est pas applicable à tous les cas, et
alors la marsupialisation retrouve tous ses droits. Il est un premier
point sur lequel tout le monde est d'accord ; c'est que la suture
sans drainage est formellement contre-indiquée pour les kystes suppurés ; la marsupialisation est alors la seule intervention possible.

On a fait à la suture suivie de réduction sans drainage un certain
nombre d'objections (dont quelques-unes s'appliquent plus spécialement au capitonnage).

Quénu a particulièrement insisté sur les dangers qu'il y a à abandonner dans l'abdomen, une poche dans laquelle peuvent s'accumuler
les produits de transsudation de la face interne du kyste. Car si la
membrane adventice ne sécrète rien, dans le sens physiologique du
mot, il n'en est pas moins vrai que les divers canaux sanguins ou
glandulaires qui rampent dans son épaisseur, peuvent se rompre et
verser leur contenu dans la cavité kystique ; cependant Garré admet
que le liquide transsudé se résorbe secondairement à mesure que la
cavité revient sur elle-même, et Pierre Delbet fait remarquer que les
hémorrhagies et les accidents de cholérrhagie observés sont généralement secondaires, que là comme ailleurs, ils sont fonction de septi-
cité, qu'ils ont pour cause une ulcération septique de la membrane
adventice, et que la suppression du drainage est le meilleur moyen
de les éviter.

En ce qui concerne l'existence des fistules biliaires primitives,
dont on constate la présence au moment de l'opération, elle ne
constitue pas toujours une contre-indication à l'opération, puisque,

<hr>

pu rendre de grands services à une époque déjà lointaine, mais est aujourd'hui
justement abandonnée. Il s'agit d'un enfant de huit ans atteint de kyste du foie :
dans une première intervention, le 26 novembre, on incise la paroi abdominale
jusqu'au kyste. Dix jours après, l'enfant est chloroformé à nouveau, mais les
adhérences ne sont pas encore suffisantes pour qu'on ouvre le kyste. Le
10 décembre on intervient pour la troisième fois : les adhérences sont solides et
le kyste peut être évacué. Pareil fait ne parle certes pas en faveur de l'incision
en deux temps.

comme l'a fait Pierre Delbet, on peut fermer par des sutures l'orifice fistuleux. Il faut toutefois pour que le procédé puisse être appliqué que la fistule biliaire soit facilement accessible et obturable par des sutures et qu'il n'y ait aucun signe d'infection biliaire. Si, ajoute P. Delbet, la rupture des voies biliaires ne s'est pas produite avant l'opération, ou pendant celle-ci au moment de la décompression brusque, « il y a moins de chances pour qu'elle se produise ensuite avec la suture totale qu'avec la marsupialisation ; un capitonnage même lâche aurait chance d'empêcher la cholérrhagie, et, à tout le moins, la limiterait au point de la rendre inoffensive, à moins que la bile fût septique. Il faudrait donc une série de circonstances bien exceptionnelles pour qu'il arrivât malheur. C'est un avantage du capitonnage d'empêcher ou de limiter les écoulements de liquide glandulaire. »

En tout cas, pour prévenir les dangers qui peuvent résulter de l'envahissement secondaire de la poche réduite par la bile, on peut fixer le kyste suturé à la paroi, pour favoriser l'issue de la bile au dehors. Nous avons vu précédemment que dans les cas où une cholérrhagie secondaire avait été observée, des fistules s'étaient faites spontanément à la paroi et cette complication n'avait pas eu de suites fâcheuses.

On a encore objecté que l'épanchement qui peut se produire dans la poche adventice, étant susceptible de suppurer, peut provoquer de graves complications péritonéales. Or, les cas de suppuration observés à la suite de la réduction sans drainage sont aujourd'hui très nombreux et l'analyse de ces faits prouve que dans la plupart des faits ces craintes ne sont pas justifiées, que la suture faite à la membrane adventice suffit à limiter l'infection, et qu'on a le temps d'intervenir pour faire un drainage secondaire ; « dans les trois faits de Quénu, dans celui de Bazy, dans celui de Ch. Monod, dans tous, ou bien on est intervenu pour faire sauter les sutures, ou bien la poche s'est d'elle-même ouverte à l'extérieur et les malades se sont trouvés dans la même situation que si on avait fait la marsupialisation. Leur guérison a été retardée, mais tous ont guéri [1] » (P. Delbet). Dans l'importante statistique de Vegas et Cranwell qui comprend 125 cas de kystes du foie traités par la suture sans drainage, 32 fois la poche réduite a suppuré et la guérison a pu être obtenue par un drainage secondaire. Cependant dans la statistique des mêmes

---

1. Pierre Delbet. *Bulletin de la Société de Chirurgie de Paris*, 1900, p. 308.

auteurs, on trouve un cas où l'opération fut suivie d'une suppuration latente de la poche réduite, et la mort survint subitement la veille du jour où le malade considéré comme guéri, devait sortir de l'hôpital ; il y avait eu embolie pulmonaire partie d'une thrombose de la veine cave inférieure. Chez un second malade, la mort survint par péritonite aiguë, consécutive à la rupture dans la séreuse, de la poche réduite ayant suppuré secondairement. Du reste, on peut, nous l'avons déjà dit, remédier en partie aux dangers qui résultent de la suppuration de la poche en fixant celle-ci, après sa suture, à la paroi abdominale, pour favoriser l'issue du pus au dehors, si la suppuration vient à se produire.

L'état général du malade peut dans certains cas constituer une contre-indication à la réduction sans drainage. Quénu fait « une réserve pour les malades à état général mauvais en possession d'une infection quelconque, et aussi peut-être pour ceux dont les troubles digestifs accentués font craindre un envahissement des voies biliaires par le bacterium coli ». Réserves justifiées pour P. Delbet « mais dont l'appréciation est délicate, car des chirurgiens, théoriquement d'accord sur ce point, pourront différer beaucoup dans l'application pratique. »

Potherat a considéré les adhérences aux organes voisins comme une contre-indication de la méthode. Cette crainte est peut-être exagérée, car P. Delbet a capitonné deux kystes très adhérents, dont l'un, qui avait probablement pour origine la vésicule biliaire, était si adhérent au foie et à l'intestin, qu'il n'a trouvé pour l'aborder qu'une surface de 3 centimètres carrés libre d'adhérences.

La calcification des parois du kyste, lorsqu'elle est poussée au point de rendre la paroi absolument rigide, constitue une contre-indication à la réduction sans drainage et rend en particulier tout capitonnage impossible. Mais c'est là une disposition anatomique qu'on rencontre exceptionnellement et dans les kystes très anciens.

Le volume lui-même du kyste n'est pas une contre-indication, puisque dans trois cas Pierre Delbet se trouva en présence de tumeurs dont la capacité était de 2 à 3 litres, et auxquels il put appliquer son procédé de capitonnage.

L'opportunité de la réduction sans drainage est discutable dans les *formes complexes du kyste*, c'est-à-dire lorsqu'on est en présence de ces vieux kystes bourrés de vésicules, avec ou sans magma gélatiniforme dont nous avons parlé précédemment. Il n'existe plus dans ces cas de membrane parasitaire commune et dès lors l'extraction complète, en un bloc, de tous les germes spécifiques est impossible. La membrane mère étant dégénérée, les hydatides sont en quelque sorte « à sec » dans la poche et tassées à même le sac fibreux (F. Dévé). Cette disposition anatomique était très nette dans un kyste de la face convexe, très ancien et très volumineux, à développement intra-thoracique que M. Auvray abordait récemment par la voie transpleurale. La ponction évacuatrice pratiquée permit d'évacuer seulement 150 à 200 grammes du liquide clair caractéristique ; lorsqu'on voulut faire l'injection de formol, on parvint à faire pénétrer une quantité à peu près égale du liquide parasiticide avec une grande lenteur[1]. Il fallut se résigner à ouvrir largement la poche fibreuse et à évacuer à l'aide d'une cuillère le magma gélatiniforme qu'elle contenait. Naturellement, de nombreuses vésicules filles éclatèrent dans la poche au cours des manipulations disséminant ainsi la poussière impalpable des scolex. La poche fut bien nettoyée et asséchée à l'aide de compresses ; mais comme on pouvait malgré tout redouter son ensemencement et la récidive hydatique, le chirurgien trouva plus sage de terminer l'opération par la marsupialisation. Cette conduite est conseillée en pareil cas, comme plus prudente par F. Dévé, car « on ne peut avoir la certitude d'évacuer tous les germes contenus dans le sac, et d'autre part, on ne peut être absolument certain de tuer tous ces germes par l'injection parasiticide préalable. L'expérience qui seule compte en médecine, montrera si ce n'est pas là s'exagérer quelque peu le danger de la greffe hydatique ». L'avenir nous apprendra également, si en pareil cas, on peut recourir sans inconvénient (au point de vue toxique) à l'injection d'une solution formolée à l'intérieur du sac fibreux ou se contenter d'un simple attouchement des parois à l'aide de tampons imbibés de la solution formolée a 1 p. 100 avant de réduire sans drainage.

Il est possible que le siège du kyste dans certains cas crée une contre-indication à la réduction sans drainage. J.-L. Faure, Schwartz, Pierre Delbet, ont formulé quelques réserves en ce qui concerne les kystes de la face supérieure du foie à développement thoracique. Pour les kystes thoraco-abdominaux, le capitonnage est possible, Delbet l'a réalisé une fois.

1. Dans ces cas complexes, même si l'on parvient à injecter une certaine quantité de la solution formolée, il est permis de supposer avec Dévé qu'un certain nombre d'hydatides restent soustraites à toute action parasiticide.

Mais pour les kystes franchement thoraciques, dit-il, il sera beaucoup plus difficile et sans doute impossible dans bien des cas, en raison de l'étroitesse de la voie d'accès. P. Delbet assistant à une opération pratiquée par Schwartz sur un kyste du foie volumineux à développement supérieur, que ce chirurgien aborda en avant, au-dessous du rebord costal qu'il ne dépassait que de deux centimètres environ, a pu se rendre compte que « le capitonnage aurait été d'une extrême difficulté à cause de l'étroitesse de la voie d'accès. Je n'ose même pas dire qu'il eut été possible sans résection costale. Si la paroi kystique avait été assez mince pour s'aplatir sans capitonnage, on aurait pu la suturer sans drainer; mais si le capitonnage avait paru nécessaire, aurait-il fallu réséquer le bord costal? Je n'en sais rien ».

Cette résection du bord costal, exécutée dans les conditions où l'un de nous l'a indiqué, a permis récemment à Pierre Delbet, dans un cas absolument analogue à celui de Schwartz, de pratiquer facilement l'extraction de la membrane germinative suivie de la suture et de la réduction sans drainage ; on ne fit pas de capitonnage et la malade guérit parfaitement. La résection du bord cartilagineux du thorax peut donc rendre service pour atteindre par voie abdominale antérieure des kystes profondément situés dans le thorax. Or il peut y avoir intérêt, même dans ces cas-là, à se servir de la laparotomie, lorsque le chirurgien par exemple suspecte l'existence de kystes multiples, car elle permet l'exploration des parties voisines du foie.

Il semble cependant démontré par des faits récents que la suture sans drainage peut être exécutée par voie transpleurale en passant à travers un espace intercostal élargi et en s'aidant au besoin de la résection costale. En voici un exemple publié par Quénu, à la Société de chirurgie, le 1er juillet 1903. Chez sa malade les espaces intercostaux étaient agrandis, principalement les 7e et 8e. « Le 7e espace, dit Quénu, était tellement élargi que je crus pouvoir me passer d'une résection costale. Après incision de cet espace, j'arrivai sur la surface du foie, ponctionnai et injectai le kyste à l'aide de liquide formolé ; quelques adhérences unissaient les feuillets de la plèvre... Après évacuation du liquide formolé, je pus saisir avec deux pinces les bords de l'incision hépatique rendus suffisamment fermes par la sclérose, les amener sans être gêné à travers l'espace intercostal et *enlever sans difficulté la membrane fertile*. Je suturai ensuite au catgut les bords de l'incision kystique, et fixai les fils extrêmes aux plans fibreux... La malade guérit. On est en droit, ajoute Quénu, de compter cette observation comme un exemple rare sinon unique[1] du kyste de la face convexe guéri sans drainage de la poche et sans réouverture spontanée ou non de celle-ci. »

Il n'est pas douteux que dans les cas de kyste intrathoracique où la suture suivie de réduction sans drainage pourra être exécutée, et l'observation de Quénu prouve qu'elle peut l'être par simple incision d'un espace intercostal à laquelle on adjoindrait au besoin la résection des côtes voisines, c'est à cette méthode qu'il faudra recourir, étant donnés les avantages sérieux qu'elle présente; mais, si pour une raison quelconque la réduction sans drainage était contre-indiquée, il faudrait comme on l'a fait depuis longtemps, recourir à la marsupialisation, qui serait exécutée, soit par voie abdominale, soit par voie transpleurale. C'est à cette dernière qu'on a donné généralement la préférence.

La marsupialisation par *voie abdominale* a été peu employée dans le traitement des kystes à développement thoracique. Cependant on peut y avoir recours dans deux conditions différentes :

Si le kyste plaçant le foie en antéversion, vient se mettre en contact avec la paroi au niveau du bord costal antérieur, on peut l'aborder par la voie abdominale antérieure, en se servant d'une incision parallèle à l'arc costal et en exagérant au besoin l'antéversion du foie, pour amener le kyste dans le champ opératoire ; on le fixe alors par des sutures, comme le faisait Landau, et on termine par l'ouverture de la poche.

Il vaut mieux, selon nous, préférer en pareil cas aux manœuvres d'abaissement du foie, la *résection du bord antérieur du thorax*, qui permet de découvrir plus largement la face convexe du foie et qui a été jusqu'ici trop rarement employée. En effet la résection de l'extrémité antérieure des 8e, 9e, 10e et 11e cartilages costaux agrandit notablement le champ d'action par l'abdomen. La résection du bord antérieur du thorax n'a été appliquée qu'un petit nombre de fois au traitement des kystes hydatiques du foie : elle a fourni cependant un

---

1. Vegas et Cranvell dans leur ouvrage sur les kystes dans la République Argentine (Obs. 220) et plus récemment Guinard (*Bulletin de la Société de Chirurgie*, Paris, 1905, p. 759) ont cité de nouveaux exemples de kystes auxquels on appliqua avec succès par voie transpleurale, l'extirpation de la membrane germinative, suivie de réduction sans drainage.

M. Auvray a constaté dans le cas de kyste à développement intra-thoracique dont il a été précédemment question et qu'il traita par la marsupialisation transpleurale à cause de son état complexe, qu'il eût été possible s'il se fut agi d'un kyste simple contenant peu de vésicules, d'appliquer la méthode de la réduction sans drainage.

heureux résultat et une large voie d'accès à Ch. Monod[1] et à Leonte[2] (de Bucarest). Ce dernier auteur réséqua les 8e, 9e et 10e côtes, sur une étendue de 6 à 9 centimètres. Il déclare dans son observation qu'il a eu deux fois l'occasion d'appliquer cette méthode.

Si, au contraire, le kyste se développant en arrière, a placé le foie en rétroversion, abaissant la partie postérieure, on peut exceptionnellement, comme l'a fait Landau, recourir à la voie abdominolatérale.

Mais dans la plupart des cas, la voie abdominale jusqu'ici du moins, a cédé le pas à la marsupialisation par *voie transpleurale*[3]. L'opération d'Israël a du reste fourni entre les mains d'un grand nombre de chirurgiens d'heureux résultats; nous extrayons en effet de la statistique de Vegas et Cranwell 13 cas où elle a été appliquée au traitement de kystes à contenu limpide avec 13 guérisons. Mais ce serait une erreur de penser que les résultats obtenus dans le traitement des kystes à contenu limpide sont aussi satisfaisants dans toutes les statistiques, et sans que nous puissions préciser quel est exactement le chiffre de la mortalité dans l'opération transpleurale (car beaucoup d'auteurs réunissent à tort dans une même statistique les cas suppurés et non suppurés), nous pouvons affirmer qu'il est assez élevé (très voisin de 20 p. 100); de plus, comme pour la marsupialisation par voie abdominale, il faut compter avec la lenteur de la guérison, qui peut atteindre jusqu'à trois ans, comme dans un cas cité par Schwartz.

Le nouveau procédé, que Siraud a décrit sous le nom de voie para-

---

1. Ch. Monod. *Bull. et Mémoires de la Soc. de Chirurgie de Paris*, 1901, t. XXVII, p. 1114.

2. Leonte. *Bull. et Mémoires de la Soc. de Chirurgie de Bucarest*, 1902, p. 99.

3. On consultera *pour la voie transpleurale* les observations de : Boeckel. Des kystes hydatiques du foie. *Gaz. Hebd. de Médecine*, Paris, 8 février 1889. — Botesco. *Bull. et Mém. Soc. Chirurgie de Bucarest*, 1902. — Bülau. *Deutsch. med. Wochenschrift*, Leipz., 1885. — O'Conor, *Medical Press and circular*, London, 1897; — Genzmer, *Verhand. deutsch. Gesellsf.*, 1870, *Congrès des chirurgiens allemands*. Berlin, 1879. — Herlich, *Soc. med. interne*, 1886. — Israël, 7e *Congrès des chirurgiens allemands*, Berlin, 1879; — Köhler. *Ann. Charité*, 1885-6. — Körte, *Beiträge z. clin. Chir.*, 1899; — Maunoury. *Congrès français de Chirurgie*, 1888, p. 538, et in thèse de Bergada, Paris, 1889-90. — Ch. Monod, *Bull. et Mém. de la Soc. de Chirurgie de Paris*, 1897. — Morison, *Lancet*, Lond., 1900. — Owen, *Tr. clin. Soc.*, *London*, 1888. — Paget, *British med. Journal*, Lond., 1895. — Pantaloni. *Statistique d'opérations*, 1896. — Peyrot, *Bull. et Mémoires de la Soc. de Chirurgie de Paris*, 1900. — Praxin, *Gaz. Saint-Pétersbourg*, 1889 et thèse de Bergada, 1889-90, Paris. — P. Reclus, *Gazette des Hôpitaux*. Paris, 1887. — P. Segond, *Traitement chirurgical des kystes du foie*, Congrès français de chirurgie 1888, p. 529, et thèse de Bergada, Paris, 1889-90. — Smith, *Lancet*, Lond., 1900. — Spencer. *British med. Journal*, Lond., 1897. — Whitehead, *Lancet*, Lond., 1887.

pleurale transdiaphragmatique, et qu'il a proposé pour aborder la face convexe du foie, pourrait peut-être en pareil cas être utilisé avec avantage. L'auteur admet que l'opération par voie transpleurale n'est pas sans dangers, que la traversée de la plèvre n'est pas si innocente qu'on a bien voulu le dire, et que, par suite, « une manœuvre permettant d'éviter cet écueil n'est pas à dédaigner. La voie parapleurale présente moins de risques que la voie transpleurale, tout en donnant au chirurgien un jour égal. Elle procure les avantages suivants : jour plus large et plus direct, drainage plus facile, chances d'infection pleurale presque nulles. »

Comparée à la méthode de O. Lannelongue (résection du bord thoracique) elle présenterait deux avantages : « elle mène d'abord sur une portion beaucoup plus élevée de la face convexe ; elle ne nécessite pas un aussi grand délabrement, puisqu'elle permet une restauration presque parfaite du segment thoracique réséqué. »

Nous ne partageons pas absolument l'optimisme de l'auteur; nous avons répété en effet l'opération de Siraud sur le cadavre, et l'un de nous a plusieurs fois exécuté sur le vivant la résection du bord cartilagineux du thorax, ce qui nous permet d'établir un parallèle entre ces deux méthodes ; nous considérons que l'opération de Siraud est plus difficile et d'une exécution plus longue que la résection du bord cartilagineux ; et que d'autre part cette résection du bord cartilagineux cause un délabrement insignifiant, sans préjudice en tous cas pour les fonctions du thorax. Il est vrai toutefois qu'on peut par l'opération de Siraud atteindre un point plus élevé et plus reculé de la face convexe du foie en ménageant la plèvre. Quoi qu'il en soit l'absence complète d'observations cliniques donne à la description de l'auteur un caractère purement théorique ; la conception est intéressante, mais elle a besoin d'être confirmée pratiquement.

Quelle que soit la voie suivie pour aborder le kyste, l'évacuation d'un kyste intra-thoracique doit être faite lentement pour éviter les accidents de congestion pulmonaire et les phénomènes analogues à ceux qu'on a décrits sous le nom d'expectoration albumineuse, qu'on peut observer à la suite de la décompression brusque du poumon.

Pour les *kystes postéro-inférieurs*, proéminant dans la région lombaire, la réduction sans drainage peut être difficilement réalisable ; l'inspection de la surface interne du kyste, l'ablation complète de la membrane germinative, le capitonnage ne sont pas faciles à exécuter pour cette variété de kystes profondément situés, surtout si on les aborde par l'étroit espace créé par l'incision lombaire entre la dernière côte et la crête iliaque ; la marsupialisation peut rester en pareil cas l'opération de choix.

La plupart des auteurs après Villaret (1896), P. Segond, Defontaine, etc..., admettent qu'il faut marsupialiser par la voie lombaire, bien que l'opération soit parfois d'une exécution difficile ; cette manière de faire offre l'avantage d'ouvrir le kyste en un point qui assure son drainage au lieu d'élection. On a fait remarquer en faveur de cette méthode que dans certains cas on avait dû secondairement pratiquer l'incision lombaire pour guérir des malades qui avaient été opérés primitivement par voie abdominale.

Cependant, Pantaloni, même pour ces kystes postéro-inférieurs, conseille de recourir à la laparotomie abdominale « qui permet non seulement d'inciser et de vider complètement le kyste avec facilité, mais même de réséquer une partie plus ou moins grande de la poche, résection qui est plus difficile quand on opère par la voie lombaire. La fixation du kyste est également beaucoup plus aisée, quand on opère par la voie abdominale. Enfin si l'on a soin de faire lever les malades de bonne heure, dans les cas d'intervention par la voie abdominale antérieure, et de les faire rester debout ou assis pendant une grande partie de la journée, on obtient une guérison rapide, sans être *obligé* de faire une contre-ouverture lombaire. »

En somme, l'incision suivie de suture et réduction sans drainage est applicable à la très grande majorité des kystes non suppurés. Le volume du kyste, la crainte des épanchements dans la poche adventice, l'existence même d'une fistule biliaire, ne constituent pas des contre-indications à l'opération. Seules, la calcification des parois, la situation occupée par certains kystes et l'état complexe des vieux kystes bourrés de vésicules, formant parfois un magma gélatiniforme peuvent rendre l'opération impraticable ; celle-ci est applicable surtout aux kystes à développement abdominal. Les contre-indications de l'opération sont donc restreintes à un petit nombre de cas ; d'autre part il faut reconnaître que la méthode nouvelle a fourni d'heureux résultats.

Ceux-ci sont déjà consignés dans la thèse de Baraduc publiée en 1898 et basée sur l'analyse de 20 observations[1] de kystes hydatiques de l'abdomen traités par la suture sans drainage. Dans ces 20 observations la mortalité est nulle ; tous les cas sont guéris :

---

1. Sur ces 20 observations, 12 seulement se rapportent à des kystes hydatiques du foie.

18 rapidement et normalement, 2 après suppuration de la poche. Dans les cas qui ont guéri, les suites ont été très simples et la guérison est survenue en 8, 14, 17 jours et un mois. Dans aucun cas on n'a constaté de récidive[1], et cependant plusieurs opérés ont été revus longtemps après l'opération (4 des malades de Pierre Delbet ont été revus au bout de 21 mois, 19 mois, 14 mois, 8 mois.) Dans aucune observation, on n'a noté d'éventration consécutive. Dans les deux cas qui ont suppuré, la poche fut ouverte secondairement, et l'opéré placé dans les conditions d'une marsupialisation ordinaire.

Ces résultats favorables obtenus dans les premières opérations où la réduction sans drainage a été pratiquée, sont confirmés par des faits plus récents ; plusieurs ont été publiés pendant la discussion ouverte en 1900 devant la Société de Chirurgie de Paris, discussion qui permit à Pierre Delbet d'écrire : « Jusqu'ici aucun des malades traités par cette méthode n'a succombé (même dans les cas où le kyste réduit a suppuré) ; on peut donc dire qu'elle est bénigne. Comme d'autre part, elle permet d'éviter le triste et longue odyssée des fistules de marsupialisation ; comme elle permet de guérir en quinze jours les kystes les plus volumineux ; comme aucune autre ne l'égale en efficacité et en rapidité, il me semble que je suis bien autorisé à dire encore une fois qu'elle est la méthode de choix. » Actuellement nous pouvons juger la valeur de la nouvelle méthode en nous appuyant sur un nombre de faits publiés déjà considérable.

H. Vegas et D. J. Cranwell[2] ont recueilli dans la République Argentine 125 cas de suture sans drainage avec 86 guérisons et 7 morts, soit une mortalité de 5,6 p. 100. Sur ces 125 cas, 32 fois la poche réduite a suppuré, et la guérison a pu être obtenue par un drainage secondaire ; il n'en est pas moins vrai, qu'il faut considérer la suppuration secondaire comme une complication avec laquelle il faut compter, et qui doit engager le chirurgien à user de la plus rigoureuse asepsie au cours de l'opération et à se renseigner, autant

---

1. Cette question des récidives est intéressante et il sera bon qu'à l'avenir les chirurgiens aient l'attention attirée sur ce point ; on a objecté en effet à la réduction sans drainage, la possibilité d'abandonner dans la poche réduite des éléments hydatiques, en particulier de petites vésicules-filles susceptibles d'amener une récidive ultérieure : et de fait dans une observation de Vegas et Cranwell, on constate qu'un homme se présenta quatre mois après l'opération, porteur d'une fistule épigastrique par laquelle sortirent des vésicules. Reste à savoir dans quelle proportion ces récidives pourront être observées, l'avenir seul nous l'apprendra.

2. Vegas et Cranwell. *Les kystes hydatiques dans la Rép. Argentine.* Buenos-Ayres, 1901, p. 129.

que possible, sur l'état antérieur des voies biliaires chez son malade.

Notre statistique personnelle[1], dans laquelle nous avons recueilli des observations publiées en Europe et surtout en France (sans avoir la prétention d'être complète), porte sur 58 observations de suture sans drainage, avec ou sans capitonnage. Elle a donné les résultants suivants : 57 guérisons et 1 mort, soit une mortalité de 1,72 p. 100.

Il n'est donc plus exact de dire avec Pierre Delbet, « qu'aucun des malades traités par cette méthode n'a succombé »; néanmoins la mortalité est peu élevée; elle est inférieure à la mortalité constatée dans les plus récentes statistiques concernant la marsupialisation, celle de Vegas et Cranwell[2] par exemple, qui donne le chiffre de 4,33 p. 100[3].

La réduction sans drainage paraît donc actuellement la méthode de choix dans le traitement des kystes hydatiques, toutes les fois qu'elle est applicable[4].

1. La statistique de Posadas (République Argentine) publiée dans la *Revue de Chirurgie de Paris*, en 1899, ne figure pas dans notre statistique personnelle. Elle accuse une mortalité de 14 p. 100. Ce chiffre ne répond certainement pas aux résultats fournis par la méthode de suture sans drainage.

2. Vegas et Cranwell. *Loc. citato*, p. 129.

3. Le Dr J. Arce, de Buenos-Ayres a publié en 1904 une statistique concernant des kystes hydatiques de tous les organes et où peuvent être comparés les résultats fournis par la suture sans drainage et par la marsupialisation. D'après cet auteur, la suture sans drainage donnerait une mortalité de 6,14 p. 100 et la marsupialisation une mortalité de 11,67 p. 100. Ces chiffres prouvent, comme nous l'avons admis, que la mortalité est moins élevée à la suite de la suture sans drainage qu'après la marsupialisation. (J. Arce. *Traitement des kystes hydatiques du foie; opération de Posadas.* Buenos-Ayres, 1904.)

4. Voici la liste des auteurs qui figurent dans notre statistique personnelle :
A. RÉDUCTION SANS DRAINAGE ET SANS CAPITONNAGE : Annon, *Bull. et Mém. de la Société de Chirurgie de Paris.* 1905, p. 761. — Bazy, *Bull. et Mém. de la Société de Chirurgie de Paris*, 1905, p. 761. — Bobrow (3 cas). *Arch. für klin. Chirurg.*, Berlin, 1898. — Delbet. *Bull. et Mém. de la Société de Chirurgie de Paris*, 1905. — Ferraton, *Arch. de médecine et de pharmacie militaires*, Paris. 1903. — Guinard, *Bull. et Mém. de la Société de Chirurgie*, Paris, 1900 et *Bull. et Mém. de la Société de Chirurgie de Paris*, 1905, p. 759. — Hartmann, in thèse de Bricet, Paris 1900. — Jonnesco, *Bull. et Mém. de la Société de Chirurgie de Paris*, 1899 (4 cas). — Jonnesco, *Soc. de Chirurgie de Bucarest.* 1900 et 1902 (2 cas). — Lejars, *Bull. et Mém. de la Société de Chirurgie de Paris*, 1901 et 1902. — Leonte. *Bull. et mém. de la Société de Chirurgie de Bucarest*, 1901, p. 99. — Ch. Monod, *Bull. et Mém. de la Société de Chirurgie de Paris*, 1900. — Mori, *Riforma medica.* Palermo, 1992. — Quénu, *Bull. et Mém. de la Société de Chirurgie de Paris*, 1900 (3 cas). — Quénu, in thèse de Bricet, Paris, 1900. — Quénu, *Bull. et Mém. de la Société de Chirurgie de Paris*, 1903, p. 726 et 727. — Quénu, *Bull. et Mém. de la Société de Chirurgie de Paris*, 1904, p. 596. — Ricard, in thèse de Bricet, Paris. 1900. — Rochard, in thèse de Bricet, Paris, 1900. — Routier, *Bull. et Mém. de la Société de Chirurgie de Paris*, 1900 et 1905, p. 762. — Schwartz, *Bull. et Mém. de la*

Des trois procédés opératoires qui permettent d'éviter la marsupialisation : 1° la réduction poche ouverte ; 2° la réduction après suture et sans capitonnage ; 3° la réduction après capitonnage et suture ; auquel faut-il donner la préférence ?

Il paraît imprudent de réduire la poche ouverte dans l'abdomen, comme l'a proposé Hamilton Russel, car, si après l'opération, un suintement ou un écoulement biliaire se produit au niveau de la surface interne de la membrane adventice, le liquide s'infiltre dans le péritoine, où il peut provoquer des accidents de péritonite, si une cause infectieuse quelconque intervient, telle l'infection antérieure des voies biliaires ou une faute d'asepsie au cours de l'opération. Lorsque, au contraire, le kyste est réduit après suture dans l'abdomen, nous avons déjà vu que si la suppuration ou une cholérrhagie secondaire viennent à se produire, la suture est généralement efficace et permet au chirurgien de remédier à temps aux accidents infectieux. Néanmoins, nous devons signaler les bons résultats que Mabit (*Revue de Chirurgie*, mai 1905) a obtenu par la réduction qu'il montre dans onze cas de kystes du foie qui tous ont guéri. Ces kystes n'atteignaient pas généralement un gros volume; peut-être la réduction ouverte peut-elle être appliquée sans inconvénient, comme l'avaient déjà dit Pierre Delbet et Ricard, aux kystes de petit volume.

Le capitonnage nous semble être une manœuvre qui allonge l'opération, qui est parfois d'une exécution difficile, qui expose à blesser avec l'aiguille un gros vaisseau ou un organe voisin adhérent à la poche, et qui est inutile dans la plupart des cas. La réduction sans capitonnage a l'avantage encore d'être applicable à certains cas où le capitonnage n'est pas réalisable du fait même de la profondeur du kyste, mais il faut alors que la paroi mince de la poche soit susceptible de s'affaisser.

Nous sommes donc tentés pour ces raisons de donner la préférence, avec la plupart des chirurgiens, au procédé de réduction du

Société de Chirurgie de Paris, 1900 et 1901. — F. Terrier, *Statistique personnelle*, 1899 (2 cas).

·*B*. RÉDUCTION SANS DRAINAGE, APRÈS CAPITONNAGE ; Bouglé. *Bull. et Mém. de la Société de Chirurgie de Paris*, 1900. — Broca, in thèse de Bricet, Paris, 1900. — O'Conor, *Glascow. Med. Journal,* 1897. — Pierre Delbet, *Bull. et Mém. de la Société de Chirurgie de Paris*, 1899 (4 cas). — Hartmann, *Bull. et mém. de la Société de Chirurgie, Paris*, 1900 (2 cas). — Maynard et Reygasse, *Languedoc. méd. chirurg.*, 1903. — Gérard Marchand, *Bull. et Mém. de la Société de Chirurgie de Paris*, 1900. — Mauclaire, *Bull. de la Société Anatomique de Paris*, 1903, p. 620. — Nélaton, in thèse de Baraduc, Paris. 1898. — Nicaise, *Bull. de l'Académie de médecine*, Paris, 1896. — Quénu, *Bull. et Mém. de la Société de Chirurgie de Paris*, 1900 (2 cas). — Routier, *Bull. et Mém. de la Société de Chirurgie de Paris*, 1900.

kyste après suture sans drainage et sans capitonnage ; et nous rejetons comme inutile et dangereuse la manœuvre qui consiste à abandonner une substance antiseptique dans la poche kystique.

Nos conclusions sur la valeur de la nouvelle méthode « d'incision suivie de la suture et de la réduction sans drainage » ont été confirmées par la récente discussion soulevée devant la Société de Chirurgie de Paris sur le traitement des kystes hydatiques. Dans la séance du 27 mars 1906, Pierre Delbet formulait les conclusions suivantes : « Tous les faits publiés prouvent que la suture sans drainage est une bonne méthode, qui a, sur la marsupialisation, de grands avantages. Elle a un inconvénient : la réplétion de la poche adventice qui se produit dans 25 ou 30 p. 100 des cas. Cet inconvénient, on peut l'éviter, si j'en crois mes propres observations par le capitonnage. « Le capitonnage serait capable d'empêcher la réplétion secondaire. Delbet rappelle qu'il lui a permis d'obtenir la réunion par première intention d'un kyste volumineux dans lequel s'ouvrait une fistule biliaire.

En tout cas, il est à remarquer que chez les malades où cet épanchement de bile ou de sérosité plus ou moins septique a lieu, la poche remplie n'a guère de tendances à se rompre dans le péritoine ; on est conduit généralement à faire une marsupialisation secondaire de la poche. « Ainsi donc, quand la réduction sans drainage échoue, elle n'expose pas le malade à plus de dangers que la marsupialisation. Quand elle réussit, c'est dans les deux tiers ou les trois quarts des cas, elle donne aux malades l'énorme avantage de guérir vite et avec une cicatrice solide. De la fréquence relative de ces épanchements dans la poche adventice n'en résulte pas moins la nécessité de surveiller les malades. »

On pourrait même dans certains cas, lorsque après l'opération, la poche se remplit de liquide, guérir le malade sans faire la marsupialisation secondaire, en pratiquant des ponctions successives comme l'ont fait Quénu et Guinard. Ne serait-il pas plus simple, comme le proposait déjà Bond, pour prévenir ces épanchements biliaires, de laisser un drain dans la poche pendant deux ou trois jours après la réduction et de le retirer s'il ne se produit pas d'épanchement.

La dernière discussion a encore mis en évidence un point intéressant du traitement des kystes. Quénu a étendu les indications de la réduction sans drainage à certains kystes suppurés. Il s'agit de ceux

dont le contenu, bien que présentant l'aspect puriforme, est devenu
stérile. Il conseille, en pareil cas, de fixer la suture faite à la paroi
du kyste à la suture de la plaie pariétale ; dans deux cas, il a obtenu
des guérisons rapides. Si la poche continuait à suppurer, on l'ouvrirait secondairement ou elle s'ouvrirait spontanément, comme
dans un fait cité par Reclus. Dans le cas contraire, la guérison rapide
serait obtenue.

Indications propres à certains cas particuliers.

Les méthodes d'*ablation totale* du kyste (extirpation et énucléation) trouvent rarement leurs indications :

L'*extirpation* est indiquée dans les cas où le kyste s'étant presque
complètement énucléé du tissu glandulaire, est retenu seulement au
foie par un pédicule étroit, et est libre dans la cavité abdominale,
sans adhérences ou avec des adhérences faibles. Ces conditions sont
exceptionnellement réalisées. Toutefois, lorsqu'elle est possible,
l'opération peut être faite avec la même simplicité que l'ablation
d'un kyste de l'ovaire.

Les indications de l'extirpation peuvent être étendues à certains
cas où le kyste est implanté par une plus large surface sur le tissu de
l'organe et même à ceux où la dégénérescence kystique a envahi tout
un lobe, le lobe gauche par exemple, mais alors l'ablation totale ne
peut être réalisée qu'au prix d'une véritable résection plus ou moins
étendue du foie. L'opération devient plus sérieuse et la méthode
d'extirpation ainsi comprise, devient une méthode d'exception.

Il en est de même de l'*énucléation* malgré les résultats heureux
qu'elle a fournis dans quelques cas rares où elle a pu être appliquée.
Cette opération doit être réservée aux kystes facilement accessibles,
à ceux qui siégent au bord antérieur de l'organe, qui sont de petit
volume, non suppurés, et dont la séparation avec le foie ou les
organes voisins paraît devoir être facile et se faire pour ainsi dire
d'elle-même, comme chez un opéré de Clarke ; il ne faut pas compter en effet trouver un « plan de clivage » entre l'enveloppe périkystique et le tissu hépatique, car ce plan de clivage n'existe pas ;
dans aucun cas, on ne saurait faire courir au malade les dangers
d'une longue et laborieuse dissection des parois du kyste. L'énucléation fut particulièrement difficile dans quelques-unes des observa-

tions que nous avons lues ; cependant sur 14 cas d'énucléation vraie réunis pour ce travail, les résultats ont été les suivants : une mort, deux résultats médiocres, onze excellents. Sauf dans le cas de Whitehead où le malade conserva une fistule, et dans celui de Lawson-Tait où la guérison ne fut complète qu'au bout d'un an, dans les onze autres cas, la guérison fut rapidement obtenue ; elle survint en dix-sept jours chez le malade de Tanini, en dix jours chez celui de Ricard.

Nous avons réuni dans une même statistique[1] 53 cas où l'ablation totale du kyste a été pratiquée soit par extirpation avec ou sans résection, soit par énucléation. Les résultats obtenus sont les suivants : 53 cas = 49 guérisons et 4 morts, soit 7, 54 p. 100 de mortalité. Cette mortalité opératoire est plus élevée que celle fournie par les statistiques les plus récentes concernant la marsupialisation ou la réduction après suture sans drainage. Il faut donc savoir s'arrêter à temps dans les tentatives audacieuses d'extirpation et donner

---

1. *A.* L'ablation totale du kyste a été pratiquée par : Bandandi. *Bull. Soc. de Bologne*, 1892. — Boggi. *Wien. med. Press.*, 1889. — S. Burci, *Clin. Chirurgie.*, Milan, 1900. — Cunéo, *Riv. clin. chir.*, Milan, 1901. — Decès, *Union med. N-E.*, 1890. — H. Delagenière, *Statistique d'hôpital.* 1897. — Delaunay. *Bull. Soc. anatomique de Paris*, 1903. p. 282. — Depage, *Gaz. hebd. médecine*, Paris, 1898. — Doyen, *Archives provinciales de chirurgie*, Paris, 1892. — Duplay, *Bull. Académie de médecine*, Paris, 1891. — Garré, *Beitrage zur Klin. Chirurgie.* 1888. — Holmes, *J. Amer. med. association.* Chicago, 1904. — Keen, *Bristish medical Journal*, Lond. 1892. — Kader, *Sammlung Klinischer Vortrage,* (*Ligature intra-hépatique par le procédé de Kusnetzoff*). Leipzig, 1903, p. 524. — Loreta. *Mem. de los Real. Acad. di Bologna*, 1886-1888. — Broca cité par Mayet. *Bulletin de la Société anatomique de Paris*, 1895. — Mickülicz, *Sammlung Klinischer Vortrage*, Leipzig. 1903. p. 524 (*Ligature intra-hépatique par le procédé de Kusnetzoff*). — Palleroni. *Gaz. osped. di Milano*, 1898. — Petersen, 1898, *Clinique de Heidelberg*, cité par Pantaloni, *Chirurgie du foie.* Paris, p. 180. — Racoviceano-Pitesti, *Bull. et mém. Soc. Chirurgie de Bucarest*, 1902. — Robinson, *Bristish med. Journal.* Lond.. 1899. — Ruggi, *Sammlung Klinischer Vortrage,* 1903, p. 519. — Schwartz. *Bull. et Mém. de la Société de Chirurgie de Paris*, 1892. — Tricomi (1801), *Sammlung Klinischer Vortrage*, Lupz., 1903, p. 519. — Vohtz cité par Pantaloni, in *Chirurgie du foie*, 1899, p. 180. — Vegas et Cranwell. *Les kystes hydatiques dans la Rép. Argentine.* Buenos-Ayres, 1901 (12 cas. 12 guérisons). — La statistique personnelle de F. Terrier porte sur 4 cas qui ont donné 3 guérisons et une mort. — On consultera avec intérêt le travail très documenté de Willy-Auschütz de Breslau, *Sur la résection du foie,* publié in : *Sammlung Klinischer Vortrage.* Leipzig. 1903, p. 451 à 530.

B. L'énucléation du kyste a pu être pratiquée par : Clarke (3 cas). *British med. Journal*, 1893, t. 1, p. 690. — Lawson-Tait, in thèse de Braine, 1886, obs. II. — J. Lucas-Championnière, *Bull. et Mém. de la Société de Chirurgie.* Paris, 1885. — Gérard Marchand, *Bull. et mém. de la Société de Chirurgie*, Paris. 1893, t. XIX. p. 172. — Mauclaire. *Bull. de la Société anatomique de Paris*, 1903. Un cas inédit. — Morgan, *Lancet*, Lond. 1895. — Pozzi, *Congrès français de chirurgie*, 1888, t. III. — Ricard in thèse de Vigneron (*De l'énucléation des kystes hydatiques du foie*) 1895, p. 55. — Schwartz, *Bull. de la Soc. de Chirurgie.* Paris, 1901, p. 389. — Tansini, *Riforma medica*, Palerme, 1893, t. I, p. 437. — Whitehead, *the Lancet*, London, 1887, p. 624.

la préférence dans les cas difficiles aux procédés peut-être moins brillants mais plus sûrs de la marsupialisation ou mieux encore de la réduction après suture sans drainage.

KYSTES INCLUS

La conduite à tenir vis-à-vis des kystes *totalement inclus dans le tissu du foie,* varie suivant le cas considéré. Ces kystes sont parfois très difficiles à découvrir et peuvent passer inaperçus malgré une exploration attentive de l'organe. On pourrait citer des faits nombreux où l'autopsie est venue confirmer l'existence d'un kyste méconnu à la laparotomie. Ces kystes latents occupent surtout l'extrémité droite du foie.

Lorsque l'hydatide a été reconnue, si l'on est en présence d'un kyste central, très profondément situé dans la glande, Michaux admet qu'il est prudent de renoncer à son ouverture large et qu'il faut lui préférer la ponction simple ou suivie d'injections modificatrices.

Lorsque le kyste est recouvert d'une couche plus mince de tissu hépatique on peut, comme certains auteurs l'ont proposé, faire l'ouverture en deux temps, mais il est préférable de pratiquer l'ouverture en un temps, à fixation première hépatopariétale ; dans l'une ou l'autre hypothèse une véritable *hépatotomie* est nécessaire pour ouvrir le kyste. L'hépatotomie pratiquée dans ces conditions sur un kyste fixé préalablement ne fait pas courir de danger au malade, car il est toujours possible de se rendre maître de l'hémorrhagie qu'elle provoque.

On a conseillé pour certains kystes inclus, mais superficiellement situés, de faire tout d'abord une ponction qui permet de plisser la paroi hépato-kystique devenue flasque, de l'attirer au dehors en la saisissant avec une pince à kyste, et de la réséquer dans une étendue plus ou moins considérable (Segond), après l'avoir fixée à la paroi. Pantaloni fait remarquer avec raison que « cette pratique n'est applicable qu'à des kystes volumineux relativement superficiels dans une grande étendue, et à paroi peu friable. Elle favorise la guérison (en diminuant la profondeur de la poche) mais n'est pas indispensable ; la fixation sans résection présente moins d'aléa ».

Ces kystes inclus, superficiellement situés, et susceptibles d'être extériorisés après ponction, seraient peut-être justiciables dans certains cas où le kyste serait de petites dimensions, du traitement par la réduction sans drainage ; mais nous n'en connaissons pas d'exemple, l'avenir seul nous permettra de juger de l'étendue des applications de la méthode.

Il nous reste à envisager le traitement applicable à certaines complications des kystes.

KYSTES MULTIPLES DU FOIE

Il est parfaitement établi que les kystes sont fréquemment multiples dans le foie. Sur vingt cas de kystes que F. Dévé a eu l'occasion de voir opérer et qu'il a pu suivre ultérieurement, neuf fois, c'est-à-dire dans presque la moitié des cas, l'intervention avait laissé méconnaître d'autres poches hydatiques dans le foie. C'est là une proportion très élevée, qui crée pour le chirurgien qui opère un kyste hydatique *l'obligation d'explorer la surface extérieure du foie, de même que la surface intérieure de la poche évacuée à travers laquelle un second kyste peut être reconnu*, avant de refermer le ventre.

En présence de kystes multiples, on a conseillé et pratiqué l'ouverture des poches voisines en passant par la cavité évacuée de la première poche. Cette manière de faire a des inconvénients et il faut, en principe, lui préférer l'ouverture séparée de chaque kyste, surtout si ceux-ci sont éloignés l'un de l'autre, en s'aidant au besoin d'une incision indépendante, lorsque les kystes ne peuvent être que difficilement traités par la même incision pariétale. Les inconvénients dont il est question sont les suivants : l'évacuation d'un kyste voisin en passant à travers la première poche ouverte est souvent très difficile à cause de la profondeur du kyste et par conséquent peut rester incomplète ; de même, en cas de marsupialisation, le drainage de la seconde poche peut être insuffisant ; de plus, en effondrant la cloison qui sépare les kystes, on est exposé à blesser un conduit biliaire ou une veine volumineuse.

Chez un opéré de Jaboulay, il en résulta une hémorrhagie si abondante que l'opération dut être terminée rapidement sans qu'on ait extrait la membrane germinative ; enfin le second kyste peut être infecté, alors que le contenu du premier était aseptique.

Pour toutes ces raisons, l'ouverture indépendante des kystes paraît préférable, à moins que les deux cavités ne soient séparées par une cloison très mince et qu'elles ne soient facilement accessibles.

KYSTES SUPPURÉS

Nous avons déjà à plusieurs reprises, parlé de la conduite à tenir vis-à-vis des *kystes suppurés*. Dans tous les cas, l'intervention s'impose, et elle doit être immédiate. *Le kyste suppuré doit être traité comme un abcès du foie.* Dans aucun cas, et malgré les affirmations de Ménard et de Morin qui ont admis « que le triomphe de cette méthode est la guérison des kystes suppurés », on ne doit avoir recours à la ponction, qui présente de très réels dangers. De même l'énucléation et la réduction sans drainage sont en pareil cas absolument contre-indiquées.

La marsupialisation est l'opération de choix ; dans les cas nombreux où le kyste suppuré adhère à la paroi, il est ouvert sans qu'il soit nécessaire de fixer préalablement la poche kystique à la peau ; si au contraire les adhérences font défaut, la poche suppurée sera fixée à la paroi avant d'être ouverte, afin d'éviter l'infection de la cavité péritonéale. Une ouverture large et un bon drainage doivent assurer l'écoulement facile du liquide purulent. Mais l'opération est d'un pronostic grave.

En effet la mortalité est assez élevée à la suite de la marsupialisation pour kystes suppurés du foie ; il résulte de la statistique publiée en 1901 par Vegas et Cranwell, que 67 cas de kystes suppurés marsupialisés ont donné 54 guérisons et 13 morts, soit une mortalité générale de 19,40 p. 100. Si on détache de cette statistique globale les cas où les kystes suppurés ont été ouverts par voie transpleurale, on voit la mortalité s'élever à 30 p. 100.

La statistique personnelle de F. Terrier porte sur 11 cas de kystes suppurés pour lesquels l'opération a donné 18,18 p. 100 de mortalité, c'est-à-dire un chiffre sensiblement égal à celui de Vegas et Cranwell ; dans cette petite statistique figurent trois faits où l'incision du kyste fut pratiquée par voie transpleurale et qui ont donné deux guérisons et une amélioration pour un cas de kyste ouvert dans les bronches.

KYSTES ROMPUS DANS L'ABDOMEN

En pareil cas, même en l'absence de phénomènes toxiques ou de phénomènes primitifs de réaction péritonéale provoqués par le liquide épanché (liquide hydatique simple ou mélangé de bile aseptique), la laparotomie s'impose comme opération d'urgence ; elle seule en effet offre des chances de mettre le malade à l'abri des accidents d'infection qui peuvent se produire secondairement et des greffes péritonéales qui sont la conséquence de l'irruption du contenu du kyste dans le péritoine.

A plus forte raison, la laparotomie est-elle indiquée lorsque le contenu septique du kyste a provoqué d'emblée des accidents de péritonite ; mais alors le pronostic est sombre, comme il l'est du reste en général pour le traitement de toutes les péritonites.

L'opération comprendra donc deux actes bien distincts : le nettoyage aussi parfait que possible de la cavité séreuse et le traitement de la poche rompue. On fera la laparotomie médiane, en ayant soin de prolonger l'incision assez haut pour explorer le foie, reconnaître le siège exact du kyste rompu, et le traiter comme il convient. On préférera toujours la réduction sans drainage si elle est réalisable ; dans le cas contraire, on tentera de marsupialiser la poche, après avoir soigneusement évacué son contenu ; si enfin la rétraction de la poche et son siège profond rendaient les manœuvres opératoires impossibles, il faudrait établir entre elle et la paroi un tamponnement-drainage, comme l'indique Pantaloni. En cas de cholépéritoine hydatique, la marsupialisation de la partie au niveau de laquelle se fait l'écoulement biliaire est la conduite la plus prudente à suivre. La marsupialisation sera suivie naturellement d'une cholérrhagie plus ou moins abondante et plus ou moins tenace, qu'on essayera de tarir par les deux moyens préconisés à propos du traitement des cholérrhagies (p. 132). On terminera l'opération par une toilette sérieuse du péritoine : des compresses aseptiques seront promenées sur tous les replis et dans les culs-de-sac péritonéaux, de façon à évacuer les produits susceptibles de déterminer des greffes ; il sera bon de compléter par un lavage du péritoine avec la solution salée physiologique chaude.

Si une péritonite était déjà déclarée, la laparotomie avec nettoyage, lavage, et drainage de la cavité abdominale devrait être pratiquée sans retard.

Si enfin le malade est observé longtemps après la rupture du kyste, et que des greffes hydatiques aient eu le temps de se développer en plusieurs points de la séreuse, chacun des kystes nouvellement formés devra être traité par l'un des moyens qui sont à notre disposition : extirpation, marsupialisation, ou suture suivie de réduction sans drainage ; l'application de chacune de ces méthodes variera avec le volume et le siège du kyste. Dans un cas de ce genre où l'infection du péritoine remontait à deux ans, Krause[1] enleva 95 kystes et termina l'opération en ouvrant largement le gros kyste primitif adhérent à la face inférieure du foie et en drainant son

---

1. Krause. *Berliner Kl. Wochenschrift*, 2 septembre 1889. p. 769-771.

épaisse enveloppe conjonctive préalablement fixée à l'angle supérieur de la plaie abdominale. L'opéré guérit.

De même la laparotomie a fourni un beau succès à Périer[1] dans un cas de kyste hydatique rompu dans la cavité péritonéale avec mélange de la bile au liquide du kyste ; la rupture remontait à six mois.

KYSTES OUVERTS A LA PAROI

L'ouverture spontanée à la paroi a pu être dans certains cas une solution heureuse et conduire à la guérison spontanée ; mais le plus souvent l'évacuation et le nettoyage du kyste se font incomplètement à travers un orifice trop étroit, il y a stagnation du liquide purulent avec tous ses inconvénients ; pour y remédier, il faut nécessairement dilater l'orifice et comme la dilatation est souvent insuffisante ou impossible, agrandir franchement la fistule au bistouri ou créer une nouvelle ouverture large dans le voisinage.

KYSTES OUVERTS DANS LA PLÈVRE, LES BRONCHES

L'ouverture des kystes du foie dans la plèvre et les bronches est une complication grave puisque, nous l'avons dit antérieurement, la mort surviendrait dans 80 p. 100 des cas où le kyste s'est ouvert dans la plèvre, et dans 57 p. 100 de ceux où la rupture a eu lieu dans les bronches.

On comprend facilement en effet que l'établissement d'une fistule broncho-hépatique soit toujours d'un pronostic fâcheux ; l'évacuation insuffisante du kyste, qui se draine mal à travers les bronches, entretient une suppuration interminable, un état infectieux qui provoque la mort par épuisement ; celle-ci peut encore reconnaître pour cause des accidents de gangrène pulmonaire ou une hémoptysie foudroyante.

Pour prévenir ces multiples complications, le chirurgien doit, sans tarder, pratiquer la contre-ouverture large du kyste, qui permettra le nettoyage complet de la poche et son drainage en un point déclive. « La voie transpleurale, dit Defontaine, est nettement indiquée en pareil cas, car elle permet le traitement simultané de la cavité pleurale et, de plus, les kystes qui se sont ouverts dans les poumons ou la plèvre sont généralement des kystes de la partie droite de la face convexe, abordables par le même chemin. La recherche de la cavité

---

1. Périer. Cité in thèse de Maupy. *Ruptures intra-péritonéales des kystes hydatiques du foie*, 1891, p. 33.

intra-hépatique, dont le contenu s'est déjà en grande partie évacué, présente pourtant des difficultés réelles. La ponction peut être ici encore un guide précieux mais une résection costale suffisante pour l'introduction de la main est toujours utile. Elle sert aux ponctions successives, curettages et manœuvres qui peuvent être nécessaires, soit au traitement des poches kystiques, soit à la recherche et à la découverte des kystes multiples. L'enlèvement de huit à dix centimètres de deux à trois côtes est le minimum. L'imprévu des manœuvres qui seront nécessaires impose presque d'une façon absolue, l'opération en un seul temps, et doit même faire abandonner toute fixation première. Ce n'est qu'après avoir protégé le mieux possible les parties saines du péritoine ou de la plèvre ; qui peuvent se trouver ouvertes, et après s'être rendu compte par des manœuvres suffisantes des dispositions anatomiques des lésions, qu'on pourra songer à la fixation de la paroi kystique à l'extérieur.

En cas d'ouverture du kyste dans la plèvre, ou de suppuration de cette dernière, on devra faire isolément le drainage de chacune de ces cavités, établissant ainsi un drainage à deux étages. S'il existe, ou si on soupçonne simplement une communication avec les bronches, on devra s'abstenir de toute injection; on se contentera du nettoyage de la poche kystique à l'aide de curettes maniées avec la plus grande prudence, et le plus souvent à l'aide de tampons stériles » (Defontaine).

KYSTES OUVERTS DANS LA CAVITÉ INTESTINALE

Nous avons vu précédemment que, d'une manière générale, le pronostic de l'ouverture dans le tube digestif n'est pas très défavorable ; il y a cependant des cas où l'intervention chirurgicale s'impose pour sauver la vie du malade. Ce sont ceux où la communication entre le kyste et l'intestin, trop étroite, détermine de la rétention, et entretient une suppuration prolongée qui peut amener la mort du sujet par épuisement. Bien que l'opération puisse présenter dans certains cas de sérieuses difficultés, l'ouverture large du kyste après la laparotomie, et sa fixation à la paroi abdominale, paraissent être le meilleur moyen, en détournant le cours de la suppuration et en empêchant la rétention, de favoriser la fermeture de la fistule intestinale. Bien entendu l'ouverture du kyste sera faite, autant que possible, en un point déclive de la poche pour empêcher la stagnation des liquides. Si l'état des lésions le permettait on pourrait tenter d'oblitérer par des sutures l'orifice de communication.

Le même principe paraît applicable du reste à tous les cas où le kyste, ouvert dans une cavité voisine, se vide mal et provoque des accidents infectieux susceptibles de menacer la vie du malade.

Nous devons mentionner, en terminant, les tentatives d'application de la *radiothérapie* au traitement des kystes hydatiques du foie. Dans le *Siglo Medico* du 7 août 1904, Diaz de la Quintana citait un cas dans lequel il aurait constaté la disparition des kystes hydatiques du foie, volumineux et multiples, à la suite de quarante-sept séances de radiothérapie.

F. Dévé[1] a cherché à déterminer expérimentalement la valeur de la radiothérapie, et dans ce but a eu recours à l'inoculation des greffes hydatiques sous la peau mince du lapin ; or il a conclu d'une première série d'expériences, que l'action des rayons X sur l'évolution des greffes hydatiques s'était montrée absolument *nulle*. Il se propose toutefois de reprendre ces expériences, en se plaçant dans des conditions plus précises et plus rigoureuses.

1. F. Dévé. *Bulletin de la Société de Biologie*, Paris, 1905, p. 304.

CHAPITRE II

KYSTES ALVÉOLAIRES DU FOIE

Les kystes alvéolaires du foie constituent une variété rare de tumeur, si spéciale dans ses caractères anatomiques et dans son évolution, qu'il nous a paru indispensable de les étudier dans un chapitre spécial, d'autant plus que, nous le verrons bientôt, on tend actuellement à les différencier de l'échinococcose hydatique commune.

« Dans cette variété, les échinocoques, au lieu d'être réunies dans une vésicule mère, sont disséminées irrégulièrement dans la glande, s'y développent par groupes, et finissent par devenir confluentes au point de constituer une sorte de tumeur gélatineuse, d'apparence colloïde. Comme ces hydatides sont très nombreuses et tassées les unes contre les autres, elles ne tardent pas à subir des altérations régressives ; de là une cavité ulcéreuse creusée aux dépens de la substance du foie, et assez analogue, comme aspect extérieur, à un cancer ulcéré » (Rendu).

La première description anatomique des kystes alvéolaires est due à Buhl[1] (1852), qui s'efforça de les séparer des cancers colloïdes avec lesquels ils étaient confondus. En 1854, Zeller[2] ayant découvert dans la tumeur qu'il étudiait des crochets d'échinocoques, crut qu'il s'agissait de la coexistence dans le tissu du foie d'une hydatide et d'un cancer colloïde.

C'est Virchow[3], qui en 1855, reconnut la véritable nature de cette tumeur, qu'il appela « tumeur à échinocoque multiloculaire, à tendance ulcéreuse ». Le kyste alvéolaire était dès lors nettement

---

1. Buhl. *Illustrirte Münchener Zeitung*, 1852, I, p. 102.

2. Zeller. *Alveolar colloïd der Leber*. Inaug. dissert. Tübingen, 1854.

3. Virchow. *Verhandl. der phys. med. Gesellschaft in Würzburg*, 1856, t. VI, p. 84.

différencié du cancer colloïde du foie, et l'on reconnut qu'un certain nombre de pièces anatomiques qui avaient été désignées sous le nom de cancer colloïde, n'étaient que des kystes alvéolaires.

Carrière[1], dans un important travail publié en France en 1868, désignait la tumeur sous le nom de *tumeur hydatique alvéolaire*.

Peut-être serait-il préférable, comme le propose F. Dévé, de substituer, pour des raisons que nous développerons ultérieurement, l'expression d'*échinococcose bavaro-tyrolienne* à celle d'échinococcose alvéolaire ou multiloculaire plus généralement répandue.

Quoi qu'il en soit, depuis la thèse de Carrière, de nombreux travaux, la plupart allemands, ont été publiés sur les kystes alvéolaires ; nous ne pouvons songer à en donner ici la liste complète, et nous renvoyons pour tous les détails concernant la bibliographie à l'important ouvrage publié par Posselt[2] en 1900, dans lequel l'auteur a réuni toutes les observations publiées jusqu'à cette époque, en insistant particulièrement sur la répartition géographique des hydatides alvéolaires.

Nous devons toutefois une mention toute spéciale à l'étude histologique des tumeurs alvéolaires qui a été récemment entreprise par Melnikow[3], dans les *Archives de Ziegler*.

Anatomie pathologique.

Lésions macroscopiques. — Il arrive que le foie soit peu modifié dans sa forme et son volume, lorsque la tumeur est circonscrite et centrale. Mais le plus souvent, elle forme une saillie bosselée, irrégulière, à la surface de l'organe, et est située au niveau de la partie postérieure du lobe droit[4] ; généralement elle est unie aux organes voisins par des adhérences ; elle tranche par sa coloration jaunâtre sur le tissu brun du foie, plus rarement elle est colorée par la bile qui lui donne une teinte verdâtre. Son volume est très variable, depuis celui d'un œuf, jusqu'à celui de deux têtes d'homme adulte (Greisinger) ; entre ces extrêmes, on peut trouver tous les intermédiaires.

La tumeur type est constituée par une substance fondamentale

---

1. Carrière. *De la tumeur hydatique alvéolaire*, thèse de Paris, 1868.

2. Posselt. *Répartition géographique des échinocoques alvéolaires*, Stuttgart, 1900, 334 pages.

3. Melnikow, *Sur l'Echinococcose multiloculaire* (broch. 326 p.) Kharkow, 1902.

4. D'après Carrière, 11 fois sur 16, la tumeur siège dans le lobe droit.

fibroïde généralement très dure, formée aux dépens du tissu hépatique, creusée de petites cavités, en forme d'alvéoles, dans lesquelles sont contenues des masses gélatiniformes colloïdes ; celles-ci sont formées par des hydatides repliées sur elles-mêmes, incrustées dans le tissu fibroïde, dont elles ne peuvent être énuclées. Les petites cavités ou alvéoles sont en nombre considérable ; leurs dimensions et leur forme sont très variables ; leur volume atteint le plus souvent celui d'un grain de chènevis ou même d'un pois, quelquefois celui d'une petite noix ; leur forme est généralement arrondie, parfois elles sont disposées en étoiles, en fentes linéaires, etc. Après fixation dans l'alcool, l'aspect d'une section de cette néoplasie est comparable à celui d'une tranche de pain bis (F. Dévé). La masse parasitaire ne contient pas de vésicules filles et pour ainsi dire pas de liquide hydatique.

La tumeur peut présenter des inégalités dans sa consistance, selon la prédominance que prend dans certains points la substance fondamentale, c'est-à-dire la trame fibreuse, et dans d'autres la substance colloïde, qui remplit les alvéoles.

Généralement au cours de son évolution, la tumeur subit dans ses parties centrales, où la circulation se fait de façon défectueuse, des phénomènes régressifs qui aboutissent à la formation d'une vaste poche à parois irrégulières, présentant des diverticules ; on y voit des brides, des cloisons incomplètes formées par le tissu fibreux et les vaisseaux qui ont résisté. Le contenu de la poche est représenté par 400 à 500 grammes d'un liquide puriforme, parfois chargé de bile, dans lequel nagent des détritus sphacélés plus ou moins volumineux.

Les limites de la tumeur sont généralement assez irrégulières ; il n'existe pas de capsule propre séparant la tumeur du parenchyme hépatique. Les tissus qui l'environnent subissent quelques modifications ; le foie comprimé, atrophié, présente des lésions d'hépatite interstitielle ; la circulation peut être entravée dans les canaux du voisinage ; on a observé la compression, l'oblitération, l'envahissement de la veine porte dans son tronc principal ou dans ses branches de division ; la veine cave, les veines sus-hépatiques peuvent être atteintes, de même les voies biliaires.

Outre la tumeur principale que nous avons décrite, on trouve parfois des colonies secondaires disséminées dans le foie.

Macroscopiquement l'hydatide alvéolaire présente donc avec le cancer de grandes ressemblances ; d'où la confusion qui a existé pendant longtemps entre les deux affections ; l'analogie est plus grande encore dans les cas où la tumeur pousse des prolongements vers les parties voisines, lorsqu'elle envahit le diaphragme, les lymphatiques et les ganglions, ou qu'elle s'accompagne de *noyaux métastatiques* à distance dans le poumon, dans la plèvre, etc., comme Vierordt et Posselt les premiers en ont signalé des exemples.

LÉSIONS MICROSCOPIQUES. — L'*étude histologique* des lésions démontre qu'elles sont dues à deux ordres de phénomènes concomitants. D'une part, en effet, l'irritation produite par la présence des corps étrangers parasitaires détermine autour des kystes alvéolaires une prolifération conjonctive énorme et la formation d'un tissu de sclérose. D'autre part, sous l'action toxique des parasites, aussi bien que grâce aux oblitérations vasculaires dues à l'inflammation, il se produit des foyers de nécrose, qui subissent une dégénérescence analogue à la dégénérescence caséeuse.

Aussi trouve-t-on les kystes alvéolaires environnés d'un abondant tissu conjonctif, qui forme souvent la marge de la tumeur. Dans le voisinage immédiat des alvéoles, il est pauvre en cellules et constitue des anneaux concentriques très serrés. Plus on s'en éloigne, plus la structure fibrillaire du tissu devient distincte, et plus le nombre des cellules augmente, si bien que les couches les plus périphériques ont l'aspect du tissu de granulation, et que la prolifération cellulaire y est intense. La texture normale du foie est complètement méconnaissable dans la région sclérosée : on n'y distingue plus ni vaisseaux, ni canalicules biliaires, ni trabécules hépatiques. Au contraire vers les limites de la tumeur on retrouve des îlots de parenchyme noyés dans le tissu de sclérose et en partie dissociés par des faisceaux conjonctifs. Les trabécules de ces îlots sont en partie sains et bien conservés ; d'autres sont en voie d'atrophie ou même complètement détruits. Dans cette zone, l'envahissement des lobules par le tissu conjonctif périkystique s'accompagne de néoformations vasculaires. Dans le tissu hépatique d'apparence normale qui avoisine la tumeur, l'examen microscopique révèle la présence d'abondants foyers de cellules rondes, au centre desquels les forts grossissements font découvrir des corpuscules homogènes, sphériques, qui ont les dimensions d'un lymphocyte, et qui possèdent les réactions colorantes de la chitine. Ces produits, qui existent aussi dans les alvéoles kystiques, représentent selon Melnikoff des formes parasitaires jeunes qui colonisent dans l'organe hépatique.

Au voisinage direct de l'alvéole, qu'elle sépare de la zone de prolifération conjonctive, on trouve souvent des amas cellulaires, parmi lesquels on distingue de nombreuses cellules géantes. La présence de celles-ci est l'indice d'un processus de défense de l'organisme ; parfois elles ont détruit la membrane kystique sur plusieurs points et ont pénétré dans la cavité alvéolaire, ou ne subsistent plus que des fragments de chitine et des détritus protoplasmiques. Les kystes ainsi détruits peuvent subir la dégénérescence calcaire.

Autour des grands alvéoles, — qui sont les plus anciens — le tissu conjonctif néoformé est particulièrement pauvre en cellules, et sa structure fibrillaire est très indistincte. En ces points il y a déjà nécrose commençante. Mais il peut y avoir aussi des foyers de nécrose développés au voisinage de formes parasitaires jeunes, sans que les kystes alvéolaires aient eu le temps de se former.

En résumé la présence des parasites détermine la production d'un tissu de sclérose périkystique qui se substitue au parenchyme hépatique normal ; et d'autre part les poisons sécrétés par les parasites sont des poisons nécrosants qui ajoutent leur action destructive à celle des oblitérations vasculaires dues à la sclérose. Sclérose et nécrose, tels sont les deux éléments du processus. Suivant que l'un ou l'autre domine, on aura des tumeurs à type surtout alvéolaire, à type surtout caséeux ou encore à type mixte[1] (Rist).

Fréquence et répartition géographique.

Il est un fait bien particulier dans l'histoire des hydatides alvéolaires, c'est leur répartition géographique très spéciale. C'est dans la Bavière et le Tyrol que l'échinococcose alvéolaire a été tout d'abord observée ; on l'a également rencontrée dans le duché de Bade, en Suisse, dans la partie septentrionale de l'Italie, et en Russie où Melnikow en a relevé 70 cas constatés surtout dans les gouvernements du centre de la Russie et dans le domaine de la Volga avec Kasan pour centre. Au contraire, cette maladie est inconnue dans les pays classiques de l'échinococcose hydatique (Islande, Australie, République Argentine).

En France, quelques observations ont été publiées, dont la plupart sont considérées par Posselt[2] et F. Dévé[3] comme ressortissant à l'é-

1. Communication écrite.
2. Posselt. *Répartition géographique et statistique des échinocoques alvéolaires*, Stuttgart, 1900.
3. Dévé. Communication écrite.

chinococcose hydatique commune. En dehors du cas de Demattéis[1] (montagnard de la Haute-Savoie observé à Genève), et du cas classique de Féréol[2] et Carrière (bavarois observé à Paris) on n'en a, d'après Dévé, observé aucun cas authentique. Les faits qui ont été décrits chez nous, sous le nom de « kystes multiloculaires » « aréolaires » ou « alvéolaires », étaient peut-être « multiloculaires » quant à leur aspect, mais ils ne possédaient aucun des caractères si spéciaux de l'échinococcose « tyrolienne ». Tels sont les cas de Hayem[3], de Leflaive[4], de Cassoute[5], de Reboul[6], qui ont trait soit à des kystes multiples du foie, soit à des poches hydatiques plus ou moins diverticulaires.

Le cas de Terrillon[7], qui est souvent considéré comme authentique, et au sujet duquel Posselt émet cependant des doutes, ressortirait d'après F. Dévé à une autre variété de lésion : il s'agissait très probablement, de kystes multiples secondaires péritonéaux, périhépatiques, d'un de ces faits que F. Dévé a étudiés et figurés dans sa thèse (p. 114) et dont il a rapporté une observation personnelle (LVIII) : il existait dans ce cas, une trentaine de petits kystes agminés, présentant par suite l'aspect « multiloculaire ou alvéolaire », si l'on veut. Mais la lésion n'avait rien à voir avec l'échinococcose « tyrolienne ». Le cas rapporté par Sargnon[8] est bien certainement du même ordre.

D'après Dévé, les cas de Bruyant et de Renon[9] n'auraient rien à voir avec l'échinococcose bavaro-tyrolienne, le premier, dont il a pu examiner les préparations microscopiques au laboratoire de R. Blanchard, concernait simplement un kyste du foie replié, en involution (du type hydatique banal), accompagné de kystes secondaires mul-

---

1. Demattéis. *Contribution à l'étude des kystes à échinocoques multiloculaires du foie*, Dissert., Genève, 1890.

2. Féréol. *Cas d'échinocoques multiloculaires du foie et des poumons*, Union médicale, Paris, 1867, n° 114. p. 493 et Société médicale des hôpitaux, Paris, 1867.

3. Hayem. *Bulletin de la Société anatomique de Paris*, XLIV, 1870, novembre, p. 503.

4. Leflaive. *Kyste hydatique du foie à développement exogène, ouverture spontanée à l'épigastre*, Progrès médical, Paris, 1886, n° 52.

5. Cassoute. *Kyste multiloculaire du foie*, Marseille médic., 1893, XXX, p. 226 à 228.

6. Reboul. *Diagnostic et traitement des kystes hydatiques multiloculaires du foie*, Marseille médic., 1893, XXX. p. 89-106.

7. Terrillon. *Bulletins de l'Académie de médecine*, Paris, 1894, n° 3, p. 75.

8. Sargnon (Poncet). *Kyste hydatique aréolaire du foie, pris pour un cancer*, Lyon médic. vol. LXXXVI, p. 475, 1897, décembre.

9. Rénon. *Comptes rendus hebdom. de la Soc. Biol.*, Paris, 1900, n° 7, p. 167.

tiples du péritoine. Le second avait trait à des kystes secondaires multiples de la plèvre, comme il l'a indiqué dans sa thèse.

En 1868, 18 observations d'échinocoques alvéolaires étaient consignées dans le travail de Carrière ; depuis cette époque la littérature médicale s'est enrichie d'un grand nombre de cas ; Posselt, en 1900, en signalait 215 dans l'important travail que nous avons déjà cité, et plus récemment R. Beha[1] portait ce chiffre à 235, en ajoutant à la statistique de Posselt un certain nombre de cas recueillis en Suisse et par Melnikow en Russie. On voit d'après ces statistiques que l'échinococcose alvéolaire n'est pas très rare dans les pays où elle est endémique.

Pathogénie.

« La tumeur échinococcique alvéolaire est-elle due à un parasite différent de celui qui cause le kyste hydatique commun ? ou n'est-elle qu'une modalité de l'échinococcose banale, liée à une prolifération particulière du parasite ? » Telle est la façon dont F. Dévé[2] posait la question devant la Société de Biologie dans la séance du 14 novembre 1903. C'est qu'en effet l'accord est loin d'être fait, à ce sujet, parmi les anatomo-pathologistes et les zoologistes.

Cela tient souvent, comme l'a dit F. Dévé, à ce que les auteurs n'ont pas eu en vue les mêmes faits ; ils ont confondu des lésions très dissemblables englobées et réunies sous le nom détestable de « kystes multiloculaires ». Il faut bien dire d'ailleurs que le terme « alvéolaire » lui-même prête tout autant à la confusion : les kystes hydatiques des os, par exemple, sont parfaitement « alvéolaires » par leur aspect, bien qu'ils ressortissent, sans doute possible pour F. Dévé, à la variété *hydatique* commune. Ce sont ces kystes des os, précisément, qui ont surtout contribué à embrouiller la question. Il faudrait donc pour faire cesser l'équivoque, trouver un autre qualificatif distinctif que celui d' « alvéolaire », et c'est dans ce but que F. Dévé a employé à la Société de biologie, l'expression d'échinococcose « tyrolienne » ou « bavaro-tyrolienne ». Cette caractéristique, d'ordre géographique, pourrait être conservée même s'il était démontré que l'affection peut s'observer en dehors de la région en question ; car c'est dans la

---

1. R. Beha. *Zur Kenntnis des Echinococcus alveolaris der Leber*. Inaug. Dissert., Freiburg i. Br.. 1904.

2. F. Dévé. *Comptes rendus des séances de la Société de Biologie*, Paris, 1903, t. LV, p. 1369.

Bavière et le Tyrol que l'échinococcose alvéolaire a été tout d'abord observée, et, pendant longtemps d'une façon exclusive. »

Actuellement deux opinions très distinctes sont en présence au sujet de la nature de la tumeur échinococcique alvéolaire[1]. Si l'on prend les principaux travaux parus sur la question dans ces dernières années, on constate que, tandis que Posselt, d'Insbruck (1899-1900), et Melnikow-Rogvedenkov, de Freiburg in Br. (1901) concluent fermement à la *spécificité* de la lésion de l'échinococcose, et par conséquent à celle du parasite qui lui donne naissance, V. Lintow, de Göttingen (1902) et son élève Jenckel, de Göttingen (1903), après avoir largement critiqué les arguments des « dualistes », concluent, eux, non moins formellement, à *l'unicité* du parasite.

Pour les *unicistes,* dans les kystes alvéolaires, les alvéoles extérieurs représenteraient des générations successives de vésicules secondaires exogènes, renfermant des têtes de tænia identiques à celles qui se développent dans les hydatides normales ; cependant la fertilité des échinocoques alvéolaires est un peu moindre que celle des hydatides ordinaires ; ils ne produisent le plus souvent qu'un petit nombre de têtes, dont la constatation nécessite parfois des recherches prolongées.

La différence d'aspect si profonde qui existe entre l'hydatide ordinaire et l'hydatide alvéolaire tiendrait probablement, selon Raphaël Blanchard, « à la manière variable dont l'organisme se comporte vis-à-vis de l'embryon hexacanthe, puis du ver cystique qui lui succède ; cette différence de réaction de la part de l'organe reconnaît sans doute pour cause une différence dans le siège qu'occupe l'embryon. C'est ainsi que la forme cystique ordinaire se développerait presque sans provoquer de réaction, vite et régulièrement, dans des voies non préformées ; elle se creuserait un gîte au sein des tissus. La forme alvéolaire aurait au contraire son point de départ dans un système de canaux (vaisseaux lymphatiques d'après Virchow ; canaux biliaires, d'après Friedreich, Schrœder van der Kolk et Morin ; vaisseaux sanguins, d'après Leuckart) : ceux-ci doués d'une exquise sensibilité, réagiraient violemment ; il se produirait ainsi une abondante prolifération conjonctive et l'échinocoque, contraint de lutter contre elle, ne pourrait croître que lentement. »

Les arguments mis en avant par les auteurs partisans de l'unicité

---

1. Déjà Morin, Buhl, Huber avaient admis que l'échinocoque alvéolaire est causé par l'état larvaire d'un tænia différent du tænia échinococcus. (Ces auteurs sont cités par R. Blanchard, in *Zoologie médicale*, 1884, p. 447.)

du parasite n'ont nullement convaincu F. Dévé qui après avoir poursuivi pendant plusieurs années l'étude comparée des différentes formes de « kystes multiloculaires » et après avoir examiné un certain nombre de pièces macroscopiques et microscopiques d'échinococcose alvéolaire authentique, a acquis la conviction qu'il s'agissait là d'une *lésion à part*[1].

Dans une première note présentée à la Société de Biologie, il a énoncé les arguments d'ordre anatomique et géographique qui, à son avis, permettent de conclure à la *spécificité* de l'échinococcose alvéolaire tyrolienne. Voici ces arguments :

« 1° L'échinococcose alvéolaire vraie se présente avec des *caractères objectifs élémentaires* absolument particuliers, qui permettent, à eux seuls, de séparer cette forme des autres formes échinococciques multiloculaires : innombrables, irrégulières et *minuscules petites cavités*, creusées dans un tissu dense, fibroïde (aspect de bois vermoulu, d'éponge fine, de pain bis); pas de cavités vésiculaires dépassant les dimensions d'un pois; partant, pour ainsi dire *pas de liquide hydatique*[2]; *jamais de vésicules filles macroscopiques*[3]. La néoplasie se montre *identique à elle-même dans tous ses points*, réserve faite pour les zones nécrosées; *nulle part on ne surprend une transformation de l'échinococcose alvéolaire en échinococcose hydatique*;

« 2° *L'évolution de la lésion* est non moins spéciale : tendance à la nécrose centrale de la masse parasitaire ; envahissement périphé-

1. Dévé a examiné *macroscopiquement* 22 exemplaires d'échinococcose alvéolaire vraie du foie dans les instituts pathologiques de Heidelberg. Tubingen. Zurich, Bâle, Fribourg. Strasbourg, — et histologiquement de nombreux morceaux provenant de six échantillons différents, qu'il devait à l'obligeance des professeurs Ernst (Zurich), Pommer (Insbruck), Ziegler (Fribourg). Très aimablement, il a mis à notre disposition une coupe, dont l'étude a présenté pour nous le plus grand intérêt.

Comparativement. F. Dévé a étudié macroscopiquement et microscopiquement, une série de *productions hydatiques pseudo-alvéolaires de divers ordres :* des kystes hydatiques dits alvéolaires des os, des kystes dits multiloculaires de l'épiploon, des kystes multiloculaires des animaux et particulièrement un échantillon d' « échinocoque multiloculaire du bœuf » (Railliet et Morot). Dans une note présentée à la Société de biologie de Paris, le 14 octobre 1905. il s'est efforcé de montrer que l'échinococcose multiloculaire du bœuf et l'échinococcose alvéolaire de l'homme présentaient des différences radicales dans leur structure et leur évolution et constituaient deux formes parasitaires essentiellement distinctes.

2. On peut donc opposer l'un à l'autre, dit Dévé, les termes « échinococcose alvéolaire » et « échinococcose hydatique ».

3. La rareté des scolex, dans cette forme. est moins grande qu'on ne l'a dit. puisque Dévé a constaté leur présence. discrète à la vérité, dans cinq sur six des échantillons qu'il a examinés histologiquement.

rique progressif; absence de limitation, d'enkystement. L'*infiltration* spécifique dans les tissus ambiants sains, soit de proche en proche, soit par fusées à distance, par traînées rameuses, suivant les espaces conjonctivo-lymphatiques et vasculaires, est surtout caractéristique : l'échinococcose alvéolaire se comporte comme une néoplasie *maligne*;

« 3° La lésion *primitive* garde ses caractères objectifs constants chez l'homme *quel que soit l'organe hôte*, quelles que soient la structure et la consistance du tissu envahi (foie, poumon, cerveau);

« 4° Les *noyaux secondaires*, métastatiques (ganglion, diaphragme, poumon, cerveau, rein, etc...) *reproduisent les caractères spécifiques de la tumeur primitive*. Jamais ils ne donnent naissance à la forme vésiculaire, hydatique, commune, pas plus d'ailleurs, que celle-ci, dans ses localisations secondaires ne se transforme en échinococcose alvéolaire véritable, contrairement à ce qu'on a pu soutenir;

« 5° La tumeur échinococcique alvéolaire présente une *distribution géographique* très étroite : Tyrol, sud de la Bavière et du Wurtemberg, nord de la Suisse (Posselt). Récemment il est vrai un autre foyer a été signalé en Russie (Melnikow). Elle n'a *jamais* été observée dans les terres classiques de la maladie hydatique (Islande, Australie, Argentine). Aux États-Unis elle a été vue trois fois, mais chez des Allemands du sud émigrés (Posselt). »

Nous avons dit précédemment ce qu'il fallait penser des cas publiés en France.

F. Dévé ajoute : « Pour ce qui est des « kystes mutiloculaires des os » (Gangolphe), assimilés à l'échinococcose alvéolaire par la presque unanimité des auteurs, nous nous bornerons, ici, à dire que cette lésion n'offre que de très grossières analogies avec l'échinococcose tyrolienne. Toutes les observations qui en ont été rapportées dans notre pays dépendent de l'échinococcose hydatique. Enfin, en ce qui concerne l' « échinococcose multiloculaire » du bœuf, signalée en France par Railliet et Morot, l'étude macroscopique et histologique que nous en avons fait nous permet, croyons-nous, de conclure que ces formations constituent une variété absolument distincte de l'échinococcose alvéolaire véritable. »

Cette première note a été complétée par une seconde communication faite par F. Dévé[1] à la Société de Biologie, le 21 janvier 1905. Dans cette nouvelle communication, l'auteur discute l'existence et examine la valeur de certains caractères zoologiques attribués au parasite

---

1. F. Dévé. *Comptes rendus des séances de la Société de Biologie*, Paris, 1905. t. LVIII, p. 126.

échinococcique alvéolaire et qui sont, à l'heure actuelle, des plus
controversés.

« *A*. Présence d'une couche protoplasmique germinative sur les deux
faces interne et externe de la cuticule ; prolifération parasitaire
exogène, développement exogène de capsules proligères avec scolex,
aux dépens de la germinale externe (Melnikoff, Posselt). En aucun
point de nos préparations histologiques, portant sur six échantillons
différents, nous n'avons constaté l'existence d'une membrane granuleuse externe. La réaction de Brault nous a fourni une importante
confirmation à cet égard : la gomme iodée mettait bien en évidence
la présence d'une germinale glycogénée à la face interne de la cuticule ; par contre, elle ne révélait aucune trace de glycogène sur sa
face externe. Jonckel, de son côté, n'a jamais vu de scolex se développant sur la face externe de la cuticule des kytes alvéolaires. Au
surplus, la figure donnée par Posselt, comme preuve d'un bourgeonnement à la fois endo et exogène aux dépens d'un même point de la
germinale, nous semble insuffisamment démonstrative, et contestable
dans son interprétation.

« *B*. Stérilité habituelle de la tumeur alvéolaire ; absence ou
extrême rareté des scolex (notion classique depuis Virchow). Posselt
a montré l'inconstance de ce caractère : certaines pièces renferment
de nombreux scolex. Melnikow a pu constater leur présence dans
vingt-cinq cas sur soixante-seize. Nous avons trouvé des scolex dans
cinq sur six de nos échantillons : ils abondaient dans deux de ces cas.

« *C*. Constitution différente du scolex alvéolaire ; plus particulièrement, d'après Posselt, *forme spéciale de ses crochets*. L'aspect et
la constitution du scolex alvéolaire adulte, de même que son mode
de développement, nous ont paru sensiblement les mêmes que ceux
du scolex hydatique. Relativement au *nombre* des crochets insérés
sur le rostre, pourtant, nous avons constaté une légère différence.
Au lieu de 36, 38 crochets que possède en moyenne le scolex hydatique, nous avons dans quatorze numérations faites sur des scolex
alvéolaires favorablement orientés (observées dans trois pièces différentes) trouvé les chiffres suivants : α-30, 30, 30-32, 32, 32, 32-34 ;
β-32, 34, 34 ; γ-28, 28-30, 30, 30-32, 32. Melnikoff admet comme chiffre
moyen le nombre de 30 crochets. Cependant Zabolotnoff a pu compter 38 crochets et Posselt 30 et même 42 crochets, chez quelques

scolex alvéolaires. Et il faut se rappeler que, chez le scolex hydatique, le nombre des crochets est des plus variables.

« Pour ce qui concerne la *forme* des crochets, nos observations concorderaient avec celles de Posselt. Les crochets alvéolaires nous ont paru, habituellement, légèrement plus longs, plus étroits, plus courbés ; leurs deux talons antérieur et postérieur étaient plus étirés, et de ce fait leur base apparaissait un peu plus large et plus concave ; dans l'ensemble, leur aspect était moins trapu, plus grêle. Mais Krabbe et Leuckart ont depuis longtemps établi la variabilité de forme des crochets hydatiques. Melnikoff a vu les dimensions des crochets alvéolaires différer suivant les préparations et suivant les points d'une même préparation. La différence de forme est niée par Zabolotnoff et von Lintow.

« *D.* ÉLÉMENTS GERMINATIFS PARTICULIERS. — (Melnikoff) ; embryons finement granuleux, acapsulés, doués de mouvements amiboïdes (*Jugend formen*) ; embryons ovoïdes capsulés ; œufs binucléés ; formations glandulaires génitales. — Cette description, reprise récemment par Beha [1], a été critiquée par Jenckel, qui n'a pu retrouver les divers éléments germinatifs, et spécialement les *Jugendformen*. C'est sans plus de résultat que nous les avions recherchés, de notre côté. Le professeur Ziegler (communication écrite) fait les plus grandes réserves au sujet de la conception zoologique de son élève Melnikoff, et plus particulièrement à propos des formations interprétées par cet auteur comme « œufs » et comme « organes génitaux ». Par contre, il attache une grande valeur aux formes jeunes, finement granuleuses. M. Ziegler a eu l'amabilité de nous adresser une préparation de Melnikoff, dans laquelle ces éléments très particuliers étaient des plus nets. Les formations protoplasmiques finement granuleuses existent donc bien ; nous les avons retrouvées, d'ailleurs, depuis, plus ou moins modifiées, dans plusieurs de nos préparations. Mais l'étude que nous en avons faite, nous a amené, à leur sujet, à une interprétation très différente de celle de Melnikoff. Nous pensons que les formations en question sont constituées par des *prolongements* NUS *du protoplasma germinatif* des vésicules échinococciques alvéolaires, dont elles possèdent l'aspect délicatement réticulé et la structure plasmodiale parsemée de petites granulations faiblement colorables. Ces sortes de *racines traçantes* du

---

1. Toutefois, Beha n'a pu constater l'existence des formes jeunes.

plasmodium parasitaire sont douées d'une vitalité et d'une activité toxiques extrêmes (réaction et nécrose fibroïde précoce des tissus ambiants) et elles plongent plus ou moins loin dans le parenchyme-hôte, en suivant les fentes vasculaires sanguines et lymphatiques. La *cuticularisation de ces prolongements n'apparaît que secondairement,* dessinant alors les innombrables petites cavités vésiculaires ramifiées et capricieuses qui sont spéciales à l'échinococcose bavaro-tyrolienne. Cette propriété, que possède le plasmodium échinococcique alvéolaire, élément noble du parasite vésiculaire, de pousser des prolongements pénétrants, à la fois souples et déliés, sans que se produise immédiatement et parallèlement à leur niveau, l'élaboration hydatique et la cuticularisation du protoplasma, explique et caractérise selon nous la structure et l'évolution si particulières de la lésion échinococcique alvéolaire.

« *E.* Tænia spécifique (Vogler, Mangold, Muller). — Les résultats obtenus par ces expérimentateurs avaient été critiqués à diverses reprises. Or, Posselt[1] a récemment (1904) réussi à obtenir, chez des chiens injectés avec une tumeur échinococcique alvéolaire, de nombreux exemplaires d'un tænia spécifique (*Tænia échinococcus alvéolaris*).

« Il existe donc des caractères zoologiques paraissant appartenir en propre au parasite de l'échinococcose alvéolaire humaine, bavaro-tyrolienne, et qui viennent confirmer l'opinion de la *dualité* de l'échinococcose. » (F. Dévé[2])

Tel est, au point de vue pathogénique, l'état actuel de la question, si bien exposé par F. Dévé dans de récentes communications, qu'il nous a paru intéressant de reproduire in-extenso, car cet auteur est le seul qui, en France, se soit consacré à l'étude de l'échinococcose alvéolaire, en s'appuyant sur l'examen histologique de pièces recueillies dans les laboratoires étrangers.

Symptômes, évolution et pronostic des hydatides alvéolaires.

Les symptômes sont obscurs. Au début, ce sont des troubles digestifs accompagnés d'une sensation de pesanteur dans l'hypochondre

1. Posselt. *Wiener klin. Wochens.*, 1904, p. 90.
2. Travail du laboratoire d'histologie de l'École de Médecine de Rouen.

droit, d'amaigrissement et d'altération de la santé générale, qui attirent l'attention. Plus tard apparaissent des douleurs abdominales, parfois irradiées vers l'épaule ; le malade perçoit suivant les cas ou des élancements douloureux ou une sensation de tension profonde. Ces douleurs sont le résultat tantôt de phénomènes de périhépatite adhésive, tantôt d'un travail d'hépatite développée autour de la tumeur. Elles peuvent être rémittentes et quelquefois intermittentes.

L'*ictère* est un symptôme d'une grande valeur au point de vue du diagnostic ; il est très fréquent, puisque sur 18 cas cités dans son travail par Carrière, il existait 15 fois ; il peut apparaître au début, avec les troubles digestifs, et simule alors l'ictère catarrhal. Plus tard, « sa persistance et son intensité font penser à un cancer, d'autant plus que ses progrès coïncident avec ceux de la cachexie. » (Rendu).

Dans les deux tiers des cas d'après Frerichs, il existe de l'*ascite*, phénomène qu'explique l'oblitération fréquente de la veine porte. De même, l'obstacle au cours du sang dans la veine cave, se traduit par de l'œdème des membres inférieurs. L'anasarque peut être la conséquence de l'état cachectique ou encore d'une albuminurie concomitante.

L'aspect général des malades, nous dit Rendu, est alors très caractéristique : « atteints d'une jaunisse intense, ils ont toute la partie inférieure du corps, ainsi que l'abdomen, infiltrés de sérosité, tandis que les membres supérieurs et le foie contrastent par leur maigreur. C'est un peu, comme on le voit, le tableau de certaines formes de cirrhose biliaire arrivées à la période cachectique. Pour compléter l'analogie, des hémorrhagies multiples se déclarent de temps en temps, comme cela se voit dans un grand nombre d'ictères chroniques, et la diarrhée vient diminuer encore les forces des malades. »

A l'examen du foie, on constate le plus souvent, l'augmentation de volume de l'organe, pouvant s'accompagner de voussure de l'hypochondre droit. Les renseignements fournis par le palper varient avec le siège de la tumeur ; si l'hydatide occupe la partie postérieure du lobe droit, situation fréquente, elle ne peut être soupçonnée et le tissu hépatique a une consistance égale et homogène ; d'autres fois, on perçoit une masse dure, irrégulière, qui a les caractères d'une tumeur maligne ; dans certains cas enfin, la tumeur peut être fluctuante, lorsqu'elle est à la fois superficielle et très volumineuse.

D'après Frerichs, 10 fois sur 12 cas, on aurait constaté l'hypertrophie de la rate.

L'hydatide alvéolaire évolue en trois périodes : la première est latente, et s'accompagne de troubles fonctionnels insignifiants.

La seconde est caractérisée « par des troubles multiples et déjà graves indiquant le travail d'irritation sourde dont le foie est le théâtre, et les désordres qui s'accomplissent dans la circulation sanguine et biliaire. » (Rendu).

La troisième période est celle de la cachexie. Aux troubles fonctionnels s'ajoute un élément infectieux, caractérisé par des accès de fièvre intermittents, qui a pour origine, la suppuration des parties centrales de la tumeur. « Les malades finissent au milieu d'un appareil symptomatique qui tantôt rappelle les accidents de l'infection purulente, tantôt ceux de l'ictère grave ; dans les derniers jours, il est habituel de voir survenir du délire et de la stupeur. D'autres fois, c'est une affection intercurrente, telle qu'une pneumonie ou une péritonite qui les emporte. »

Il est difficile d'apprécier exactement la durée d'évolution des hydatides alvéolaires, parce que cette évolution, quoique continue, présente parfois des rémissions. Cependant elle est généralement assez longue, et atteint souvent cinq et six ans. La maladie remontait à onze ans dans un cas de Griesinger.

DIAGNOSTIC. — Le diagnostic des kystes alvéolaires présente de sérieuses difficultés, et la maladie ne peut être le plus souvent que soupçonnée même dans les pays d'Europe où elle est observée de temps à autre. En effet, parmi les symptômes que nous avons énumérés, il n'en est pas un qui soit spécial à l'affection que nous étudions et vraiment pathognomonique. Ainsi, les kystes alvéolaires sont fréquemment accompagnés d'ascite, comme la *cirrhose atrophique*, plus souvent encore il existe de l'ictère chronique comme dans la *cirrhose hypertrophique,* comme *dans les calculs biliaires* ; enfin le foie est déformé, et présente à sa surface des nodosités et des bosselures *comme le cancer*.

C'est surtout avec la cirrhose hypertrophique et le cancer que la confusion est possible.

La cirrhose hypertrophique s'accompagne en effet comme les kystes alvéolaires d'une augmentation de volume du foie et de la rate, d'ictère chronique et pendant un certain temps la santé est à peu près conservée dans les deux cas. Il existe cependant quelques signes différentiels : dans la cirrhose, le foie peut acquérir d'énormes proportions, tout en conservant sa forme, il est dur et lisse au toucher ; la rate est presque toujours très hypertrophiée, plus qu'elle ne l'est dans les kystes alvéolaires, elle atteint parfois le double ou le triple de son volume normal ; enfin l'absence d'ascite est un symptôme négatif de grande valeur.

Dans le cancer, l'ictère est plus rare ; la rate a conservé son volume normal ; l'hypertrophie du foie est plus prononcée et les bosselures qu'on retrouve à la surface de l'organe sont plus volumineuses ; enfin et surtout, la marche des accidents est rapide chez les cancéreux.

Quoi qu'il en soit, il est bien certain que dans nombre de cas, on aura tendance à rattacher les symptômes existants aux maladies du foie le plus communément observées et à méconnaître la nature alvéolaire des lésions.

Pronostic. — Le pronostic de la maladie est généralement considéré comme fatal ; peut-être cependant est-il permis d'admettre que dans certains cas où la localisation des lésions rendra possible leur extirpation totale, la gravité du pronostic s'atténuera grâce à l'intervention chirurgicale.

Traitement.

Les injections parasiticides ne peuvent être appliquées au traitement des hydatides alvéolaires, pas plus du reste que l'énucléation de ces tumeurs qui sont infiltrées dans le tissu du foie.

L'*hépatectomie* est ici la seule opération permise. Elle aura pour but d'extirper le néoplasme en dépassant aussi largement que possible les limites du mal. Elle a été tentée déjà dans quelques cas.

Brünner[1] dans un fait cité par Schwartz, incisa la tumeur par la voie transpleurale, en enleva une partie à la curette, et cautérisa largement le reste au thermocautère.

Terrillon[2] en 1890, se trouvant en présence d'une transformation multiloculaire du lobe gauche, extériorisa ce lobe en entier et le fixa à la paroi abdominale après avoir placé préalablement sur sa base une ligature élastique : au bout d'une semaine il pratiqua la résection secondaire de la portion sphacélée du parenchyme hépatique. Sa malade guérit.

1. Brünner. Cité par Schwartz. *Chirurgie du foie*, Paris, 1901, p. 346.
2. Terrillon. *Bulletin de l'Académie de médecine de Paris*, p. 75, V. III. 1891.

En 1891, Tansini[1], pratiquait la résection partielle du lobe gauche, avec succès, pour un kyste multiloculaire.

Bruns[2] en 1896, extirpait en totalité et avec succès, une tumeur hydatique alvéolaire ; il fit une excision angulaire passant en plein tissu hépatique au delà des limites de la tumeur ; la vésicule biliaire dut être également extirpée. Des sutures profondes et la ligature de quelques artères arrêtèrent l'hémorrhagie.

Enfin Krause[3] 1898 pratiquait l'extirpation d'un kyste multiloculaire, mais son malade succombait deux jours après l'opération par collapsus.

Toutes ces opérations concernent-elles bien des kystes alvéolaires à proprement parler, c'est-à-dire la variété d'échinococcose que F. Dévé a proposé d'appeler « bavaro-tyrolienne » ? Ne s'est-il pas établi une confusion regrettable entre des affections différentes désignées communément sous la même dénomination de kyste multiloculaire ? C'est possible, et même probable en ce qui concerne le cas de Terrillon (dont nous avons déjà parlé) et celui de Tansini, qui peut-être ressortissent à l'échinococcose commune.

Quoi qu'il en soit, l'idée d'intervenir chirurgicalement en dépassant largement les limites du mal, lorsque la localisatiou des lésions permettra l'opération, est parfaitement défendable. On se comportera vis-à-vis de l'hydatide alvéolaire comme on le ferait vis-à-vis d'une tumeur.

L'avenir seul apprendra dans quelle proportion se trouvent les cas susceptibles d'être traités chirurgicalement et les résultats immédiats et éloignés qu'on peut attendre de la chirurgie.

1. Tansini. *Samlung Klin. Vorträge*, 1903, Leipzig, p. 319.
2. Bruns. *Beitrage zur klin. Chirurgie*, 1896, t. XVII, p. 201. p. 204.
3. Krause. *Samlung klin. Vortrage*, 1903, p. 518, Leipzig.

CHAPITRE III

DES SUPPURATIONS HÉPATIQUES

ABCÈS CHAUDS DU FOIE

Il existe, tant au point de vue anatomique et étiologique qu'au point de vue clinique et opératoire, deux variétés bien distinctes des abcès du foie : les *abcès petits, multiples* (auxquels nous rattacherons l'histoire des abcès aréolaires) et *les grands abcès*.

Nous serons brefs en ce qui concerne les petits abcès, car leur étude n'est guère chirurgicale, et nous aurons surtout en vue les grands abcès, et parmi eux les abcès tropicaux, qui relèvent d'une thérapeutique chirurgicale active.

Historique.

Les abcès du foie étaient connus des médecins de l'antiquité. L'hépatite suppurative est décrite en effet dans les livres hippocratiques, dans le *Traité de la médecine* de Celse qui en donne la première description didactique, dans les écrits d'Arétée, d'Aëtius, de Galien, d'Oribase, de Paul d'Egine.

Les ouvrages des médecins arabes (x^e et xiie siècles) : Avicenne, Hali-Abbas, Albucasis, en font également mention.

Puis pendant plusieurs siècles la médecine n'apporte plus aucune contribution nouvelle à l'étude de l'hépatite suppurée, et c'est à partir du xvie siècle que les travaux vont se multiplier tant en Europe qu'aux colonies où les abcès du foie seront particulièrement étudiés.

En France, Ambroise Paré (1517-1590) signale les apostèmes du foie consécutifs aux traumatismes du crâne ; Th. Bonet consacre quelques pages de son *Sepulcretum* à l'histoire de l'hépatite suppurée, Fabrice d'Aquapendente discute la question de l'intervention chirurgicale, puis viennent les écrits de Fabrice de Hilden, de Boerhaave, de Pringle, de la Motte, etc.

Au xviiie siècle, la question des abcès du foie s'enrichit des publications faites dans les mémoires de l'Académie royale de chirurgie par J.-L. Petit, Petit (le fils), Morand, Bertrandi, Pouteau et David, et à l'étranger par l'italien Borsieri et l'écossais Cullen.

Le début du xixe siècle est marqué en France par la thèse de Rouly et le livre de Portal, auxquels succèdent bientôt les travaux de Broussais, d'Andral, les recherches anatomo-pathologiques de Louis, les travaux de Dance et de Cruveilhier, de Valleix, de Fauconneau-Dufresne, de nombreux articles et de nombreuses thèses que nous ne pouvons que signaler sans les énumérer.

En Angleterre, nous devons une mention spéciale aux publications de Griffith, de Robert Thomas, Good, Abercrombie, Graves, Stokes, Thomson, etc.

Aux colonies, le médecin hollandais Bontius avait publié à la fin du xviie siècle un livre qui renfermait des indications très précises sur l'hépatite suppurée des Indes orientales.

Mais celle-ci était surtout connue par les travaux des médecins de l'Inde : Lind, William Hunter, Curtis, Marshall, Annesley, Twining, Ranald Martin, Budd qui attribuait l'origine des abcès à la résorption septique intestinale, Parkes, Allan Webb et plus récemment Morehead, Moore, Murchinson, Fayrer, Mac-Lean, Harley, etc...

Les médecins qui avaient fait campagne aux colonies apportèrent également leur contribution à l'étude des abcès du foie. Ceux-ci furent bien décrits par Larrey, par Campet, par de nombreux médecins de la marine et par les médecins de l'Algérie : Laveran, Haspel, Catteloup, Cambay et plus près de nous par Rouis, Kelsch et Kiener, Dutroulau, Rochard, Bérenger-Féraud, Nielly, Corre, etc...

Dans ces dernières années, des publications innombrables ont été faites, tant en France qu'à l'étranger, sur les abcès du foie ; des discussions nombreuses ont été soulevées dans les sociétés savantes, qui ont contribué à fixer définitivement l'histoire de l'hépatite suppurée ; certains points de la pathogénie restent cependant encore assez obscurs ; mais la thérapeutique a fait un grand pas depuis l'époque où Stromeyer-Little a préconisé la méthode des incisions larges qui a contribué à améliorer notablement les résultats de l'intervention chirurgicale. Parmi toutes ces publications qu'il nous est impossible d'énumérer ici et dont les plus importantes seront signalées dans les chapitres suivants, nous devons cependant une mention spéciale au « Traité médico-chirurgical de l'hépatite suppurée des pays chauds » publié en 1895 par Bertrand et Fontan, ouvrage important basé sur l'analyse d'une centaine d'observations recueillies à l'hôpital de Saint-Mandrier, dans lequel nous avons puisé de précieux renseignements pour la rédaction de notre étude sur les abcès du foie.

Voies d'apport des germes infectieux dans le foie.

Tout abcès du foie reconnaît pour cause une infection microbienne. Les agents infectieux peuvent être transportés directement du dehors au sein du parenchyme hépatique, à l'occasion d'une plaie pénétrante, par l'agent vulnérant (instrument piquant ou tranchant, balle de revolver entraînant avec elle des débris de bourre ou de vêtements, etc.) Ces faits ne sont pas très rares ; nous en avons parlé en étudiant les plaies du foie dans le premier volume de notre *chirurgie hépatique.*

Mais le plus souvent l'inoculation du foie est d'origine interne ; l'organe peut être infecté alors par quatre voies différentes[1] : la voie biliaire, la voie artérielle, la voie veineuse, la voie lymphatique. Cette dernière est à peu près négligeable ; c'est à la suite d'adhérences contractées entre le foie et un organe voisin suppuré que l'infection pourrait se propager au foie en suivant la voie des lymphatiques de nouvelle formation développés dans les adhérences. On assiste alors plutôt à l'évolution d'une péri-hépatite qu'à une infection de la glande elle-même ; si celle-ci est atteinte en tout cas, elle ne l'est que très superficiellement.

La voie artérielle est plus fréquemment suivie que la voie lymphatique. C'est par l'artère hépatique que sont transportés dans le foie les microbes que le sang charrie parfois en abondance au cours de certaines septicémies. Ces microbes s'arrêtent dans les capillaires du lobule hépatique et forment de véritables embolies qui deviennent le centre de formation des abcès. C'est par ce mécanisme que se développent les abcès du foie au cours de l'infection purulente généralisée.

Mais les abcès du foie sont surtout consécutifs au transport des colonies microbiennes par la voie veineuse, c'est-à-dire par le système porte, qui puise par ses branches d'origine au niveau de la muqueuse intestinale ulcérée, les nombreux germes qui pullulent dans l'intestin et les amène jusque dans les capillaires du lobule hépatique. L'infection du foie peut se faire dans certains cas, quoique bien plus rare-

1. Dupré. *Les infections biliaires,* thèse de Paris, 1891.

ment, par une autre voie veineuse, celle des veines sus-hépatiques. Dans ses recherches sur la septicémie puerpérale, F. Widal[1] a montré que les abcès pyémiques des femmes en couches naissaient autour des veines sus-hépatiques ; l'infection d'abord endo-phlébitique se propagerait bientôt aux couches externes de la veine pour former un abcès sus-hépatique. » Les microbes peuvent donc remonter vers le foie le courant sanguin, s'engager, par une marche rétrograde, dans les veines sus-hépatiques, et cela du fait de l'asthénie cardiaque et de la stase veineuse qui en est la conséquence » (Chauffard[2]).

Les canaux biliaires représentent aussi pour un bon nombre de cas une voie d'envahissement du foie. Normalement les voies biliaires profondes sont aseptiques, mais certaines conditions spéciales qui aboutissent à leur obstruction et à la stagnation de la bile, favorisent la pénétration et la pullulation des microbes qui, partis de l'intestin, peuvent envahir de proche en proche jusqu'aux dernières ramifications de l'arbre biliaire, aboutissant parfois à la production d'abcès, dont nous aurons à étudier les caractères bien spéciaux.

Nous verrons bientôt le rôle de chacune de ces voies d'apport dans la production des diverses variétés d'abcès que nous avons à étudier.

Anatomie pathologique.

PETITS ABCÈS

ABCÈS MÉTASTATIQUES. — Leur histoire est liée à celle de l'infection purulente. Ils peuvent apparaître au cours de diverses septicémies : septicémies puerpérales ; septicémies médicales compliquant la fièvre typhoïde, les endocardites infectieuses, les pneumonies suppurées, les varioles graves ; septicémies chirurgicales consécutives à des fractures compliquées, des plaies infectées, des opérations septiques.

Le foie est alors volumineux et friable ; il présente sur une surface de section ou sous sa capsule d'enveloppe de multiples petits nodules miliaires, qui forment une légère saillie et tranchent par leur coloration jaune opaque sur la surface brunâtre de l'organe. Ces petits nodules de consistance ferme au début, se ramollissent plus tard dans leur partie centrale et aboutissent à la formation d'un abcès dont le pus est jaunâtre, crémeux ou demi-concret. Autour

---

1. F. Widal. *Étude sur l'infection puerpérale*, thèse de Paris, 1889, p. 40.

2. Chauffard. *Maladies du foie et des voies biliaires*. Traité de médecine, Paris, 2ᵉ édition, t. V, p. 135.

de ces multiples petits foyers le tissu hépatique est hyperémié. Si l'infection pyogène s'est faite par des inoculations successives, les abcès ont un volume et un aspect différents suivant leur âge.

Les agents pyogènes, représentés le plus souvent par le streptocoque, parfois aussi par le staphylocoque blanc ou doré, introduits dans la circulation sanguine, sont transportés au foie par l'artère hépatique et s'arrêtent dans les capillaires radiés des lobules, où chaque colonie microbienne développe autour d'elle un petit abcès. Mais ils peuvent également aborder le foie par les veines sus-hépatiques comme F. Widal l'a montré dans ses recherches sur la septicémie puerpérale ; ce mode de propagation où les microbes remontent le courant sanguin des veines sus-hépatiques, se fait à la faveur de la stase veineuse conséquence de l'asthénie cardiaque. L'inflammation partie de l'endoveine se propage et aboutit à la formation de petits abcès péri-phlébitiques.

Abcès angiocholitiques. — L'infection ascendante des voies biliaires peut aboutir dans certains cas à la suppuration. Les abcès de l'angiocholite seront plus longuement étudiés ultérieurement dans le troisième volume de notre *chirurgie du foie* nous nous contenterons d'en esquisser ici l'histoire.

Le foie est mou, volumineux, recouvert de fausses membranes qui l'unissent aux organes voisins.

A la coupe, l'organe a pris un aspect spongieux, les canaux biliaires sont parfois extrêmement dilatés et on voit soudre sur la surface de section, une grande quantité de pus mélangé ou non à de la bile. Ce pus provient des abcès disséminés dans le tissu du foie, qui sont de forme et de dimensions diverses. Parfois ce sont de multiples petits abcès blanchâtres, de la grosseur d'un grain de mil ; Cruveilhier[1] les a décrits le premier sous le nom *d'abcès miliaires*. Ailleurs ce sont des abcès moins nombreux, mais plus volumineux pouvant atteindre les dimensions d'une noisette, d'une noix et même plus, et communiquant souvent avec la cavité d'un canal biliaire enflammé ; le pus est teinté par la bile, on les désigne sous le nom *d'abcès biliaires*. Enfin par leur confluence, ces petits abcès peuvent former des foyers plus ou moins volumineux, constitués par des aréoles de diverses grandeurs et communiquant entre elles ; ce sont les *abcès aréolaires*.

Ces abcès biliaires ont plusieurs origines : tantôt le pus est collecté

---

1. Cruveilhier. *Atlas d'Anatomie pathologique*, 12° livre. p. 6.

dans la cavité même du canal biliaire qui est dilaté ; cette dilatation peut être cylindrique, ou moniliforme, ou ampullaire ; mais ce ne sont pas là de vrais abcès ; tantôt et plus souvent, le pus se forme autour des conduits biliaires, et on assiste à l'évolution de *vrais abcès péri-angiocholitiques* qui sont directement en contact avec le tissu du foie, aux dépens duquel ils s'agrandissent. La destruction des parois des canalicules biliaires par l'inflammation suppurative les met en communication avec ces canaux.

Le contenu des abcès est suivant les cas blanchâtre, brunâtre ou jaune verdâtre, et lorsque l'angiocholite suppurée reconnaît pour cause la lithiase biliaire, ce qui est le cas le plus fréquent, on trouve du sable biliaire ou même de petits calculs mélangés au pus.

La flore microbienne de ces abcès est très riche, mais aucun microbe n'est aussi fréquent que le colibacille, désigné avec raison sous le nom « de grand envahisseur des voies biliaires ».

ABCÈS PYLÉPHLÉBITIQUES. — Les abcès de la rate, les ulcérations de l'intestin quelle qu'en soit la nature, sont susceptibles de provoquer l'inflammation purulente de la veine porte (pyléphlébite). L'hépatite infectieuse purulente d'origine appendiculaire se rattache à l'histoire de la pyléphlébite, elle en constitue l'un des chapitres les plus importants et mérite de fixer notre attention.

Foie purulent appendiculaire. — Voici la description anatomique qu'en a donné le professeur Dieulafoy d'après la relation de l'autopsie qu'il a publiée dans sa clinique de 1898 [1].

« Le foie a plus que doublé de volume ; il pèse 3200 grammes [2]. La surface est soulevée en différents endroits par des voussures de teinte jaunâtre et brunâtre. Au premier aspect, on dirait presque un cancer secondaire avec ses bosselures aux nuances multiples. La consistance de l'organe est molle. Des coupes pratiquées dans toutes les régions du foie, lobe droit, lobe gauche, lobe carré, lobe de Spiegel, mettent partout des abcès à découvert ; le foie en est comme criblé. On pourrait certainement compter 150 à 200 abcès, du volume d'une tête d'épingle, d'un petit pois, d'une noisette, d'un œuf ; il y a même un gros abcès de la dimension d'une orange dans le lobe droit. Les uns sont superficiels, presque sous-jacents à la capsule de Glisson, les autres sont profondément cachés dans l'épaisseur du parenchyme.

1. Dieulafoy. *Clinique médicale de l'Hôtel-Dieu.* Paris 1898. *Le foie appendiculaire. Abcès du foie consécutifs à l'appendicite.* Dixième leçon.
2. Dans un fait cité par Souques le foie pesait 3kg,900.

Ils contiennent un pus assez épais, sans odeur fétide, dont la coloration plus ou moins jaunâtre, verdâtre, rappelle toute la gamme du jaune et du vert. Ces abcès sont la plupart indépendants les uns des autres ; ils sont séparés par des cloisons de tissu hépatique sain ou altéré, mais ils n'ont pas de parois qui leur soient propres. D'autres abcès communiquent entre eux, tendent à se fusionner et forment par leur réunion des anfractuosités purulentes considérables. A la section, bon nombre de ces abcès ont un aspect spongieux, aréolaire. D'où le nom d'abcès aréolaires du foie (Chauffard) ».

« Les voies biliaires extra-hépatiques sont saines et perméables ; il en est de même du tronc de la veine porte qui ne présente pas la moindre altération. Les organes abdominaux sont absolument normaux... »

Mais l'appendice iléo-cæcal, cause de tout le mal, est altéré. Il est adhérent, adossé à un petit abcès péri-appendiculaire. Dieulafoy insiste sur le développement énorme des veines appendiculaires formant à la base de l'appendice un véritable réseau variqueux, saillant, qui après avoir enveloppé l'appendice, va s'épanouir sur le cæcum, où il se confond avec les veines mésaraïques.

Histologiquement, « les veines de la tunique celluleuse de l'appendice sont atteintes en grand nombre d'endophlébite et de périphlébite. Plusieurs de ces veines sont thrombosées, leur lumière a disparu et est comblée par un thrombus formé en partie de cellules endothéliales et de tissu fibreux. A côté de ces veines thrombosées, on trouve, surtout sous la séreuse, des veines très dilatées, veines variqueuses, qui contribuent à former le plexus variqueux appendiculaire constaté à l'œil nu. Dans les parois des veines thrombosées et dans le tissu de périphlébite, l'examen bactériologique décèle des formes microbiennes. Les microbes partis de la cavité close se sont engagés dans les veines appendiculaires, tout en semant sur leur chemin des infections veineuses, phlébites et thromboses, et ils ont gagné le foie à la faveur de la veine porte. Dans le foie, ils suivent la disposition des veines portes, c'est-à-dire qu'ils occupent la périphérie des lobules hépatiques. C'est donc autour des lobules du foie que débute l'infection du foie appendiculaire ; les microbes y pullulent et des cellules embryonnaires engainent la veine porte comme un manchon. Le processus s'étend peu à peu et en fin de compte le foie est transformé en une sorte de ruche purulente ».

La description du professeur Dieulafoy peut être appliquée à tous les cas de même nature. Berthelin[1] en 1895 en réunissait 28 observations dans sa thèse. Depuis cette époque, bien d'autres cas ont été publiés : Lœwy[2], Lorrain[3], etc... Abadie[4], dans sa thèse, en 1903, en cite 39 cas.

En somme les microbes coli-bacilles et autres pénètrent dans les veines appendiculaires, gagnent la grande veine mésaraïque, la veine porte et le foie. La phlébite peut siéger non seulement sur les veines appendiculaires, mais aussi sur des troncs plus volumineux, tel celui de la veine mésaraïque et même celui de la veine porte.

Dans le foie, ils donnent le plus souvent naissance à des abcès multiples et très petits, c'est là le fait important à retenir, que le chirurgien est impuissant à traiter, car il faut considérer les cas de Kœrte[5] et Loison[6] où l'abcès hépatique était unique et put être opéré avec succès, comme tout à fait exceptionnels. Nous en dirons autant du fait cité par Netter où l'abcès unique avait le volume d'une tête d'adulte et contenait deux litres de pus.

Abcès aréolaires. — Les petits abcès du foie que nous venons de décrire peuvent parfois confluer, nous l'avons dit, pour former des abcès plus volumineux que Chauffard[7] le premier a décrit, sous le nom d'abcès aréolaires, à cause de leur aspect. « A la coupe, on trouve un abcès en éponge, formé d'une série d'aréoles inégales, isolées, ou pour la plupart communiquant entre elles, pour établir une sorte de système caverneux, les logettes centrales se trouvant confondues par la destruction des cloisons incomplètes qui les séparent. Chaque petite aréole est tapissée d'une membrane pyogénique d'un blanc laiteux et demi-opaque ; dans la cavité se trouve contenu un pus dont les caractères sont assez variables ; tantôt il est d'un blanc jaunâtre, épais et crémeux, tantôt il est glaireux, verdâtre, et rappelle la sécrétion muco-purulente du coryza arrivé à la période de maturité » (Chauffard).

Le foyer purulent né à la partie moyenne de l'un des lobes, le plus

<hr>

1. Berthelin. *Complications hépatiques de l'appendicite*, thèse de Paris, 1895.

2. Loewy. *Foie appendiculaire*, Soc. Anat., Paris nov. 1898.

3. Lorrain. *Foie appendiculaire*, Soc. Anat., Paris décembre 1902.

4. Abadie. *Abcès du foie dans l'appendicite*, thèse de doctorat. Bordeaux, juin 1903.

5. Frankel et Körte. *Zwei Fälle von Leberabscess. Berliner Klinischen Wochenschrift*, 2 novembre 1894, p. 1187.

6. Loison. *Revue de chirurgie*, Paris 1900, p. 522.

7. A. Chauffard. *Étude sur les abcès aréolaires du foie*, Arch. de physiologie, Paris 1883, p. 203.

souvent le lobe droit, évolue vers la surface de la glande en prenant la forme des infarctus, c'est-à-dire celle d'un cône à sommet central, à base étalée, périphérique, presque circulaire. Presque toujours il existe des lésions de péritonite localisée au voisinage de l'abcès. Celui-ci est parfois très volumineux, et peut atteindre les dimensions d'une tête de fœtus. Il évolue généralement vers la face antérieure ou le bord supérieur du foie, et se complique souvent de pleurésie droite, séreuse ou suppurée.

Chauffard avait pensé tout d'abord que ces abcès aréolaires étaient toujours angiocholitiques ; un germe septique remontant plus ou moins haut dans les voies biliaires, déterminait secondairement au niveau et au-dessus de son point de fixation, toute la série des lésions qui caractérisent les abcès aréolaires du foie. Or il n'est pas douteux que ces abcès aréolaires soient souvent d'origine angiocholitique, que l'angiocholite soit de nature lithiasique comme dans les faits de Widal et Griffon, de Achard et Phulpin, etc... ou non calculeuse (Bacabylu), *mais elle n'est pas la seule possible ;* l'infection qui aboutit à l'abcès aréolaire peut se faire par voie veineuse portale (Jorand, Reinhold, Ashby, Achard, OEttinger) et succéder aux altérations de l'intestin, en particulier à l'appendicite et aussi par voie veineuse sus-hépatique (Achalme, P. Claisse). Le système de l'artère hépatique n'a pas encore été incriminé (Gilbert et Surmont).

En somme l'abcès aréolaire ne constitue pas une variété spéciale, il est l'aboutissant de processus suppuratifs divers et d'origine variable.

GRANDS ABCÈS

Hippocrate avait déjà décrit anatomiquement les abcès du foie ; mais les faits si bien observés par cet auteur avaient été complètement oubliés jusqu'au siècle dernier où les médecins français d'Algérie et les médecins anglais de l'Inde reprirent cette étude anatomique.

De 1840 à 1879, Cambay, Haspel, Catteloup, Rouis (1860), Dutroulau (1868) en France ; Fayrer, Macnamara, Allan-Well, Mérat, Morehead à l'étranger ; traçaient un tableau complet des aspects macroscopiques variés sous lesquels se présente l'hépatite suppurée. Depuis la question a été reprise tant au point de vue microscopique que macroscopique et mise au point d'une façon pour ainsi dire définitive dans les travaux de Laveran, de Rendu, de Cornil et Ranvier, de Kelsch et Kiener, de Bertrand et Fontan, et dans les nombreux articles de nos traités classiques de médecine et de chirurgie.

Avec Kelsch et Kiener et la plupart des auteurs classiques, nous distinguerons deux grandes variétés d'abcès : les *abcès phlegmoneux* et les *abcès fibreux*.

1° Les ABCÈS PHLEGMONEUX désignés encore par Bertrand et Fontan sous le nom d'*abcès ulcératifs* constituent le type d'abcès le plus fréquemment rencontré par le chirurgien.

Avant la formation du pus, on trouve au milieu d'un tissu hépatique ramolli, friable, gorgé de sang et d'aspect ecchymotique, un foyer plus ou moins volumineux, formant une masse grise, dans laquelle le doigt enfonce, plus molle au centre qu'à la périphérie, qui donne à la pression des gouttelettes de pus et qui rappelle pour beaucoup d'auteurs la période d'hépatisation grise d'un poumon pneumonique. La zone grise est entourée d'une zone rouge foncé de congestion hépatique. On est en somme en présence d'un foyer de nécrose hépatique plus ou moins étendu consécutif à des embolies microbiennes, qui provoque autour de lui une réaction inflammatoire, et dont le ramollissement aboutit à la formation de l'abcès.

« Le râclage des parties mortifiées montre des cellules hépatiques détruites, dont le noyau ne se colore plus, dont le protoplasma est en pleine nécrobiose granulo-graisseuse ou atrophique ; des granulations graisseuses libres ; une infiltration leucocytique abondante, dissociant les trabécules et envahissant les espaces interlobulaires. » (Chauffard).

Volume. — Lorsque *le pus est collecté*, l'abcès peut atteindre un *volume* considérable; il peut contenir jusqu'à 4 ou 5 litres de pus ; Camper a cité un cas où le contenu était de trois litres ; dans un fait de Murchison la poche renfermait 4 800 grammes de pus ; on en a cité qui contenaient jusqu'à huit litres (Bertrand et Fontan).

Dans de pareils abcès le parenchyme hépatique est détruit sur une large étendue et réduit à l'état d'excavation entourée d'une coque friable et quelquefois très mince. Les abcès peuvent acquérir un volume considérable dans un temps relativement très court surtout lorsque plusieurs abcès se réunissent en un seul ; de même, lorsqu'ils sont ouverts, ils peuvent se rétracter très rapidement malgré leur grand volume. Bertrand et Fontan ont rapporté le cas d'un abcès qui avait donné quatre litres de pus à l'opération et qui, quatre jours après, à l'autopsie, n'était pas plus gros que le poing. Longuet a constaté le même fait.

En dehors de ces cas vraiment extraordinaires, la capacité de un litre ou un peu plus est très fréquente (Bertrand et Fontan), mais la capacité moyenne est de 500 à 800 grammes.

Nombre. — Ces abcès sont souvent *uniques* ; cependant à ce point de vue, il ne faut rien exagérer, et il n'est pas rare de rencontrer quatre ou cinq abcès sur le même foie ; Bertrand et Fontan citent un cas où ils trouvèrent dix-huit grands abcès chez un vieux dysentérique. La multiplicité des abcès est donc plus fréquente qu'on l'a dit, notion importante à connaître pour le chirurgien.

Voici quelques chiffres : dans la statistique de Zancarol, qui porte sur 562 cas, il y a 60,2 p. 100 d'abcès solitaires et 39,8 p. 100 d'abcès multiples ; dans celle de Mondon, la proportion des abcès multiples est de 56 p. 100 ; mais dans le relevé de Gaide, qui comprend 192 cas, 69 fois les abcès étaient multiples, soit une proportion de 30 p. 100 (sur les 69 cas d'abcès multiples, on trouve : 2 abcès, 18 fois ; 3 abcès, 15 fois ; 4 abcès, trois fois ; 5 abcès, 4 fois ; 6 abcès; 3 fois ; 7 abcès, 2 fois ; et un nombre plus élevé, 24 fois).

Siège. — Toutes les régions du foie peuvent être occupées par l'abcès ; celui-ci peut être superficiel ou profond. D'après Gaide, dont les examens ont porté sur 133 cas, les différents lobes seraient atteints dans les proportions suivantes :

Lobe droit, 109 fois, dont 94 abcès superficiels et 15 abcès profonds ;
Lobe gauche, 18 fois, dont 12 abcès superficiels et 6 abcès profonds ;
Lobe carré, 4 fois ;
Lobe de Spiegel, 2 fois.

Le lobe droit est donc le plus souvent atteint, ceci ressort également de la statistique de Rouis qui sur 639 cas, constate 70,85 p. 100 d'abcès dans le lobe droit.

Dans le lobe droit, les abcès se développent souvent au niveau de la face convexe, « ce qui, pour Gaide, vérifie une fois de plus la théorie anatomique qui veut que les embolies septiques pénètrent toujours dans le lobe droit, et une fois dans ce lobe se dirigent de préférence vers la face convexe. Le volume de ce lobe est en effet plus considérable, et de plus les rameaux d'arborisation de la veine porte divergent surtout vers la convexité ».

Suivant le siège qu'ils occupent, leur évolution se fait vers la cavité abdominale ou vers la cavité thoracique et peut devenir la source de complications nombreuses que nous étudierons ultérieurement.

Lorsque les abcès sont multiples, ils peuvent être situés au voisi-

nage les uns des autres et être séparés seulement par une mince
cloison ; quelquefois même les poches ouvertes spontanément les
unes dans les autres communiquent par des orifices ou des tunnels
plus ou moins étroits. Ce sont là autant de dispositions utiles à connaître pour le chirurgien, qui devra rechercher l'existence des abcès
multiples au cours de son opération et à cet effet explorer systéma-
tiquement les parois de l'abcès ouvert.

La *paroi* de l'abcès n'est que très rarement tapissée d'un exsudat
purulent analogue à une membrane pyogénique ; elle est molle,
anfractueuse, recouverte de fragments flottants de tissu hépatique
nécrosé, friables, prêts à tomber dans la cavité de l'abcès ; des
diverticules de la paroi s'enfoncent plus ou moins profondément dans
le tissu voisin du foie, établissant parfois une communication entre
deux abcès voisins. La cavité de l'abcès peut être traversée par des
vaisseaux échappés à la destruction. Au voisinage de l'abcès, dans
le tissu rouge sombre du foie, on rencontre souvent des abcès
miliaires, qui, en s'ouvrant dans la cavité contribuent à l'agrandir.

Parfois sur la paroi de l'abcès s'ouvrent des conduits biliaires ou
des vaisseaux sanguins. Irvine a même décrit un cas dans lequel un
anévrysme de la paroi interne d'un abcès donna lieu à une violente
hémorrhagie après irruption du sang dans l'estomac.

La communication anormale de l'abcès avec les voies biliaires peut
avoir pour conséquence l'évacuation du pus dans le duodénum à
travers le cholédoque ou la pénétration de la bile dans la cavité de
l'abcès ; ce sont là des complications sur lesquelles nous aurons
l'occasion de revenir ; elles sont du reste très rares. La plupart des
auteurs insistent sur les *thromboses* oblitérantes dont les vaisseaux
sont le siège au contact de l'abcès ; ces thromboses portent non seulement sur les vaisseaux sanguins, mais aussi sur les canalicules
biliaires, qui seraient suivant l'expression de Rendu, le siège d'*une
véritable thrombose biliaire* ; au voisinage de la collection purulente
ils s'oblitèrent par épaississement de leurs cellules endothéliales.

A la longue les parois se détergent et on assiste à l'organisation
d'une membrane de structure embryonnaire, lisse et molle, qui dans
le processus de guérison, se transformera en tissu fibreux rétractile
ou tissu de cicatrice.

Lorsque l'abcès a une durée très longue et qu'après son ouverture
spontanée ou provoquée il s'est établi une fistule qui ne permet que
l'évacuation incomplète de sa cavité, on voit le tissu embryonnaire

s'épaissir, et former une coque fibreuse, lardacée, parfois même infiltrée de sels calcaires, qui met obstacle par son épaisseur et sa résistance à la cicatrisation de la cavité.

Le contenu des grands abcès est d'aspect variable ; tantôt c'est du pus franchement phlegmoneux, gluant, blanc jaunâtre, ou jaune verdâtre lorsqu'il est mélangé à de la bile ; tantôt c'est un pus séreux et grumeleux ; ailleurs il présente un aspect plus caractéristique, on est en présence d'une bouillie de couleur brun rougeâtre, lie de vin ou chocolat, due à la présence du sang et des cellules hépatiques, épaisse, filante, qui se prend au contact de l'air en une masse couenneuse, et qui dans le cas d'abcès ouvert dans les bronches donne lieu à des crachats hémoptoïques comparables à ceux de l'apoplexie pulmonaire ; enfin dans certain cas le liquide est rougeâtre, gangréneux, fétide comme le sont les abcès en contact avec l'intestin ; il s'agit alors probablement de suppurations anaérobies. On a insisté encore sur l'odeur spéciale, légèrement ammoniacale et piquante que présenterait le pus dans certains cas. On trouve généralement mélangés au pus des débris plus ou moins grands de parenchyme hépatique, des coagulations fibrineuses, et parfois des calculs, des ascarides et même des corps étrangers (épingles, balles, etc.).
Examiné au microscope, le pus renferme des leucocytes polynucléaires, des cellules hépatiques dégénérées, des hématies, des gouttelettes de graisse et des détritus granuleux avec noyaux ovalaires ; on y rencontre aussi des paillettes de cholestérine, des cristaux d'hématoïdine, et parfois des cristaux de Charcot-Leyden ; enfin les amibes caractéristiques et divers microbes.

L'*histogenèse* des abcès phlegmoneux a été bien étudiée par Kelsch et Kiener. Voici la description qu'en donnent Gilbert et Surmont[1] : « Sur les limites de la lésion, les trabécules perdent progressivement leur disposition radiée et les capillaires intertrabéculaires se remplissent de leucocytes. Dans les cas à marche suraiguë, on voit la trabécule, un moment amincie par la compression qu'elle a subie, se gonfler et finalement se transformer en un petit cylindre de matière granuleuse, parsemée de noyaux et de gouttelettes de graisse, qui finit par tomber en déliquium. Les espaces intertrabéculaires subissent à la suite de la coalescence et de la dégénération des leucocytes

---

1. Gilbert et Surmont. *Traité de médecine et de thérapeutique*, t. V, p. 399, 1re édition, Paris.

un processus de désintégration tout à fait semblable. Kelsch et Kiener attribuent à ce mode d'histogenèse de l'abcès phlegmoneux aigu une valeur très considérable, et, le rapprochant du processus qu'ils ont décrit dans la formation de l'ulcère dysentérique, lui trouvent des caractères véritablement spécifiques.

« Dans les cas où la marche est moins rapide, le processus ressemble moins à une nécrose, et se rapproche davantage de l'inflammation vulgaire. Les leucocytes s'accumulent soit dans les espaces conjonctifs, soit dans les capillaires intertrabéculaires, et les travées présentent des lignes de suractivité (hypertrophie des cellules, multiplication des noyaux), tels que dans ces cas c'est bien manifestement à une hépatite qu'on a affaire.

« Dans une troisième variété de faits, l'abcès est la conséquence d'une infiltration leucocytique tellement abondante qu'elle étouffe les éléments glandulaires.

« Une fois l'abcès formé, les mêmes processus de dégénérescence qui ont présidé à sa naissance continuent à l'entretenir. » (Gilbert et Surmont). L'abcès peut encore s'agrandir par l'adjonction d'abcès voisins se réunissant les uns aux autres par résorption de la paroi qui les sépare.

2° LES ABCÈS FIBREUX, ainsi nommés par Kelsch et Kiener, ont été décrits par Bertrand et Fontan sous le nom d'*abcès enkystés*.

Ces abcès ont des caractères assez spéciaux : ils sont généralement petits et nombreux formant pour ainsi dire la transition entre les petits abcès multiples que nous avons précédemment décrits et les abcès phlegmoneux ; ils forment en outre une collection liquide contenue dans une poche fibreuse, d'où le nom d'abcès enkystés.

Le plus souvent les abcès sont du volume d'un œuf ou d'une petite pomme ; mais Bertrand et Fontan considèrent qu'il est exagéré de décrire ces collections purulentes comme étant constamment de petit volume ; il en est de beaucoup plus volumineuses ; certaines de ces cavités peuvent contenir plus d'un litre de pus. Leur nombre varie ; il n'est pas rare d'en trouver une douzaine et même davantage.

La coque de l'abcès généralement de forme régulière et arrondie est lisse et blanche à l'intérieur et formée de tissu fibreux ; elle offre parfois des diverticules et des cloisons incomplètes ; son épaisseur atteint dans certains cas près d'un centimètre et par sa face externe elle adhère intimement au tissu du foie qui dans son voisinage est dur et sclérosé.

Le contenu de l'abcès est souvent formé par un pus crémeux, blanc jaunâtre, bien lié, sans odeur ; d'autrefois le pus est sirupeux, grumeleux et verdâtre. Il n'a pas cet aspect caractéristique du pus hépatique sur lequel nous insistions précédemment, bouillie de couleur brun rougeâtre, filante, contenant des débris du foie nécrosé.

« Au point de vue histologique, la caractéristique de ces petits abcès c'est leur enkystement au sein du tissu fibreux, stratifié, et parcouru de nombreux vaisseaux à paroi embryonnaire. Ce tissu de sclérose précède-t-il la fonte nécrobiotique centrale, en est-il comme la matrice, ainsi que l'admettent Kelsch et Kiener? Ou ne s'agit-il pas, plus probablement, d'une réaction périphérique sclérosante, due à une moindre virulence du germe infectieux? » (Chauffard).

Le même auteur considère, que le processus qui préside à la formation des abcès phlegmoneux et fibreux est le même, « il ne diffère que par sa durée et ses tendances évolutives ; comme pour le tubercule caséeux comparé au tubercule fibreux, l'unité se retrouve dans les caractères fondamentaux de la lésion.

Dans les cas à marche chronique, il semble que ces petites collections enkystées puissent, sinon se résorber, au moins passer à l'état de véritables corps étrangers, isolées en plein tissu de cicatrice, et devenues comme indifférentes. »

Lésions du foie en dehors des abcès, périhépatite. — Le foie qui contient des abcès a perdu sa coloration normale, il a pris par places une teinte gris sale, jaune paille, ardoisée ou marron ; sa surface est généralement bosselée, irrégulière.

L'organe est augmenté de volume ; son poids dépasse le plus souvent deux kilogrammes (dans 80 p. 100 des cas, d'après Gaide). Il atteignait même quatre kilogrammes à l'autopsie d'un sujet dont Bertrand et Fontan rapportent l'histoire. Mais pour apprécier justement cette augmentation de volume du foie, il est nécessaire que la collection ait été évacuée avant de peser l'organe, on constate parfois alors après l'évacuation du pus une hypertrophie très accusée du foie [1].

Le tissu du foie est hyperémié au voisinage de l'abcès, parfois même une congestion intense frappe la totalité de l'organe.

---

1. D'après un relevé de Gaide, on a constaté :

Un poids de 1,600 à 2.000 grammes	17 fois ;
— 2.000 à 4.000 —	61 —
— 4.000 à 5.000 —	5 —
— 5.000 à 6.000 —	3 —

La dégénérescence graisseuse est un état fréquemment observé dans les abcès anciens et en relation avec la suppuration prolongée de l'organe.

Enfin la cirrhose n'est pas incompatible avec l'hépatite suppurée, comme on l'a quelquefois avancé. Bertrand et Fontan admettent que si beaucoup de soldats ou de marins succombant à l'abcès du foie ne sont pas atteints de cirrhose, c'est que jeunes et frappés par la dysenterie après quelques mois seulement de séjour aux colonies, ils n'ont pas eu le temps de devenir alcooliques et cirrhotiques? Mais chez les sujets d'un âge plus avancé la cirrhose n'est pas rare. Il existe d'assez nombreux exemples d'abcès développés dans une cirrhose.

L'abcès d'abord situé dans la profondeur de la glande ne tarde pas à se rapprocher de la surface. L'inflammation se propage bientôt à la capsule d'enveloppe qui s'épaissit et au péritoine qui tapisse la glande provoquant ainsi de la *périhépatite*. Cette périhépatite se manifeste par la production de fausses membranes qui d'abord molles et glutineuses, deviennent plus tard très résistantes et aboutissent à la production d'adhérences unissant le foie à la paroi abdominale et aux viscères voisins. Parfois au centre de ces adhérences peut se développer un abcès indépendant, séparé de la collection glandulaire par une bande de tissu relativement sain comme dans une observation de Arnaud[1]; il est probable qu'en pareil cas, l'inflammation s'est propagée par la voie des lymphatiques situés au sein des adhérences.

L'existence de la périhépatite est presque la règle dans les abcès superficiels; mais il faut savoir que dans certains cas, surtout en présence de collections profondes, les adhérences périhépatiques peuvent faire défaut; le foie abcédé conservera son indépendance absolue par rapport à la paroi abdominale ou aux organes voisins; nous verrons bientôt à quelles précautions cette absence d'adhérences conduit le chirurgien qui au cours de son opération doit éviter à tout prix l'inoculation du péritoine.

Évolution anatomique des grands abcès. — L'abcès est constitué; quelle est sa destinée? Bien entendu nous envisageons ici le cas des grands abcès phlegmoneux, ulcératifs, dont nous venons d'étudier la constitution et le mode de production.

Si l'abcès s'est ouvert spontanément ou mieux s'il a été largement

---

1. Arnaud. *Abcès du foie et périhépatite suppurée.* Ann. de l'École de médecine et de pharmacie de Marseille, 3ᵉ année, 1893, p. 1.

ouvert par le chirurgien, on assiste à un *travail de réparation*.
L'abcès devient bourgeonnant. Le foyer après l'évacuation du pus
revient rapidement sur lui-même, il prend dans quelques cas l'aspect
d'une bourse froncée et ne contient plus que du pus blanc crémeux ;
sa paroi recouverte d'une couche de bourgeons charnus est veloutée,
douce au toucher, mais elle est friable et saigne facilement. Sur
une coupe de la paroi de l'abcès, on voit que cette paroi est formée
par une zone interne rouge, vasculaire et friable, qui répond à la
couche des bourgeons charnus, doublée d'une zone blanche externe
qui est résistante et se continue insensiblement avec le foie normal.

Histologiquement, la couche externe est formée de tissu cicatriciel,
peu vasculaire, disposé en couches serrées, la couche interne est
constituée par des cellules embryonnaires souvent organisées en une
véritable membrane dite pyogénique largement irriguée par des
vaisseaux de nouvelle formation.

Si l'abcès est abandonné à lui-même, il est bien rare qu'il *guérisse
spontanément*. Cependant il ne paraît pas douteux que cette terminaison puisse être observée. Le reliquat de l'abcès guéri se présente
alors sous deux aspects différents : le plus souvent on est en présence
d'*un foyer caséeux*, dont les dimensions varient de la grosseur d'un
pois à celle d'une noix, de coloration jaune, de consistance tantôt
dure, calcifiée, tantôt molle, pâteuse, et généralement sous-jacent
à une cicatrice blanchâtre siégeant dans la capsule de Glisson ; ces
foyers dus à la transformation caséeuse du pus peuvent être multiples.
Ils sont entourés d'une épaisse membrane fibreuse adossée à un tissu
hépatique sclérosé et rétracté. Décrits par J. Paget sous le nom d'*abcès
résidueux* et par Barthélemy sous le nom d'abcès *posthumes,* ces
foyers ont été considérés comme des corps inertes et inoffensifs; telle
n'est pas l'opinion de Bertrand et Fontan pour lesquels : « ce sont en
réalité de vraies épines intrahépatiques, qui pourraient longtemps
après une guérison apparente provoquer une nouvelle formation de
pus dans le foie, surtout si le malade reste sujet à la dysenterie, ou
exposé à toutes les causes de congestion hépatique. »

Ailleurs les restes de l'abcès se présentent sous forme de *cicatrices*
blanchâtres, en étoile, déprimées, irrégulières, occupant la surface du
foie, ou siégeant dans la profondeur de l'organe ; ces cicatrices peuvent
être assez étendues pour amener des déformations du foie ; elles
offrent parfois dans leur épaisseur de petits foyers caséeux jaunâtres[1].

1. D'après Janselme et Rist : « on douterait beaucoup aujourd'hui de la possibilité d'une pareille guérison spontanée. Et l'on peut se demander si les cicatrices

Généralement lorsque l'abcès est abandonné à lui-même, à moins que la mort n'en arrête l'évolution, il a une marche progressivement envahissante, il s'agrandit soit par fusion de plusieurs abcès voisins, soit plus souvent par envahissement de proche en proche, par l'intermédiaire d'une zone d'inflammation suppurative, et tend à s'ouvrir au dehors ou dans les cavités voisines.

Migrations de l'abcès. — Suivant le siège occupé par l'abcès sa migration est : pariétale, thoracique ou abdominale.

a. Migration pariétale. — Elle peut se faire dans deux directions différentes ; tantôt l'abcès tend à perforer la *paroi abdominale* soit au-dessous du bord costal (M. Auvray en a observé récemment un exemple), soit plus souvent au niveau de l'épigastre ; l'abcès s'est développé en pareil cas aux dépens du bord tranchant du foie ou de sa face convexe, il a contracté des adhérences avec la face profonde de la paroi abdominale, l'inflammation s'est propagée aux divers plans de la paroi ; celle-ci a pris bientôt tous les caractères d'un phlegmon, qui tend à s'ouvrir au dehors à travers la peau ; on a vu également le pus se porter en arrière, et trouver une issue entre les muscles lombaires et ceux de l'abdomen ; tantôt l'abcès qui occupe l'extrémité du lobe droit tend à se faire jour à *travers le gril costal.*

L'inflammation provoque au voisinage de l'abcès la production d'adhérences unissant entre eux les deux feuillets péritonéaux et les deux feuillets de la plèvre au niveau du cul-de-sac costo-diaphragmatique, puis le pus cheminant par ulcération à travers ces adhérences, perfore le diaphragme, les muscles intercostaux et vient se répandre dans le tissu cellulaire sous-cutané ; ainsi se trouve constitué un véritable abcès en bouton de chemise, dont la poche superficielle tend à s'ouvrir au dehors par ulcération de la peau qui forme un plastron inflammatoire. Il n'est pas rare qu'une ou plusieurs côtes soient dénudées au contact du pus dans lequel elles baignent. Loison a vu les 7e, 8e, 9e et 10e côtes dénudées sur l'étendue de plusieurs centimètres, le pus avait perforé les espaces intercostaux correspondants.

Dans certains cas, le pus a fusé fort loin de son point d'origine. Portal (1813) cité par Bertrand et Fontan, trouva un énorme abcès qui s'était ouvert en arrière entre les muscles lombaires et ceux

étoilées que l'on a voulu interpréter dans ce sens ne doivent pas être rapportées plutôt à la syphilis hépatique. »

de l'abdomen, et avait fusé le long des côtes jusqu'aux aisselles.

Fauconneau-Dufresne cite également un cas de Shenkins, où le pus fusa vers les cuisses et les jambes. On comprend alors que le pus s'insinuant entre les muscles de la paroi abdominale apparaisse parfois en un point éloigné de son lieu d'origine ; le pus peut fuser le long du psoas simulant un phlegmon de la fosse iliaque ou vers le carré des lombes simulant un abcès périnéphrétique.

La migration pariétale avec ouverture spontanée à la peau est considérée comme très rare, Rouis n'en a cité que deux exemples sur trois abcès ouverts spontanément, et Bertrand et Fontan n'en ont trouvé qu'un cas sur trente-huit évacuations spontanées observées à l'hôpital Saint-Mandrier ; si ce mode d'ouverture spontanée est si rare, c'est que généralement le malade a succombé à l'évolution prolongée des accidents avant que l'évacuation au dehors ait eu le temps de se faire. Il le deviendra plus encore, aujourd'hui qu'on est convaincu de la nécessité des interventions précoces.

b. Migration thoracique. — *Ouverture dans la plèvre et le poumon.*— L'abcès qui naît au niveau de la face convexe et se développe vers la cage thoracique, ne tarde pas à provoquer autour de lui de la péritonite adhésive bientôt suivie de l'inflammation du diaphragme qui se vascularise, dégénère et s'amincit.

L'inflammation dépassant les limites du diaphragme atteint la plèvre et peut provoquer en l'absence d'adhérences une pleurésie séreuse ou purulente ; cette pleurésie purulente par propagation est absolument différente de celle qui se produit dans certains cas par rupture de l'abcès à travers le diaphragme aminci et déversement de son contenu dans la cavité séreuse [1] ; mais le plus souvent l'inflammation pleurale provoque la soudure des feuillets diaphragmatiques et pulmonaire et se propage au poumon qui s'hépatise et devient adhérent par sa base au diaphragme. Le pus se crée une voie à travers cette large nappe d'adhérences constituée par le péritoine, le diaphragme, les plèvres et le poumon fusionnés ensemble, et parvenu au niveau du poumon, ou bien il se creuse aux dépens du lobe pulmonaire inférieur une cavité absolument indépendante de l'arbre bronchique, close de toutes parts, ou bien ce qui est plus fréquent,

---

1. Dans un cas observé par Loison, la plèvre droite était cloisonnée transversalement par le poumon adhérent au diaphragme ; un abcès du foie s'était ouvert dans la loge antérieure, provoquant la formation d'une pleurésie suppurée enkystée, tandis que la loge postérieure était occupée par un épanchement séreux indépendant.

continuant sa marche envahissante il arrive au contact d'une bronche d'un certain calibre, l'ulcère, et évacue son contenu sous forme de vomique. A la suite de l'évacuation, on voit persister pendant plus ou moins longtemps une fistule hépato-bronchique.

Il peut se faire ainsi, Loison en cite des exemples, que le pus progresse à travers le poumon soudé au diaphragme, mais qu'au lieu d'aller à la rencontre d'une bronche pour s'évacuer, il perfore la plèvre viscérale au niveau d'une scissure interlobaire, se répande dans la cavité séreuse, et amène le développement d'une pleurésie purulente abondante qui peut donner le change sur le diagnostic et faire errer le traitement (Loison).

Enfin Bertrand et Fontan citent un cas où un abcès primitivement évacué par les bronches s'est mis secondairement en communication avec la plèvre, créant ainsi une lésion très complexe et très grave à laquelle ces auteurs proposent de donner le nom d'*hépato-pyo-pneumothorax* avec fistule bronchique. Nous signalerons encore comme possible, le développement dans la base pulmonaire adhérente d'un foyer de suppuration indépendant.

Telles sont les lésions variées qu'on peut observer au niveau de la plèvre et du poumon lorsque l'abcès a une évolution intra-thoracique. Si celui-ci occupe le lobe gauche du foie, les mêmes désordres peuvent se produire au niveau de la plèvre et du poumon gauches ; mais ces lésions sont évidemment beaucoup plus rares qu'elles ne le sont à droite étant donnée la fréquence plus grande des abcès dans le lobe droit.

L'ouverture dans les organes respiratoires constitue la plus commune des migrations spontanées de l'abcès du foie ; Rouis en effet a trouvé 17 cas sur 36 abcès évacués ; Stovell 17 cas sur 28, et Bertrand et Fontan 24 cas sur 38, c'est-à-dire près des deux tiers des cas d'ouverture spontanée. Il ressort également de ces statistiques que l'évacuation dans les bronches est plus fréquente que l'ouverture dans la plèvre.

Ouverture dans le péricarde. — Les abcès qui évoluent vers le thorax peuvent exceptionnellement s'ouvrir dans le péricarde ; on en connaît une quinzaine d'observations. Il s'agit alors d'abcès du lobe gauche ayant provoqué des adhérences avec les parties correspondantes du diaphragme et une perforation du muscle dans la zone qui répond au péricarde.

A l'autopsie on a rencontré du pus épanché dans la séreuse parfois en grande quantité (200 grammes dans un cas de B. Féraud) et lorsque le malade avait survécu quelques jours, des fausses membranes bien organisées. — Il peut se faire qu'en l'absence d'une ouverture de l'abcès dans le péricarde, il se produise par inflammation de voisinage un fort épanchement péricardique (il était de 250 grammes dans un cas cité par Gaide) coïncidant avec une pleurésie séreuse ou purulente.

Ouverture dans le médiastin. — Elle est exceptionnelle et le cas cité par Bertrand et Fontan où le pus avait atteint la plèvre en se frayant une voie indirecte et tortueuse à travers le médiastin est peut-être unique dans la science ; le pus parti d'un abcès du foie, gros comme le poing, siégeant dans le bord postérieur de l'organe, avait créé dans le diaphragme une perte de substance, à peu près circulaire, large de 5 centimètres, et creusé dans le tissu cellulaire du médiastin postérieur un trajet qui s'ouvrait dans la plèvre en passant derrière le pédicule qui réunit le lobe inférieur au hile du poumon.

c. Migration abdominale. — Les abcès nés aux dépens de la face inférieure du foie se développent vers l'abdomen et peuvent au cours de leur évolution, provoquer des complications diverses.

Tout d'abord l'inflammation partie de l'abcès peut se propager à la séreuse péritonéale et déterminer l'apparition d'accidents péritonéaux qui se manifestent tantôt par un épanchement ascitique plus ou moins abondant, tantôt par de la péritonite purulente sans qu'on puisse incriminer dans ces cas une perforation de la paroi de l'abcès. La péritonite s'est produite alors par contiguïté.

Ouverture dans le péritoine. — Mais il n'en est pas toujours ainsi et dans certains cas on voit la péritonite succéder à la rupture de l'abcès dans le péritoine, favorisée par l'absence ou l'insuffisance des adhérences. La rupture peut se produire spontanément ou à la suite d'un effort, d'une contraction musculaire ou d'un traumatisme. Le pus épanché dans la séreuse peut se localiser en un point et former un foyer de péritonite enkystée. Loison a rapporté un cas très curieux où un foyer de péritonite suppurée, enkystée dans la loge splénique, avait pour point de départ l'ouverture d'un abcès de la pointe du lobe gauche. A la partie supérieure et antérieure de la loge splénique existait un orifice communiquant avec l'abcès précité par un trajet circonscrit par des fausses membranes et passant en avant de l'estomac.

La péritonite enkystée d'origine hépatique est fréquente dans la région ombilicale ; mais souvent l'abcès tend à gagner les parties déclives de l'abdomen en suivant l'une de ses parois, il s'arrête au

pli de l'aine, ou contre le pubis, il descend même parfois jusque dans
les culs-de-sac qui entourent la vessie ; enfin le pus enkysté dans
le péritoine peut se frayer un passage à travers le péritoine pariétal
et s'ouvrir soit au dehors, soit dans une gaine musculaire (Bertrand
et Fontan).

Dans d'autres cas, le pus inocule la grande séreuse péritonéale et
provoque l'éclosion rapide d'une péritonite généralisée avec ses conséquence ordinairement désastreuses. Ces cas sont rares : Rouis sur
30 abcès spontanément ouverts n'en cite aucun ; Bertrand et Fontan
sur 100 observations recueillies à Saint-Mandrier, n'en ont rencontré
qu'un exemple ; sur 28 abcès évacués spontanément qui figurent
dans la statistique de Stovell, un seul s'ouvrit dans le péritoine.

Ouverture dans le tube digestif. — L'abcès qui évolue vers la cavité
abdominale a généralement tendance à contracter des adhérences
avec les parois du tube digestif ; celles-ci détruites par la suppuration finissent à un moment donné par s'ulcérer et se perforer et le
pus qui fait irruption dans la cavité du tube digestif est évacué par
les selles ou par les vomissements.

Les abcès du lobe gauche peuvent s'ouvrir dans l'*estomac*, tantôt
par un orifice unique, aux bords ramollis, déchiquetés, qui peut
atteindre de grandes dimensions (six centimètres dans une observation de Rivet), tantôt par des orifices multiples (il en existait trois
dans un cas cité par Graves).

Les abcès du lobe droit s'ouvrent de préférence dans l'intestin, et
en particulier dans le *côlon transverse* qui offre des rapports plus
intimes avec la face inférieure et le bord antérieur du foie.

L'ouverture dans le *duodénum* ou *dans l'intestin grêle* est plus
rare.

Il résulte de la statistique de Rouis que sur 30 abcès ouverts spontanément 9 fois l'évacuation s'est faite dans le tube digestif, et de la
statistique de Bertrand et Fontan que sur 38 évacuations spontanées,
10 fois l'abcès s'est ouvert dans l'intestin. L'ouverture dans le tube
digestif, quoique moins fréquente que l'évacuation par les bronches,
est donc une des plus fréquentes ; elle est en même temps une des
moins défavorables.

Ouverture dans les voies biliaires. — Nous venons de voir que la
présence du pus dans les selles d'un sujet atteint d'abcès du foie
est généralement liée à l'ouverture de la collection dans l'intestin.
Mais il peut arriver que le pus soit déversé dans l'intestin par les
voies biliaires à la suite d'une communication anormale établie

entre elles et l'abcès. L'ouverture dans les voies biliaires est très rare. Rouis n'en a signalé que deux cas sur 30 ouvertures spontanées et Bertrand et Fontan n'en rapportent aucun exemple.

La communication peut s'établir avec différents points de l'arbre biliaire ; avec les canalicules biliaires intra-hépatiques (rarement, car ceux-ci sont généralement thrombosés au contact de la paroi de l'abcès), avec le canal cholédoque (Morehead, Bonnaud) ou encore avec la vésicule biliaire (Debergue). Quelque soit le point où elle siège, elle permettra à la fois l'écoulement du pus par les voies biliaires et la pénétration de la bile dans la cavité suppurée suivie de l'établissement d'accidents de cholérrhagie si, secondairement, la poche est ouverte chirurgicalement.

Ouverture dans les voies urinaires. — Exceptionnellement on a observé l'ouverture d'abcès du foie dans le *bassinet du côté droit.* Annesley, Curie, Bérenger-Féraud, Bertrand, Hashimoto, Gaide, en ont rapporté des exemples ; la lésion fut généralement constatée à l'autopsie. Dans le cas de Gaide, « la plus grande partie du rein droit était transformée en une masse ulcérée ».

Ouverture dans les gros vaisseaux. — On en connaît seulement un petit nombre d'observations : le plus souvent l'ouverture s'est faite dans la *veine cave inférieure* (Allan Webb, Bœrhaave, Olmeta, L. Colin) ; elle s'est produite également dans les *veines sus-hépatiques* (Louis, Fauvel), dans la *veine porte* (Chomel, Piorry James, Carlo Cangitand) ; Mac Dowel a même rapporté un cas dans lequel un abcès du foie s'est ouvert dans l'*artère duodénale.*

Ouverture dans la rate. — Nous avons déjà parlé à propos d'un fait cité par Loison, des cas où un foyer de péritonite enkystée consécutif à un abcès du foie, s'est développé autour de la rate. Mais parfois la rate elle-même peut être atteinte par le processus suppuratif ; l'abcès ne s'ouvre pas à proprement parler dans la rate, puisque cette glande n'est pas un organe creux, mais il se crée une loge aux dépens du tissu splénique ; l'excavation produite est rarement très étendue ; elle forme le plus souvent une sorte de godet, qui complète l'abcès du foie.

Ouverture dans des directions différentes. — On a cité enfin des fait rares, où chez le même sujet l'abcès avait fusé dans des directions multiples, tel le fait bien connu de Leblond où l'abcès s'ouvrit successivement dans la plèvre, le poumon, le rein et le côlon, et cependant le malade guérit après avoir conservé pendant longtemps une fistule costale entretenue par la nécrose d'un fragment de côte qui dut être réséqué. Mais plus souvent les lésions sont moins complexes ; l'abcès s'est ouvert à la fois dans deux cavités voisines l'une de l'autre : l'estomac et le péricarde (Graves), la plèvre et le péricarde (Wrigt, Wickam Legg), le rein droit et le duodénum (Rayer) ; ou bien le sujet était porteur de deux abcès qui évoluant en sens contraire se sont ouverts dans des directions différentes : dans la plèvre et dans l'abdomen, ou encore dans les bronches et l'intestin.

Abcès compliqués d'appendicite. — Parmi les complications susceptibles d'être observées au cours de l'abcès du foie, il faut signaler l'existence de l'*appendicite*. Gaide insiste dans son mémoire sur la fréquence des lésions appendiculaires au cours de la dysenterie et récemment (1905) Kartulis[1] a réuni six observations d'abcès du foie consécutifs à la dysenterie, compliqués d'appendicite due aux amibes de l'intestin. (Sur ces six observations : quatre cas opérés se sont terminés par la mort, deux cas non opérés ont également succombé.)

Étiologie et Pathogénie.

Les grands abcès du foie relèvent de causes multiples que nous passerons successivement en revue dans ce chapitre, mais de toutes ces causes, la plus importante et la plus fréquente est la dysenterie, que nous trouvons à l'origine de l'abcès tropical, dont il est surtout question dans cette étude.

ABCÈS TROPICAL OU DYSENTÉRIQUE

DISTRIBUTION GÉOGRAPHIQUE. — « On observe l'abcès tropical dans toutes les régions où sévit la dysenterie endémique, et dans ces régions seulement. Comme le disent Kelsch et Kiener, l'hépatite suppurée n'a ni foyer endémique, ni épidémies propres; partout et toujours elle accompagne la dysentérie. Cette assertion conserve toute sa valeur aujourd'hui, pourvu qu'on spécifie qu'il s'agit de *dysenterie amibienne*. S'il arrive en effet, bien que d'une façon exceptionnelle, que les autres formes de dysenterie se compliquent d'abcès du foie, il s'agit toujours dans ces cas d'abcès métastatiques multiples différant du tout au tout, anatomiquement et symptomatiquement, de l'abcès tropical » (Jeanselme et Rist[2]).

---

1. Kartulis. *Abcès du foie compliqués d'appendicite*, Zeitsch. für. med. Infections kr., XLVIII, 3, 1905.

2. Jeanselme et Rist. *Traité des maladies tropicales.* (Sous presse.)

L'abcès du foie est surtout fréquent en Asie, où on l'observe aux Indes anglaises, à Ceylan, en Perse, en Indo-Chine, au Japon, aux Philippines (Robinson)[1], sur la côte méridionale de la Chine, dans certaines régions de l'Australie et à la Nouvelle Calédonie[2]. En Afrique, on le rencontre sur la côte occidentale, dans la province d'Oran, en Égypte, à Madagascar et à l'île Maurice. En Amérique, il est relativement rare, sauf au Mexique, au Vénézuéla, au Chili, au Pérou et dans l'Amérique centrale.

Dans l'Europe méridionale, on observe l'hépatite suppurée en Italie, en Grèce, dans la péninsule des Balkans, en Roumanie (où Babès et Zigura[3] l'ont décrite sous le nom d'entéro-hépatite suppurée endémique), dans le sud de la Russie. Nous avons rarement occasion de l'observer dans nos contrées, chez des sujets rapatriés des colonies.

RELATION AVEC LA DYSENTERIE. — L'existence d'une relation intime entre la dysenterie et l'abcès du foie n'est pas douteuse ; des statistiques nombreuses le prouvent. Voici des chiffres empruntés à Jean-selme et Rist, et déjà cités dans l'ouvrage de Patrick Manson[4] : « sur 465 soldats européens morts de dysenterie aux Indes anglaises, de 1888 à 1894, 161 (34 p. 100), avaient, outre les lésions intestinales caractéristiques, des abcès du foie. (Rapport du commisaire sanitaire pour le gouvernement de l'Inde pour 1894.) — Woodward relève 779 cas d'abcès du foie sur 3 680 autopsies de dysentériques pratiquées dans diverses régions tropicales (21 p. 100). — Le rapport est plus frappant si l'on prend pour point de départ les abcès hépatiques ; Kelsch et Kiener trouvent dans 75 p. 100 des cas, des antécédents dysentériques sur 314 cas d'hépatite suppurée. Ils font remarquer que Bouillaud a fondé sur un rapport plus faible (50 à 60 p. 100) la loi de coïncidence et d'identité de nature du rhumatisme articulaire et de l'endocardite. — Kartulis sur 500 cas, note 55 à 60 p. 100 ; — Zancarol, sur 444 cas,

1. E. F. Robinson. *Annals of surgery*. October ; Philadel. 1903. nº 4, p. 560. Sur 3.680 cas de dysenterie, il faudrait compter une proportion de 21 p. 100 d'abcès du foie.

2. On a admis pendant longtemps que l'abcès du foie était rare à la Nouvelle-Calédonie ; or il résulte de la statistique publiée par Legrand que de 1869 à 1890, il en a été observé 133 cas. Kermorgant en signale 79 cas de 1890 à 1895. Ces statistiques, quoique forcément incomplètes, prouvent combien les affections du foie sont fréquentes à la Nouvelle-Calédonie (Kermorgant, *Annales d'hygiène et de médecine coloniales*, 1903, p. 340).

3. Babès et Zigura. *Étude sur l'entéro-hépatite endémique. Arch. de médecine expérimentale et d'anat. pathologque*, Paris, 1894, p. 862.

4. Patrick Manson. *Maladies des pays chauds*, Traduction française. Naud, éditeur, 1904, p. 421.

59 p. 100; — Edward et Waterman trouvent la dysenterie dans 72 p. 100 sur un total de 699 cas; déjà Zancarol, puis Macleod avaient fait voir que l'interrogatoire du malade ne suffit pas toujours à dépister la dysenterie antérieure, tandis que l'examen de l'intestin à l'autopsie en fait constater les lésions, soit à l'état d'activité, soit sous forme de cicatrices caractéristiques. Nous avons vu en effet que la dysenterie endémique est une maladie souvent chronique et latente. En tenant compte de cette particularité, Rogers, dans un travail récent, a pu démontrer que 95 p. 100 des abcès du foie tropicaux pouvaient être mis en rapport d'une façon indubitable avec la dysenterie. Celle-ci peut précéder la suppuration hépatique de plusieurs années dans des cas exceptionnels, de plusieurs mois ou de quelques semaines dans les circonstances ordinaires. Le plus souvent on trouve encore à l'autopsie des ulcérations intestinales typiques, même lorsque le malade ne présentait plus aucun symptôme clinique de dysenterie. D'autres fois on constate la présence de cicatrices dont l'aspect et la nature ne peuvent faire de doute. Il se peut que l'apparition de la dysenterie coïncide avec celle de l'abcès hépatique, comme l'ont remarqué plusieurs auteurs, bien que la latence si fréquente de la dysenterie amibienne rende cette contemporanéité presque impossible à affirmer. On a même été jusqu'à dire que l'abcès pouvait rarement, il est vrai, précéder la dysenterie, mais on n'a jamais encore fourni la preuve d'une pareille antécédence » (Jeanselme et Rist).

L'étroite parenté qui existe entre la dysenterie et l'hépatite suppurée tropicale avait été admise, il y a déjà longtemps, par Cambay et Dutroulau, et bien mise en lumière plus tard par Kelsch et Kiener. Aujourd'hui, elle est généralement admise par tous les auteurs modernes.

Récemment, dans un mémoire présenté à l'Académie de médecine sur les abcès du foie, au Tonkin, L. Gaide[1], médecin-major des troupes coloniales, compulsant les statistiques de la direction du service de santé, pouvait se convaincre que pendant la période de 1897 à 1904, le chiffre des abcès du foie avait suivi à peu près parallèlement celui des dysenteries. L'auteur ajoute : « Malgré l'affinité existant entre ces deux affections, il n'y a pas eu d'ordre chronologique constant, c'est-à-dire que la dysenterie n'a pas précédé l'hépatite

---

1. L. Gaide, Mémoire sur les abcès du foie au Tonkin de 1897 à 1904. Hanoï, 1er décembre 1904 (ce mémoire a été mis gracieusement à notre disposition par l'auteur).

dans tous les cas : chez quelques malades, elle n'a été que concomitante ou n'a apparu que postérieurement. »

BACTÉRIOLOGIE. — C'est à l'amibe dysentérique (*amœba coli*) que revient le rôle déterminant dans la production de l'abcès. Ce protozoaire a été rencontré seul dans le contenu de l'abcès ou associé à des cocci-pyogènes vulgaires ou à des coli-bacilles. Il est très probable que des bactéries anaérobies doivent s'y rencontrer aussi, il n'a pas encore été fait de recherches sur ce point (Jeanselme et Rist). Mais dans un grand nombre de cas le contenu de l'abcès a été trouvé stérile et bien des théories ont été édifiées pour expliquer cette stérilité. Elle tient vraisemblablement à ce fait que l'amibe n'a pas été cherché dans les parois de l'abcès où il siège généralement, tandis qu'il peut faire défaut dans le pus. On s'accorde en effet aujourd'hui à reconnaître « qu'il existe en beaucoup plus grande quantité dans les parois de l'abcès que dans le pus lui-même où il peut manquer. On le trouve sans difficulté dans les produits de râclage du foyer suppurant ; et il apparaît aussi presque toujours dans les liquides qui imprègnent les pansements, durant la semaine qui suit l'intervention opératoire » (Jeanselme et Rist).

Ces faits sont confirmés par le passage suivant du mémoire de Gaide, dans lequel l'auteur expose les résultats d'examens bactériologiques récents pratiqués par le Dr Séguin au laboratoire d'Hanoï : « Chez la plupart des opérés d'abcès du foie, il a été donné de trouver les amibes soit à l'examen du pus, soit surtout à celui des parois de la cavité abcédée. Ses recherches en cela confirment celles de Rogers, à savoir que les amibes peuvent manquer dans le pus des abcès, mais qu'elles sont constantes dans les parois curetées. — Tous les dysentériques sans exception et pas mal de diarrhéiques chroniques ont été reconnus porteurs d'amibes. — Plusieurs opérés d'hépatite suppurée, atteints de dysenterie antérieure avaient aussi de semblables parasites dans leurs selles. Ces derniers parasites ont même été trouvés dans le pus d'un malade européen n'ayant pas eu de dysenterie. — Peu nombreux ont été les cas dans lesquels l'examen microscopique des selles a montré des amibes chez des sujets sains ; les indigènes seulement en ont été reconnus porteurs dans la proportion de 5 à 6 p. 100. — Chez quelques opérés le pus contenait des amibes et des bactéries diverses ; chez d'autres, il était stérile. Dans un cas d'abcès tout à fait récent, et possédant en outre des amibes, le pus était tout de même stérile. Ce dernier fait est des plus intéressants et paraît de

nature à démontrer que l'on a sans doute commis une erreur d'interprétation, en supposant que de tels abcès étaient primitivement
fertiles et septiques, et en admettant leur stérilité secondaire. »
L'auteur ajoute : « Nous ne concluerons pas, après ces données, que
la dysenterie tropicale est toujours d'origine amibienne, et que
l'abcès du foie est toujours l'apanage exclusif de cette dernière. Nous
n'ignorons pas en effet que ces affections sont considérées actuellement comme l'expression de plusieurs infections de nature différente,
puisque dans ces dernières années on a observé de nombreux exemples
d'hépatite suppurée et surtout de dysenterie bacillaire. Mais nous
croyons émettre une opinion tout à fait conforme à la réalité en disant
qu'au moins au Tonkin ces deux maladies sont dans la grande majorité des cas sous la dépendance des amibes » (Gaide).

Mode d'envahissement du foie. — Il reste à examiner par quel mécanisme se produit l'invasion du foie par les amibes. Il est généralement
admis que les amibes puisés dans l'intestin au niveau des ulcérations
dysentériques sont transportés au foie par la veine porte. Cependant,
d'après Jeanselme et Rist, « Rogers fait remarquer avec raison qu'une
infection propagée par la voie portale devrait donner lieu à des abcès
hépatiques multiples, alors que l'abcès solitaire est de beaucoup le
plus fréquent. A son avis ce mécanisme peut être invoqué lorsqu'il
existe plusieurs abcès. Ceux-ci contiennent presque toujours des bactéries associées aux amibes et coïncident avec des dysenteries à tendance gangréneuse, remarquables par l'odeur putride des évacuations,
et les dimensions des lambeaux mortifiés qu'on y rencontre. Il s'agira
alors d'infections pylé-phlébitiques mixtes amibo-bactériennes.

Comment expliquer la genèse de l'abcès solitaire où l'amibe existe
seul, et dont le contenu est bactériologiquement stérile ? Lafleur
a montré qu'on peut rencontrer l'amibe dans la cavité péritonéale, sans qu'il y ait perforation intestinale. L'activité de pénétration manifestée par l'amibe dysentérique fait comprendre en effet
qu'il soit capable de traverser les parois intestinales, et l'on sait
que la péritonite chronique adhésive sans perforation est une caractéristique fréquente de la dysenterie amibienne. On conçoit fort bien
que les amibes parvenues ainsi dans la cavité péritonéale, soient
amenés par les lymphatiques au niveau du ligament suspenseur du
foie, et abordent le parenchyme hépatique à ce niveau. Cette interprétation rend compte du siège habituel de l'abcès au voisinage de
ce ligament. Rogers ne pense pas cependant que tous les abcès soli-

taires puissent s'expliquer de cette façon. Il croit que, dans certains
cas, il faut admettre une pyléphlébite, due à une embolie assez
volumineuse pour soustraire à l'irrigation porte un territoire hépatique. Dans le foyer de nécrose ainsi produit, les amibes chariés par
l'embolie se développeraient et la destruction du parenchyme hépatique se poursuivrait par extension centrifuge sous leur influence ».

Causes prédisposantes. — Il est donc admis que l'infection parasitaire quelque soit le mode d'envahissement de l'organe, est la véritable
cause déterminante de l'abcès. Mais à côté de ce facteur primordial,
il faut tenir compte de certaines causes accessoires, dont le rôle
prédisposant est loin d'être négligeable dans la production de l'abcès.
C'est ainsi que toutes les causes susceptibles de déterminer la congestion et la dégénérescence du foie créent dans cet organe un
terrain favorable au développement de l'hépatite suppurée. Le sur-
menage physique, une *hygiène alimentaire* défectueuse (alimentation trop riche en substances azotées ou irritantes) et en particulier l'abus des boissons alcooliques sont incriminées par la plupart
des auteurs ; Waring, dans sa statistique, a eu affaire à des alcooliques dans 65 p. 100 des cas d'abcès du foie observés, et Patrick
Manson admet que « lorsque les indigènes prennent des habitudes
européennes relativement à la nourriture et à la boisson, leur susceptibilité à contracter l'abcès du foie s'accroît dans de grandes proportions ».

Gaide attribue également une influence prédisposante à *l'opio-
manie* : « L'hépatite suppurée serait assez fréquente chez ces intoxiqués, et, fait important à signaler, cette affection se présenterait
alors sous une forme insidieuse et torpide ; elle serait beaucoup plus
grave que normalement. Les malades de cette nature se préoccupent
souvent très peu en effet de leur état de santé, et reculent le plus
possible leur entrée à l'hôpital, par suite d'une répugnance curieuse
à se faire traiter, et sans nul doute aussi parce que l'hospitalisation à
pour effet de mettre un terme à leur funeste habitude ».

Dans certains cas un *traumatisme* a favorisé la production de
l'abcès ; dans une observation de Roselli (cité par Legrand) on trouve
un exemple curieux d'abcès du foie, provoqué par une contusion, chez
un dysentérique ; le pus était celui d'un abcès dysentérique.

Le rôle prédisposant du *refroidissement* est admis par certains
auteurs, qui considèrent que l'abcès du foie est plus fréquent au
commencement de la saison froide. Or il semble résulter des relevés

statistiques de Gaide, qui portent sur 66 malades hospitalisés à Hanoï, que cette cause est sans effet, puisque « 32 fois l'affection s'est montrée pendant la saison fraîche — du 1er octobre au 1er avril — et 34 fois pendant la saison chaude du 1er avril au 1er octobre. »

Par contre, l'influence de *la race* dans le développement de l'hépatite suppurée est très manifeste ; il est de toute évidence que les Européens transportés dans les colonies paient un plus large tribut à la maladie que les indigènes ; ceux-ci cependant n'en sont point exempts, puisque, d'après la statistique de Gaide qui porte sur des cas observés au Tonkin, les indigènes entrent pour près d'un dixième dans le total général, « et encore convient-il de faire remarquer que cette indication approximative est certainement inférieure à la réalité, et que pas mal d'abcès du foie ont dû être méconnus, puisque les autopsies des militaires indigènes n'ont pas été pratiquées dans plusieurs ambulances. » Si les indigènes paraissent plus fréquemment atteints actuellement, c'est que les recherches nécropsique sont été plus nombreuses. Quoi qu'il en soit, l'Européen est plus souvent frappé et surtout le colon qui vit trop souvent dans de mauvaises conditions matérielles et morales. Il faut bien reconnaitre en effet que les Européens qui ne consentent pas à modifier dans les colonies leur genre d'existence, réalisent des conditions hygiéniques défectueuses, propres à favoriser l'éclosion de l'hépatite.

C'est surtout pendant les premières années de séjour aux pays chauds que les Européens sont atteints d'abcès du foie (dans la proportion de 40 p. 100 d'après Patrick Manson dans les trois premières années); d'après Gaide l'hépatite suppurée a été beaucoup plus fréquente au Tonkin chez les personnes ayant de un à dix-huit mois au maximum de séjour. Néanmoins les sujets résidents depuis plusieurs années n'en sont pas exempts.

Le *sexe* est sans action prédisposante sur le développement de l'hépatite suppurée. Les femmes cependant sont moins souvent atteintes que les hommes ; dans la statistique de Zancarol, en effet, qui porte sur 157 cas, on trouve 14 femmes et 143 hommes ; cette différence tient sans doute à ce que la femme est plus sobre et se trouve dans des conditions d'existence plus confortable.

L'abcès tropical est surtout fréquent de vingt à quarante ans, mais il n'est pas aussi exceptionnel qu'on l'a cru pendant longtemps chez l'enfant. Dans son rapport sur les abcès du foie chez l'enfant, présenté en 1905 au congrès du Caire, Legrand sur un total de 109 observations d'abcès recueillis chez l'enfant relève 31 *abcès d'origine dysenté-*

rique ; la rareté relative de cette variété d'abcès tient à ce que la dysenterie vraie est rare chez l'enfant et qu'à cet âge les conditions prédisposantes créées par l'alcoolisme et les autres intoxications font défaut. L'abcès du foie a été observé chez des enfants du premier âge : à 12 mois (Brovon), à 18 mois (Rigazzi), à 20 mois (Pereira), à 21 mois (Rosetti), etc... et chez des enfants de races absolument différentes.

Influence de la malaria. — Il nous reste à préciser quelles sont les relations qui existent entre la malaria et l'abcès du foie. C'est là une question pendant longtemps controversée, et dans certains de nos ouvrages classiques, on attribue encore au paludisme une action directe dans la production de l'abcès. Cette notion n'est généralement plus admise aujourd'hui, et le rôle dévolu à la malaria est tout au plus celui d'une cause prédisposante favorisant le développement de l'abcès par l'affaiblissement de l'organisme qui en est la conséquence, et par les altérations du foie qu'elle provoque (congestion, hépatite nodulaire, cirrhose paludéenne.)

Les auteurs qui nient l'influence pathogénique de la malaria dans la formation de l'abcès du foie, apportent du reste des arguments très sérieux à l'appui de leur thèse : ils font remarquer que l'infection paludéenne ne revêt pas les caractères d'une affection pyogène ; l'hépatite malarique est essentiellement de nature plastique et non suppurative (Manson) ; la répartition géographique des deux maladies n'est pas la même : « on connaît des pays, écrit Legrand, où règne la dysenterie sans qu'il y ait de paludisme ; près de nous, je citerai Ismaïlia qui est depuis longtemps un foyer de paludisme sans qu'il y ait plus de dysenterie et d'abcès du foie que dans le reste de l'Égypte. » Gaide fait également remarquer que si on admettait l'origine paludéenne de l'hépatite suppurée, « cette dernière affection serait beaucoup plus fréquente qu'elle ne l'est, surtout chez les militaires indigènes qui paient un très lourd tribut à la malaria dans la haute région du Tonkin ; elle se rencontrerait plus souvent ou aussi souvent chez les cachectiques palustres que chez les dysentériques ; les abcès de la rate au lieu de représenter de véritables exceptions sur la nature desquelles on peut d'ailleurs faire des réserves, tant les renseignements sont quelquefois peu précis, seraient d'observation courante dans un pays aussi palustre que le Haut-Tonkin, puisque le parenchyme splénique est le centre organique principal d'emmagasinement et d'élaboration des hématozoaires ». Bertrand et Fontan invoquent des arguments de même ordre pour refuser à l'impaludisme d'être une cause spécifique de l'hépatite suppurée. Il semble donc que la malaria doive être rayée du cadre des maladies susceptibles de provoquer le développement des abcès du foie.

GRANDS ABCÈS NON DYSENTÉRIQUES

Les grands abcès non dysentériques sont beaucoup plus rares que les abcès tropicaux, on les observe plus souvent dans nos climats ; ils relèvent de causes multiples et peuvent être divisés, comme l'a fait Legrand, en :

A. Abcès dus à une cause agissant primitivement et directement sur le foie ;

B. Abcès dus à une cause agissant secondairement sur le foie par infection à distance d'un foyer primitif ;

C. Abcès par infection générale et localisation sur le foie, primitive ou secondaire à d'autres foyers.

A. Abcès du premier groupe. — *Abcès traumatiques*. — Ces abcès peuvent succéder à la pénétration dans le tissu du foie de corps étrangers septiques provoquant autour d'eux la suppuration de la glande (débris de vêtements, bourres entraînées par un projectile), ou encore à une rupture profonde du foie succédant à une contusion de l'abdomen et sans plaie des téguments, l'infection pouvant se produire alors par la voie sanguine ou par la voie des canaux biliaires. Ces abcès traumatiques sont assez rares chez l'adulte ; M. Auvray a eu cependant l'occasion d'en observer récemment un exemple dans les conditions suivantes : il s'agit d'un blessé qui, en état d'ivresse, tomba de son siège et fut écrasé par les roues de son camion ; conduit à l'hôpital Lariboisière il dut être opéré d'urgence pour des accidents très graves d'hémorrhagie interne ; la laparotomie permit de constater l'existence d'une rupture étendue du foie qui occupait la face supérieure de l'organe au voisinage du ligament coronaire. Le siège profond de la déchirure ne permettait pas l'application des sutures ; un solide tamponnement pratiqué avec de la gaze aseptique put arrêter l'hémorrhagie ; l'enlèvement du tampon au bout de quelques jours fut suivi d'un léger écoulement de bile. Le malade perdu de vue pendant quelque temps revint au bout de plusieurs mois, avec une fistule purulente qui persistait au niveau du point où avait été fait le tamponnement à la gaze. Il présentait en outre des accidents fébriles, qui faisaient songer à l'existence d'un abcès du foie. L'opération pratiquée à travers le thorax permit d'ouvrir deux abcès, situés au voisinage du trajet fistuleux, mais nettement indépendants de lui ; l'opéré ayant succombé, l'autopsie révéla dans le foie à une distance plus ou moins éloignée de la cicatrice de la plaie hépatique plusieurs abcès de volume plus petit que ceux précédemment évacués. Il est peu probable dans ce cas que la production des abcès ait eu pour point de départ une inoculation du trajet fistuleux, la distance qui séparait certains abcès de la cicatrice hépatique et leur indépendance avec le trajet fistuleux permet plutôt de penser que l'infection s'est faite par les voies biliaires.

Chez l'enfant, il résulte de la statistique de Legrand[1] que l'abcès traumatique du foie est relativement fréquent, surtout l'abcès par contusion ; sur 109 observations d'abcès du foie chez l'enfant recueillies par l'auteur, on note l'existence de 17 abcès traumatiques. Pourquoi cette fréquence plus grande ? Peut-être parce qu'à cet âge le tissu du foie est plus friable, peut-être aussi parce que les chutes sur l'abdomen sont plus fréquentes et que la mobilité du rebord thoracique étant plus grande permettrait ainsi une transmission plus facile des chocs aux parties profondes.

Nous rattacherons aux abcès traumatiques les cas exceptionnels où des corps étrangers venus de l'intestin ont pu être le point de départ de suppurations hépatiques. Tels sont les faits rapportés par Wasdale Wahson[2] et Colloridi[3]. Chez le sujet observé par Wasdale, on constata à l'autopsie la présence dans l'abcès d'épingles qui avaient été précédemment avalées.

Abcès vermineux. — Ces abcès sont dus à la présence dans le foie de *parasites intestinaux* (lombrics et distomes).

Les ascarides lombricoïdes par leur migration dans les voies biliaires, peuvent entraîner avec eux des germes susceptibles de provoquer la formation d'abcès. Peut-être aussi sont-ils susceptibles par leur simple présence dans l'intestin, en entretenant une diarrhée chronique, de devenir une cause d'abcès ? Quoi qu'il en soit, ces abcès ne sont pas absolument exceptionnels ; Bertrand et Fontan en on signalé quelques observations ; Leick[4] en cite 20 cas ; Legrand en

1. Legrand. *Comptes rendus du 1er congrès égyptien de médecine et de chirurgie.* Le Caire, 1905, p. 370.

2. Wahson Wasdale. *Case of foreign body emsuded in the Liver. Lancet,* octobre 1868, t. II, p. 477.

3. Colloridi, *Bulletin du Congrès de Médecine du Caire,* 1905, p. 418.

4. Leick, cité par Alquier et Lefas. *Revue générale sur les maladies du foie. Archives générales de médecine,* Paris, août 1901, p. 228.

rapporte 13 observations chez l'enfant ; Gaide dans son mémoire ajoute deux cas nouveaux et certainement la liste des faits publiés n'est pas épuisée par ces statistiques. Chez le malade de Gaide, il existait trois abcès gros comme une mandarine, dont deux situés dans le lobe droit et remplis de tout petits lombrics pelotonnés et enchevêtrés les uns dans les autres. Le cholédoque, les canaux biliaires, l'intestin, le pancréas, le poumon droit, la cavité péritonéale étaient envahis par ces parasites. Dans un cas de Leick l'abcès renfermait un lombric vivant, fait qui d'après Alquier et Lefas renverse l'opinion de Leuckart et Davaine pour lesquels les ascarides ne peuvent vivre que quelques jours dans les abcès du foie.

Le distome hépatique ou douve peut également entraîner la formation d'abcès du foie. Arnold[1] ayant ouvert un abcès du foie chez un légionnaire constata dans le pus, la présence d'une douve adulte non fécondée. Nous empruntons au mémoire de Gaide, le passage suivant relatif à la distomatose : « quant à la *distomatose*, bien qu'elle ne donne lieu habituellement qu'à de l'angiocholite catarrhale, et que nous n'ayons observé que de rares cas de suppuration avec formation de petits abcès miliaires, nous admettons cependant qu'elle puisse contribuer, à titre de cause prédisposante, à la formation de grands abcès hépatiques proprement dits. Parmi les causes de l'envahissement microbien du foie, celles qui entravent le cours de la bile viennent en effet en premier lieu. Or n'est-ce pas là le fait des distomes comme celui des ascarides ; dans certaines circonstances, lorsque ces parasites sont très nombreux, ils jouent le rôle de véritables corps étrangers, et font du foie un organe troublé par son fonctionnement et par conséquent en état de moindre résistance. De plus, les uns comme les autres peuvent charrier dans les voies biliaires les germes puisés dans l'intestin et être ainsi une cause d'infection avec toutes ses conséquences ».

Abcès par angiocholite. — Les angiocholites, en particulier les angiocholites calculeuses, aboutissent le plus souvent à la production d'abcès multiples et petits disséminés sur toute l'étendue de l'arbre biliaire ; mais parfois ces abcès atteignent un gros volume et renferment de nombreux calculs. Récemment M. Auvray ouvrait un abcès présentant à peu près le volume de deux poings d'adulte, qui s'était développé au niveau de la face convexe du foie sous le diaphragme et

---

1. Arnold, cité par Vallot. *Notes de pathologie exotique.* Arch. de médecine navale, novembre 1889, p. 190.

renfermait du coli-bacille ; il n'existait pas de calculs dans la cavité abcédée ; on ne trouva dans les antécédents de la malade que des accidents de colique hépatique susceptibles d'expliquer l'origine de la suppuration par une infection des radicules biliaires.

Les ulcérations de la vésicule biliaire, peuvent également devenir le point de départ de grands abcès.

B. ABCÈS DU DEUXIÈME GROUPE. — *Abcès par infection de la veine ombilicale.* — Les abcès du foie consécutifs à la phlébite ombilicale sont tout à fait exceptionnels, bien qu'en somme l'infection ombilicale des nouveau-nés soit assez fréquente. Legrand qui les a étudiés dans son rapport au congrès du Caire, n'en rapporte que deux observations : l'une, de Rusche, concerne un nourrisson de trois mois, chez lequel on vit évoluer trois gros abcès qui furent ouverts à quelques jours d'intervalle, l'enfant guérit ; l'autre, de Ritchie, se rapporte à une fillette de dix-huit mois qui mourut par péritonite généralisée, et chez laquelle on trouva à l'autopsie un abcès unique du lobe droit, situé à l'entrée de la veine ombilicale.

Abcès par infection des origines de la veine porte (*Pyléphlébite*). — C'est à cette variété d'abcès qu'il faut rattacher les abcès typhoïdiques, les abcès appendiculaires, et les abcès dus à d'autres maladies de l'intestin. La pénétration des germes infectieux a lieu au niveau des radicules de la veine porte, qui sont en connexion avec les lésions ulcéreuses de l'intestin.

Abcès typhoïdiques. — Étudiés dans la thèse de Cassuto [1], ces abcès se présentent tantôt sous la forme diffuse, les abcès multiples rappelant ceux de la pyohémie, tantôt sous une forme circonscrite représentée par de volumineuses collections. Launoy et Lyonnet [2], Cassuto, Legrand [3] en ont rapporté des observations. Ce dernier auteur en a relevé six observations chez l'enfant ; il insiste particulièrement sur le cas de Swain de Londres, publié en 1898 ; il s'agissait d'un garçon de cinq ans qui fut opéré et guérit. Le pus de ces abcès est gangréneux et fétide ; Cassuto a trouvé dans un cas le bacille d'Eberth pur, dans un autre cas le bacille d'Eberth associé au staphylocoque ;

1. Cassuto. *Abcès du foie d'origine typhique*, Thèse de Paris, 1900, n° 626.

2. Launoy et Lyonnet. *Pyléphlébite et abcès du foie consécutifs à la fièvre typhoïde*, Cong. méd. de Bordeaux, 1895.

3. Legrand. *Loc. cit.*, p. 382.

chez le malade de Swain le pus contenait également du bacille
d'Eberth et du staphylocoque. Il est possible qu'à côté de l'infection
portale, il y ait place pour une infection au cours de la fièvre typhoïde
par voie artérielle ou biliaire.

Abcès appendiculaires. — La suppuration du foie au cours de
l'appendicite se traduit généralement par des abcès multiples et
très petits ; les abcès volumineux sont très rares, il en existe cependant des exemples signalés par Koerte, Loison, Netter, Kirmisson,
Delagenière, etc... Le pus de ces abcès a la même odeur fécaloïde
que celui que renferment les foyers péri-appendiculaires et cela parce
que l'on rencontre les mêmes organismes dans les deux variétés
d'abcès. L'abcès reconnaît le plus souvent pour cause une pyléphlébite
suppurée, mais Koerte admet aussi que la propagation peut se faire
au foie par le tissu cellulaire rétro-cæcal.

La fièvre typhoïde, l'appendicite ne sont pas seules à incriminer
ici, on peut admettre d'une façon générale que toutes les affections
du tube digestif, susceptibles de provoquer des ulcérations favorisent
le développement de grands abcès du foie ; parmi ces maladies il
faut citer : *l'ulcère simple gastro-duodénal, l'entéro-colite ulcéreuse,*
la *rectite,* les *ulcérations provoquées par des corps étrangers,* les
ulcérations néoplasiques. Le rôle prédisposant des *ulcérations
tuberculeuses* n'est pas démontré ; peut-être faut-il admettre que la
rareté de l'infection hépatique est due en pareil cas à l'obstacle que
la thrombose des vaisseaux voisins de l'ulcération constitue à la
migration des germes pyogènes venus de l'intestin.

C. ABCÈS DU TROISIÈME GROUPE. — L'infection du foie se fait alors
par voie sanguine générale.

Abcès de l'infection purulente. — L'infection purulente, qu'elle
soit d'origine chirurgicale ou d'origine traumatique et quelqu'en
soit le point de départ, est susceptible de provoquer des abcès
du foie, uniques, volumineux et localisés, spécialement au foie.
On trouve dans la littérature médicale un certain nombre d'observations de ce genre consécutives à des plaies par armes à feu, à
des contusions, à des ulcères de jambes, à des kystes suppurés
de l'ovaire, à la variole, etc. Ces faits appartiennent surtout à la
période ancienne, préantiseptique, et de nos jours sont devenus
exceptionnels.

Des grands abcès du foie ont été également observés au cours de l'*infection puerpérale*.

Abcès d'origine grippale. — La grippe semble agir de deux façons différentes : soit « en provoquant le réveil d'abcès latents du foie depuis un séjour datant de 3, 5, 6 ans dans les pays chauds, où une dysenterie avait été contractée » (Legrand) ; soit en provoquant le développement d'un abcès primitif, alors qu'il n'y a aucune possibilité d'une infection hépatique antérieure ; la grippe agit alors à la façon d'une maladie générale infectieuse susceptible de déterminer des suppurations variées. Tédenat[1] (de Montpellier) communiquait au congrès de Montauban, quatre observations d'abcès du foie imputables à l'infection grippale, et Legrand au congrès du Caire (1905) en signalait chez l'enfant une observation due à Gauthier (de Suez).

Symptômes.

Nous serons brefs en ce qui concerne l'étude clinique des *petits abcès* du foie ;

Les *abcès métastatiques*, qui reconnaissent pour origine toutes les causes de l'infection purulente, sont précédés des signes de la pyémie (grands frissons irréguliers, suivis d'une hyperthermie soudaine et d'une défervescence brusque, sueur profuse, teint terreux, apparition de suppurations multiples) ; lorsque la suppuration hépatique se produit, à cet ensemble symptomatique s'ajoutent l'augmentation de volume du foie, qui devient douloureux, la coloration jaune des téguments et des conjonctives, la présence de pigments biliaires et d'urobiline dans les urines ; rapidement l'état général s'aggrave et le malade succombe dans l'adynamie.

Le tableau clinique des *abcès du foie d'origine appendiculaire* a été tracé par le professeur Dieulafoy. Les accidents apparaissent à la suite d'une attaque d'appendicite violente ou légère, parfois même chez un sujet opéré et en pleine convalescence. Ils sont annoncés par des accès de fièvre violents, avec frisson, température à 40° et sueurs abondantes. Ces accès se produisent tous les jours, même plusieurs fois par jour. Entre les accès, l'apyréxie est complète (fièvre intermittente) ou incomplète (fièvre rémittente) (Dieulafoy). En même temps, on constate de l'intolérance gastrique, des vomissements, et surtout

---

1. Tedenat, cité par Legrand. Congrès du Caire, 1905.

l'apparition d'une douleur plus ou moins vive siégeant soit à l'épigastre, soit à l'hypochondre. Rapidement le foie augmente de volume; il peut même devenir énorme. Il existe tantôt de la diarrhée, tantôt de la constipation ; enfin un ictère plus ou moins intense apparaît tardivement. Le sujet présente tous les signes d'un état typhoïde très grave et succombe dans l'adynamie; il est emporté cependant dans certains cas au milieu des symptômes d'un ictère grave (hémorrhagie, albuminurie, anurie). La mort est en effet la terminaison pour ainsi dire fatale de cette complication redoutable de l'appendicite, car il bien exceptionnel qu'on se trouve en présence d'un abcès unique et de grandes dimensions relevant de l'intervention chirurgicale.

Nous ne dirons rien des symptômes propres aux *abcès d'origine angiocholitique*, dont l'étude sera faite ultérieurement dans le troisième volume de notre *chirurgie du foie*.

En ce qui concerne les *abcès d'origine traumatique*, nous renvoyons le lecteur à l'étude que nous en avons faite dans le premier volume de notre *chirurgie du foie*, p. 22 : en pareil cas, le diagnostic basé sur la notion du traumatisme antérieur, présente peu de difficultés.

Dans l'histoire clinique des grands abcès du foie, nous décrirons d'abord, comme l'ont fait Bertrand et Fontan, une forme *type* de l'hépatite, c'est-à-dire une forme dans laquelle l'appareil symptomatique se présente au complet, nous réservant d'exposer à la fin de ce chapitre l'histoire des formes anormales de la maladie. Sans doute cette division est schématique, car les cas où tous les symptômes se trouvent réunis sont rares, et l'abcès du foie se présente sous des modalités cliniques multiples, mais elle aidera à la clarté de notre description.

HÉPATITE TYPE

Pendant les premières périodes de son évolution, à la phase dite *présuppurative*, l'hépatite se présente avec les caractères d'une congestion aiguë du foie. C'est parfois à l'occasion d'une cause banale (refroidissement, fatigue, etc.) survenant chez un sujet atteint de dysenterie, que les accidents éclatent avec un caractère plus ou moins aigu suivant la gravité des lésions : le foie est augmenté de volume, il existe une douleur profonde plus ou moins vive dans l'hypochondre droit ou à l'épigastre, avec subictère, troubles digestifs, et accidents

généralement modérés. La congestion évolue d'une façon assez irrégulière ; elle disparaît au bout de quelques jours pour réapparaître
de nouveau, et peut durer plusieurs semaines. L'éclosion des accidents hépatiques coïncide souvent avec une détente des symptômes
dysentériques, les selles muco-sanguinolentes disparaissent, et sont
remplacées par de la diarrhée simple ou par de la constipation ; mais
il n'en est pas toujours ainsi et dans certains cas la dysenterie
continue son évolution.

Les accidents congestifs peuvent d'emblée ou après plusieurs
poussées aboutir à la *suppuration*.

L'*hépatite suppurée* se manifeste par les caractères suivants : au
début des accidents apparait une *douleur* limitée à la région du foie,
réveillée par les pressions localisées, véritable *point de côté hépatique*, qui est un des symptômes les plus caractéristiques et les plus
fréquents ; la douleur se manifeste d'abord par une tension profonde
qu'exaspèrent les mouvements et les pressions exercées sur l'organe
et qui est en rapport avec le siège profond occupé primitivement par
l'abcès ; puis à mesure que celui-ci se rapproche de la surface de la
glande et provoque autour de lui de la péri-hépatite, la douleur prend
un caractère plus aigu, elle devient déchirante, térébrante, et elle
est souvent assez vive pour arracher des cris au malade ; les moindres
frottements, les mouvements de la respiration même la rendent
intolérable. Instinctivement, pour atténuer la douleur, le malade
immobilise son thorax, d'où une certaine dyspnée, et se place dans
une attitude spéciale ; il cherche à obtenir le relâchement des muscles
abdominaux en se mettant dans le décubitus dorsal avec flexion des
jambes sur les cuisses et des cuisses sur l'abdomen ; il combine
parfois le décubitus dorsal à l'incurvation latérale droite. La douleur
locale s'accompagne généralement d'irradiations douloureuses vers
les parties voisines ; la plus commune, mais elle n'est pas constante,
est l'irradiation vers l'épaule droite, se prolongeant même parfois
vers le cou ou le long du membre supérieur ; elle peut être permanente ou se manifester par accès ; elle consiste tantôt dans un engour-
dissement, tantôt dans une douleur très vive, lancinante ou rongeante ;
elle est comparée dans certains cas à la sensation produite par une
bretelle trop serrée. Elle existe surtout dans le cas où l'inflammation
occupe les parties convexes du foie. Elle est très probablement
d'origine réflexe et a pour point de départ l'excitation névralgique ou
névritique de certains filets du nerf phrénique. D'après Dutroulau,
la douleur de l'épaule serait très tenace, ne disparaitrait qu'au bout

d'un temps très long, et pourrait même être suivie d'atrophie du deltoïde. Des irradiations douloureuses peuvent également se faire vers le dos, les lombes, le sacrum, mais surtout vers l'échancrure sacro-iliaque du côté droit et aussi vers l'abdomen. La douleur localisée s'accompagne généralement d'une *contracture* de la paroi abdominale limitée à la partie supérieure du muscle droit correspondant.

Au bout d'un temps plus ou moins long, l'inspection de l'abdomen révèle l'existence d'une tuméfaction générale de la région hépatique, accompagnée d'une dilatation de la base du thorax due au refoulement excentrique des côtes qui se redressent et tendent à devenir horizontales à mesure que le foie se développe. Parfois on voit se dessiner plus ou moins nettement sur cette tuméfaction générale une voussure, qui répond au centre de formation de l'abcès. On constate enfin que les espaces intercostaux sont notablement élargis, et souvent il existe une circulation collatérale assez développée.

Chez l'enfant, la voussure du thorax et de l'abdomen peut devenir énorme, plus saillante encore que chez l'adulte, car à cet âge les côtes sont plus élastiques et la paroi musculaire moins résistante.

La percussion et la palpation de l'organe révèlent une augmentation du volume du foie. Cette hypertrophie est progressive, lisse, et porte soit sur le foie tout entier avec maximum dans les points où siègent les collections purulentes, soit sur un seul lobe, l'hypertrophie par exemple siégeant au niveau de l'épigastre dans les abcès du lobe gauche. Le foie peut avoir des dimensions énormes ; on l'a vu atteindre en haut le troisième espace intercostal et en bas la crête iliaque.

Hassler et Boisson [1] auraient constaté l'existence à la percussion et à la palpation bimanuelle, particulièrement dans le point où l'ampliation de l'hypochondre est le plus accusée, d'une sensation de ballottement profond, de rénitence, d'élasticité spéciale, qu'ils comparent aux sensations fournies par le palper et la percussion d'un ballon de caoutchouc. Malheureusement il semble que ce signe n'a rien de pathognomonique, puisque Cautu (cité par Gilbert et Surmont) a observé le même phénomène dans un cas de cancer de la petite courbure et du foie. En plus, il n'est pas de constatation fréquente.

Parfois en appliquant la main à plat sur la région malade, ou en pratiquant l'auscultation, on perçoit un *frottement péri-hépatique*, que J. Malcomson a décrit le premier, et qu'on doit considérer, d'après Bertrand, lorsqu'il existe, comme un bon signe de l'abcès du

1. Hassler et Boisson. *Étude sur les abcès dysentériques du foie.* Revue de médecine, Paris, 1896, p. 785.

foie. Il semble qu'on doive l'attribuer au frottement, pendant les mouvements respiratoires, des feuillets péritonéaux hépatique et pariétal enflammés, atteints du travail d'exsudation qui précède la formation des adhérences ; on a même admis que la cessation du phénomène au bout de quelques jours indiquerait que les adhérences sont complètes. C'est donc au moment où l'évolution de l'abcès provoque de la réaction péritonéale que le frottement péri-hépatique est perçu. Il se traduit tantôt par un bruit éclatant de râpe ou de cuir neuf, tantôt par une crépitation plus fine comparable à celle que produit l'écrasement de la neige gelée ; il est perceptible surtout au moment de l'inspiration, et atteint son maximum d'intensité là où existe le maximum de la douleur.

Dans certains cas où le foie est considérablement augmenté de volume et soulevé par l'aorte, on pourrait percevoir par le palper des *battements* analogues à ceux d'une tumeur anévrysmale.

Peu à peu, l'abcès abandonné à lui-même évolue vers l'extérieur, provoquant au niveau de la paroi un œdème, qui est l'indice certain de la suppuration. La palpation fournit d'abord à ce niveau une sensation de rénitence profonde, à laquelle succède plus tard une fluctuation vraie. Mais ce sont là des signes tardifs de l'évolution de l'abcès, qu'il ne faut pas attendre, si on veut opérer le malade à temps, avant qu'il ait atteint un état de cachexie trop avancé. Chez l'enfant la fluctuation est plus souvent perceptible que chez l'adulte à cause des conditions de souplesse et d'élasticité plus grandes des parois.

La lésion locale réagit sur l'organisme tout entier et provoque un ensemble des troubles généraux que nous allons décrire.

La *fièvre* est un des symptômes les plus importants ; elle se présente sous des formes variables. Le plus souvent, pendant la période présuppurative, elle évolue sans type régulier aux environs de 39° ou au-dessous. Puis, au bout d'un temps variable, au moment où la suppuration se produit, elle change de caractère et prend le type intermittent ; elle se manifeste alors sous forme de grands accès vespéraux, avec élévation brusque de la température, frissons et sueurs profuses qui sont surtout nocturnes, très abondantes, transperçant la literie ; ces accès qui résistent à la quinine, apparaissent d'une façon irrégulière, sans aucune périodicité. Lorsque le pus est collecté, il se produit parfois une rémission fébrile passagère, suivie bientôt d'une réapparition de la température. Dans certains cas la fièvre revêt le type rémittent, ou bien encore passe du type intermittent au type rémittent et réciproquement. Enfin dans certains cas rares la fièvre peut être légère, ou même manquer totalement.

La chute de la température est l'indice de la terminaison de l'abcès par résolution ou par évacuation au dehors ; mais dans ces cas d'évacuation spontanée, on la voit souvent réapparaître au bout d'un certain temps comme conséquence d'infections secondaires greffées sur l'infection primitive. La température doit également s'abaisser à la suite de l'intervention chirurgicale, à moins que l'ouverture de l'abcès ne soit trop étroite et que la cavité se vide mal, ou qu'il existe d'autres abcès de voisinage.

En cas d'abcès multiples, il y a, d'après Mondon, plus souvent que dans les cas d'abcès uniques, plusieurs accès dans la même journée, mais l'examen de la courbe thermique ne pourrait que faiblement servir à établir le diagnostic si important entre l'hépatite suppurée à un ou à plusieurs foyers. D'après Gaide au contraire, la température oscillerait entre 36°5 et 28°8 dans les cas d'abcès unique, et atteindrait 39°5 et 40° dans les cas d'abcès multiples.

Le *pouls* subit des variations proportionnelles aux oscillations de la température ; il est plus ou moins fréquent suivant que la température monte ou descend. Corre admet que lorsque le pouls devient fréquent, en même temps que la température s'abaisse, il y a lieu de soupçonner un événement critique, tel que l'évacuation du pus dans une séreuse, et, souvent de redouter l'imminence d'une issue fatale.

Les *troubles digestifs* n'ont rien de bien caractéristique ; tous les auteurs décrivent une langue recouverte d'un enduit saburral et jaunâtre ou dans d'autres cas, rouge et dépouillée ; elle deviendrait noire, fuligineuse aux phases ultimes de la maladie, lorsque celle-ci se termine par la mort. Cependant de Brun[1] admettait récemment que l'étude de la langue serait susceptible de fournir, pour le diagnostic des abcès hépatiques, surtout dans les cas à marche subaiguë ou chronique, des renseignements d'une grande valeur ; le revêtement muqueux de l'organe subirait une évolution caractéristique ; la langue d'abord recouverte d'un enduit saburral, se dépouille de ce revêtement ; puis le pourtour de l'organe prend une couleur rouge, qui lui forme comme une bordure. Parfois on voit se dessiner une troisième bande rouge, qui part de la pointe et se dirige en arrière vers la base de l'organe en suivant sa ligne médiane. Lorsque cette bande supplémentaire existe, le dos de la langue offre un aspect frappant avec les trois raies rouges convergeant vers la pointe. Quand la

1. De Brun. *Revue de médecine*, Paris, novembre 1904, p. 829.

chute épithéliale s'est généralisée, la langue devient d'un rouge ardent, framboisée. Elle est en outre totalement desséchée ; à la palpation elle donne une sensation ligneuse.

Malheureusement cet état particulier de la langue n'a pas le caractère pathognomonique que lui attribue de Brun et dans un récent article, Loison déclare qu'il a recherché cet aspect de la langue chez certains malades sans l'avoir jamais rencontré.

Parmi les autres troubles digestifs observés, il faut signaler l'inappétence absolue, et généralement des nausées et des vomissements bilieux ; les vomissements apparaissent surtout quand le péritoine péri-hépatique est atteint ; ils peuvent être également la conséquence, comme l'ont signalé Mac Lean et Budd, d'une compression de l'estomac ou du duodénum par la collection purulente. « Dans l'hépatite primitive, une constipation opiniâtre alterne avec de la diarrhée. Dans l'hépatite consécutive à la dysenterie, l'état des selles dépend de l'affection intestinale ; la dysenterie est-elle aiguë, la suppression des selles marque ordinairement le début de l'hépatite ; elles reparaissent un peu plus tard avec leur caractère spécial des crachats pneumoniques, masses rougeâtres plaquées de vert bouteille, liquides, lavure de chair ou sauce tomate, etc. Dans la dysenterie chronique, les matières alvines se présentent communément sous l'aspect de purées grisâtres ou café au lait » (Bertrand et Fontan).

L'*ictère* n'est pas fréquent, puisque d'après les auteurs, on l'observerait dans la proportion d'un quart à un sixième des cas ; il s'agit plutôt en pareil cas de subictère que d'un véritable ictère ; cette teinte subictérique jointe à la pâleur des téguments a été généralement décrite sous le nom de *pâleur ictérique* (Dutroulau).

A l'*examen des urines*, on constate que la quantité émise est toujours au-dessous du chiffre physiologique normal ; la quantité d'urine s'accroît brusquement, au contraire, dès que l'abcès est ouvert. Il résulte des analyses pratiquées par de nombreux auteurs que la quantité *d'urée* excrétée subit une diminution proportionnelle au degré de destruction exercé dans le foie, par le processus suppuratif. Dans une observation de la thèse de Dupré[1], il y avait même absence *complète* d'urée dans l'urine d'un malade porteur d'un abcès qui avait entraîné la destruction *totale* du foie. L'évacuation de l'abcès est rapidement suivie d'une ascension brusque de l'urée. Il en est de même pour les chlorures, dont la quantité est très diminuée pendant

1. Dupré. *De la formation de l'urée, des rapports de ce produit avec les fonctions et les maladies du foie*, thèse de Montpellier, 1881.

toute la durée de la suppuration hépatique. On a signalé dans les urines la présence de l'indol, du skatol, et de l'albumine dans quelques cas ; au contraire la présence des pigments biliaires normaux n'a pas été souvent constatée, parce que, nous l'avons vu, l'ictère vrai, celui qui succède par exemple à la compression des gros canaux biliaires par un abcès de la face inférieure du foie, est très rare ; il en est de même pour l'urobiline (Bertrand et Fontan) ; la coloration rouge brunâtre des urines serait due à la présence des pigments modifiés donnant la réaction hémaphéique, c'est-à-dire la formation d'un anneau acajou dans l'urine au contact de l'acide nitrique.

L'ictère hémaphéique serait plus fréquent, dans l'hépatite suppurée, pour Bertrand et Fontan, que l'ictère dérivé des pigments biliaires normaux.

Du côté de *l'appareil respiratoire*, on note tout d'abord de la dyspnée ; celle-ci se traduit par de l'essoufflement avec parole entrecoupée, angoisse, respiration à type costal supérieur ; elle reconnaît des causes diverses ; tantôt la douleur hépatique violente immobilisant le thorax du côté malade ; tantôt le refoulement du poumon droit par le foie tuméfié, tantôt enfin l'existence de complications du côté de la plèvre ou du poumon. C'est-à-dire qu'on l'observera surtout dans les abcès siégeant au niveau de la face convexe.

La toux, lorsqu'elle existe, se manifeste sous la forme d'une petite toux sèche et discrète, qui peut acquérir une certaine valeur diagnostique, lorsque en l'absence de signes d'auscultation et de percussion, on relève dans les antécédents du malade des commémoratifs pouvant faire songer à l'hépatite. Pour Bertrand et Fontan « la toux provient le plus souvent de l'irritation hépatique transmise par le phrénique et réfléchie, par la moelle, sur les nerfs expirateurs, ou, plus, rarement dépend d'un certain degré de pleurésie diaphragmatique ».

Enfin le hoquet peut être observé, soit à titre de phénomène réflexe, soit plus souvent comme conséquence de l'inflammation propagée au diaphragme.

L'ascite a été notée exceptionnellement dans des cas où un volumineux abcès de la face inférieure du foie comprimait la veine porte.

L'hépatite suppurée évolue généralement au milieu d'un cortège d'accidents généraux très graves ; le malade s'amaigrit progressivement et se cachectise ; des œdèmes apparaissent ; parfois aussi la maladie prend une allure typhoïde, elle s'accompagne de phénomènes nerveux (délire, stupeur, soubresauts des tendons) indiquant une intoxication profonde de l'organisme.

Suivant l'évolution et la durée des phénomènes cliniques que nous venons d'étudier, on peut, avec Bertrand et Fontan, décrire trois formes de l'hépatite type : une forme aiguë, une forme subaiguë, une forme chronique.

a. Hépatite aigue. — Cette forme, qui est la plus rare, peut apparaitre d'emblée ou se produire au cours d'une hépatite chronique ; elle débute généralement d'une façon brusque, par un frisson violent, accompagné de nausées et de vomissements bilieux ; elle est caractérisée par l'intensité des phénomènes observés et en particulier des phénomènes généraux, qui prennent quelquefois un aspect typhoïde. Il y a alors de la prostration, de l'insomnie, parfois du délire ; la langue est sèche et rôtie ; les selles deviennent putrides ; les urines rares ; le pouls est fréquent, petit, irrégulier, et souvent le malade ne tarde pas à succomber au milieu d'accidents adynamiques.

Il existerait d'après Arnaud[1] une forme aiguë ou le tableau clinique est celui de l'ictère grave.

L'évolution de l'hépatite aiguë est rapide ; dans les formes où elle aboutit à la suppuration, celle-ci peut être collectée en quinze à vingt jours ; mais la mort peut survenir en quelques jours, avant que l'abcès ait eu le temps de se former.

b. Hépatite subaigue. — Cette forme qui est la plus communément observée, est caractérisée par la lenteur relative de la marche de la maladie et la moindre violence des symptômes constatés. Son évolution a une durée de six à huit semaines.

c. Hépatite chronique. — Il s'agit là d'un type d'hépatite qui succède rarement aux formes aiguës et subaiguës, mais se présente le plus souvent d'emblée avec sa physionomie clinique propre ; on est en présence de vieux dysentériques chez lesquels le foie était gros et douloureux et qui peu à peu deviennent fébriles, se cachectisent, en même temps qu'apparaissent les signes locaux de l'abcès du foie (développement de l'hypochondre droit, élargissement de la base du thorax, parfois même œdème de la paroi).

---

1. F. Arnaud. *Sur une forme spéciale de l'hépatite suppurée à abcès multiples,* Marseille médical, 1ᵉʳ octobre 1895.

Dans l'hépatite chronique, tous les symptômes de la maladie existent, mais ils ont une évolution torpide et une durée de plusieurs mois ; il est souvent difficile de savoir à quel moment précis a commencé la suppuration. Malgré ces allures insidieuses, l'abcès atteint parfois un très gros volume. Il peut arriver enfin que l'allure chronique de l'hépatite soit interrompue par l'explosion brusque des symptômes d'une hépatite aiguë.

Chauffard fait remarquer que : « quelles que soient les allures cliniques de la maladie, il ne faut pas oublier que l'hépatite suppurée a une marche essentiellement paroxystique, qu'elle procède par poussées congestives et rémissions trompeuses. Tant que, pendant ces périodes de rémission, le foie reste gros et vaguement douloureux, le danger n'est pas conjuré, la suppuration reste à craindre ».

FORMES ANORMALES DE L'HÉPATITE

A côté des formes cliniques de l'hépatite type que nous venons de passer en revue, il en existe d'autres, anormales, telles sont : l'hépatite fruste, l'hépatite larvée et l'hépatite latente.

HÉPATITE FRUSTE. — Cette forme est caractérisée par l'absence de certains symptômes soit locaux, soit généraux ; le tableau clinique de la maladie est *incomplet ;* tantôt les phénomènes locaux existent du côté du foie, mais la fièvre manque ; on a tendance alors à rattacher à un engorgement simple du foie les accidents observés ; tantôt, et plus souvent, la fièvre existe accompagnée d'un dépérissement progressif, sans qu'aucun phénomène morbide attire l'attention du côté du foie ; on est tenté alors d'attribuer à tout autre maladie que l'abcès du foie (phthisie, fièvre typhoïde, etc.) les accidents constatés.

HÉPATITE LARVÉE. — Bertrand et Fontan ont décrit sous ce nom une forme de l'hépatite suppurée dont l'évolution, suivant M. Guéneau de Mussy [1], « est enveloppée par d'autres localisations morbides qui la *masquent* par leur relief et par l'explication qu'elles semblent donner des symptômes observés ». L'hépatite peut être masquée par les manifestations bruyantes d'une dysenterie, d'une fièvre typhoïde, d'une péritonite, d'une pleurésie droite. Et ce qui ajoute encore à la confusion du diagnostic, c'est que, dans un certain nombre d'observations d'hépatite larvée, les commémoratifs susceptibles d'éclairer le diagnostic faisaient défaut.

1. M. Guéneau de Mussy. *Clinique médicale*, Paris, 1885, t. IV, p. 498.

Hépatite latente (*hépatite ambulatoire*). — On est ici en présence d'une forme de l'hépatite, qui évolue d'une façon absolument insidieuse, sans réaction locale ou générale, le malade continuant à vaquer à ses occupations. Tel le cas cité par Haspel « d'un homme au teint fleuri, doué de la plus parfaite santé en apparence, qui tomba dans les convulsions de l'agonie et mourut étouffé par un énorme abcès qui avait fait irruption dans le thorax » ; tel encore le fait suivant cité par Rouis « d'un malade qui n'offrait aucun signe de maladie, et succomba au cours d'une rixe ; à l'autopsie on constata l'existence d'un abcès considérable dans le lobe droit du foie ». On pourrait citer bien d'autres exemples de cette hépatite demeurée latente, et cependant dans lesquels le foie était le siège d'un volumineux abcès, qui avait envahi les parties périphériques de la glande et même provoqué des adhérences avec les organes voisins.

Terminaisons.

Lorsque l'abcès est constitué, il a le plus souvent une évolution progressive.

Il semble cependant que certains abcès aient pu *guérir spontanément* ; nous avons décrit dans un chapitre précédent les aspects sous lesquels se présentaient ces abcès résidueux ; dans ces cas favorables, on assiste à la disparition progressive de tous les symptômes provoqués par l'inflammation, la collection s'affaisse et disparaît, et plus tard à l'autopsie l'ancien abcès se révèle par une cicatrice fibreuses déprimée ou un magma caséeux enkysté. Mais tels que, ces corps étrangers ne sont pas absolument inoffensifs : ils sont susceptibles de provoquer de nouveaux accidents inflammatoires longtemps après les accidents primitifs et même chez des sujets qui ont abandonné, depuis plusieurs années, les colonies. Malheureusement la guérison spontanée des abcès du foie est un mode de terminaison tout à fait exceptionnel.

Dans certaines formes typhoïdes, dont nous avons déjà parlé, la mort peut survenir très rapidement au milieu d'accidents adynamiques.

Ailleurs, lorsque l'abcès est abandonné à lui-même, la mort se produit plus tardivement dans le marasme avec fièvre hectique, amaigrissement, œdèmes cachectiques et asthénie progressive. Mais souvent, en pareil cas, l'évolution de l'abcès est interrompue par son ouverture au dehors et dans les organes voisins.

La migration de l'abcès peut, suivant le sens où elle se fait, imprimer un caractère bien spécial à la maladie.

La *migration vers la peau* est rare parce qu'on a pris l'habitude d'ouvrir d'une façon précoce les abcès du foie et parce que le plus souvent le malade succombe avant que l'abcès ait eu le temps de gagner la peau.

Lorsqu'elle se produit, on assiste à l'évolution d'un véritable phlegmon de la paroi caractérisé par l'empâtement progressif et la voussure de la région vers laquelle tend l'abcès, auxquels succèdent l'œdème et la coloration rosée des téguments ; au centre de la zone œdématiée on perçoit d'abord de la rénitence profonde, puis plus tard de la fluctuation ; si l'abcès n'est pas incisé, il s'ouvre spontanément au dehors en ulcérant la peau. Cette ouverture spontanée peut se faire tantôt dans la région hépatique, tantôt à une distance plus ou moins considérable de l'organe ; ces migrations lointaines sont parfois alors très difficiles à rattacher à leur véritable cause, des suppurations d'origine rénale, intestinale, pleurale, costale ou rachidienne pouvant être confondues avec la suppuration d'origine hépatique.

L'ouverture au dehors est la plus favorable des ouvertures spontanées ; néanmoins elle n'est pas exempte de danger : souvent l'orifice par lequel le pus s'écoule au dehors, trop étroit, ne permet qu'un drainage insuffisant de la poche ; il en résulte des accidents de rétention avec suppuration prolongée, qui affaiblissent considérablement le malade, et qui conduisent à une intervention secondaire, destinée à assurer un drainage plus parfait de la cavité.

La petite plaie de la paroi plus ou moins irrégulière et anfractueuse peut devenir également le point de départ d'accidents infectieux locaux (érythèmes, lymphangites, etc.) fort douloureux pour les malades ; enfin au contact du pus les côtes peuvent se nécroser et entretenir des suppurations interminables qui nécessitent l'extirpation secondaire des séquestres.

De toutes les ouvertures spontanées, la plus fréquente est l'*ouverture dans les bronches ;* elle est annoncée par un redoublement de la température, une toux sèche et quinteuse accompagnée de dyspnée, d'un point de côté profond plus haut situé que le point de côté hépatique, et de l'expectoration de crachats rouillés ou sanglants ; ces troubles fonctionnels sont liés au développement d'un foyer de broncho-pneumonie de la base droite qui se traduit localement par de la matité (il y a ascension de la matité hépatique), par de la crépitation fixe et du souffle bronchique.

Puis la *vomique* se produit brusquement, survenant généralement du premier au troisième jour après l'apparition des crachats rouillés ; elle est accompagnée quelquefois d'une sensation de déchirure et d'accidents de suffocation plus ou moins marqués ; le malade rejette dans des quintes de toux une quantité parfois abondante de pus hépatique, c'est-à-dire d'un mélange de sang et de pus chocolat ou lie de vin, souvent d'odeur fétide. Dans les jours qui suivent la vomique, le sujet continue à évacuer sa cavité purulente dans des quintes de toux pénibles, fatigantes, survenant à des intervalles plus ou moins espacés. On a beaucoup insisté sur les caractères du pus hépatique ; Fenwick[1], Kiener[2] ont admis qu'on pouvait déceler dans le pus, avec le microscope, la présence de cellules hépatiques. Mais au bout d'un certain temps le pus perdrait ses caractères anatomiques, ce qui expliquerait pourquoi les cellules hépatiques ont été recherchées sans succès dans des cas d'expectoration ancienne d'origine hépatique.

Quoi qu'il en soit, lorsque le malade a résisté aux accidents qui accompagnent la vomique, on voit généralement se produire à la suite de l'évacuation, une atténuation des symptômes observés, la fièvre diminue, la tumeur hépatique s'affaisse, l'état général s'améliore, tandis que localement, on constate au niveau de la base du poumon l'existence de signes cavitaires, parfois même amphoriques. Mais généralement l'expectoration continue, quoique moins abondante. Quelquefois les crachats prennent un caractère bilieux qu'il est facile de reconnaître à la vue ou à l'analyse chimique.

A la suite de l'ouverture par les bronches, la guérison peut être observée ; les crachats deviennent peu à peu moins abondants, ils prennent un caractère muqueux, et localement les signes cavitaires disparaissent pour faire place à de l'induration pulmonaire. En même temps l'état général s'améliore, et les forces reviennent. Malheureusement cette terminaison favorable est rare et toujours très lente ; souvent il s'établit une fistule hépato-bronchique et après une amélioration de courte durée, des accidents reparaissent. La fistule peut s'oblitérer, la collection se reformer et s'ouvrir à nouveau.

Chauffard dans un cas qu'il a observé a vu se prolonger pendant plus de six mois ce processus à répétition : « chaque nouvelle déhiscence bronchique était annoncée par des douleurs atroces dans l'épaule, et

1. Fenwick. *On the detection of particles of hépat. Structure in abscess of the liver*, Lancet, 1877, vol. II, p. 715.

2. Kiener. *Abcès du foie ouvert dans les bronches, Diagn. fondé sur l'examen microscopique du foie.* Gaz. hebd. de Montpellier, 1886, n° 48.

amenait pendant huit à quinze jours le rejet abondant de crachats muco-sanguinolents, glaireux, dont la teinte variait du rouge brun au rouge vif ; parfois c'était une véritable hémoptysie vermeille qui se produisait. » Bertrand et Fontan citent le cas d'un officier qui, cinq ans après la vomique primitive « était repris de temps en temps de poussées de bronchite, avec expectoration purulente roussâtre. Chaque fois que ces accidents reparaissaient, il éprouvait de la douleur hépatique. » Dans d'autres cas l'expectoration persiste, surtout lorsque le sujet occupe la position horizontale, et si la cavité purulente se vide mal à travers une fistule bronchique trop étroite, on voit les accidents fébriles reparaître, le malade perd ses forces, s'amaigrit, et finit par succomber dans un état de cachexie profonde ; parfois il est emporté par des accidents de gangrène pulmonaire ou par des hémoptysies provoquées par l'ulcération des vaisseaux qui sont au contact de la caverne.

Dans une statistique récente de faits recueillis au Tonkin, Gaide a réuni 34 cas de terminaison par vomique, dont 20 ont été suivis de guérison et 14 de décès.

Lorsque l'ouverture a lieu *dans la plèvre*, il importe de distinguer au point de vue clinique, comme le font Bertrand et Fontan, les cas où le poumon et la plèvre sont atteints en même temps et ceux où la plèvre est seule envahie par le pus. Si le poumon est intéressé, on voit survenir d'abord des signes de pneumonie de la base droite, suivis plus ou moins rapidement d'une douleur aiguë éclatant brusquement et de phénomènes dyspnéiques, en rapport avec l'irruption du pus dans la plèvre. La douleur siège soit au mamelon, soit à la pointe de l'omoplate.

La dyspnée est la conséquence de la douleur et aussi du refoulement en masse du poumon sur son hile. Les signes d'un épanchement pleural viennent masquer tous les signes fournis par l'auscultation pulmonaire au début. Si l'épanchement est abandonné à lui-même, il n'est pas rare d'observer au bout de quelques jours de l'œdème de la paroi caractéristique de l'épanchement purulent de la plèvre.

Dans les cas où l'abcès s'ouvre directement dans la plèvre à travers le diaphragme, on constate encore tous les signes d'un épanchement pleurétique, mais ceux-ci n'ont pas été précédés par les symptômes d'une pneumonie. Il n'est pas toujours facile en pareil cas de distinguer la simple pleurésie de voisinage, de celle qui succède à la rupture de l'abcès ; celle-ci a surtout pour caractères la formation soudaine de l'épanchement, accompagnée d'une douleur aiguë ; l'examen chimique et microscopique du liquide retiré par ponction exploratrice peut également fournir en pareil cas des renseignements utiles.

Lorsque l'abcès s'est ouvert à la fois dans la plèvre et dans les bronches, on constate l'apparition des signes ordinaires d'un pyopneumothorax. Le pus évacué par vomique conserve en pareil cas les caractères du pus hépatique ; il est généralement très fétide. La pronostic de la migration pleurale doit être considéré comme très grave à défaut d'une intervention chirurgicale.

L'ouverture *dans le péricarde* est tout à fait exceptionnelle, et d'un pronostic redoutable: La symptomatologie en est mal établie, cependant d'après Bertrand et Fontan « des douleurs épigastriques, la pression douloureuse des dernières côtes gauches, la propagation au point scapulalgique du même côté ; puis de l'anxiété et les phénomènes de début d'une péricardite, douleurs localisées, angoisse, frottements pourraient appeler l'attention d'un observateur clairvoyant. Si l'événement était ainsi soupçonné, on pourrait acquérir une certitude, dès que l'envahissement du péricarde par le pus serait produit. Si une certaine survie était possible, on trouverait la diminution du choc, et l'affaiblissement des bruits du cœur. »

Lorsque l'irruption du pus a lieu *dans le péritoine,* les accidents observés dépendent de la virulence du contenu de l'abcès ; la réaction peut être nulle, si le pus est aseptique ; dans le cas contraire on voit apparaître rapidement les symptômes d'une péritonite généralisée, qui d'ordinaire aboutit à la mort ; la péritonite est caractérisée par les signes habituels : douleurs abdominales atroces, ballonnement du ventre, arrêt des gaz et des matières, hoquet, vomissements verdâtres puis fécaloïdes, anxiété, pouls rapide et petit, extrémités froides aux approches de la fin.

Il n'existe à proprement parler qu'un seul signe caractéristique de la rupture de l'abcès *dans le tube digestif,* c'est la débâcle purulente ou le vomissement de même nature, lorsque l'abcès s'ouvre dans l'estomac. Dans ce dernier cas, le vomissement peut manquer et le pus n'être révélé que dans les selles. Mais il faut bien savoir que lorsque le pus est versé très haut dans l'intestin, il peut avoir perdu ses caractères et s'être modifié tellement dans sa migration intestinale, qu'il peut passer inaperçu malgré l'examen répété des matières intestinales.

Généralement l'ouverture de l'abcès est précédée de vives douleurs, auxquelles succède un soulagement brusque au moment où se produit la déhiscence. Des divers modes d'ouverture spontanée, l'ouverture dans l'intestin est la plus favorable.

En cas d'issue spontanée par *les voies biliaires*, les symptômes observés ne diffèrent pas de ceux qu'on note après l'ouverture dans le tube digestif ; le pus évacué par le canal cholédoque peut se retrouver dans les selles ou dans les vomissements. On restera donc généralement dans le doute ; cependant l'existence de coliques hépatiques accompagnant la migration du pus dans les voies biliaires pourrait peut-être mettre sur la voie du diagnostic.

Lorsque l'élimination de l'abcès a lieu *par les voies urinaires*, la présence du pus dans l'urine est le seul signe pathognomonique ; mais elle peut passer inaperçue. « On a signalé des accès de douleur lombaire, une hématurie, et de véritables coliques néphrétiques qui accompagnaient le passage du pus dans l'uretère, et auraient pu faire croire à une affection exclusivement rénale, si ces accidents n'avaient apparu au milieu de l'évolution d'un abcès du foie. » (Bertrand et Fontan). L'ouverture dans les voies urinaires est considérée ordinairement comme favorable.

A l'irruption brusque du pus dans la *veine cave inférieure* succède généralement une mort presque immédiate ; si la pénétration du pus se faisant à doses fractionnées permettait au malade de survivre aux accidents primitifs, on assisterait ultérieurement à l'évolution de phénomènes d'infection purulente.

Diagnostic.

Le diagnostic de l'hépatite suppurée est facile, lorsque la maladie évolue avec la symptomatologie complète chez un sujet ayant séjourné aux colonies et présentant dans ses antécédents des accidents de dysenterie.

Mais il n'en est pas toujours ainsi, et lorsqu'on est en présence des formes anormales que nous avons précédemment décrites, les causes d'erreur sont nombreuses et le diagnostic peut être très difficile, même impossible. C'est à propos de ces cas que Bertrand et Fontan ont pu dire que « la maladie est parfois tellement insidieuse, tellement latente, qu'il est cent fois plus difficile de trouver un abcès du foie que de l'ouvrir. »

Le diagnostic différentiel comporte :

1° La différenciation de l'abcès du foie avec un certain nombre d'affections de voisinage susceptibles d'être confondues avec lui ;

2° La différenciation de l'hépatite suppurée avec certaines maladies générales fébriles pouvant donner lieu à des erreurs de diagnostic ;

3° La différenciation de l'abcès avec d'autres maladies du foie pouvant prêter à confusion.

I. — CAS DANS LESQUELS LA CONFUSION EST POSSIBLE ENTRE UN ABCÈS
DU FOIE ET UNE MALADIE D'UN ORGANE VOISIN

Il importe de distinguer pour plus de clarté les cas où l'abcès évolue vers le thorax et ceux où il évolue vers l'abdomen.

A. Les abcès nés au niveau de la face convexe et qui se développent vers la cage thoracique peuvent être confondus avec les affections de la plèvre, du poumon ou de la paroi thoracique.

Une erreur assez fréquente consiste, surtout dans nos contrées où l'hépatite suppurée est rare, à prendre un abcès du foie pour une *pleurésie purulente* ; et à l'inciser en croyant traiter un empyème ; inversement une pleurésie diaphragmatique peut être considérée à tort comme un abcès du foie ; enfin le diagnostic peut être encore plus délicat dans certains cas où il y a coexistence d'un abcès du foie et d'un épanchement pleural.

Il existe en effet un assez grand nombre de signes communs entre la pleurésie et l'abcès du foie (matité au niveau de la base du thorax, abolition du murmure vésiculaire et des vibrations thoraciques, point de côté, élargissement de la base du thorax et des espaces intercostaux, frottements péritonéaux ou pleuraux, œdème de la paroi, toux sèche, oppression, fièvre, marasme, etc.). Cependant la forme de la matité n'est pas la même dans les deux cas : elle est convexe en haut dans l'hépatite suppurée, horizontale dans la pleurésie ; les troubles digestifs sont plus marqués chez les sujets atteints d'hépatite suppurée et dans leurs antécédents, on relève l'existence d'un séjour aux colonies, d'une dysenterie antérieure, de congestions hépatiques répétées ; enfin les résultats fournis par la ponction exploratrice ou par l'incision peuvent être d'une grande utilité pour fixer le diagnostic : lorsque la collection purulente se trouve au-dessous du diaphragme, on voit l'écoulement de pus qui se fait par le trocart ou par la plaie, augmenter dans les mouvements d'inspiration lorsque le muscle en s'abaissant vient comprimer l'abcès du foie ; l'écoulement au contraire diminue au moment de l'expiration ; les phénomènes se produisent en sens inverse lorsque le pus occupe la plèvre. Pfühl[1] a même pu enregistrer ces phénomènes, d'une façon très précise, en se servant d'un manomètre ajouté à l'appareil de Potain.

La ponction renseigne également sur la nature du pus, qui en cas d'abcès du foie, est de couleur lie de vin, chocolat, filant ou bien encore quelquefois teinté en vert par la bile.

La ponction est appelée encore à éclairer le diagnostic dans le cas où un épanchement pleural et un abcès du foie coexistent. C'est ainsi que la ponction de la plèvre peut amener du liquide séreux et la ponction du foie du pus hépatique ; même en cas d'épanchement purulent dans la plèvre, la nature différente des deux liquides purulents pourrait permettre peut-être d'arriver au diagnostic.

L'erreur de diagnostic entre un abcès du foie ouvert dans les bronches et une *pneumonie aiguë* a été plusieurs fois commise ; cependant il existe des signes différentiels, dans la pneumonie les crachats sont rouillés, ils ont une coloration sucre de pomme, et renferment du pneumocoque ; dans l'abcès du foie ce sont des crachats couleur chocolat ou lie de vin, dans lesquels l'examen microscopique peut révéler la présence de cellules hépatiques ; à l'auscultation on entend dans la pneumonie des râles crépitants et du souffle bronchique, dans les cas d'abcès ouverts de gros râles sous-crépitants et du souffle caverneux ; la fièvre est continue dans la pneumonie tandis qu'elle peut manquer ou revêtir le type rémittent ou intermittent dans l'hépatite.

On a vu également dans certains cas *des abcès de la base du poumon* ou *un kyste hydatique suppuré* de l'organe (Dumas, 1903) en imposer pour un abcès du foie chez des sujets qui présentaient des antécédents d'hépatite.

La *tuberculose pulmonaire* à la période des cavernes a été confondue avec des abcès du foie ouverts dans les bronches ; il existe en effet dans les deux cas de la fièvre, de l'amaigrissement, des sueurs

---

1. Pfühl. *Ueber die heistungen und Fortschritte in der Jahresbericht Gesammten Medicin*, Berlin, 1877. Bd. 2, p. 170.

nocturnes, une expectoration purulente, et des signes cavitaires à
l'auscultation du poumon. Cependant le diagnostic sera généralement
établi par l'étude des commémoratifs, par l'examen approfondi de la
région du foie, par la localisation des lésions qui siègent de préférence au sommet en cas de tuberculose, et à la base dans les lésions
consécutives à l'hépatite suppurée, enfin par la nature et l'examen
des crachats qui décèle la présence du bacille de Koch dans l'expectoration tuberculeuse.

Les *abcès sous-phréniques* sont d'un diagnostic très difficile avec
les abcès de la face convexe, dont ils sont du reste dans certains cas
une complication. Il est vrai que l'erreur de diagnostic ne saurait
avoir de conséquences graves, puisque, quel que soit le siège de
l'abcès, le traitement est le même. On pourra cependant tirer d'utiles
renseignements de l'étude des commémoratifs, et peut-être aussi de
l'analyse du pus fourni par la ponction, qui en cas d'abcès sous-
phrénique, n'a pas les caractères du pus hépatique.

Il est généralement facile de distinguer les accidents phlegmoneux
de la paroi provoqués par l'évolution d'un abcès du foie abandonné
à lui-même, d'un *phlegmon primitif ou d'un abcès froid à marche
subaiguë de la paroi thoracique*, si l'on étudie avec soin l'état du
foie et les commémoratifs de la maladie.

Il y a cependant des cas qui peuvent prêter à confusion, témoin
celui que M. Auvray vient d'observer : il s'agissait d'une femme
arrivée à un degré déjà avancé de tuberculose pulmonaire, chez
laquelle on constatait l'existence, au niveau du bord cartilagineux
du thorax du côté droit, d'un abcès dont l'évolution s'était faite lentement, sans grande réaction fébrile, puisque au moment où la malade
fut observée la température atteignait à peine 38° ; cette évolution
subaiguë, l'existence révélée au palper de points particulièrement
douloureux sur le bord costal, les lésions de tuberculose pulmonaire,
firent songer à un abcès froid du thorax d'origine costale ; il est vrai
qu'on rencontrait dans les antécédents des accidents de colique
hépatique, mais d'après l'interrogatoire de la malade ils ne parais-
saient pas suffisants pour qu'on puisse subordonner l'existence de
l'abcès aux lésions du foie ; or l'opération permit de constater qu'il
s'agissait d'un abcès de la face convexe du foie, qui s'était fait jour
au niveau de la paroi abdominale, en passant immédiatement au-
dessous du bord costal, et qui reconnaissait probablement pour cause
une angiocholite suppurée. Le pus contenait du coli-bacille.

Il faudra songer à différencier un abcès du foie resté fistuleux à la suite de l'ouverture spontanée, d'avec une *fistule liée à l'existence d'une carie costale* et succédant à l'ouverture d'un abcès froid thoracique ; Bertrand et Fontan ont vu un cas de ce genre donner lieu à des doutes. En pareille circonstance, le diagnostic sera fixé par la recherche des antécédents, l'examen du foie qui n'est ni gros, ni douloureux et l'exploration des trajets fistuleux faite à l'aide d'un stylet qui peut conduire sur une côte dénudée.

B. Lorsque l'abcès évolue vers la cavité abdominale, de nouvelles causes d'erreur surgissent : c'est ainsi qu'un abcès du foie peut être confondu avec une *pyélo-néphrite suppurée.* La présence du pus dans les urines permettrait en pareil cas d'affirmer la suppuration rénale ; mais ce signe peut manquer, lorsque l'uretère est imperméable. En l'absence de pyurie, en l'absence de ballottement rénal, l'existence dans les antécédents du sujet d'une affection des voies urinaires pourrait mettre sur la voie du diagnostic.

Une *tumeur du rein droit* qui évoluait au milieu d'accidents fébriles continus, a été confondue chez un malade dont Gaide rapporte l'histoire, avec un abcès du foie.

Les *abcès du pancréas, de la rate,* les *foyers de péritonite enkystée* voisins du foie peuvent simuler les abcès de cet organe. Par une analyse soignée des symptômes, par l'étude des commémoratifs, par la percussion et en se servant au besoin du phonendoscope, on parviendra souvent à déterminer exactement le siège du foyer suppuré. Au surplus une erreur de diagnostic n'aurait pas de conséquences graves, puisque, quelque soit le siège occupé par l'abcès, l'évacuation du pus est la seule conduite à tenir, dès que la suppuration est reconnue.

Par les troubles gastriques qu'il détermine, l'abcès du foie a pu simuler dans certains cas, la *gastrite* ; Mondon[1] cite le cas « d'un médecin très expérimenté et très attentif qui traitait un malade pour gastrite, quand une ponction révéla la présence du pus, et une longue incision permit de donner issue à 600 grammes de ce liquide ».

La confusion est également possible avec l'*embarras gastrique fébrile,* la *typhlite et l'appendicite,* certaines formes graves de la *dysenterie* qui masquent par leurs symptômes l'existence de l'abcès du foie.

D'autres fois le diagnostic se pose avec un *cancer de l'estomac* ; on

---

1. Mondon. Note sur les abcès du foie au Tonkin, *Annales d'hygiène et de médecine coloniales,* 1900, t. III, p. 109.

trouve citée partout l'observation de Béhier[1] qui porta ce diagnostic
sur un malade atteint d'hépatite suppurée. Il est certain qu'un abcès
du lobe gauche ou du lobe de Spiegel qui forme une masse dure en contact avec l'estomac, qui provoque des douleurs et des vomissements,
peut donner lieu à des méprises. Mais c'est là un fait exceptionnel,
car le cancer est généralement plus dur, moins douloureux, apyrétique, s'accompagnant habituellement de constipation et d'une teinte
jaune paille qui diffère de la pâleur terreuse des hépatiques ; enfin il
faut interroger avec soin les antécédents ; dans l'observation de
Béhier, on relevait l'existence antérieure d'une lientérie et de selles
sanglantes qui aurait pu mettre sur la voie du diagnostic.

Lorsqu'il y a ouverture spontanée de l'abcès dans le tube digestif
suivie de l'émission de selles purulentes, il y a lieu de rechercher si
la présence du pus dans les matières intestinales est bien en relation
avec l'existence d'un abcès du foie ; la confusion en effet est possible
avec les selles purulentes qui accompagnent l'évolution d'*ulcérations
intestinales, avec une séborrhée pancréatique, avec l'évacuation du
pus d'un abcès péricæcal ou périrectal dans l'intestin*. Pour établir
le diagnostic, il faut s'enquérir des circonstances qui ont précédé
l'apparition des selles purulentes, explorer avec soin l'abdomen et
en particulier le tube digestif, rechercher au microscope les éléments
anatomiques qu'on rencontre parfois dans le pus hépatique.

Exceptionnelle est l'erreur qui consiste à prendre un abcès du foie
pour une *tumeur anévrysmale ;* elle s'explique pour certains abcès
qui situés au niveau de la région épigastrique, sont animés de pul-
sations isochrones aux battements du cœur, et fournissent du souffle
à l'auscultation. Chez des malades observés par Moore[2] et Mac Dovell[3] le diagnostic donna lieu à de grandes hésitations. Cependant la
tumeur anévrysmale est animée de battements plus énergiques ; elle
présente de vrais mouvements d'expansion et un souffle intense bien
différent du souffle doux que provoque la pression du stéthoscope en
cas d'abcès.

Lorsque l'abcès au cours de son évolution gagne la paroi abdominale et devient fluctuant, le diagnostic peut être difficile à établir
avec un *abcès primitivement développé dans cette paroi*. Auguste

1. Béhier. *Abcès du foie lié à une dysent. chronique, Gaz. des hôpitaux*, Paris,
octobre 1869, n° 116, 117.

2. Moore. *Hepatic Abcess simulating abdominal Aneurism. Medical Press. and
circular*, London, 1867, p. 73.

3. Mac Dovell. *Dublin hosp. Gaz.*, août 1855.

Broca[1], Segond[2] ont rencontré de ces faits où ils crurent à un abcès du foie, alors qu'il s'agissait d'un *abcès de la gaine du grand droit*. Inversement Schwartz[3] pensa à un phlegmon de la paroi alors qu'il s'agissait d'un gros abcès du foie communiquant par un trajet en bouton de chemise avec l'abcès pariétal.

L'abcès du foie qui évolue vers la région lombaire peut être confondu avec un *phlegmon périnéphrétique*. Pour rattacher la suppuration à sa véritable cause, il faut étudier avec soin les antécédents hépatiques et urinaires du malade ; rechercher la lithiase urinaire, la tuberculose rénale ou la pyélo-néphrite blennorrhagique, qu'on retrouve si souvent à l'origine du phlegmon périnéphrétique ; enfin dans les cas douteux s'enquérir de l'état de la colonne vertébrale et des côtes.

Il est vrai que dans les diverses hypothèses que nous venons d'envisager, une erreur d'interprétation ne serait nullement préjudiciable au malade, puisque la conduite à tenir est la même dans tous les cas.

Si l'abcès s'était ouvert spontanément à la paroi par une ou plusieurs fistules, on se trouverait aux prises avec les mêmes difficultés de diagnostic et c'est encore l'interrogatoire des organes suspects, qui permettrait de reconnaître la source du pus. Cependant le diagnostic est parfois impossible, et l'opération seule permet de découvrir l'origine de la suppuration.

II. — CAS DANS LESQUELS LA CONFUSION EST POSSIBLE ENTRE UN ABCÈS DU FOIE ET UNE MALADIE GÉNÉRALE

Les formes aiguës de la maladie dans lesquelles les symptômes généraux sont prédominants et suceptibles de masquer les signes locaux peuvent être la source de diverses erreurs.

C'est principalement avec la *malaria* sous ses différentes formes (fièvre pernicieuse palustre, cachexie palustre, fièvre palustre intermittente) que la confusion est possible, surtout dans les pays chauds où beaucoup de médecins ont tendance à incriminer trop souvent cette maladie.

Les éléments du diagnostic différentiel sont les suivants : chez le paludéen, la rate est grosse, l'accès de fièvre survient le matin, la

1. A. Broca. *Gazette hebdomadaire*, Paris, 1894, p. 474.
2. P. Segond. *Traité de chirurgie* de Duplay et Reclus, t, VI, 1898, p. 1014.
3. Schwartz. *Chirurgie du foie*, Paris, 1901, p. 171.

transpiration suit l'accès, l'examen du sang révèle l'existence de la
leucocémie et la présence de l'hématozoaire, enfin la quinine joue le
rôle de médicament spécifique : — chez les malades atteints d'abcès
du foie, la rate est petite ou normale, la fièvre vespérale, l'examen
du sang révèle de l'hyperleucocytose et la quinine reste absolument
sans effet.

L'erreur de diagnostic a été commise avec la *fièvre typhoïde*. Dans
un cas d'abcès du *foie* cité par F. Arnaud [1] la similitude était telle
qu'on notait la présence des taches rosées lenticulaires, de la sensibilité de la rate, et de la congestion pulmonaire. Cependant le plus
souvent le diagnostic pourra être établi par la préexistence de la
dysenterie, par l'étude de la courbe thermique qui est plus régulière
dans la fièvre typhoïde, par l'examen du foie et de la base du thorax.
Enfin dans les cas douteux la réaction de Widal pourrait être recher-
chée et être d'un secours utile pour le diagnostic.

Mais il faut se rappeler que dans certains cas l'abcès du foie et la
fièvre typhoïde sont associés ; l'abcès n'étant qu'une complication de
l'état typhique en relation avec l'existence des ulcérations de l'intestin. L'attention est attirée alors du côté du foie, lorsque la suppuration se produit, par de la douleur siégeant au niveau de l'hypochondre droit coïncidant avec une augmentation de la matité
hépatique.

La *granulie*, par l'aspect typhoïde qu'elle revêt dans certains cas,
a pu prêter à confusion avec l'hépatite ; Guéneau de Mussy a rapporté
une observation dans laquelle le diagnostic était hésitant entre la
fièvre typhoïde, la pleurésie, la phthisie, et ne put être fixé qu'à l'autopsie. Mais il est rare que l'étude de la température, l'examen des
poumons et des crachats, l'exploration du foie ne mettent pas sur la
voie du diagnostic.

L'*anémie pernicieuse*, la *leucocythémie*, le *scorbut* et les *autres
affections du sang dans lesquelles il existe de l'hypertrophie du foie*,
peuvent être confondues, d'après Patrick Manson, avec les abcès du
foie. « Toutes ces maladies peuvent s'accompagner de fièvre hectique, d'une augmentation de la zone de matité hépatique et de douleur au niveau ou aux environs du foie... Or, c'est une erreur sérieuse
que de méconnaître l'existence de la leucocythémie, de l'anémie pernicieuse ou du scorbut, et de faire des ponctions aspiratrices sur un
foie hypertrophié, croyant que les symptômes proviennent d'un

1. F. Arnaud. *Marseille médical*, 1889, p. 146.

abcès de cet organe. On a vu en pareil cas une hémorrhagie intra-péritonéale mortelle se produire à la suite de la ponction. S'il existe quelque doute à ce sujet, on fera un examen microscopique du sang avant de procéder à l'exploration » (Patrick Manson) [1].

D'après Gaide, certains états cachectiques relevant de la dysenterie, de la tuberculose pulmonaire, de la dyspepsie gastro-intestinale chronique et plus particulièrement de l'anémie tropicale ont détourné également l'attention du médecin traitant et ont égaré quelquefois son diagnostic. Gaide rapporte l'histoire d'un soldat chez lequel, après avoir eu l'impression qu'il avait affaire à de l'hépatite suppu-rée latente, il abandonna cette idée pour ne voir que de l'anémie tropicale compliquée d'un peu d'insuffisance hépatique et de dyspep-sie gastro-intestinale. Les suites de la maladie confirmèrent son pre-mier diagnostic qui n'avait pu être précisé malgré plusieurs ponctions intra-hépatiques.

III. — CAS DANS LESQUELS L'HÉPATITE SUPPURÉE PEUT ÊTRE
CONFONDUE AVEC D'AUTRES AFFECTIONS DU FOIE

Lorsqu'on est parvenu à rattacher au foie les désordres observés, il faut encore savoir différencier un certain nombre d'affections de cet organe qui sont susceptibles de simuler l'abcès.

Au début des accidents de l'hépatite suppurée, la congestion du foie qui précède l'apparition de la suppuration peut être confondue avec l'*hépatite congestive paludéenne* fréquente dans les pays chauds. Mais outre que la notion étiologique est différente dans les deux cas, l'hépatite paludéenne présente des caractères spéciaux ; elle s'ac-compagne d'hypertrophie de la rate et souvent de néphrite ; les symptômes intestinaux sont peu marqués ou même font défaut; enfin le sang renferme des hématozoaires de Laveran et l'administra-tion du sulfate de quinine fait disparaître les accidents locaux et généraux.

Il est plus difficile au début des accidents, dans les pays chauds où l'hyperémie du foie est fréquente, de décider si la lésion hépatique observée est *une simple congestion ou une inflammation suppura-tive*. « Les symptômes sont, d'après Bertrand et Fontan, à considérer moins que l'évolution morbide, sa durée et son mode de terminai-son. Y a-t-il, au bout de quelques jours, cessation définitive de la

---

1. Patrick Manson. *Maladies des pays chauds*, trad. française. C. Naud, 1904. p. 444 et 446.

fièvre, disparition de troubles gastriques, et des douleurs hépatiques, réduction nette et progressive du volume du foie, la maladie était une congestion ou une hépatite non suppurée. Si, après une brève détente symptomatique, la fièvre reprend, rémittente ou intermittente, vespérale, avec sueurs, le foie restant douloureux et tuméfié, les présomptions de la suppuration deviennent plus grandes. Entre la simple congestion et l'hépatite non suppurée, le diagnostic se réduit, comme nous l'avons indiqué plus haut, à une question de degré et devient, en quelque sorte, une subtilité clinique fondée sur la rapidité plus ou moins grande avec laquelle symptômes locaux et généraux disparaissent sous l'influence du traitement. » (Bertrand et Fontan). Dans les cas douteux la plupart des chirurgiens conseillent de recourir à la ponction exploratrice qui peut devenir en même temps une méthode thérapeutique en cas d'hépatite aiguë simple ; nous reviendrons bientôt sur ce point.

Le *cancer primitif du foie* peut exceptionnellement simuler un abcès de cet organe : la confusion serait surtout à redouter dans les cas rares où le cancer évolue au milieu d'accidents fébriles et chez des sujets habitant les pays chauds où l'hépatite est si fréquente ; mais dans la forme banale du cancer la différence est plus nette. Le cancer se présente sous la forme d'une tumeur dure en général et plus limitée, la douleur est moins marquée que dans l'hépatite, la fièvre fait généralement défaut, l'ascite et l'ictère sont fréquents, la cachexie s'accompagne d'une teinte jaune paille caractéristique, enfin l'on ne retrouve pas dans les antécédents l'existence de la dysenterie qui précède le plus souvent l'apparition de l'hépatite.

Néanmoins dans certains cas le diagnostic est impossible ; témoin le fait suivant cité par Legrand[1] au congrès égyptien de médecine, de 1905 : « Il s'agissait d'une petite fille, venue de Port-Saïd et qui présentait une énorme dégénérescence cancéreuse du foie, primitive, ramollie au point de donner la fluctuation. Elle avait été ponctionnée plusieurs fois, d'autant plus qu'elle avait de la fièvre, et même la tumeur avait été incisée, le contenu évacué et il en était résulté une sorte de fistule que l'on pouvait si bien confondre avec la plaie d'un abcès du foie que nous l'avons nous-même élargie au thermocautère et nettoyée à la curette. Le foie était transformé en une énorme caverne remplie de détritus moitié caséeux, moitié puru-

1. Legrand. *Bulletin du premier Congrès égyptien de médecine* (section chirurgicale). Le Caire, 1905, p. 393.

lents. Il s'agissait bien cependant d'un cancer ; l'autopsie nous le prouva bientôt. »

La *cirrhose hypertrophique* a été dans quelques cas une cause d'erreur de diagnostic ; on en trouve des exemples dans la thèse de Francoz (Paris, 1873) et Hanot cite une observation où Cruveilhier prit pour un abcès du foie une cirrhose hypertrophique qui s'accompagnait de voussure, de douleurs, de fièvre et dont l'évolution avait pris une marche rapide. Mais il existe dans la cirrhose un symptôme capital, l'ictère très intense, qui fait le plus souvent défaut dans l'abcès du foie ; de plus la rate est généralement augmentée de volume, le foie non douloureux, et la marche des accidents apyrétique.

La *cirrhose d'origine distomatique*, fréquente chez les Annamites, peut être aussi confondue avec l'hépatite suppurée, du moins au début, car l'on constate souvent alors de la fièvre, des points douloureux hépatiques, de l'ictère, des urines bilieuses et un certain degré de congestion pulmonaire ou des phénomènes de spléno-pneumonie (Gaide).

La *colique hépatique* ne pourrait, chez des sujets habitant les pays chauds, simuler certains abcès du foie restés silencieux, en se révélant tout à coup par des symptômes suraigus et des douleurs violentes, que si elle s'accompagnait elle-même, ce qui est l'exception, d'accidents fébriles avec frissons et fréquence du pouls ; mais en cas de colique hépatique vraie, le foie a conservé son volume normal et les commémoratifs servent à éclairer le diagnostic.

La confusion serait plus difficile à éviter si un calcul enclavé dans les voies biliaires principales amenait en arrière de lui la stase biliaire suivie de l'infection du foie. Le plus souvent cette infection aboutit à la production d'abcès miliaires le long des conduits, quelquefois même à la production de grands abcès. Le foie est volumineux ; il existe des accès de fièvre analogues à ceux de l'hépatite suppurée des pays chauds ; mais les commémoratifs sont différents dans les deux cas et d'autre part l'ictère persistant avec décoloration des matières fécales constitue un bon signe de la lithiase biliaire.

Les kystes hydatiques suppurés du foie, les cholécystites suppurées peuvent être pris pour des abcès du foie. En cas de kyste le diagnostic est parfois très difficile, et ne peut être basé que sur l'étude des antécédents ; mais qu'importe après tout cette distinction, puisque quelle que soit la nature de la collection suppurée, l'incision s'impose.

Il en est de même pour la cholécystite suppurée, cependant ici le diagnostic s'appuie sur des caractères plus nets ; la vésicule biliaire distendue forme une tumeur d'aspect piriforme, appendue au bord antéro-inférieur du foie, allongée verticalement le long du bord externe du muscle grand droit, et fournissant au palper une fluctuation plus nette que dans l'abcès où elle est toujours tardive ; enfin les antécédents diffèrent dans les deux cas.

Patrick Manson [1] admet que les *lésions syphilitiques du foie*, se présentant à l'état de gommes caséeuses et souvent accompagnées de fièvre hectique, peuvent en imposer pour un abcès du foie. Funaro [2] a commis cette erreur chez un sujet venant du Brésil et présentant une voussure au-dessous des fausses côtes. On avait fait sur place le diagnostic d'abcès du foie dont il présentait tous les symptômes. Après ouverture de l'abdomen, le chirurgien reconnut qu'il était en présence d'une gomme syphilitique ; et cependant sur ce point l'interrogatoire du malade était resté complètement négatif. Un traitement mercuriel le sauva.

La fièvre bilieuse hématurique, fièvre paludéenne qu'on observe sur les anciens résidents des pays chauds à malaria (Bertrand et Fontan), est caractérisée d'abord par l'existence de deux accès simples de fièvre intermittente, précédant un troisième accès qui est caractéristique, et qu'on a décrit sous le nom d'*accès hématurique*, accès jaune ou accès bilieux. Ce dernier accès s'accompagne de mal de tête, vomissements bilieux, de douleurs rachialgiques, d'une augmentation de volume du foie qui est douloureux, de tuméfaction de la rate, et surtout d'un *ictère très marqué* et d'une coloration spéciale des urines qui prennent une teinte *groseille* ou *malaga* ; « les urines contiennent de l'hémoglobine, sans que le microscope y décèle des hématies en quantité suffisante pour expliquer leur coloration anormale, et n'offrent pas les réactions des pigments biliaires, mais donnent le spectre de l'urobiline. (Bertrand et Fontan). » Cette affection qui peut se terminer par la guérison ou aboutir à la mort sera donc différenciée de l'hépatite suppurée par la marche des accidents, l'apparition d'un ictère intense et d'urines rouges, l'augmentation de volume de la rate.

On voit par cette longue énumération, combien dans certains cas, le diagnostic différentiel de l'hépatite suppurée présente de difficultés.

1. Patrick Manson. *Maladies des pays chauds*, traduction française, C. Naud, 1904, p. 444.

2. Funaro. *Comptes rendus du 1er Congrès égyptien de médecine*, 1905, Section de chirurgie, p. 460.

Nous ne devons pas oublier que l'abcès tropical naît souvent tardivement à l'occasion d'une maladie intercurrente ; P. Berger, Rendu ont cité des cas où l'abcès était apparu six et neuf ans après l'atteinte dysentérique. Pel[1] a même cité l'observation d'un sujet qui fit un abcès du foie vingt et un ans après une attaque de dysenterie contractée aux colonies. Nous pouvons répéter avec Patrick Manson, « qu'une excellente règle, dans la pratique des pays chauds, est de penser à un abcès du foie dans tous les cas d'altération progressive de la santé générale ; et de soupçonner l'abcès du foie dans tous les cas abdominaux obscurs accompagnés d'une augmentation vespérale de la température, particulièrement s'il y a une hypertrophie ou une douleur du foie et des commémoratifs de dysenterie, même de dysenterie ancienne. S'il existe quelque doute, il ne faut pas hésiter à avoir recours de bonne heure à une ponction exploratrice pour éclairer le diagnostic ».

Ponction exploratrice. — C'est l'opinion partagée actuellement par la majorité des médecins qui observent aux colonies un grand nombre d'abcès du foie. La plupart sont d'accord pour multiplier les ponctions jusqu'à ce qu'on ait découvert l'abcès suspecté ; dix à quinze ponctions ont été pratiquées dans certains cas sur le même sujet. Giordano même a fait dans un cas vingt ponctions, sans trouver l'abcès. On peut être guidé dans le siège de la ponction par certains indices ; on ponctionnera de préférence au point culminant de la voussure formée par l'abcès si elle existe, dans l'espace intercostal le plus élargi et surtout là où siège le maximum de la douleur spontanée ou provoquée par la pression digitale. On se souviendra que souvent il est bon de pratiquer la ponction plus en arrière qu'on ne le fait généralement, au niveau de la face postérieure du thorax ; ce précepte a permis à M. Auvray de déceler un abcès dont plusieurs ponctions faites en avant n'avaient pu révéler l'existence.

La ponction sera faite à l'aide des appareils de Potain, de Dieulafoy, ou de la simple seringue de Roux, en observant les règles de l'asepsie la plus parfaite ; l'emploi du trocart paraît préférable à celui de l'aiguille, parce qu'il est plus rigide et qu'on n'a pas à redouter de voir la canule s'oblitérer en traversant le tissu hépatique, ce qui peut arriver avec l'aiguille faisant emporte-pièce ; on se servira d'un trocart de 2 à 3 millimètres, c'est-à-dire de calibre suffisant

---

1. P. K. Pel. *Ueber tardive Leberabscesse nach tropischer dysenterie. Berliner Klin. Woch..* nº 14, p. 356, 1904.

pour permettre l'évacuation du pus toujours épais et gluant de l'abcès du foie ; enfin il faut que le trocart soit de grandes dimensions (15 à 20 centimètres) pour atteindre les collections parfois profondément situées dans le tissu de la glande.

L'instrument tenu de la main droite est enfoncé d'un coup sec au point choisi ; une sensation de résistance vaincue indique que la pointe du trocart a pénétré dans la collection ; on retire alors le poinçon et on ouvre le robinet d'aspiration pour permettre l'écoulement du pus. Si le pus ne s'écoule pas, il faut réintroduire le poinçon dans la canule, enfoncer plus profondément l'instrument, et faire de nouveau l'aspiration, pendant qu'on retire doucement la canule. Par le même orifice cutané, on peut faire de nouvelles ponctions dans des directions différentes, lorsque la première est restée sans résultat. Lorsqu'on est parvenu à déceler l'existence du pus, tous les chirurgiens sont d'accord aujourd'hui pour proclamer *qu'il faut immédiatement procéder à l'ouverture de l'abcès, en se guidant sur le trocart laissé en place.* Ainsi comprise la ponction exploratrice devient le premier temps d'une intervention chirurgicale plus complète. Différer l'ouverture d'un abcès reconnu par la ponction serait exposer le malade aux dangers qui peuvent résulter de l'écoulement du pus dans le péritoine à travers l'orifice créé par le trocart dans une poche sous tension.

Faite dans de telles conditions, la ponction a rendu incontestablement de réels services; c'est en effet une opération d'une grande simplicité, qui peut être exécutée à peu près sans douleur, qui renseigne non seulement sur l'existence d'un abcès, mais encore sur le siège occupé par la suppuration et qui par conséquent permet de faire l'incision au lieu utile. Nous savons d'autre part depuis longtemps que les piqûres du foie même répétées sont sans inconvénient. Dès 1866, de Lavigerie établissait dans sa thèse que des ponctions du foie faites chez des chiens, ne laissaient que des traces insignifiantes au bout de quelques jours ; les mêmes expériences, avec les mêmes résultats, ont été souvent répétées depuis (Harley, Bertrand et Fontan, etc.).

De même on a pu constater à l'autopsie de sujets qui avaient subi plusieurs ponctions, que celles-ci n'avaient pas laissé de traces appréciables. Elles auraient même l'avantage, nous le verrons plus tard à propos du traitement, dans les cas où la recherche du pus serait restée infructueuse, d'amener une amélioration dans les symptômes observés par la petite saignée locale qu'elles provoquent.

Mais il n'est pas toujours utile de faire la ponction : on peut recourir d'emblée à l'incision exploratrice abdominale ou transpleurale, lorsque l'abcès forme une tuméfaction limitée du foie et que l'on sait en pareil cas dans quelle région doit porter l'intervention.

De plus en regard des avantages que nous venons d'énumérer, la ponction présente un certain nombre d'inconvénients incontestables.

Le premier, et peut-être le plus sérieux, c'est qu'elle est une méthode infidèle. Malgré des ponctions répétées l'abcès peut passer inaperçu ; l'aiguille aspiratrice en effet peut ne pas être assez longue pour atteindre la collection profondément située dans le tissu glandulaire ; elle peut, étant donné le petit volume de certains abcès par rapport à la masse énorme du foie, passer à côté d'une collection purulente ; elle laisse donc une grand part au hasard.

Lorsque l'abcès s'est ouvert dans une cavité voisine (les bronches, l'intestin) la ponction est impuissante à nous révéler le siège qu'il occupe ; l'aiguille en effet tombe dans une cavité évacuée, dont les parois sont revenues sur elles-même et l'aspiration ne donne aucun résultat.

D'autre part, la ponction ne renseigne pas sur la multiplicité des abcès ; et souvent après l'ouverture d'une collection reconnue par ponction, on verra persister des accidents fébriles en relation avec l'existence d'une autre collection méconnue.

La ponction expose aussi à l'hémorrhagie ; c'est là une complication rare, mais elle a été signalée ; au congrès égyptien de médecine de 1905, Funaro en rapportait deux cas : l'un personnel terminé par la mort, l'autre appartenant à Zancarol dans lequel on dut faire la laparotomie pour sauver le malade dont le péritoine était inondé de sang. Chez un malade de Février, la ponction faite avec un trocart moyen causa une hémorrhagie mortelle. On pourrait citer d'autres faits analogues. M. Auvray ponctionnant, après laparotomie, un foie dans lequel il suspectait l'existence d'un abcès, vit jaillir par l'un des orifices de ponction un jet de sang qui eut peut-être provoqué des accidents sérieux d'hémorrhagie, si la petite plaie faite par le trocart la capsule de Glisson n'avait été immédiatement fermée par une suture.

Enfin les auteurs qui ont préconisé le plus la ponction, reconnaissent qu'elle peut avoir des inconvénients lorsqu'on la pratique par la voie épigastrique ; elle expose à la blessure de l'estomac, de l'intestin, de la vésicule biliaire, d'un gros vaisseau ; « c'est pourquoi,

écrivait récemment Loison, bien que partisan hardi et convaincu des
ponctions à travers les espaces intercostaux, nous ne pratiquons
jamais qu'avec une certaine timidité des ponctions à travers la paroi
abdominale, préférant si les signes de probabilité sont suffisants procéder immédiatement à l'incision. »

Ce sont ces inconvénients de la ponction, qu'il ne faut pas cependant exagérer car elle a rendu des services, qui ont conduit certains
chirurgiens à préconiser les *incisions exploratrices*. — (*Laparotomie* ou *thoracotomie*).

Incisions exploratrices. — En admettant que ces opérations ne
constituent pas dans tous les cas le meilleur moyen d'investigation,
il ne nous paraît pas douteux que, lorsque plusieurs ponctions sont
restées négatives, et que cependant l'ensemble des symptômes joints
aux antécédents donnent à peu près la certitude qu'on est en présence
d'un abcès du foie, il faut sans hésiter recourir aux incisions exploratrices.

Mieux vaudrait faire une exploration inutile que de méconnaître
un abcès qui existe. Sans doute ces explorations sont plus compliquées que la ponction, mais elles ont le grand avantage de rendre
possible l'exploration visuelle et manuelle du foie, de permettre les
ponctions répétées de la glande faites sous les yeux dans des directions
différentes, en évitant de blesser les organes voisins et en permettant
de remédier à une hémorrhagie si elle venait à se produire par l'un des
orifices du trocart ; les explorations faites à ciel ouvert permettant
encore de reconnaître les collections multiples lorsqu'elles existent.
Enfin lors de la discussion ouverte devant la Société de Chirurgie sur
les abcès du foie en 1898, Walther préférait l'incision exploratrice à
la ponction dans les cas d'abcès anciens, parce que « dans ces cas, en
présence d'un très gros foie, on peut faire une erreur de diagnostic, et
croyant ponctionner un abcès, ponctionner une tumeur vasculaire ».

Il faut donc reconnaître que les incisions exploratrices offrent des
avantages réels ; et somme toute elles ne constituent que le premier
temps d'une intervention curative qui devient nécessaire lorsque la
ponction a démontré la présence du pus.

La *laparotomie* sera faite dans les conditions ordinaires ; il nous
semble que l'incision la meilleure, qui permet le plus facilement
l'exploration du foie et en particulier du lobe droit où siègent le plus
souvent les abcès, est celle qui est menée verticalement, au côté

droit de l'abdomen, sur le bord externe du muscle droit. L'objection la plus sérieuse que l'on puisse faire à la laparotomie, c'est que l'incision ainsi pratiquée peut être située sur un point éloigné de celui qu'occupe l'abcès et rendre son ouverture difficile, voire même impossible. Il nous semble qu'en pareil cas, plutôt que de créer un long tunnel à travers le tissu hépatique pour atteindre l'abcès, ce qui n'est pas sans inconvénient, il serait préférable de faire une seconde ouverture en regard de l'abcès.

La cause de la *thoracotomie exploratrice* a été défendue au 1er congrès égyptien de médecine tenu au Caire en 1905 par Petridis et par Funaro.

Le *procédé de Petridis* [1], que son auteur a eu l'occasion de mettre en pratique sur 25 malades, consiste en une incision horizontale de la paroi, faite au thermocautère et exceptionnellement avec le bistouri, partant de la ligne mammaire au niveau de la 7e ou de la 8e côte et se dirigeant, après avoir passé sur les 8e, 9e et 10e côtes, vers la ligne axillaire sur une longueur totale de 12 à 15 centimètres et même plus. On pratique alors la section de trois côtes et au besoin de quatre ; dans quelques cas, on fait la résection de ces côtes sur une longueur de 2 à 3 centimètres. On assure une hémostase parfaite ; on explore la cavité pleurale ; dans les cas normaux, on tamponne provisoirement pour éviter l'infection et diminuer le pneumothorax ; dans les cas pathologiques, on assure le nettoyage convenable et le drainage de la séreuse.

L'incision du diaphragme est faite au thermocautère ; la lèvre supérieure de l'incision diaphragmatique est suturée au catgut avec les parties molles de la lèvre supérieure de l'incision initiale ; des compresses stérilisées sont appliquées au-dessous de la surface concave du foie avec beaucoup de prudence pour ne pas crever quelque abcès situé sur cette surface ; on arrête la manœuvre aussitôt que l'on rencontre des adhérences.

L'exploration du foie faite avec les yeux et les mains peut révéler le siège du foyer par les modifications de couleur, des saillies existant à la surface de l'organe et les changements de consistance du foie. « La main droite appliquée sur la face concave du foie, explore la surface de dedans en dehors ; si elle y a trouvé un foyer quelconque, elle est immédiatement retirée et remplacée par la main

---

1. Pétridis. *Comptes rendus du 1er congrès égyptien de médecine tenu au Caire,* 1905, Section de chirurgie, p. 424.

gauche, tandis que la main droite, restée libre, explore la surface convexe et fait en cas de besoin une ou plusieurs ponctions exploratrices. » Cette manœuvre est désignée par Petridis sous le nom d'exploration *bimanuelle*.

Lorsque l'exploration du foie est terminée, on procède par la même incision à l'ouverture, l'évacuation et la toilette à sec de l'abcès ou des abcès trouvés; ce n'est que dans les cas où le foyer est très éloigné de l'incision faite à la paroi que l'auteur a recours à une autre intervention.

Petridis ne fait pas immédiatement après l'opération la suture, ou même la diminution de l'incision initiale faite à la paroi, parce qu'il s'en sert les jours suivants pour l'exploration et la découverte des nouveaux abcès, s'il y a lieu.

L'auteur considère que son incision n'expose que très peu la cavité pleurale, à cause de l'adossement plus ou moins parfait de la surface convexe de la glande hépatique avec la plèvre, surtout lorsque le foie est congestionné.

Le *procédé de Funaro*[1] assez analogue au précédent, est le suivant : « Pour explorer toute la surface du foie dans les cas où plusieurs ponctions n'ont pu déceler l'abcès, j'ai pensé qu'on pourrait soulever temporairement un volet thoracique comprenant en même temps les parties molles et les côtes comme, par exemple, l'a fait Delorme pour la pneumotomie... Je pratique avec le couteau une incision légèrement oblique des parties molles qui, de la ligne axillaire antérieure droite, va vers l'axillaire moyenne en comprenant la largeur de trois côtes (en général les 6e, 7e et 8e côtes); — avec le costotome, je coupe, dans cette même direction les trois côtes dont la résection est nécessaire pour permettre à la main tout entière de pénétrer, de manœuvrer avec facilité ; — je coupe dans la direction postéro-antérieure et sur la longueur de 5 à 6 centimètres environ, les espaces intercostaux correspondant aux deux extrémités de l'incision oblique déjà faite. Au besoin on peut prolonger ces deux incisions.

De cette façon, on obtient un lambeau *ostéoplastique* qui, grâce à l'élasticité du rebord costal, se laisse facilement soulever sur la hauteur de plusieurs centimètres. Il est très bien alimenté par les nombreuses branches collatérales de la mammaire interne. Il présente la direction oblique des côtes et s'ouvre de haut en bas et d'arrière en avant. Il correspond à la direction oblique du foie chez lequel les

---

1. Funaro. *Comptes rendus du 1er congrès égyptien de médecine tenu au Caire*, 1905, Section de chirurgie, p. 455.

anatomistes considèrent justement une face antéro-supérieure et une face postéro-inférieure.

Ce lambeau peut, après l'exploration du foie, se rabattre et refermer complètement le thorax. Un aide soulève avec douceur ce lambeau pour ne pas fracturer ou luxer les cartilages ; — j'ai devant moi le diaphragme... je fais « toujours avec le couteau et dans le milieu du rectangle du diaphragme qui se présente à la vue, une incision diagonale d'une certaine longueur ; — la main tout entière y pénètre et permet d'explorer aisément tout le lobe droit du foie : convexité, concavité, vésicule biliaire, lobe carré, lobe de Spiegel, etc. (tout cela naturellement lorsqu'il n'y a pas d'adhérences pathologiques entre le foie et le diaphragme) ; — la main exploratrice se porte en avant et rencontre un mince repli membraneux ; c'est le ligament falciforme du foie. On donne un petit coup de ciseaux à la base du ligament ; la main avance encore et peut examiner complètement le lobe gauche du foie et arriver jusqu'à la rate. » Si un abcès est découvert loin du point où a été créé le volet explorateur, il est préférable de faire une nouvelle ouverture vis-à-vis du point qu'il occupe.

Examinant la question du pneumothorax, Funaro reconnait qu'il se produit d'une façon certaine au cours de l'opération si les adhérences font défaut ; mais il ajoute : « dans les nombreuses opérations que j'ai suivies, je ne me rappelle pas avoir vu un seul cas de mort par pneumothorax ; tout au plus un peu de dyspnée, et ce symptôme a été tout de suite amendé en arrêtant l'anesthésie. »

Néanmoins Funaro « ne se dissimule pas que l'opération qu'il propose est plus grave certainement qu'une simple laparotomie exploratrice abdominale ; c'est une thoracotomie et une laparotomie en même temps ; ce sont des os qu'il faut abattre ; ce sont deux séreuses qu'il faut ouvrir. Mais, d'autre part, les ponctions ne sont pas toujours sans danger et si parfois elles n'arrivent pas à découvrir l'abcès, il faut se décider à mettre à nu le foie. »

Le gros reproche en effet qu'on peut adresser à ces thoracotomies exploratrices, c'est de constituer des opérations graves; aussi préférons-nous la laparotomie exploratrice, qui est une opération plus simple et qui permet une exploration aussi parfaite du foie.

Il nous reste à exposer à la fin de ce chapitre les résultats fournis par *l'analyse du sang*, *l'examen radioscopique* et *l'examen des selles* appliquées au diagnostic des abcès du foie.

Tuffier dans son rapport au Congrès français de chirurgie de 1904

sur « la valeur séméiologique de l'examen du sang en chirurgie »
écrit à propos des abcès du foie : « L'hyperleucocytose polynucléaire
est la règle dans les *grands abcès du foie* d'origine dysentérique
(Maurel, Boinet, Mossé et Sardat). Pour Boinet cette leucocytose est
considérable (30 000). Mais Rispal, Mossé et Sardat ont montré que
cette opinion était exagérée. Rispal, sur trois cas d'abcès du foie,
n'aurait eu que deux fois de la leucocytose. J'ai constaté moi-même
dans deux cas une leucocytose moyenne (17 500 et 19 000) coexistant
avec une anémie assez marquée. Cette leucocytose est donc loin
d'être constante ; lorsqu'elle existe, elle permettra de différencier
l'abcès, du cancer du foie ou d'une hépatite non suppurée. Dans les
kystes hydatiques suppurés (Kahn) la leucocytose pourrait faire
défaut ; il en est de même dans la cholécystite (Gravitz). D'ailleurs
l'existence d'une leucocytose du fait de la cholémie seule, démontrée
par Gilbert et Herscher montre qu'il ne faut pas se hâter de géné-
raliser et qu'une cholémie intense survenant brusquement peut, au
même titre que l'infection, être susceptible d'expliquer la leucocytose constatée dans certaines affections biliaires. »

Le chiffre des globules rouges est normal ou plus souvent décèle
une anémie ne dépassant pas en général le premier degré de Hayem,
c'est-à-dire ne descendant guère au-dessous de 3 000 000 d'hématies
par millimètre cube. Le taux de l'hémoglobine suit une marche
parallèle aux variations du taux des globules rouges (Lefas).

L'emploi de la *radioscopie* peut être utile pour le diagnostic des
abcès du foie à évolution pleuro-diaphragmatique ; elle fait ressortir
l'ascension de la moitié droite du diaphragme, son immobilisation
pendant les mouvements de la respiration et la disparition du sinus
pleural, par accolement de ses parois, dans les cas de tuméfaction
inflammatoire du foie. Malheureusement ce ne sont là que des signes
de présomption d'une suppuration hépatique (Loison). La propagation de l'inflammation à la base du poumon, pouvant aboutir à la
formation d'un abcès, se traduit sur l'écran par une zone d'ombre
irrégulière occupant la base du poumon, située au-dessus du diaphragme auquel elle est accolée.

Mais c'est surtout lorsque l'abcès s'est ouvert dans les bronches
que la radioscopie peut rendre service pour confirmer le diagnostic,
et préciser la situation du foyer hépatique. Quadrone[1] insistait

1. Quadrone. *Importance de la radiographie dans le diagnostic de l'abcès du
foie ouvert dans les bronches*, Gaz. degli Ospedali. Milano, novembre 1904,
n° 142, p. 1497.

récemment sur la valeur de la radioscopie en pareil cas. On voit la base du poumon parcourue par une traînée opaque, plus ou moins large, en continuité avec le foie et dirigée de bas en haut et de dehors en dedans ; cette opacité résulte de la condensation du tissu pulmonaire autour d'une cheminée d'évacuation hépato-bronchique (Loison)[1].

L'*examen bactériologique des selles* ne saurait être négligé, même en l'absence de phénomènes dysentériques au moment où le malade est observé, car la constatation des amibes peut aider au diagnostic.

Il ressort de cette longue étude que le diagnostic de l'abcès du foie peut être hérissé de difficultés. Or parmi les méthodes modernes d'investigation, il n'en est pas une qui soit susceptible de fournir des arguments décisifs dans les cas difficiles. L'analyse du sang et la radioscopie peuvent se trouver en défaut ; la laparotomie exploratrice elle-même n'a pas toujours permis de découvrir l'abcès recherché. Telle est l'observation de Zancarol, qui après avoir fait 24 ponctions sans résultat, procéda à la laparotomie qui ne donna aucun résultat. Cependant le malade ayant succombé quinze jours après, on trouva à l'autopsie un abcès logé dans la région postéro-inférieure de la face concave du lobe droit du foie. Tels sont les cas de Loison et de Gérard Marchant signalés à la Société de chirurgie de Paris en 1898 ; tel est encore le cas de H. Milton qui, convaincu de la présence d'un abcès malgré le résultat négatif des ponctions, procéda à la laparotomie qui ne lui permit pas de découvrir la collection purulente. Cependant quelques jours plus tard une vomique venait confirmer le diagnostic primitivement posé !

L'insuffisance dans certains cas de nos moyens de diagnostic ressort nettement de la discussion ouverte en 1898 devant la Société de chirurgie de Paris et des communications qui tout récemment étaient faites au congrès égyptien de médecine (1905) par des chirurgiens exerçant dans les pays chauds et appelés à observer journellement des abcès du foie. Aussi ne faut-il pas s'étonner que, malgré tous les moyens mis en œuvre il reste des cas où le diagnostic puisse être établi seulement sur la table d'autopsie ; Loison[2] en 1898 publiait

1. Loison. *Les rayons de Roentgen : appareils de production ; modes d'utilisation ; applications chirurgicales*, Paris, Doin. 1905.

2. Loison. *Rapport de Walther*, Bulletin et Mém. de la Société de chirurgie de Paris, 1898, p. 272.

dans une statistique où étaient consignées 21 observations d'abcès
du foie, 5 cas d'abcès en voie d'évolution méconnus pendant la vie
et découverts à l'autopsie. Il résulte également d'un travail de Mondon [1], que sur 31 abcès du foie observés par l'auteur, 18 abcès mas-
qués par les symptômes d'autres affections, ne furent reconnus qu'à
l'autopsie. De ces abcès, dont quelques-uns ne furent que soupçonnés,
8 étaient uniques, 10 multiples. Ainsi donc même dans les cas où
les abcès sont multiples, la lésion peut être méconnue.

Pronostic.

Le pronostic des abcès du foie (nous n'envisageons ici que les
grands abcès) est extrêmement sévère, lorsque l'abcès est abandonné à lui-même, car en dehors de quelques cas exceptionnels de
guérison spontanée ou de migrations favorables, l'abcès du foie est
toujours mortel. Evidemment la gravité du pronostic varie avec un
certain nombre de facteurs : avec la virulence plus ou moins grande
des germes pathogènes, avec la variété et l'étendue de l'abcès, avec
la multiplicité des abcès, avec l'état général du sujet, avec la nature
de l'intervention et l'époque à laquelle cette intervention, basée sur
un diagnostic plus ou moins précoce, est exécutée.

Néanmoins, nous pouvons considérer que le pronostic s'est sensiblement amélioré à mesure que l'intervention chirurgicale se per-
fectionnait. Nous apprécierons ultérieurement les résultats opératoires fournis par les méthodes modernes ; qu'il nous suffise pour le
moment de rappeler avec Bertrand et Fontan, que la mortalité générale
de l'hépatite suppurée, qui était à Shanghaï de 95 p. 100 par la ponction, se trouva réduite à 70 p. 100 après l'introduction de la méthode de Little dans la pratique chirurgicale ; nous verrons qu'elle
s'est abaissée entre 30 et 40 p. 100 suivant les statistiques, avec
l'application de la méthode d'ouverture large et *méthodique* de
l'abcès substituée actuellement à la méthode de Little.

Traitement.

Nous conserverons dans l'étude thérapeutique des abcès du foie la
division précédemment établie pour les kystes hydatiques, en pro-

1. Mondon. *Note sur les abcès du foie au Tonkin*, Annales d'hygiène et de
médecine coloniale, Paris, 1900, p. 98.

cédés n'ayant plus qu'un intérêt historique, et procédés modernes qui se partagent actuellement la faveur des chirurgiens.

PROCÉDÉS N'AYANT QU'UN INTÉRÊT HISTORIQUE

PONCTIONS CAPILLAIRES. — Pratiquée avec les appareils et dans les conditions décrites à propos des kystes hydatiques, la ponction devait être considérée longtemps comme un moyen simple, à la portée de tous, et ne nécessitant pas de qualités opératoires spéciales.

Nous n'hésitons pas cependant à rejeter la ponction capillaire dans la catégorie des méthodes anciennes, malgré les succès qu'elle a pu fournir, tel le cas classique de Moutard-Martin, à une époque où la méthode aspiratrice était généralisée au traitement de toutes les collections morbides.

La ponction en effet est une méthode aveugle qui expose à la blessure des organes voisins et en particulier de l'intestin. C'est une méthode infidèle, car les cas où on assiste à la reproduction du liquide purulent sont très nombreux et de plus on n'est jamais certain au moment de la ponction d'évacuer la totalité du liquide purulent, des grumeaux solides et des débris de tissu glandulaire pouvant obturer la canule.

C'est aussi une méthode dangereuse puisque l'évacuation incomplète du pus, peut être suivie en l'absence d'adhérences protectrices d'une inoculation de la séreuse péritonéale et d'une péritonite. La ponction enfin laisse méconnaître les collections multiples et rend fatalement l'intervention chirurgicale incomplète.

Pour toutes ces raisons, la ponction curatrice qui était déjà très discutable appliquée au traitement des kystes hydatiques, doit être formellement rejetée de la thérapeutique des abcès du foie.

Les suppurations du foie sont justiciables d'une ouverture large suivie d'un bon drainage comme tous les foyers suppurés de l'organisme.

Ce que nous venons de dire de la ponction simple est applicable également aux ponctions suivies de l'injection d'un liquide médicamenteux (teinture d'iode, substances antiseptiques ordinaires) employées par quelques auteurs et tombées aujourd'hui dans l'oubli.

Il faut également rejeter parmi les anciens procédés, la ponction faite à l'aide d'un *gros trocart* et suivie de l'*application d'une canule à demeure*. Cette méthode connue sous le nom de *méthode de Cambay*[1] a été fort employée pendant longtemps et était évidemment supérieure à la ponction simple. La fermeture par la canule de l'orifice de ponction rendait plus difficile le passage du pus dans la cavité péritonéale; secondairement des adhérences s'établissaient entre l'ouverture de la poche suppurée et celle de la paroi abdominale; enfin on pouvait au bout de quelques jours substituer à la canule une sonde en gomme élastique de même calibre destinée à assurer à la fois l'écoulement de la sécrétion de l'abcès et à pratiquer des injections détersives.

La nécessité d'ouvrir largement les abcès du foie était déjà reconnue à l'époque où la ponction était souvent pratiquée. Pendant longtemps, on se préoccupa surtout de provoquer, avant l'ouverture de la collection, entre l'abcès et la paroi abdominale, le développement d'adhérences destinées à protéger la séreuse péritonéale contre l'irruption du pus. C'est l'époque des procédés dits de *lenteur*, dans lesquels l'ouverture était faite en plusieurs temps et qui avaient le grave inconvénient de retarder l'ouverture de l'abcès qui doit toujours être aussi rapide que possible; nous citerons pour mémoire les procédés de Graves, de Bégin, de Récamier, etc...

Le *procédé de Graves*[2] est le plus ancien en date. L'auteur pour empêcher la péritonite, se contentait d'inciser les plans superficiels de la paroi abdominale et s'arrêtait à 2 ou 3 millimètres du péritoine; puis il bourrait la plaie de charpie. Il se proposait pour faciliter l'ouverture de l'abcès, de provoquer la production d'adhérences par irritation de voisinage.

Le *procédé de Bégin*[3] comprenait l'incision totale de la paroi abdominale, même celle du péritoine qui était largement ouvert; l'incision du foie était remise à une séance ultérieure. La plaie était pansée à plat avec de la charpie que l'on enlevait au bout de quelques jours, quand on supposait que les adhérences péritonéales avaient eu le temps de s'établir.

Le procédé de Bégin plus encore que celui de Graves exposait les malades aux dangers de la péritonite, puisque la charpie plus ou

1. Cambay. *Traitement des maladies des pays chauds et spécialement de l'Algérie. De la dysenterie et des maladies du foie qui la compliquent*, Paris, 1847.

2. Graves. *Clinical observation on hepatic. abscess.* Dublin Hosp. Report, 1827, t. IV, p. 39; et *Mortification of the Liver, gangren.* Medico chirurg. Review London, octobre 1833, p. 443.

3. Bégin. *Mémoire sur l'ouverture des collections purulentes de l'abdomen.,* Journal universel hebdomadaire de médecine. t. I, p. 417, Paris, 1830.

moins septique était introduite directement dans la cavité péritonéale ; en outre dans les deux cas l'établissement des adhérences
protectrices était bien aléatoire.

Le *procédé des caustiques* (*Récamier*) était de tous les procédés
de lenteur celui qui semblait le plus sûr et le moins dangereux.
Mais il était trop long, provoquait une large perte de substance et
n'aboutissait souvent qu'à des adhérences insuffisantes. Il consistait
à disposer une traînée de potasse caustique sur le point saillant de
la tumeur de façon à provoquer la formation d'une eschare ;
lorsque l'eschare se détachait, ou même avant sa chute, après
l'avoir incisée, on déposait au fond de la plaie une nouvelle quantité de caustique ; on répétait plusieurs fois ces applications, et lorsque les adhérences entre l'abcès et la paroi étaient formées, on
donnait issue au pus avec le bistouri.

Mais déjà l'expérience avait prouvé que l'ouverture des abcès du
foie, même sans les précautions prises par les chirurgiens en vue de
produire les adhérences préalables, n'était pas toujours aussi dangereuse qu'on l'avait supposé, ce qui s'explique aujourd'hui par la
stérilité reconnue dans certains cas du pus des abcès hépatiques.
C'est évidemment cette constatation qui a conduit les chirurgiens
anglais de l'hôpital de Shang-Haï à l'application du *procédé opératoire* décrit sous le nom de *procédé de Stromeyer-Little*[1] que la
publication de Ayme, la communication de Rochard[2] à l'Académie
de médecine et le mémoire de Mabboux[3] ont vulgarisé en France.

L'opération de Stromeyer-Little (méthode ancienne de Shang-Haï)
consiste : 1° à rechercher le pus dans un premier temps, par une ou plusieurs ponctions ; 2° en se servant du trocart laissé en place comme
conducteur, à inciser *d'un seul coup* toutes les parties molles depuis la
peau jusqu'au centre de la poche suppurée sans se préoccuper des
hémorrhagies, des adhérences ou de la pénétration du pus dans les
séreuses ; 3° à laver antiseptiquement puis à drainer l'abcès sans se
préoccuper de fixer les lèvres de l'incision hépatique à la paroi.

Stromeyer-Little avait été précédé dans cette voie par Ralfe (1874) et
Dikson Hunter (1876), mais c'est lui en réalité qui a eu le mérite d'éri-

<hr>

1. Stromeyer-Little et Ayme. *Traitement des abcès du foie.* Arch. de méd., nov.,
déc. 1880.

2. Rochard. *Traitement des abcès du foie.* Bull. de l'Académie de médecine,
26 oct. 1880.

3. Mabboux. *Du traitement des abcès du foie par la méthode de Stromeyer-
Little*, Revue de chirurgie, Paris, 1887, p. 354 et 467.

ger en méthode l'ouverture rapide de l'abcès et l'on peut affirmer que les résultats fournis par la méthode étaient très supérieurs à ceux des anciens procédés. Il résulte en effet de plusieurs statistiques réunies par Faure en une seule que la mortalité était de 32 p. 100 après l'opération de Little, chiffre inférieur à celui fourni par les anciens procédés qui était de 48 p. 100. D'après Bichon la mortalité se serait même abaissée dans la statistique personnelle de Little à 23 p. 100.

Cependant l'opération de Little n'est pas sans présenter de sérieux inconvénients qui l'ont fait abandonner par la presque totalité des chirurgiens et qui nous la font classer parmi les méthodes anciennes. Il est évident qu'elle serait parfaitement applicable aux cas où l'abcès est adhérent à la paroi et à plus forte raison à ceux où il s'accompagne d'accidents phlegmonneux de la paroi qui annoncent son ouverture spontanée au dehors. Mais la présence des adhérences n'est pas facile à déceler et lorsqu'elles font défaut, l'incision en un seul temps de toutes les parties molles jusqu'au centre de l'abcès expose à de graves dangers.

Tout d'abord rien ne permet de prévoir les cas où le pus de l'abcès est stérile et où sa pénétration dans le péritoine ou la plèvre est négligeable; dans le doute il est donc indispensable de prendre toutes les précautions requises pour éviter l'inoculation de la séreuse. Il est bien certain en effet que dans plusieurs observations où la péritonite avait succédé à l'opération (tels les cas de Ramonet, Véron, Mac Lead, etc. cités partout) la pénétration du pus dans le péritoine doit être incriminée et Defontaine sur cinq cas dans lesquels les adhérences manquaient, a vu survenir trois décès, dont deux par péritonite, après l'opération de Little. Ensuite l'absence de fixation des lèvres de l'incision hépatique à la paroi et leur retrait consécutif, qui est souvent assez marqué, favorise la pénétration du pus dans le péritoine. Enfin l'ouverture rapide en un temps néglige l'hémostase et expose à la blessure d'un organe voisin, tel que la vésicule biliaire, l'estomac, l'intestin, l'épiploon interposé entre la paroi abdominale et l'abcès, ou à l'ouverture d'un gros vaisseau du foie. On en a cité des exemples.

Pour toutes ces raisons, nous préférons au procédé rapide, mais aveugle et dangereux, de Stromeyer-Little, le procédé *d'ouverture méthodique en un temps*, actuellement en usage, dans lequel on pratique l'incision couche par couche de la paroi abdominale et de l'abcès, en ayant soin de protéger la cavité séreuse contre la pénétration du pus.

C'est la méthode de choix que nous exposerons dans quelques instants.

Mais auparavant il nous faut dire deux mots d'un procédé d'abouchement des abcès dans l'intestin qui a été imaginé et décrit par Bichon en 1890, et qui semble être resté à l'état d'idée théorique. Bichon l'a désigné sous le nom d'*hépatocolostomie*, et a proposé de l'appliquer aux abcès de la face inférieure, qu'il serait plus facile d'aboucher dans le côlon que d'évacuer au dehors. Suivant l'auteur l'anastomose avec le côlon serait faite à la façon d'une cholécystentérostomie ; après évacuation et lavage de l'abcès au sublimé, celui-ci serait mis en rapport avec le côlon ; leur contact serait assuré par une première suture transversale comprenant la partie la plus éloignée de l'abcès, puis par huit points de sutures (quatre de chaque côté) placés suivant deux lignes antéro-postérieures séparées par un intervalle de un centimètre environ, enfin par un dernier point transversal placé sur la partie la plus rapprochée de l'abcès. Les fils chemineraient autant que possible dans l'épaisseur des parois et circonscriraient un espace rectangulaire au centre duquel on pratiquerait avec un bistouri, avant de serrer le dernier point transversal, une ouverture correspondant aux parois accolées, dans laquelle on passerait un drain flexible de 5 à 6 centimètres de longueur.

Telle est l'opération proposée par Bichon ; elle n'a jamais été réalisée ; elle paraît d'une exécution très difficile étant donnée la profondeur à laquelle les sutures d'approche doivent être faites, elle expose à l'infection du péritoine si les sutures sont insuffisantes et au cours des manœuvres opératoires, enfin elle a les nombreux inconvénients de l'ouverture des collections purulentes dans l'intestin, car si il est vrai que l'ouverture dans le tube digestif, surtout dans le côlon, soit une des moins défavorables, il n'en est pas moins certain aussi que des infections secondaires parties de l'intestin peuvent provoquer de la septicémie et une terminaison fatale si l'orifice de communication ne permet pas l'évacuation facile du pus. Ce sont là des raisons suffisantes pour faire abandonner l'hépatocolostomie.

PROCÉDÉS THÉRAPEUTIQUES ACTUELLEMENT EMPLOYÉS
OUVERTURE MÉTHODIQUE EN UN TEMPS

L'ouverture méthodique en un temps peut être faite, suivant le siège occupé par l'abcès, *par voie abdominale* ou *par voie transpleurale*.

L'opération est facile lorsqu'on se trouve en présence d'un abcès adhérent à la paroi ; elle peut même à la rigueur être exécutée sous l'anesthésie locale. Après incision des couches les plus superficielles, on tombe généralement dans un tissu infiltré, épaissi, d'aspect inflammatoire, dans lequel il est souvent difficile de reconnaître les tissus au milieu desquels on avance lentement en se laissant guider par la rénitence ou la fluctuation profondes. A un moment donné du pus apparaît au fond de la plaie, il ne reste plus qu'à agrandir le petit orifice par lequel il s'écoule, soit avec l'instrument tranchant, soit avec le doigt, à laver la poche et à la débarrasser des débris qu'elle contient, enfin à drainer. L'opération ainsi conduite est très simple et peut être faite sans conducteur ; évidemment en pareil cas, on pourrait opérer à la façon de Stromeyer Little, mais comme on ne peut jamais prévoir à l'avance quelle est exactement l'étendue des adhérences, il est préférable d'avoir recours à une incision méthodique et prudente des divers plans situés en avant de l'abcès.

L'opération ne se présente pas avec la même simplicité dans le cas, que nous allons maintenant envisager, où les adhérences unissant le foie à la paroi abdominale font défaut et où il faut aller à la recherche de l'abcès plus ou moins profondément situé dans le tissu de la glande en passant à travers le péritoine ou la plèvre sains. Il faut en pareil cas recourir à l'anesthésie générale.

L'ouverture méthodique, que quelques auteurs désignent sous le nom d'*hépatostomie en un temps*, peut alors s'exécuter de trois façons :

1° En fixant d'abord le foie à la paroi, lorsqu'il est libre d'adhérences, avant d'ouvrir la collection purulente; c'est l'opération qui est décrite quelquefois sous le nom d'hépatostomie à fixation première et à incision dernière. Nous lui donnons la préférence.

2° En incisant d'abord l'abcès et en fixant secondairement les lèvres de l'incision hépatique à la paroi abdominale; c'est l'hépatostomie à incision première et fixation dernière.

3° En incisant simplement l'abcès sans le suturer à la paroi.

OUVERTURE DE L'ABCÈS PAR VOIE ABDOMINALE

A. — OUVERTURE MÉTHODIQUE EN UN TEMPS AVEC FIXATION PREMIÈRE
(Opération de choix)

L'hépatostomie à fixation première, faite pour la première fois par Horner, et aujourd'hui adoptée par la plupart des chirurgiens malgré l'opposition qui lui fut faite par Béhier et Hardy, Chauvel,

Mabboux, Ramonet, etc... a été surtout défendue et décrite par Defontaine[1] (du Creusot) qui en a montré tous les avantages. « Après la suture du péritoine, dit cet auteur, les vomissements, les quintes de toux, la rétraction brusque ou tardive du foyer évacué ne peuvent plus laisser craindre la formation d'un espace béant entre les deux feuillets, ni l'issue de l'intestin ou de l'épiploon, au milieu du pus qui baigne la plaie. »

L'intervention est exécutée dans les conditions suivantes :

Que l'on ait eu recours d'emblée à la laparotomie ou que celle-ci succède à la ponction exploratrice faite préalablement pour diagnostiquer le siège de l'abcès, l'incision de la paroi doit être faite *méthodiquement*, c'est-à-dire *couche par couche*. Dans le premier cas, on incisera au point le plus saillant de la tumeur ; dans le dernier cas le chirurgien ouvrira l'abcès en se servant du trocart explorateur laissé en place comme guide, et il aura soin que toujours l'ouverture de l'abcès succède *immédiatement* à la ponction ; différer l'opération c'est exposer en pareil cas à l'inoculation du péritoine par le pus qui peut s'écouler à travers l'orifice de ponction du trocart retiré. Tout doit donc être préparé à l'avance pour que l'opération succède à la ponction ; ainsi comprise la ponction devient le premier temps de l'intervention chirurgicale.

L'incision suivant les cas sera verticale (médiane ou latérale) ou parallèle au bord des côtes. Nous donnons la préférence aux incisions verticales qui exposent moins aux éventrations consécutives. Au fur et à mesure que le chirurgien avancera, il aura soin d'assurer l'hémostase parfaite sur la tranche de section. Lorsque le péritoine sera ouvert, il apercevra le foie qui monte et descend en suivant les mouvements de la respiration ; la surface de la glande peut avoir conservé sa coloration normale lorsque l'abcès est profondément situé ; mais plus souvent, l'organe a pris une coloration blanchâtre là où siège la collection.

Si cette collection est profondément située sous le diaphragme, on pourra créer une voie d'accès plus large en combinant à l'incision de la paroi abdominale la *résection du bord cartilagineux du thorax*. Nous avons longuement décrit à propos des kystes hydatiques la technique de cette opération d'une exécution rapide, peu compliquée et susceptible de donner beaucoup de jour ; nous n'y insisterons pas à nouveau.

---

1. Defontaine. *Chirurgie du foie, voies biliaires exceptées*, Archives provinciales de chirurgie, Paris, juillet et août 1897.

On a fait cependant à la résection du bord cartilagineux du thorax
une objection qui mérite d'être signalée : Legrand a déclaré, au congrès égyptien de médecine de 1905, qu'il n'avait pas été satisfait de
cette résection exécutée deux fois chez des adultes ; « le cartilage et le
périchondre sont très sensibles, peu vivants et s'infectent facilement.
La suppuration glisse alors peu à peu en bas ou en haut vers le sternum. Il a dû chez un malade réséquer les cartilages de toutes les
fausse côtes, et même le tiers inférieur du sternum ; chez un autre il
persista une fistule plusieurs semaines. Il faut donc éviter de toucher
au cartilage et au périchondre. » Pétridis s'est montré du même avis. Il
y a là un point de technique opératoire sur lequel il serait bon d'être
fixé, et qu'on ne peut résoudre que par l'observation de faits nouveaux.

Le moment est venu d'ouvrir l'abcès en se guidant sur le trocart
laissé à demeure, si l'on a eu recours à la ponction.

Fixation hépato-pariétale. — Mais avant de pratiquer cette ouverture, il est indispensable d'assurer d'abord la *fixation du foie à la
paroi par une suture.* Cette suture aurait été faite pour la première
fois par Horner, puis abandonnée et combattue par de nombreux chirurgiens qui la considéraient comme impossible à cause de la friabilité du tissu hépatique, comme inutile et même comme nuisible ainsi
que le prétend Chauvel [1], parce qu'elle empêche le retrait du foie. Or
il faut reconnaître au contraire que c'est là une disposition très favorable, réalisée du reste dans les cas où le foie adhère spontanément
à la paroi, et qui a le grand avantage de prévenir la pénétration de
liquides septiques dans le péritoine. D'autre part la friabilité du tissu
hépatique n'effraie pas les chirurgiens, les sutures sont parfaitement
réalisables, et rien ne s'oppose à la fixation du foie à la paroi qui est
généralement admise par tout le monde aujourd'hui.

Lorsque l'abcès est très tendu et que le passage des fils fixateurs à
travers la paroi mince expose à la déchirure et à la pénétration des
fils dans la poche, il est bon, avant de faire la fixation du foie à la
paroi, d'évacuer l'abcès par une ponction ; la surface du foie devient
flasque et plus facile à fixer ; dans les cas où l'abcès est moins tendu,
on peut commencer par la fixation, et faire ensuite l'ouverture large
de la collection purulente en la faisant précéder, comme nous le verrons bientôt, d'une ponction évacuatrice.

La fixation hépato-pariétale est réalisée de la façon suivante :

---

1. Chauvel. *Académie de médecine*, Paris, 7 mai et 25 juin 1889.

On se servira de préférence de gros catgut ou de grosse soie plate, des fils un peu volumineux ayant moins de tendance à couper le tissu du foie et remplissant mieux le canal créé par le passage de l'aiguille. Beaucoup d'auteurs préfèrent les points séparés, tandis que d'autres donnent la préférence au surjet[1]. Les fils seront passés à l'aide d'une aiguille courbe de Reverdin ou d'une aiguille à pédale fortement courbée; pour éviter la déchirure du foie, il sera plus prudent de passer le fil en deux fois ; l'aiguille pénétrera d'abord dans le foie, à quelques millimètres au-dessous de la capsule de Glisson, et cheminera dans l'étendue de un centimètre environ, puis dans un deuxième temps elle traversera les plans profonds de la paroi dans le point correspondant. Si l'on a recours aux points séparés, ceux-ci seront distants de 1 à 2 centimètres et assez multipliés pour circonscrire largement l'endroit où doit porter l'incision de l'abcès. Enfin les fils seront modérément serrés pour éviter la déchirure du tissu hépatique. La suture du foie à la paroi ainsi faite est d'une exécution facile et est entrée aujourd'hui dans la pratique courante.

Ouverture de l'abcès. — A la fixation du foie, doit succéder immédiatement l'ouverture large de l'abcès. Celle-ci peut être faite de façons différentes suivant l'état anatomique des lésions. Si le pus est très superficiel et que la ligne des sutures de fixation paraisse suffisante pour éviter toute pénétration du pus dans le ventre, il suffit à l'aide d'un bistouri d'inciser la paroi de l'abcès et la mince couche plus ou moins scléreuse de tissu hépatique qui la recouvre ; mais si l'on a des doutes sur l'imperméabilité des sutures, mieux vaut évacuer le contenu de l'abcès par la ponction aspiratrice et l'ouvrir lorsque la poche est presque totalement vidée.

Si la couche de tissu hépatique qui recouvre l'abcès est épaisse à traverser, il est préférable d'en faire la section avec le thermocautère porté au rouge sombre et dans le cas où de gros vaisseaux donneraient du sang, nous savons que la ligature sur la tranche de section n'en est pas impossible et que le pincement ou la compression constituent également de bons moyens d'hémostase. Cette incision au thermocautère a été surtout appliquée par Zancarol (d'Alexandrie) pour l'ouverture des abcès du lobe droit.

---

1. Pantaloni conseille de recourir à deux rangs de surjet ; le premier rang est constitué par des points passés parallèlement aux lèvres de la plaie ; la deuxième rangée concentrique a pour but de soutenir la première et d'obvier à ses imperfections. Les points qui la constituent peuvent être dirigés sur le centre de la plaie suivant des directions radiées.

Enfin lorsque l'abcès est central, très profondément situé dans la masse hépatique, peut-être est-il plus simple, comme l'indique J.-L. Faure, de pénéter dans le tissu friable du foie en se guidant sur le trocart, avec le doigt qui risque moins de blesser les vaisseaux importants. J.-L. Faure a pu dans ces conditions, enfoncer l'index entier, jusqu'à une profondeur de 10 centimètres environ sans hémorrhagie sérieuse. Si cette hémorrhagie se produisait, on pourrait y remédier en tamponnant le trajet créé par le doigt.

Traitement de la cavité purulente. — Il faut procéder immédiatement au lavage de la cavité purulente si on le juge nécessaire ; on se servira de préférence d'eau bouillie tiède ; d'autres auteurs ont recours à des solutions antiseptiques (eau salée, eau boriquée, eau salicylée, eau iodée, etc.) ; la meilleure d'entre elles nous paraît être l'eau oxygénée qui peut rendre d'utiles services dans les cas de suppuration anaérobie. Le liquide doit être injecté sous une pression très modérée et il faut avoir soin d'en assurer l'écoulement facile, car en distendant la poche on s'exposerait à en provoquer la rupture. On lavera jusqu'à ce que le liquide sorte clair.

Il sera toujours indiqué d'explorer attentivement avec le doigt aidé de la vue, la cavité de l'abcès ; cette exploration permettra de rencontrer parfois des *calculs* intrahépatiques, cause de l'abcès et qu'il faudra extraire, ou encore des *abcès de voisinage* qu'on devra mettre en communication avec la poche principale en effondrant leur paroi.

On complétera le nettoyage de la poche en se servant de tampons montés ou de compresses stériles promenées sur la paroi interne de l'abcès et destinées à évacuer les détritus solides qu'il renferme. Ce procédé déjà préconisé par Zancarol[1] sous le nom de « toilette de l'abcès » est très recommandable et nous paraît compléter d'une façon très utile l'ouverture de l'abcès.

Mais on est allé plus loin et Fontan[2] a proposé de pratiquer un véritable *curetage* de l'abcès à l'aide de la curette tranchante. « Si l'on se rappelle, dit-il, que les parois de l'abcès sont ordinairement revêtues de franges sphacélées, de détritus adhérents, qui forment parfois des masses épaisses, on comprendra que ces parties puissent

---

1. Zancarol. *Traitement chirurgical des abcès du foie des pays chauds.* Paris, 1893.

2. Fontan. *Société de chirurgie,* déc. 1891 et juillet 1892. — *Bulletin médical de Paris,* 16 juillet 1893 et *Traité médico-chirurgical de l'hépatite suppurée des pays chauds,* 1 vol., Paris 1893.

difficilement se détacher par de simples lavages, et être entraînées
à travers les drains. Pourquoi ne pas enlever cette boue du premier
coup, et entraîner par un curetage méthodique ces parties putrila-
gineuses, adhérentes encore, et dont l'élimination est nécessaire à la
guérison véritable. »

« Le curetage doit être très prudent. On explore d'abord avec attention
les parois de l'abcès avec le doigt, car si la paroi était formée d'une
coque fibreuse, comme dans la variété de l'abcès enkysté, le curetage
serait inutile. Mais si le doigt constate la présence de détritus pul-
peux et adhérents, que l'aspect lie de vin et granuleux du pus faisait
soupçonner : la curette utérine est alors introduite, et fait un grattage modéré, mais ferme, sur toute la surface de l'abcès. De temps
en temps le doigt, préférable à la vue, s'assure du travail fait, et si
la boue hépatique est abondante, une irrigation entraîne toute cette
râclure. Puis la curette reprend son œuvre, de manière à ne négliger
aucune région, aucune anfractuosité. Pour combiner les lavages au
curetage lui-même, on peut se servir d'une curette à manche tubulé,
utilisée en gynécologie, et que l'on raccorde avec un siphon chargé
d'eau boriquée. Il peut arriver que l'instrument ne morde pas dans
des tissus trop mous, macérés, et flottants dans la cavité purulente ;
ces débris sont alors soutenus sur la pulpe de l'index, pendant que
la curette les coupe vers leur base. Le doigt et la curette font ainsi
une sorte de pince capable de détacher les parties. La résistance du
tissu hépatique sain, et comme une sorte de cri, que le grattage produit lorsqu'il n'existe plus de détritus à décoller, avertissent que
l'œuvre de la curette est achevée. En procédant avec cette prudence
et cette méthode nous n'avons jamais vu de sang s'écouler d'une
façon notable. Mais outre son innocuité, le curetage présente encore
l'avantage de mettre à jour ou tout au moins d'aider à découvrir
une seconde poche purulente, s'il en existe au voisinage de celle que
l'on traite. La cloison qui sépare deux abcès, mince et flottante, est
quelquefois reconnue avec le doigt, ou directement crevée avec la
curette, au cours du grattage, et l'on voit arriver brusquement un
nouveau flot de pus. »

Telle est, d'après Fontan, la description du curetage qui aurait
pour avantage de débarrasser la poche de tous les débris de tissus
sphacélés qui l'encombrent et, « dont l'élimination spontanée impose
à des hommes souvent épuisés par la maladie, une convalescence
longue et périlleuse ».

Cette méthode thérapeutique n'a pas été sans soulever dès ses débuts de grosses objections ; S. Pozzi, P. Segond, Ch. Monod, Defontaine et d'autres chirurgiens l'ont considérée comme susceptible de provoquer la déchirure du foie, des hémorrhagies et des cholérrhagies. Fontan a répondu que « la crainte de l'hémorrhagie et de la cholérrhagie lui paraissait chimérique, la zone du tissu qui forme paroi à un abcès hépatique étant tout à fait transformée et tous les vaisseaux sanguins et biliaires y étant thrombosés, de sorte que la curette se meut dans une couche formée de vaisseaux ouverts à la circulation. Nous pouvons ajouter qu'en fait nous n'avons jamais vu d'hémorrhagie dans les cas où nous avons cureté, et que les liquides des lavages sont ressortis absolument limpides après quelques instants. » (Fontan.)

Nous n'avons pas une expérience personnelle du curetage appliqué au traitement des abcès du foie, et nous ne pouvons, pour apprécier la valeur de cette méthode, que nous en rapporter aux travaux publiés sur la question. Les résultats de la méthode de Fontan on été fournis par Bresson[1] dans sa thèse et par Fontan dans les statistiques qu'il a publiées ; en 1895[2], le curetage avait donné à Fontan 17 guérisons sur 21 opérés, c'est-à-dire 85 p. 100 de succès ; en 1898[3], Fontan avait opéré 31 nouveaux abcès hépatiques par la même méthode sans aucun insuccès ; par conséquent sur un ensemble de 52 curetages, il avait obtenu 92 p. 100 de succès. L'innocuité de la méthode de Fontan et les bons résultats qu'elle a fournis ont été également confirmés par Farganel[4], et beaucoup de médecins de la Marine lui sont restés fidèles.

Il faut reconnaître néanmoins que les avis sont actuellement très partagés sur la valeur du curetage, et que nombreux sont les chirurgiens qui s'abstiennent d'y recourir. En 1905, au premier congrès égyptien de médecine, cette manœuvre a été rejetée par un certain nombre de chirurgiens parmi lesquels, Gœbel, Wildt, Latis, et tout récemment, dans un article de la *Revue de Chirurgie* paru en 1906, Loison qui dans de rares cas a eu recours au curetage, déclare que cette manœuvre l'a toujours peu enthousiasmé : « Nous craignons, dit-il, de faire trop ou pas assez ; quand on voit à l'autopsie, combien est faible et fragile la coque de certains abcès corti-

1. Bresson. *Le curetage des abcès du foie*, thèse de Bordeaux, 1894-1895.
2. Fontan. *Traité médico-chirurgical de l'hépatite suppurée*, Paris 1895, p. 603.
3. Fontan. *Bull. et Mém. de la Soc. de chirurgie de Paris*, 1898, p. 159.
4. Farganel. *Note sur le traitement des abcès du foie par la suture pleuro-diaphragmatique et le curetage de la poche d'après la méthode de Fontan*, Archives de médecine et de pharmacie militaires, Paris, 1899.

caux, on hésite à appuyer la curette sur la paroi, de crainte de passer dans le péritoine, ou dans un organe voisin soudé au foyer hépatique par des adhérences ; on risque en outre d'ouvrir des vaisseaux sanguins ou des canaux biliaires importants dont la paroi est ramollie par l'inflammation ou l'extrémité libre oblitérée par un faible thrombus. »

Gaide (1905) pense que le curetage peut être utile dans certains cas, mais qu'il peut être souvent remplacé avantageusement par le brossage léger ou par le nettoyage avec des éponges montées, d'après le procédé de Zancarol, ou bien encore par le curetage digital d'un emploi courant dans les hôpitaux coloniaux.

On voit par cet exposé que l'accord est loin d'être fait entre les chirurgiens ; toutefois il est juste de faire remarquer que les auteurs qui ont combattu la méthode n'ont apporté dans le débat que des objections théoriques.

On terminera l'opération par le *drainage* fait à l'aide de deux gros tubes pénétrant jusqu'au fond de la poche. Si un suintement sanguin un peu abondant succédait au nettoyage de la cavité, il faudrait tamponner soigneusement cette dernière avec de la gaze aseptique, qu'on laisserait en place pendant vingt-quatre ou quarante-huit heures. Le pansement fait à la gaze stérilisée simple sera modérément serré et renouvelé fréquemment dans les jours qui suivront l'opération pour éviter toute stagnation des liquides septiques.

L'aspiration du liquide purulent, qui occupe la cavité de l'abcès en quantité plus ou moins abondante, sera faite à chaque pansement. Les avis sont partagés sur l'utilité des lavages de la cavité suppurante ; beaucoup de chirurgiens les réservent aux cas où la suppuration est fétide, abondante et où des accidents fébriles persistent après l'ouverture de l'abcès ; en tout cas, il est bien certain qu'à un moment donné ils sont plutôt nuisibles en portant obstacle au retrait de la cavité. Les attouchements de la cavité à la teinture d'iode faits de temps à autre paraissent au contraire favorables pour hâter les progrès de la cicatrisation.

Les drains seront diminués de longueur et de volume à mesure que la cavité se comble. Gaide a vu que le maintien du drain dans toute sa longueur est quelquefois une cause de douleur, et particulièrement une cause de scapulalgie, quand par exemple, il s'agit d'un abcès de la face convexe, très superficiel et pour ainsi dire accolé au diaphragme. Ce phénomène a été observé par lui très nettement dans un cas où on reproduisait ou supprimait à volonté la douleur de l'épaule en poussant le drain ou en le retirant.

La guérison sera obtenue en un temps variable avec le volume de l'abcès et l'état général du malade; ce temps ne dépasse ordinairement pas quatre à six semaines. On a vu cependant, dans certains cas, des fistules persister pendant plusieurs mois.

B. — Ouverture méthodique en un temps avec fixation dernière

Cette méthode, qui offre moins de sécurité que la méthode précédente, est exécutée de la façon suivante : les diverses couches de la paroi abdominale sont incisées méthodiquement ; l'abcès est reconnu ; aucune suture préalable n'assure la fixité du foie à la paroi, mais avant de pratiquer l'ouverture de la collection purulente, on fait exercer par les mains d'un aide une compression qui a pour but de maintenir les parois du ventre en contact avec la surface du foie et d'éviter l'épanchement du liquide purulent dans le péritoine.

« Ce n'est qu'après cette précaution qu'on procède soit à la ponction complètement évacuatrice, si elle n'était déjà faite, soit à l'incision. Cette dernière est faite assez bas, eu égard au retrait du foie après l'évacuation. Dès que l'incision est suffisante pour permettre l'introduction de l'index gauche dans la cavité de l'abcès, le doigt sert de crochet pour maintenir le foie, l'accoler à la paroi et guider les écarteurs plats, qui, une fois l'incision agrandie, viendront maintenir les lèvres de l'abcès béantes et accolées à la paroi. Les écarteurs placés, la compression des parois sur le foie exercée par l'aide, est abandonnée. » (Defontaine).

Il faut alors fixer le foie à la paroi ; on peut le faire soit en se servant de sutures fixatrices, soit avec des d'instruments spéciaux.

La fixation par des sutures peut être faite soit à l'aide d'un surjet (comme le conseille Pantaloni), soit à l'aide de points séparés. Le fil comprendra à la fois la paroi de l'abcès et les plans profonds de la paroi abdominale ; il sera suffisamment serré pour obtenir l'accolement du péritoine pariétal et du péritoine hépatique mais sans déchirer la paroi de l'abcès.

La fixation à l'aide d'appareils spéciaux n'a été que rarement mise en pratique ; elle est compliquée, et nous ne ferons que la mentionner ici. Nous reproduisons à titre documentaire les figures 1, 2, 3, 4, 5, empruntées à l'ouvrage de Pantaloni et destinées à faire connaître l'*obturateur péritonéal d'Atgier* (1893) qui, parmi les appareils en question, serait l'un des plus connus. Ces figures permettront de

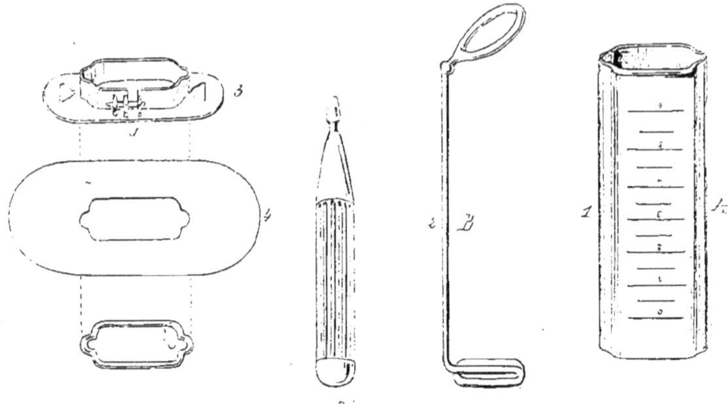

Fig. 41. — L'obturateur péritonéal d'Atgier pour les abcès du foie (d'après Pantaloni). — Instrument démonté.

1, partie centrale de l'appareil. — A, drain métallique gradué en centimètres. — 2, ailettes à poignées. — B, tige réunissant l'ailette à l'anneau de manœuvre. — D, tige pour manœuvrer l'ailette. — C, les autres parties de l'appareil, — 3 et 4 les deux parties de la collerette fixatrice.

comprendre le fonctionnement de l'appareil destiné à assurer le

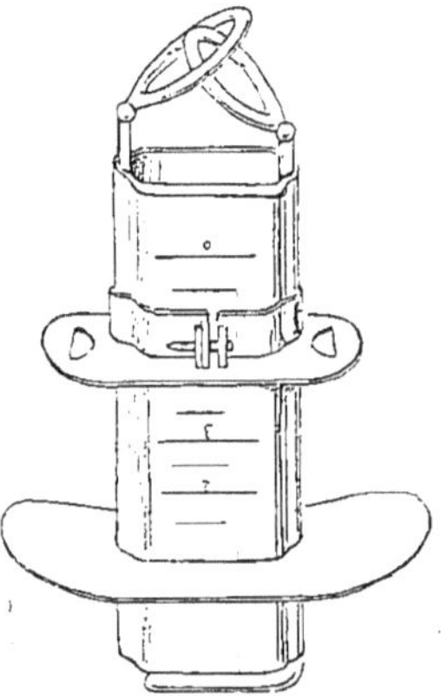

Fig. 42. — L'obturateur d'Atgier prêt à être introduit dans l'abcès (d'après Pantaloni.)

Les deux parties de la collerette fixatrice sont écartées. Les ailettes sont rentrées pour faciliter l'introduction de l'appareil.

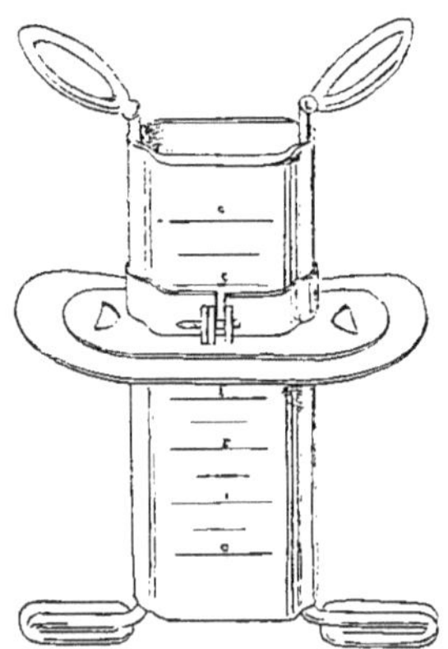

Fig. 43. — L'appareil d'Atgier complètement remonté et développé (d'après Pantaloni.)

Collerette fixatrice en place.

contact du foie incisé avec la paroi abdominale, sans qu'il soit utile d'entrer dans de plus longs détails.

Lorsque la fixation secondaire du foie est assurée, la cavité de

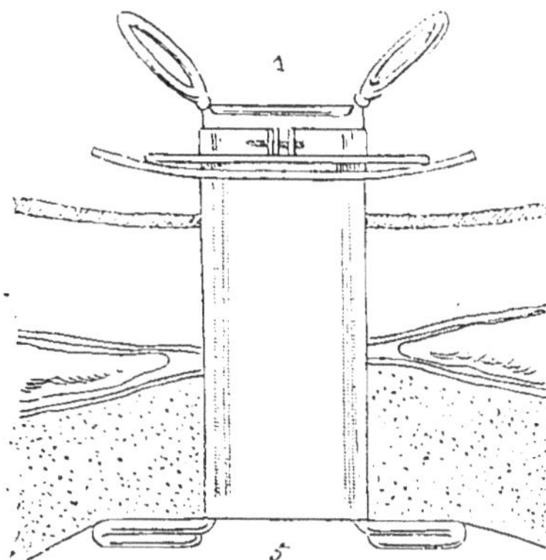

Fig. 44. — L'obturateur au moment de la mise en place (d'après Pantaloni.) L'appareil est introduit dans la cavité de l'abcès (5), mais n'est pas encore fixé. Le foie est accolé à la paroi, grâce aux ailettes qui ont été développées.

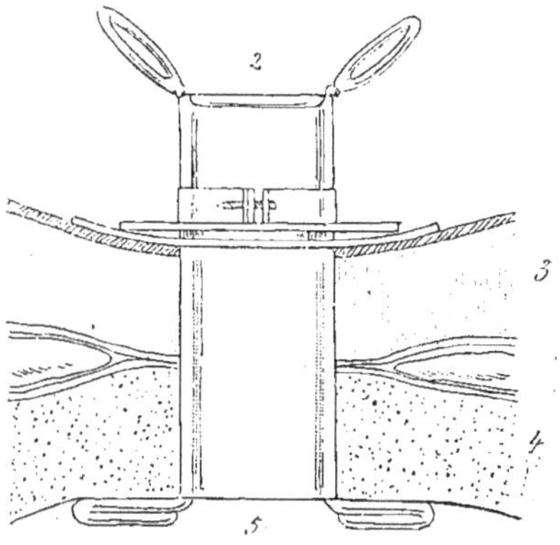

Fig. 45. — L'obturateur en place dans un abcès du foie (d'après Pantaloni.)

2, appareil en place. — 3, paroi abdominale en coupe. — 4, tissu hépatique en coupe. — 5, cavité de l'abcès hépatique.

l'abcès doit être traitée dans les conditions que nous avons précédemment indiquées.

C. — Ouverture méthodique en un temps sans fixation

Ce mode d'ouverture des abcès du foie, admis encore par quelques auteurs, est sans intérêt ; il a la plus grande analogie avec la méthode de Stromeyer-Little ; comme cette dernière il expose à la pénétration du pus dans le péritoine, et par conséquent à la péritonite, si le pus est septique ; mais il diffère de la méthode de Little en ce que l'incision de la paroi est faite lentement, méthodiquement, couche par couche.

Lorsque le foie est mis à nu, les mains d'un aide dépriment la paroi abdominale pour le mettre en contact avec la surface hépatique et éviter, autant que possible, au moment de l'ouverture de l'abcès, l'écoulement du pus dans le péritoine. L'évacuation de l'abcès, la toilette de la poche et son drainage sont pratiqués, mais aucune suture n'assure la fixation du foie incisé à la paroi ; un bandage de corps maintient plus ou moins bien l'accolement des parties ; les adhérences qui se produisent sont secondaires et spontanées.

C'est là une méthode dangereuse, qu'il faut abandonner, car il est impossible de prévoir à l'avance les cas où le pus est stérile et où l'inoculation du péritoine sera sans inconvénient.

OUVERTURE DE L'ABCÈS PAR VOIE THORACIQUE

A. — VOIE TRANSPLEURALE ET TRANSDIAPHRAGMATIQUE

Ce mode d'ouverture est réservé aux abcès de la face convexe, qui proéminent du côté de la cavité thoracique; ces cas sont fréquents. L'opération rappelle de tous points celle qu'Israël a appliquée le premier aux kystes hydatiques à développement intra-thoracique. Elle a été proposée par Thornton[1] et a donné des succès aux nombreux chirurgiens qui l'ont employée.

L'incision de la paroi thoracique est faite suivant un espace intercostal, dans le point qui semble devoir conduire le plus directement sur l'abcès; généralement on choisit un espace intercostal inférieur, et pour assurer un drainage au point déclive on incise assez en arrière entre les deux lignes axillaires antérieure et postérieure. Le plus souvent il est indispensable pour opérer à l'aise de faire la résection sous-périostée d'une ou deux côtes sur une étendue de 8 à 10 centimètres; non seulement cette résection donne du jour pour exécuter les divers temps de l'opération, mais elle permet encore d'assurer un bon drainage de la cavité suppurée; en effet lorsqu'on se contente de faire une simple incision de l'espace intercostal, le drain serré entre deux côtes fonctionne mal et souvent la côte finit par être atteinte d'ostéite. Il y a longtemps que Chauvel, Zancarol, Fontan etc., ont insisté sur les avantages de la résection costale. L'artère intercostale est liée chemin faisant, si elle est blessée.

Lorsque les deux feuillets pleuraux adhèrent, ce qui s'observe dans les abcès anciens, l'ouverture de la collection est faite en passant au centre des adhérences. Mais lorsque la plèvre est libre, il est nécessaire de créer artificiellement ces adhérences pour mettre la cavité pleurale à l'abri de la pénétration de l'air et du pus. Le plus souvent le diaphragme est appliqué contre la paroi thoracique par la saillie de l'abcès, il en résulte un accolement des deux plèvres sur une assez grande étendue, condition, qui permet de réaliser aisément la suture des deux feuillets sans danger de pneumo-thorax.

Le pneumothorax, en effet, n'a pas tendance à se produire, si on n'exerce pas sur le diaphragme une pression susceptible de décoller les deux feuillets et d'ouvrir la cavité virtuelle du sinus costo-dia-

---

1. Knowsley Thornton. *The Surgical treatment of diseases of the Liver*, *British med. Journal*, Lond., vol. II, p. 901, 1886.

phragmatique. Cependant cette complication serait à redouter si des
efforts de toux ou de vomissement provoquaient des appels d'air.

La suture des deux plèvres peut être assurée à l'aide d'un surjet
fait à la soie ou au catgut, qui circonscrit sur le diaphragme un
espace suffisamment large au centre duquel sera faite l'incision
méthodique des plèvres et du diaphragme.

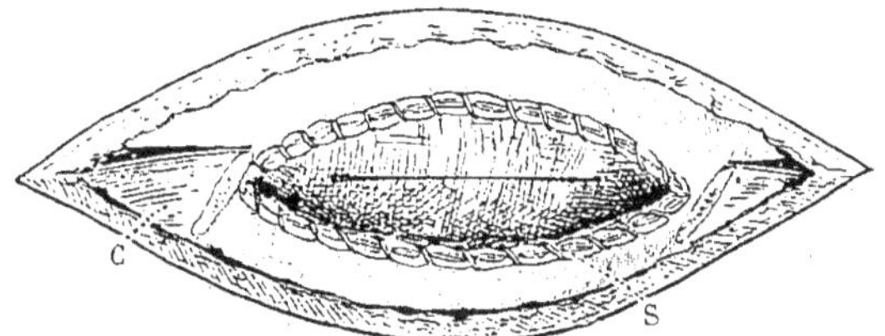

Fig. 46. — Voie transpleurale et transdiaphragmatique.
C, côte réséquée. — S, suture pleuro-pleurale.

Mais on peut encore, comme le font Bertrand et Fontan, Defontaine, Walther, etc., inciser d'abord le feuillet costal de la plèvre,
puis diviser très légèrement avec le bistouri la plèvre diaphragmatique avec quelques fibres musculaires sous-jacentes, relever les bords
de cette incision et par un rapide surjet au catgut les réunir aux
bords correspondants de l'incision de la plèvre costale. Il ne reste
plus pour pénétrer dans l'abdomen qu'à sectionner les fibres profondes du diaphragme.

Bien entendu, il ne saurait plus être question de suturer les feuillets pleuraux dans les cas où la plèvre est le siège d'un épanchement
purulent, soit que l'abcès se soit ouvert spontanément dans la cavité,
soit qu'il y ait pleurésie purulente concomitante sans communication avec l'abcès ; il faudrait alors se contenter d'assurer un bon
drainage des deux cavités purulentes superposées.

Lorsque le diaphragme adhère à l'abcès, on peut d'un seul coup
inciser muscle et collection ; la cavité péritonéale est protégée d'une
façon naturelle par les adhérences ; mais lorsque le foie est libre
d'adhérences, il est bon de suturer, si possible, la surface du foie au
diaphragme et au péritoine sous-diaphragmatique ; cette suture sera
toujours délicate à réaliser étant donnée la profondeur à laquelle elle
doit être pratiquée ; on pourra la faciliter en évacuant d'abord la
poche par une ponction.

Il est vrai que, d'après Defontaine « la suture serait moins indispensable que pour les abcès ouverts par la région sous-costale. Ici,
en effet, la brusque hernie de l'épiploon ou de l'intestin est impos-

sible; et le foie étant normalement en rapport avec les parties incisées, on a moins à craindre de voir l'ouverture hépatique cesser de leur correspondre par suite de la rétraction du foyer. Si la suture du foie au péritoine sous-diaphragmatique n'a pas été faite, on aura soin, immédiatement après l'ouverture de l'abcès, d'introduire dans sa cavité, d'abord l'index gauche en crochet, puis deux écarteurs qui, confiés à un aide, maintiendront accolés les feuillets du péritoine. Zancarol n'emploie pas d'autre moyen pour protéger le péritoine et la plèvre et a obtenu des succès ».

Dans son article, Loison[1] considère que la clôture artificielle des séreuses pleurale et péritonéale est « longue et surtout inutile pour les abcès du foie. » Il a recours à des moyens différents pour éviter l'entrée de l'air dans la plèvre et l'issue du pus dans cette cavité et dans le péritoine.

Voici comment il procède : « Dès que nous sommes au voisinage de la plèvre, le malade placé primitivement dans le décubitus latéral est replacé autant que possible en décubitus dorsal, pour que la pesanteur n'intervienne pas pour détacher le foie de la paroi thoracique ; en plus un aide pratique immédiatement avec une main une pression sur le bord inférieur du thorax, pour accoler les feuillets pleuraux, pendant qu'avec l'autre main, pressant sur la face inférieure du foie, pour refouler l'organe en haut et en dehors, il contribue encore à assurer cette coalescence. Si la plèvre contient un épanchement séreux, il faut laisser écouler le liquide, avant de procéder à la manœuvre destinée à accoler ses feuillets ; si l'épanchement est purulent, on place immédiatement un drain séparé dans sa cavité.

« Nous n'abandonnons jamais le contact du pus, depuis le commencement jusqu'à la fin de l'opération : c'est d'abord le trocart qui se trouve dans le trajet évacuateur ; puis c'est l'instrument divulseur (le dilatateur de Tripier, une paire de ciseaux mousses ou une pince hémostatique fermée) remplacé lui-même par le doigt, auquel on substitue les drains. On n'a pas de cette façon la crainte de voir la section hépatique remonter et s'éloigner de la plaie extérieure et nécessiter des recherches et des tâtonnements avec le doigt ou les instruments pour la retrouver. Lorsque le trajet reste jalonné du commencement à la fin de l'opération, le pus tend naturellement à suivre le guide qui le conduit à l'extérieur. La petite manœuvre suivante que nous n'avons garde d'omettre, nous semble également

---

1. Loison. *Revue de Chirurgie*, Paris, 1906, t. XXXI.

recommandable : dès que le doigt est introduit dans l'abcès, nous le recourbons en crochet pour tirer de dedans en dehors sur la paroi de la poche, assurant encore davantage l'accolement des feuillets séreux, jusqu'à ce que la vidange du foyer purulent soit effectuée ».

Malgré les bons résultats que cette technique opératoire a fournis à Loison, nous persistons à penser que l'établissement préalable d'une collerette de sutures sur les séreuses autorise l'ouverture de l'abcès du foie dans des conditions plus sûres; en cas d'échec dans la mise en place des sutures, on pourrait toutefois y recourir, ou tout simplement à la protection du péritoine par des compresses insinuées entre le foie et la paroi.

Après évacuation de l'abcès, la cavité purulente sera traitée dans les conditions que nous avons indiquées précédemment à propos de l'opération pratiquée par la voie abdominale.

B. — VOIE PARAPLEURALE TRANSDIAPHRAGMATIQUE
(Siraud[1], Pacheco Mendès[2].)

Pacheco Mendès a décrit sous le nom de voie parapleurale transdiaphragmatique le procédé suivant qu'il avait appliqué une fois avec succès en 1903.

« Le malade étant couché sur le côté gauche et endormi, nous pratiquons sur la 9e côte, à partir de son insertion au cartilage sternal, une incision de 12 centimètres, sur les extrémités de laquelle nous avons fait tomber deux autres incisions; puis nous disséquons et soulevons le lambeau jusqu'à sa base, qui correspond au 7me espace intercostal. Les 8e et 9e côtes sont mises à découvert, dénudées de leur périoste et réséquées, au moyen d'une pince de Liston, de 10 centimètres pour la 9e, et de 8 centimètres pour la 8e côte. L'isolement des côtes de leur périoste a été très facile et la plèvre n'a pas été intéressée. Cela fait, nous décollons, au doigt et au moyen de la rugine plate, le feuillet pariétal de la plèvre des côtes placées au-dessous de l'incision jusqu'au point de réflexion de ce feuillet sur le diaphragme. En relevant bien haut le cul-de-sac de la plèvre nous pratiquons sur le diaphragme à nu, à sa partie inférieure, une incision de 5 centimètres de long, qui donne issue au pus. » Le procédé parapleural transdiaphragmatique aurait l'avantage de per-

---

1. M. Siraud. *Sur un nouveau procédé pour aborder la face convexe du foie*, *La Province médicale*, Lyon. 1900, p. 603, et 1901, p. 4.

2. Pacheco Mendès. *Procédé pour aborder les abcès sous-diaphragmatiques du foie*, Revue de Chirurgie, Paris, 1903, p. 732.

mettre un drainage parfait de l'abcès et d'éviter d'une manière absolue le pneumothorax immédiat ; l'intégrité de la plèvre ne permettrait pas les complications secondaires.

Pacheco Mendès insiste sur la facilité avec laquelle il a pu exécuter son procédé, ouvrir, cureter et drainer l'abcès, en dehors de l'abdomen, bien protégé par les adhérences. En l'absence d'adhérences, l'auteur considère qu'il est prudent de fixer la surface séreuse du foie, prise en dessous du point de ponction, aux lèvres de la plaie diaphragmatique.

Le procédé de Pacheco Mendès présente avec celui de Siraud précédemment décrit à propos des kystes hydatiques (p. 124) la plus grande similitude. C'est la raison pour laquelle nous avons cru devoir associer leurs noms en tête de ce chapitre, mais il est juste de reconnaître que Siraud n'avait pas exécuté sur le vivant le procédé qu'il décrivait d'après ses expériences cadavériques.

Nous n'avons rien à ajouter ici à la description que nous avons donnée précédemment de l'incision parapleurale en la modifiant légèrement.

COMPLICATIONS OPÉRATOIRES ET POST-OPÉRATOIRES

Nous décrirons successivement : 1° les accidents qui se produisent au niveau du foie ; 2° les accidents spéciaux aux opérations par voie abdominale ; 3° les accidents spéciaux aux opérations par voie transpleurale ; 4° les accidents qui peuvent survenir au niveau de la plaie pariétale ; 5° enfin les complications qu'on peut observer à distance.

Accidents au niveau du foie. — Ils sont primitifs ou secondaires.

Parmi les accidents primitifs, il faut citer :

1° L'HÉMORRHAGIE. — Nous avons déjà fait allusion à cette complication en décrivant la technique des opérations. C'est surtout dans la région du hile qu'on l'observera.

L'hémorrhagie peut avoir pour origine la section d'une lame de tissu hépatique épaisse située en avant de l'abcès. Nous rappelons qu'en pareil cas il est préférable d'inciser le tissu du foie à l'aide du thermocautère ou encore, lorsque l'abcès est situé très profondément, de se servir du doigt pour créer un véritable puits qui donne accès sur la collection. Lorsqu'un vaisseau saigne sur la surface de section, il peut être pincé ou lié, et si ces moyens sont insuffisants, il faut recourir au tamponnement. Dans un cas personnel, Loison a eu recours, pour arrêter l'hémorrhagie, à la canule à chemise de Dupuytren ; la canule introduite dans le foyer purulent en assurait le drainage, et la chemise bourrée de gaze iodoformée produisait l'hémostase par compression excentrique des lèvres de la plaie hépatique.

Le tamponnement sera généralement efficace contre l'hémorrhagie ; cependant Farganel l'a vu échouer et la mort se produire d'une façon presque foudroyante dans un cas où on avait débridé un abcès très profond insuffisamment ouvert. Le tamponnement de la cavité purulente est encore la méthode de choix dans les cas où l'hémorrhagie a pour origine un suintement en nappe parfois très abondant des parois de la poche ; le tamponnement est fait à l'aide de gaze stérilisée fortement serrée autour des tubes de caoutchouc qui assurent le drainage de la poche et doit être laissé en place pendant trois ou quatre jours.

2° LA PERTE DU PARALLÉLISME DES BORDS DE LA PLAIE. — Cette complication est la conséquence du retrait brusque du foie survenant après l'évacuation de l'abcès, lorsqu'on n'a pas pris la précaution de fixer préalablement le foie à la paroi abdominale.

Elle peut avoir pour conséquences l'infection du péritoine, le pus trouvant un espace libre quelquefois très large, car la rétraction du foie peut être grande, pour s'insinuer entre la paroi abdominale et la glande hépatique et d'autre part l'intestin pouvant faire issue à travers la plaie abdominale dans les efforts de toux et de vomissements. C'est pour éviter ces déplacements, que Bertrand et Fontan ont conseillé de calculer le retrait et d'inciser la paroi très haut, tout contre le bord costal. Nous persistons néanmoins à penser que la fixation du tissu hépatique à la paroi est préférable, comme l'ont soutenu, il y longtemps, à la Société de Chirurgie, Périer, Peyrot, Quénu [1] et Tuffier [2].

Parmi les accidents secondaires constatés au niveau du foie, nous citerons encore :

3° LA CHOLÉRRHAGIE. — Étudiée par Bertrand [3], en 1890, la cholérrhagie est un accident rare, puisque Lesueur-Florent n'en recueillait que 21 observations dans la littérature médicale, en 1901. Cette complication peut exceptionnellement se produire primitivement, c'est-à-dire au moment de l'opération. Il est plausible d'admettre en effet,

<hr>

1. *Société de Chirurgie* de Paris, 7 janvier 1891.
2. *Société de Chirurgie* de Paris, 12 octobre 1892.
3. Bertrand. *Cholérrhagie*, Revue de médecine, Paris, mars 1890.

qu'une fistule biliaire puisse être la conséquence de l'ouverture d'un canalicule biliaire au moment du curetage de la cavité abcédée ou lorsque le bistouri traverse une couche épaisse de parenchyme hépatique sain située en avant de la collection. Il arrive aussi parfois qu'un vaisseau biliaire ulcéré puis perforé au contact du pus déverse la bile dans la cavité de l'abcès avant son ouverture ; au moment de l'évacuation du pus, celui-ci s'écoule plus ou moins coloré en vert, et si la perforation est large on assiste à l'établissement d'une cholérrhagie primitive.

Mais le plus souvent la cholérrhagie apparaît secondairement ; elle est alors précoce ou tardive.

Par cholérrhagie *précoce,* il faut entendre celle qui apparaît dans les vingt-quatre heures qui suivent l'ouverture de l'abcès ; tandis que la cholérrhagie tardive est constatée généralement du huitième au dixième jour.

La cholérrhagie précoce dont Valence[1] rapporte seulement quatre observations dans un récent article de la *Revue de Chirurgie* est très rare, plus rare que la cholérrhagie tardive.

Il est possible que dans un certain nombre de cas l'écoulement précoce de bile soit la conséquence d'une perforation d'un canal biliaire antérieure à l'ouverture de l'abcès. Mais alors la perforation est de très petites dimensions ou le canalicule d'un petit calibre, et au moment de l'évacuation du liquide purulent la présence de la bile mélangée au pus dans de faibles proportions passe inaperçue ; ce n'est qu'au moment du premier pansement que l'existence de la bile, qui s'est déversée lentement dans la cavité après l'opération, sera reconnue.

Mais le plus souvent, il faut invoquer pour expliquer l'écoulement précoce de la bile un autre mode de production analogue à celui qui a été admis pour les fistules biliaires survenant après l'ouverture des kystes hydatiques. D'après Valence « il se produirait une rupture par décompression d'un canalicule biliaire dont la paroi est amincie, réduite à ses seuls éléments épithéliaux, dont le calibre est ou non légèrement augmenté, rupture non immédiate, se faisant quelques heures après l'ouverture opératoire quand la poche s'affaisse, simple fissure même portant sur un ou plusieurs canalicules. La cholérrhagie ne cessera qu'au moment où la membrane pyogénique arrivera à recouvrir complètement l'orifice de rupture ou à rapprocher, à accoler les lèvres du canalicule, car, d'après sa constitution histologique,

1. Valence. *Abcès du foie et cholérrhagie précoce,* Revue de chirurgie, Paris, 1906, p. 101.

la cicatrisation du canal biliaire rompu a peu de tendance à se faire
spontanément. » Dans d'autres cas, Valence admet qu'on peut invoquer un autre processus pathogénique : la fistule biliaire succéderait
à l'ouverture dans la cavité principale d'un petit abcès intra-canali-
culaire de voisinage.

La cholérrhagie *tardive* apparaît pour Bertrand et Fontan [1] du huitième au dixième jour après l'opération, pour Lesueur-Florent [2] et
Le Dantec [3] du huitième au douzième jour. On admet généralement
que cet écoulement tardif de bile se produit au moment où les
débris sphacélés qui tapissent la paroi de l'abcès se détachent quelquefois sous l'influence d'un lavage et provoquent en tombant l'ouverture d'un canalicule biliaire ou la chute du bouchon de mucus et
de cellules épithéliales qui obturait sa lumière. L'écoulement de
bile se produirait donc au moment de la détersion des parois de
l'abcès et cesserait quand la membrane pyogénique est complètement organisée. Cette pathogénie est certainement la plus fréquente,
mais ce n'est peut-être pas la seule qu'on puisse invoquer.

C'est ainsi que dans certains cas on a pu incriminer pour la production de la fistule biliaire l'ulcération d'un canalicule provoquée
par la pression continue d'un drain trop long. Il en était ainsi dans
les cas cités par Demmler [4], par Peyrot et Veillon [5], par Cauvy [6], etc.
On devra donc substituer aux drains du début, des drains de plus en
plus petits et plus courts au fur et à mesure que la poche se rétracte
et que la sécrétion diminue.

Exceptionnellement la cholérrhagie peut être la conséquence d'une
compression exercée au niveau du hile sur les canaux hépatiques
par un second abcès, comme Bertrand et Fontan en citent deux
exemples, et occasionnant le reflux de la bile par les pertuis de
l'abcès opéré, ou de l'obstruction d'un gros canal biliaire voire même
du cholédoque par un calcul, coexistant avec l'abcès du foie. Trille [7]
en a rapporté un exemple confirmé par l'autopsie.

Que la cholérrhagie soit précoce ou tardive, c'est toujours une

---

1. Bertrand et Fontan. *Traité de l'hépatite suppurée des pays chauds*, Paris,
1895, p. 584.

2. Lesueur-Florent. *Abcès du foie et cholérrhagie*, Arch. de médecine navale,
Paris, 1901, p. 25.

3. Le Dantec. *Précis de pathologie exotique*, 3e édition, Paris, Naud, 1905.

4. Demmler. *In* Grémillon, thèse de Paris, 1889.

5. Peyrot et Veillon. *Société de Chirurgie* de Paris, 7 janvier 1890.

6. Cauvy, *Archives de médecine navale*, Paris, 1891.

7. Trille. Thèse de Lyon 1899.

complication sérieuse, quelquefois même très grave. La perte de
bile en effet peut être considérable (1 500 grammes par vingt-quatre
heures chez une opérée de Potherat[1]) et elle peut durer des mois (la
fistule n'était pas fermée seize mois après l'intervention chez la
malade de Potherat) provoquant une dénutrition profonde qu'il est
difficile de combattre chez des sujets que l'hépatite et la dysenterie
empêchent de suralimenter. Cependant il est à remarquer que, dans
la grande majorité des cas, la cholérrhagie a fini par guérir, quelle
qu'ait été son abondance ; Potherat estime qu'on en a exagéré l'importance ; néanmoins elle pourrait provoquer la mort, témoin le fait
rapporté par Lafourcade[2] à la Société de Chirurgie de Paris, en 1897.

La cholérrhagie est une complication qu'il est difficile d'éviter, car
sa production est indépendante du chirurgien. Lorsqu'elle est établie,
les moyens dont nous disposons pour obtenir l'oblitération de la fistule biliaire sont bien insuffisants ; on a conseillé la suppression des
injections, la cautérisation de l'orifice fistuleux lorsqu'elle est possible, le tamponnement de la cavité laissé plusieurs jours à demeure,
les attouchements de la paroi de l'abcès avec l'eau oxygénée ; il faudra surtout assurer la désinfection soignée de la cavité de l'abcès ;
malheureusement cette thérapeutique locale reste le plus souvent
sans résultat. En tout cas on ne négligera jamais de soutenir l'organisme du malade tant que durera l'écoulement de la bile, de l'ali-
menter autant que l'état de son intestin le permettra. et peut-être de
recourir (Valence), à l'opothérapie hépatique, qui aurait l'avantage
de relever considérablement le nombre des hématies (Perrin)[3].

La cholérrhagie n'est pas la seule complication qu'on puisse observer après l'ouverture de l'abcès : on voit parfois persister ou se produire à nouveau des *accidents infectieux* accompagnés de fièvre qui
ont pour cause une rétention de pus dans l'abcès qui se vide mal ;
il est indispensable en pareil cas d'assurer un drainage plus parfait
de la poche purulente, en élargissant l'incision primitive souvent
insuffisante et en se servant, comme Loison, si le foyer s'étend en
arrière et arrive plus ou moins au contact de la paroi thoracique
postérieure, d'une contre-ouverture faite à ce niveau pour établir un
drainage en un point déclive.

1. Potherat. *Bull. et Mem. de la Société de Chirurgie*, 1898, p. 57.

2. Lafourcade. *Bull. et Mém. de la Société de Chirurgie*, Paris. 1897, p. 831.

3. Perrin. *Considérat. sur certains effets de l'opothérapie hépatique. Revue médicale de l'Est*, Nancy, 1905, p. 1, 50, 76, 107.

Mais la fièvre persistant après l'opération n'est pas toujours la conséquence d'un mauvais drainage de la cavité de l'abcès ; il faut se souvenir que les accident fébriles peuvent être en relation avec l'existence d'autres foyers hépatiques suppurés ou encore que la fièvre peut être sous la dépendance du paludisme concomitant. On interrogera donc avec soin le malade sur ses antécédents, on pratiquera l'examen bactériologique du sang, et on devra recourir dans les cas douteux à l'administration du sulfate de quinine.

Dans d'autres cas, on observe chez des sujets qu'une dysenterie chronique continue à affaiblir et dont l'état général est mauvais un *retard dans la cicatrisation de la cavité hépatique*. Loison insiste sur les avantages que présente en pareil cas le traitement opothérapique qu'il a fait suivre dans les conditions suivantes : il faisait absorber tous les jours, 150 grammes de foie de porc cru, finement haché, interposé entre deux tranches de pain ; ou bien il se contentait de passer rapidement à la poêle une tranche de foie enrobée dans du beurre, de façon à cuire simplement sa surface et à laisser le centre cru ; cette préparation est plus facilement acceptée par les malades.

Enfin parfois, il persiste après l'ouverture de l'abcès des *fistules* [1] interminables, qui tiennent à des causes diverses : l'ouverture de l'abcès, souvent trop petite au début, s'est rétrécie avant que la cicatrisation des parties profondes ait eu le temps de se faire, et ne permet pas le drainage de l'abcès dans des conditions favorables ; il y a donc indication de pratiquer toujours l'incision primitive aussi large que possible, de la maintenir telle pendant toute la durée de la cicatrisation de la poche et dans les cas où la fistule serait constituée de la dilater, de la débrider pour permettre l'évacuation facile des liquides qui stagnent dans la poche.

Les extrémités de la côte réséquée peuvent se nécroser au contact du pus et entretenir la suppuration qui ne cède qu'à un grattage ou à la résection de la portion osseuse dénudée ; un drain mal fixé peut tomber dans la cavité et jouant le rôle de corps étranger, entretenir une suppuration interminable, jusqu'au jour où il est découvert par hasard et extrait.

Il arrive aussi qu'à la suite d'un drainage trop prolongé le trajet du drain s'épidermise ; la fistule sécrète à peine, mais ne se ferme

---

1. Landard. *Fistules consécutives aux suppurations hépatiques*, thèse de doctorat. Paris, 1901, n° 630.

pas ; Loison cite un cas dans lequel il dut extirper le trajet fistuleux pour obtenir une cicatrisation définitive.

Enfin on peut voir persister, interposée entre le foie et la paroi thoracique, une poche comparable à celle des vieux empyèmes devenus fistuleux, et dont les parois n'ont aucune tendance à s'accoler. Une pareille disposition peut conduire à des interventions portant sur le squelette thoracique se rapprochant plus ou moins de l'opération d'Estlander et ayant pour but de permettre l'affaissement des parties molles du thorax et leur mise en contact avec le foie.

Accidents spéciaux aux opérations par voie abdominale. — A l'époque où l'opération aveugle de Stromeyer-Little était couramment employée, la blessure de l'intestin ou d'un viscère voisin de l'abcès, la lésion de l'intestin et de l'épiploon venant faire saillie entre les lèvres de l'incision abdominale et baignant dans le pus de l'abcès évacué sans précautions, étaient des complications à redouter. Mais aujourd'hui que l'abcès est ouvert prudemment et méthodiquement ces complications sont plus faciles à éviter ; la protection du péritoine par des compresses et la suture primitive du foie au péritoine pariétal sont des manœuvres opératoires qui réduisent au minimum les chances d'éclosion de la péritonite. Si toutefois l'intestin ou l'épiploon étaient souillés par le pus, il ne faudrait les réduire qu'après les avoir soigneusement nettoyés ou avoir réséqué l'épiploon.

Accidents spéciaux aux opérations par voie transpleurale. — Au cours des opérations pratiquées par la voie thoracique, la pénétration de l'air dans la plèvre (pneumothorax) et l'inoculation de la séreuse par le pus (pyothorax), sont les complications à redouter. Nous avons indiqué précédemment la nécessité d'assurer avant l'ouverture de l'abcès un accolement parfait des deux feuillets pleuraux par une suture, pour mettre à l'abri de pareils accidents ; nous n'y insisterons pas à nouveau. Toutefois ces accidents sont dans certains cas difficilement évitables, il en est ainsi lorsque la plèvre était antérieurement le siège d'un épanchement de liquide séreux, capable de fournir un excellent milieu de culture.

Quoi qu'il en soit le pneumothorax n'est pas une complication absolument grave surtout lorsque le fonctionnement du poumon opposé est normal ; mais il n'en est pas de même des épanchements pleurétiques apparaissant plus ou moins vite après l'opération. Si une ponction aspiratrice démontre la nature séreuse du liquide, on l'évacuera par aspiration ; si le liquide est purulent, on assurera par une pleurotomie un drainage de la plèvre indépendant du drainage de l'abcès.

Complications se produisant au niveau de la plaie pariétale. — À la suite de l'opération, il n'est pas rare de voir survenir, surtout chez les sujets à état général très mauvais, de l'inflammation des bords de la plaie, avec lymphangite de voisinage, des décollements sous-cutanés plus ou moins étendus, et même du sphacèle des tissus. Aussi la plaie opératoire doit-elle être attentivement surveillée par le chirurgien ; il faut éviter l'existence des clapiers purulents si favorables à l'éclosion des accidents infectieux ; déterger avec soin la plaie de tous les détritus qui peuvent l'encombrer ; user des lavages à l'eau salée bouillie, à l'eau oxygénée, des attouchements légers à la teinture d'iode destinés à exciter la vitalité des tissus ; nous préférons même dans ces cas-là les pansements faits avec la gaze stérilisée aux pansements antiseptiques. Néanmoins dans un cas où l'ulcération gagnant de proche en proche mesurait à un moment donné l'étendue de la main, Loison n'a pu arrêter l'envahissement et rendre à la plaie un bon aspect qu'en la saupoudrant avec du bicarbonate de soude pulvérisé ; mais l'application de ce médicament fut suivie de douleurs très vives. Vincent[1] a récemment recommandé la désinfection mécanique de la plaie, qu'il recouvre ensuite d'un mélange de chlorure de chaux frais et d'acide borique pulvérisé.

Complications à distance. — Chez les sujets profondément affaiblis, qui sont porteurs d'abcès du foie, des accidents généraux infectieux s'observent assez souvent à la suite de l'opération. Ces accidents infectieux se manifestent sous forme de phlébite, de broncho-pneumonie, d'abcès du poumon, de gangrène pulmonaire, d'abcès du cerveau, etc. Naturellement ils assombrissent notablement le pronostic de l'affection, déjà très grave par elle-même.

A côté de l'ouverture large de l'abcès pratiquée selon les cas par voie abdominale ou par voie transpleurale, il est encore d'autres opérations qui jouissent d'une certaine faveur auprès de quelques chirurgiens et que nous ne saurions passer sous silence dans une étude d'ensemble sur la thérapeutique des abcès du foie. Parmi elles, nous devons une courte mention tout d'abord à la *phlébotomie hépatique*.

1. Vincent. *Le Caducée*, Paris, 15 avril 1905, p. 105.

PHLÉBOTOMIE HÉPATIQUE

La phlébotomie hépatique n'est autre qu'une saignée du foie pratiquée à l'aide d'une ponction. Elle ne s'adresse pas à l'abcès du foie constitué, mais à l'hépatite qui précède l'apparition de l'abcès. La soustraction d'une certaine quantité de sang aurait une action marquée sur la douleur de la congestion, s'il n'est pas prouvé qu'elle puisse prévenir le développement d'un abcès. Nous insisterons du reste ultérieurement sur les résultats fournis par cette méthode et nous en discuterons alors les indications thérapeutiques.

Pratiquée d'abord par Mac Lean, puis par Hornibrooke au début de 1886, la phlébotomie hépatique a été surtout préconisée par Georges Harley qui lui a consacré un mémoire important en 1886[1], puis de nouveaux articles en 1887 et 1893. Entre temps, la nouvelle méthode avait suscité une étude sérieuse de Kelly en 1887, et des discussions scientifiques dans lesquelles sa valeur était diversement appréciée. Plus récemment, en 1898, Nimier à propos d'une discussion ouverte sur les abcès du foie devant la Société de Chirurgie de Paris, estimait que d'après l'ensemble des faits publiés, la question méritait d'être étudiée et qu'on arriverait peut-être à établir les indications et les résultats de la saignée du foie et aussi le mécanisme de son action.

La phlébotomie hépatique est pratiquée comme une ponction aspiratrice ordinaire a l'aide d'une fine aiguille (Harley). Elle peut être faite à travers la paroi intacte (phlébotomie simple, Harley) ou après laparotomie (phlébotomie intra-abdominale, Kelly). Les auteurs recommandent que la saignée soit peu abondante, l'aspiration de 8 à 10 grammes de sang paraissant suffisante pour obtenir un résultat. Bien entendu le foie sera toujours ponctionné en dehors de la zone des gros vaisseaux et du siège occupé par la vésicule biliaire. Les ponctions ont été répétées dans certains cas plusieurs fois chez le même sujet. Le plus souvent la phlébotomie hépatique n'a pas été pratiquée de parti pris, c'est au cours de ponctions exploratrices répétées dans le but de découvrir un abcès supposé que les émissions sanguines ont été faites.

Quoi qu'il en soit, la piqûre du tissu hépatique peut être considérée en elle-même comme à peu près inoffensive ainsi que le démontrent des faits aujourd'hui nombreux ; par l'orifice de ponction hépatique,

---

1. Harley, *Assoc. med. brit.*, 54ᵉ session, 18 août 1886.

il ne s'écoule en général dans le péritoine, lorsqu'on retire l'aiguille, qu'une quantité de sang insignifiante ; cependant dans certains cas l'écoulement sanguin à pu être abondant ; dans un cas cité par Smith 1887, l'hémorrhagie s'est terminée par la mort et dans un cas que nous avons signalé dont M. Auvray a été témoin, un jet de sang important se produisit par l'orifice de ponction ; l'hémorrhagie eût pu être inquiétante si la piqûre du foie n'avait pas été faite au cours d'une laparotomie qui permit d'appliquer une suture hémostatique sur la capsule de Glisson.

De pareils faits plaident en faveur de la phlébotomie pratiquée après laparotomie, ce qui est évidemment plus sûr et plus chirurgical.

PROCÉDÉS ANGLAIS

Tandis qu'en France nous sommes restés fidèles à l'incision large des abcès du foie pratiquée dans les conditions que nous avons indiquées précédemment, les chirurgiens anglais et particulièrement les chirurgiens de l'hôpital de Shang-Haï redoutant cette incision large, peut-être parce qu'ils sont restés trop longtemps fidèles à la méthode dangereuse de Stromeyer-Little, et s'inspirant de l'idée de Edward Henderson[1] ont imaginé divers procédés dont le principe est de faire dans les tissus la plus petite ouverture possible pour donner au pus une issue juste suffisante.

Nous verrons en somme que la méthode actuelle de l'hôpital de Shang-Haï consiste à dilacérer les tissus par dilatation mécanique et qu'elle est absolument distincte de la méthode ancienne dite de Stromeyer-Little qui ouvre très largement l'abcès avec le bistouri.

PROCÉDÉ NEIL MAC-LEOD[2]

Voici, décrits par Moulinier[3], les divers temps de ce procédé tels qu'il les a vus exécutés par l'auteur lui-même :

1. Henderson. *Lancet*, 29 juin 1878, p. 931, pratique une incision étroite. Il écrit : « une incision longue de 2 pouces est pratiquée, puis les bords profonds de la plaie sont écartés à l'aide d'une pince à pansement aux extrémités ouvertes pour faciliter l'issue du pus et l'introduction d'un gros drain. » Or actuellement, Mac Leod qui primitivement partageait la manière de voir de Henderson, a abandonné l'usage du bistouri et se contente, à l'aide d'un dilatateur mécanique, de faire dans le tissu hépatique une ouverture juste suffisante pour donner issue au pus.

2. Neil Mac Leod. *The treat of Hepatic abscess. British medical Journal*, London, 1892, t. I, p. 936.

3. Moulinier. *Hépatite suppurée. Notes sur les méthodes des chirurgiens anglais de l'hôpital de Shang-Haï*, Archives de médecine navale, Paris, 1902, p. 127.

« 1° Recherche du pus a l'aide de ponctions exploratrices : ces ponctions sont faites, après une incision superficielle de la peau, dans un espace intercostal, de préférence dans la région préhépatique située entre la ligne mamelonaire droite et la ligne axillaire droite.

2° Cathétérisme dilatateur progressif. — On enfonce successivement trois canules de calibre de plus en plus fort ; après la troisième canule, on enfonce un appareil dilatateur qui pénètre dans le tissu hépatique, guidé par une bougie pleine métallique de 2 millimètres de diamètre, que l'on a eu soin de faire pénétrer dans la cavité purulente après l'extraction de la troisième canule.

3° Dilatation. — L'appareil dilatateur comprend deux branches pleines à section demi-ovalaire dont les faces planes s'adossent l'une à l'autre quand l'instrument est fermé. Chaque branche a une longueur de 20 centimètres environ. L'écartement des deux branches se fait au moyen d'une roue dentée située près du manche. On obtient par l'écartement maximum des deux branches une déchirure du tissu hépatique et de la paroi thoracique de 3 centimètres de largeur environ. Le pus s'évacue par la brèche ainsi pratiquée.

4° Drainage. — On introduit un drain en argent de un centimètre de diamètre environ, qu'une collerette ovalaire maintient à l'extérieur, l'empêchant de glisser dans la cavité purulente ».

Dans le rapport médical des douanes chinoises (1er semestre 1900), John Thomson de Han Keou[1] déclare qu'il suit, à peu de chose près, la méthode de Mac Leod.

PROCÉDÉ DE PATRICK MANSON[2]

Nous reproduisons textuellement la description que l'auteur à donnée de son procédé de drainage des hépatites suppurées sans incision, dans l'édition française de son ouvrage sur les « maladies des pays chauds » publiée en 1904 :

« J'ai employé maintes fois et je puis recommander pour l'opération de l'abcès du foie la méthode suivante, comme facile, rapide et efficace. L'appareil nécessaire (fig. 47), qui peut être fabriqué par des ouvriers indigènes, consiste en un grand trocart et une canule

---

1. *Imperial maritime Customs, medical reports for the half year ended,* 30the septembre 1900. 60the issue. p. 21.

2. Patrick Manson. *Maladies des pays chauds*, Traduit de l'anglais par M. Guibaud et J. Brengues, Masson, éditeur. 1904.

(*a*) de 10 à 12 centimètres de long et de 9 millimètres de diamètre ;
un stylet d'acier (*b*) ayant au moins 35 centimètres de long ; deux
boutons de métal (*c, d*) ayant 6 millimètres dans leur plus grand diamètre, et pourvus d'une longue tige (1 centimètre), creuse et rugueuse
dans laquelle les extrémités du stylet peuvent jouer librement ; 15 centimètres de drain de bonne
qualité mesurant un centimètre de diamètre (*e*). Pendant
que les extrémités du drain
sont tenues et bien tendues par
un aide, elles sont attachées
solidement à la tige des boutons et, pour plus de sûreté, le
tube est aussi attaché (*e*) au-
dessus de la tête du plus court
(*d*) de ces deux boutons. Deux
grands trous, destinés à assurer un libre drainage, sont pratiqués tout près de l'une des
extrémités du drain. On monte
alors le tube sur le stylet en faisant passer une des extrémités
de ce dernier à travers un des

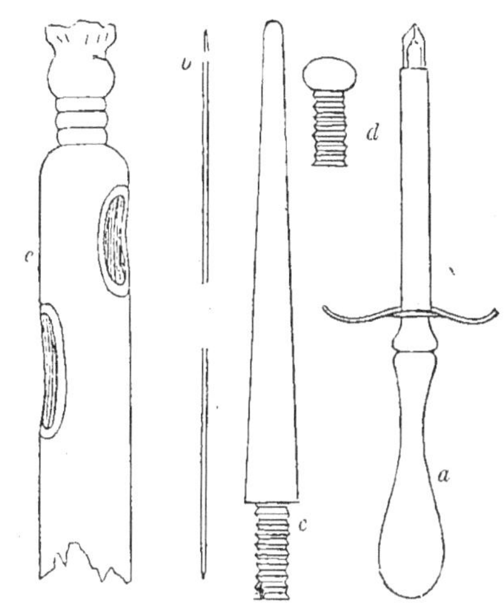

Fig. 47. — Instrumentation de Patrick
Manson.

trous de drainage et en l'enfonçant dans la tige creuse du bouton le
plus éloigné (*c*), puis en allongeant le caoutchouc de façon que l'autre
extrémité du stylet puisse être insérée dans la tige de l'autre bouton (*d*). Lorsqu'il aura été allongé de la sorte, le drain devra facilement passer à travers la canule.

L'appareil étant ainsi préparé est rendu complètement aseptique en
le plongeant dans la solution phéniquée (?) La situation et la profondeur de l'abcès ayant été reconnues à l'aide de la ponction exploratrice et soigneusement notées, on retire l'aspirateur et on incise la
peau sur une longueur de 2 à 3 centimètres avec un bistouri au
niveau de la ponction. Le trocart et la canule sont alors enfoncés
dans l'abcès et le trocart est retiré. Après avoir laissé échapper une
petite quantité de pus, de façon à enlever toute la pression qui peut
exister dans la cavité de l'abcès, on glisse dans la canule le drain
préparé, l'extrémité perforée la première, jusqu'à ce qu'il touche le
fond de l'abcès. Tandis que le drain, fortement saisi d'une main, est
soigneusement maintenu en contact avec la paroi postérieure de l'ab-

cès, on retire la canule de l'autre main. Continuant à serrer fortement le drain, on tire sur le bouton attaché à l'extrémité libre, de
manière à en dégainer le stylet dont l'extrémité a été aiguisée en
vue de perforer le caoutchouc. La perforation se fait aussitôt et on
laissa alors le drain se rétracter lentement vers son extrémité fixe,
qui est toujours maintenue au contact de la paroi de l'abcès. Lorsque
le drain est complètement rétracté, on retire le stylet. Le tube de
drainage est alors fixé au niveau de la peau à l'aide d'une épingle de
sûreté et l'on coupe tout ce qui dépasse. Le pus coule librement par
le tube qui maintenant obture complètement la plaie de la paroi abdominale et celle du foie, et protège la cavité péritonéale. Lorsque l'abcès
s'est à peu près vidé, on applique un pansement antiseptique ordinaire. En opérant sur la paroi thoracique, si on le juge convenable,
on peut réséquer une portion de côte avant d'introduire le trocart.

Cette opération présente, à mon avis, de sérieux avantages : elle
est très facile à pratiquer, même par les plus novices en chirurgie,
et en l'absence de tout aide expérimenté ; il n'y a aucun risque
d'hémorrhagie ; la cavité péritonéale ne court aucun danger d'être
souillée par le pus, le péritoine étant isolé par le drain qui est
étroitement étreint par les tissus du foie ; au bout d'un temps très
court, la lymphe se répand autour du tube, donnant une nouvelle
sécurité lorsque le drain devient moins adhérent ; on peut, si on le
juge nécessaire, au lieu d'un tube d'un centimètre de diamètre,
prendre un calibre plus large et le tendre sur le stylet de la façon
déjà décrite ; un abcès profond du foie peut être aussi promptement
ouvert et avec aussi peu de risque qu'un abcès situé près de la surface ; le shock est beaucoup moins grave que lorsqu'on fait l'opération par incision ou par arrachement ; il n'y a aucun risque de pneumothorax si l'on vient à traverser la cavité pleurale ; et enfin le
drainage ainsi obtenu est aussi bien établi qu'avec tout autre procédé
opératoire. Plusieurs de mes confrères ont adopté cette méthode et
ont exprimé leur satisfaction de la facilité avec laquelle ils opéraient
et des résultats produits ».

Patrick Manson conseille de ne pas déplacer le drain pendant la
première semaine à condition qu'il fonctionne bien, étant donné qu'il
pourrait être difficile à remettre en place. Plus tard, on l'enlèvera et
le nettoiera, et lorsque la suppuration sera terminée, on le raccour-
cira avec prudence.

PROCÉDÉ DE GODLEE [1]

« J'ai fait faire, écrit Godlee, un instrument que m'avait suggéré Sir Joseph Fayser pour l'ouverture des abcès profonds du foie que j'ai déjà signalé dans un article sur l'ouverture des abcès du poumon. C'est un trocart, soit pointu, soit mousse, qui, comme la canule qui lui correspond, présente une rainure sur un de ses côtés. On le plonge dans l'abcès. Une petite pince à pansement est glissée suivant la rainure, et on crée une route au pus en écartant les branches ». Le procédé consiste à dilacérer les tissus par dilatation mécanique.

Indications thérapeutiques.

Les indications thérapeutiques varient selon que l'hépatite est ou n'est pas suppurée. C'est évidemment le traitement de l'hépatite suppurée qui doit fixer notre attention au point de vue chirurgical.

Cependant il n'est pas sans intérêt de signaler le rôle que peut jouer dans certains cas le traitement médical pour combattre la congestion hépatique et prévenir la formation de l'abcès. Ce traitement prophylactique est basé sur l'emploi des moyens propres à lutter contre la dysenterie et la congestion du foie ; on devra recourir aux purgatifs tels que le calomel, l'ipéca, la rhubarbe, aux irrigations intestinales faites avec des liquides antiseptiques (lavages à l'icthyol et au nitrate d'argent par exemple, ayant une action sur les amibes), aux révulsifs locaux et aux émissions sanguines et soumettre le malade à un régime diététique sévère.

La *phlébotomie hépatique* dont nous avons décrit précédemment le manuel opératoire est évidemment le meilleur mode de saignée locale ; mais elle n'a été que rarement appliquée de parti pris au traitement de la congestion hépatique ; le plus souvent la ponction a été faite en vue de rechercher un abcès dont on supposait l'existence, et au lieu d'amener du pus, elle a fourni une certaine quantité de sang ; à la suite de cette aspiration on a constaté dans un certain nombre de cas une amélioration et même une disparition complète des symptômes observés. De là à préconiser la phlébotomie hépatique comme un mode de traitement de l'hépatite, il n'y avait qu'un pas à faire. Or, il n'est pas douteux que la saignée du foie aboutisse parfois à des résultats heureux ; les chirurgiens anglais de l'Inde ont insisté sur

1. Godlee. *The surgical aspect of hepatic abscess. British medical Journal,* London, 1890, vol. I, p. 61, 120, 172, cité par Moulinier. Arch. de médecine navale, Paris, 1902, p. 130.

les bons effets de cette méthode thérapeutique ; Patrick Manson[1] admet que « sa valeur dans le traitement de l'hépatite est démontrée » ; des faits cités par Loison[2], par Nimier[3] et par beaucoup de médecins des colonies parlent dans le même sens.

Sans doute W.-A. Moris[4] a raison de faire observer qu'il n'est pas prouvé qu'elle puisse toujours prévenir le développement d'un abcès ; mais ce qu'on peut affirmer c'est que chez des malades atteints de tuméfaction du foie, de douleur à l'hypochondre et de fièvre, on a vu les symptômes s'atténuer et disparaître complètement, sans qu'on puisse dire par quel mécanisme agit la phlébotomie. « Est-ce à la petite saignée elle-même, ou au léger débridement de la capsule de Glisson par le trocart qu'il faut attribuer ces suites favorables? Nous avouons que nous n'en savons rien (Loison). »

Tels sont les faits observés ; ce sont des faits isolés sans doute, mais qui n'en ont pas moins leur valeur. Aussi ne voyons-nous aucun inconvénient, surtout au cours d'une laparotomie pratiquée pour découvrir un abcès, lorsque les ponctions sont restées négatives, à faire la soustraction d'une petite quantité de sang. La ponction ainsi pratiquée n'offre réellement aucun danger et peut être avantageuse. Mais on aura soin d'éviter les déperditions sanguines abondantes chez des sujets déjà très affaiblis et en état d'intoxication profonde.

En tout cas il est indispensable que de nouvelles recherches soient faites, si l'on veut établir les indications de la saignée hépatique, fixer les résultats qu'elle est susceptible de donner, et élucider son mode d'action.

Dès que la présence du pus dans le foie est diagnostiquée, quelque soit l'âge du sujet et la gravité des accidents, il faut *sans tarder recourir à l'ouverture large de l'abcès* suivie d'un bon nettoyage et d'un drainage de la cavité suppurée.

On ne saurait dans aucun cas attendre pour intervenir qu'il y ait voussure, fluctuation, œdème de la paroi, comme le voulaient les auteurs anciens ; ce serait s'exposer à opérer sur un sujet profondément cachectique, et sans grandes chances de succès. La question des adhérences entre la poche suppurée et la paroi importe peu à la condition de faire l'*ouverture méthodique* de l'abcès ; si les adhé-

---

1. Patrick Manson. *Loc. citato*, p. 449.

2. Loison. *Revue de Chirurgie*, 1906.

3. Nimier. *Bulletin et Mémoires de la Société de Chirurgie*, Paris, 1898, p. 319.

4. W.-A. Morris, *Hepatic abscess. Lancet*, 25 juillet 1891, p. 175.

rences existent l'opération en sera d'autant raccourcie ; si elles font défaut on s'attachera à ne donner issue au pus qu'après avoir assuré la protection du péritoine ou de la plèvre par la fixation primitive du foie. *L'ouverture méthodique, en un temps, avec fixation première est selon nous la méthode de choix.*

L'ouverture large de l'abcès doit être préférée à l'incision étroite que préconisent encore actuellement des chirurgiens anglais, parce que elle seule assure au pus un écoulement suffisant, parce qu'elle permet, sinon le curetage, au moins un bon nettoyage de la cavité de l'abcès et l'élimination secondaire des débris mortifiés, parce qu'enfin, en cas d'abcès multiples, elle permet d'ouvrir dans la poche primitivement incisée les collections adjacentes.

Il n'est pas douteux, comme le fait remarquer Moulinier, que la méthode des ouvertures étroites préconisée par les chirurgiens anglais n'assure pas au pus un écoulement suffisant. Cet auteur cite l'observation de trois soldats du détachement de Shang-Haï qui furent opérés, devant lui, par ce procédé et chez lesquels l'hyperthermie a persisté dix, douze jours après l'intervention. Chez deux d'entre eux, on dut au bout de quinze jours, intervenir à nouveau pour élargir l'incision pratiquée le premier jour. Du reste les statistiques fournies par l'hôpital de Shang-Haï sont inférieures aux statistiques des chirurgiens français.

Le *Report of the General Hospital of Shang-Haï* (31 décembre 1900) donne les chiffres suivants (Moulinier) :

Abcès du foie :

Nombre des cas admis en 1900	14
Exeat	5
Morts	7
Restent le 1er janvier 1901	2

Il est cependant un cas où l'ouverture étroite, timide de l'abcès pourrait être justifiée, c'est lorsque le chirurgien est appelé à intervenir dans des conditions d'installation très défectueuses, sans aides, et qu'il ne peut songer à faire une opération chirurgicale bien réglée. L'indication d'opérer est urgente, il le fait par les moyens les plus simples qui sont à sa disposition, et il a raison. Nos médecins des colonies se trouvent malheureusement trop souvent en présence de pareilles situations, mais en dehors de ces cas, lorsque le milieu ambiant le permet, il faut toujours donner la préférence à l'opération qui ouvre largement et méthodiquement l'abcès, et qui assure la protection des cavités pleurale et péritonéale.

La *voie d'accès* suivie par le chirurgien varie suivant le siège occupé par l'abcès :

Les abcès du lobe gauche font généralement saillie dans la région épigastrique et sont abordés par une incision qui tantôt médiane sus-ombilicale, tantôt latérale passe par la partie la plus saillante de la tuméfaction.

En ce qui concerne les abcès du lobe droit, il y a lieu de distinguer entre les abcès à évolution antérieure (antéro-inférieurs et antéro-supérieurs) et les abcès à évolution postérieure.

Les abcès antéro-inférieurs prennent rapidement contact avec la paroi abdominale et font saillie sous le bord costal droit ; ils doivent être abordés par une laparotomie latérale.

Les abcès antéro-supérieurs, quoique assez voisins de la paroi abdominale sont en partie cachés dans le thorax. On peut les atteindre par la laparotomie antérieure, mais alors plutôt que d'abaisser le foie pour faciliter sa fixation à la paroi et de s'exposer dans ces manœuvres à la déchirure d'adhérences et à la rupture de l'abcès, on peut créer une voie d'accès sur la collection en *réséquant le bord cartilagineux du thorax*. Cette opération d'une exécution facile, peut être faite rapidement et donner beaucoup de jour sur la face convexe du foie. Cependant il est des chirurgiens, qui préfèrent, pour éviter un affaiblissement ultérieur de la paroi abdominale, ouvrir en passant à travers le gril costal, les abcès logés dans la partie antéro-supérieure du foie.

On se décidera pour l'une ou l'autre voie suivant que l'abcès déborde plus ou moins le bord cartilagineux du thorax. Mais d'une façon générale, il est à remarquer que les médecins des colonies « évitent autant que possible de recourir à la voie abdominale qui assure mal le drainage et nécessite parfois une contre-ouverture secondaire par la voie transpleurale. Certains abcès que l'on serait tenté d'aborder par la voie épigastrique para-costale, sont d'accès beaucoup plus facile par la voie transpleurale (Loison) ».

Dans les laparotomies, il sera toujours préférable de recourir à l'incision verticale de la paroi, les incisions obliques parallèles au bord costal exposant davantage aux éventrations consécutives.

Les abcès postéro-supérieurs à évolution franchement intra-thoracique sont justiciables dans tous les cas d'une intervention faite à travers le thorax. C'est à la voie transpleurale ou à la voie parapleurale qu'il faut recourir.

Cette dernière a le gros avantage de ne pas ouvrir la cavité de la plèvre et n'est peut-être pas assez connue ; il semble qu'elle constituerait l'opération de choix dans les cas où la suppuration occupe l'extrémité droite du foie ou les parties voisines de la face convexe. Mais lorsque la suppuration siège en un point plus élevé du dôme hépatique le chirurgien peut être conduit à traverser la plèvre, il faut alors qu'il assure avant l'évacuation du pus la fermeture des séreuses pleurale et péritonéale, et qu'il n'hésite pas pour opérer à l'aise et pour faire l'incision large que réclame le traitement de l'abcès, à pratiquer au besoin la résection de plusieurs côtes.

Indications spéciales à certains cas.

Il nous faut envisager maintenant les indications opératoires spéciales créées par certains cas particuliers :

1° Il peut arriver qu'après ouverture d'un abcès, on constate l'existence d'une ou plusieurs *poches adjacentes* communiquant ou non avec sa cavité ; il faut alors soit en élargissant avec le doigt l'orifice de communication, soit en effondrant les cloisons de séparation, transformer ces loges purulentes multiples en une cavité unique, sans diverticules, et facile à drainer.

2° Lorsque les abcès sont multiples et éloignés les uns des autres, il est indispensable pour obtenir la guérison d'ouvrir chacun d'eux isolément. Mais ces cas sont d'un pronostic très sombre, car ces opérations répétées sont mal supportées par des sujets très affaiblis.

3° Si l'abcès est profondément situé, s'il occupe par exemple la région voisine du hile, il est indispensable de recourir à certaines manœuvres spéciales destinées à assurer efficacement la protection du péritoine. Le côlon, l'estomac, les parties voisines de la cavité péritonéale sont soigneusement dissimulés sous un lit de compresses ; la ponction est alors pratiquée aussi évacuatrice que possible, puis la poche ouverte, bien nettoyée, asséchée et tamponnée. Peut-être, en pareil cas, pourrait-on se servir du grand épiploon pour isoler la région occupée par l'abcès du reste de la cavité péritonéale. Loison considère que ces abcès sont généralement multiples et que le traitement ne donnera que des déceptions; quoi qu'il en soit il peut toujours être tenté.

La manœuvre suivante pratiquée par Walther dans les cas où la protection du péritoine est difficile, à cause de la situation du foyer, paraît très recommandable ; elle consiste dans l'évacuation de la poche à l'aspirateur et le lavage aussi complet que possible de cette poche par plusieurs injections d'eau bouillie ou même de solution

faible de sublimé, suivies immédiatement d'aspiration jusqu'à ce que
le liquide de lavage ressorte absolument clair. Dans un cas où
Walther a fait le lavage primitif de l'abcès, et a guéri la malade, le
pus contenait du streptocoque et du coli-bacille. Chez la même
malade, pour assurer plus efficacement la protection du péritoine, il
dut se servir de la vésicule qu'il sutura à la paroi.

4° Lorsqu'il existe des signes *de rupture de l'abcès dans une cavité
séreuse* (plèvre, péricarde, péritoine), il faut sans tarder ouvrir la
séreuse, en évacuer le contenu purulent aussi complètement que
possible, et la drainer largement, sans omettre bien entendu de traiter par les moyens ordinaires la cavité de l'abcès rompu. Cette conduite a donné des succès à Hulke et à Bœckel dans des cas où l'abcès
du foie avait fait irruption dans la cavité péritonéale.

Si l'infection de la séreuse, s'était produite indépendamment de
toute rupture, par simple contiguïté, la conduite à tenir serait la
même : assurer d'une part le drainage de la séreuse et d'autre part
évacuer le contenu de l'abcès par les moyens ordinaires et par la
voie la plus propice.

5° *L'ouverture dans le poumon* conduit suivant les cas à des indications variables ; nous savons en effet que, parfois, l'expectoration
bronchique diminue, l'état général du malade s'améliore, et la guérison spontanée peut être observée ; en présence d'une amélioration
progressive des accidents, l'opportunité d'une opération ne saurait
être discutée. Mais souvent à la suite de la communication de l'abcès
avec les bronches, l'expectoration purulente persiste et s'aggrave, des
hémoptysies se produisent, la malade devient cachectique, la fièvre
persiste ou se rallume et des complications pulmonaires telles que
l'abcès du poumon, la gangrène font leur apparition ; il ne saurait y
avoir de doutes en pareil cas, l'intervention chirurgicale s'impose ; il
est même indispensable que le chirurgien n'attende pas trop tard pour
opérer, sous peine de s'exposer à de funeste résultats.

En pareil cas le principe est de détourner le cours de la suppuration.
Il faut donc que par les moyens les plus directs le chirurgien assure
l'ouverture de l'abcès et son drainage autant que possible au point
déclive ; l'abcès sera abordé par une large résection costale de façon à
avoir le plus de jour possible ; la cavité sera traitée comme à l'ordinaire, mais dans aucun cas on n'aura recours aux lavages de la poche
dont le liquide pourrait envahir les bronches à travers l'orifice de communication et provoquer l'asphyxie. Mais en pareil cas, « il s'en faut
que l'intervention soit toujours suivie de succès, car il n'est pas rare de

trouver un poumon très altéré, fortement soudé au diaphragme, ne crépitant plus, et un assez large trajet fistuleux faisant communiquer l'abcès hépatique avec une grosse bronche. »

6° En cas d'abcès ouvert dans le tube digestif, la conduite à tenir est la même. Ces abcès guérissent quelquefois spontanément, il n'y a donc pas lieu de se presser d'intervenir. Mais lorsqu'un certain temps après l'évacuation de l'abcès dans l'intestin, on voit réapparaître des accidents fébriles, avec douleurs locales, tuméfaction ; lorsqu'il existe en un mot des signes de rétention et d'infection secondaire de la poche à point de départ intestinal, il faut intervenir sans retard et essayer d'obtenir l'oblitération de la fistule intestinale en détournant le cours de la suppuration. Il faut donc ouvrir l'abcès dont les parois sont plus ou moins accolées et assurer un bon drainage de la cavité.

La conduite à tenir dans les cas d'abcès compliqués de l'existence d'une fistule biliaire ou dans les abcès à fistulisation prolongée a été étudiée précédemment, nous n'y insisterons pas à nouveau.

Résultats opératoires.

Nous apprécierons brièvement les résultats de l'opération ; il n'est pas nécessaire en effet d'accumuler les statistiques pour montrer que la thérapeutique des abcès du foie a largement bénéficié des méthodes nouvelles. Nous en avons pour preuves quelques-unes des statistiques les plus récentes :

Celle qui a été publiée au Caire pendant le congrès égyptien de médecine de 1905 par Voronoff, qui porte sur 1 089 cas d'abcès du foie opérés dans les dernières vingt-cinq années en Égypte ; 994 fois on a procédé par large ouverture, résection de côtes, etc., 95 fois par ponction. Les ponctions ont donné 60 p. 100 de mortalité, les interventions larges 34 p. 100 ;

Celle de Martin, qui a fourni au même congrès une statistique d'abcès opérés au Cambodge, dans laquelle la mortalité opératoire atteint 37, 5 p. 100 ;

Celle que Gaide[1] vient de publier dans un mémoire sur les abcès du foie au Tonkin, qui porte sur 90 cas relevés à l'hôpital de Hanoï de 1900 à 1904. Ces 90 cas ont donné 60 guérisons et 30 morts soit une mortalité de 33 p. 100.

Les causes de mort relevées dans les observations sont tantôt le

---

1. L. Gaide. *Mémoire inédit sur les abcès du foie au Tonkin*, de 1897 à 1904, présenté pour les prix de l'Académie de médecine, 1905.

shock opératoire ou une hémorrhagie même légère agissant chez des sujets profondément épuisés, tantôt les infections de voisinage (péritonite, pleurésie), ou les complications à distance.

Il nous semble que les chiffres précédents représentent assez exactement le taux actuel de la mortalité à la suite des interventions chirurgicales pour abcès du foie. La mortalité malgré l'opération reste donc encore très élevée, et cela surtout parce que beaucoup de malades sont opérés trop tardivement ; leur épuisement est tel qu'ils succombent pendant l'opération ou peu de temps après au shock opératoire. Il faut tenir compte aussi des cas trop nombreux dans lesquels des abcès multiples ont été méconnus ; or Gaide admet dans le travail que nous venons de citer que la proportion générale des abcès multiples est de 45 p. 100.

Il est donc nécessaire, si l'on veut améliorer les statistiques, de s'attacher à opérer les malades à une période aussi rapprochée que possible du début des accidents, alors qu'ils sont en état de supporter l'opération, et dans ce but s'efforcer de diagnostiquer l'abcès dès qu'il est formé et les abcès multiples lorsqu'ils existent.

Lorsque la guérison chirurgicale a été obtenue, il faut, avant d'abandonner le malade à lui-même, traiter la dysenterie causale et relever l'état général, car les *récidives*, à brève échéance ne sont pas exceptionnelles.

Il faut aussi, lorsque le sujet habite les colonies, se préoccuper de la question du *rapatriement*, car un foie qui a suppuré, peut devenir le siège de nouveaux abcès, s'il reste soumis aux mêmes influences climatériques et hygiéniques. Il est évidemment des exceptions à cette règle, mais l'influence du milieu ambiant sur le retour offensif de la maladie apparaît dans bon nombre de cas : en voici deux observations très nettes que nous empruntons au mémoire de Gaide : cet auteur cite le cas d'un médecin colonial rapatrié du Tonkin, au mois d'août 1900, comme atteint d'abcès probable du foie. Opéré dès son arrivée en France, et parfaitement rétabli quelques mois après, ce confrère ne revint dans la colonie que trois ans plus tard, mais il fut repris presque immédiatement, et cela sans aucune fatigue, de symptômes inquiétants d'hépatite aiguë, puis d'insuffisance de l'organe qui nécessitèrent son rapatriement. Gaide cite aussi le cas d'un colon qui, opéré à Toulon en 1896 d'un abcès du foie, au retour du Tonkin, présenta deux fois encore la même affection au cours d'un autre séjour dans cette colonie trois ans après. Les sujets rapatriés seront particulièrement surveillés pendant la traversée et à leur arrivée en Europe.

CHAPITRE IV

ABCÈS TUBERCULEUX INTRAHÉPATIQUE ET PÉRIHÉPATITE TUBERCULEUSE[1]

Le professeur Gilbert distingue quatre formes de la tuberculose hépatique :

1° Les granulations microscopiques ; 2° les petites granulations ; 3° les grosses granulations et les ulcérations caverneuses ; 4° les *abcès*.

Cette dernière forme offre seule un intérêt chirurgical. Son histoire est intimement liée à celle de la périhépatite tuberculeuse ; nous décrirons les deux affections dans un même chapitre.

Louis, cité par Lesimple, est probablement le premier auteur qui ait fait mention des « kystes tuberculeux du foie », et encore faut-il faire quelques réserves sur la valeur des observations rapportées par cet auteur, au point de vue qui nous occupe.

Des observations sont rapportées par Boulland, Jaccoud, Deschamps, dont la description cadre bien avec celle des abcès tuberculeux, mais qui, à défaut d'examen histologique et bactériologique, perdent beaucoup de leur valeur. Cependant le professeur Jaccoud a bien montré que la tuberculose pouvait être l'origine de certaines pyopérihépatites.

Il faut arriver à O. Lannelongue pour avoir une description exacte des abcès hépatiques et péri-hépatiques tuberculeux ; il les étudie dans une première communication faite à l'Académie des Sciences, le 31 mai 1887 ; au congrès de la Tuberculose et au congrès français de Chirurgie, en 1888, il apporte de nouvelles observations ; toutes ont été recueillies sur *de jeunes sujets*. Il leur manque très malheureusement l'appui d'un examen histologique et bactériologique.

Mackenzie, en 1890, rapporte un cas de maladie tuberculeuse du foie avec formation d'abcès multiples.

1. M. Auvray. *Revue de Chirurgie*, Paris, 1903, p. 304.

En 1891, Canniot, sous l'inspiration de O. Lannelongue, étudie le traitement des abcès tuberculeux du foie, dans sa thèse sur : « *La résection du thorax pour aborder la face convexe de foie* ».

Reverseau, en 1895, à propos d'un cas observé *chez l'adulte* par Monnier (de Nantes), consacre sa thèse inaugurale à l'étude des *pyopérihépatites tuberculeuses*.

Déjà, en 1893, Gilbert, au Congrès de la Tuberculose, dans une communication sur les abcès expérimentaux du foie, déclarait avoir obtenu trois fois des abcès hépatiques à la suite d'inoculation au cobaye de produits tuberculeux aviaires; le 6 avril 1898, dans un article de la *Presse médicale*, intitulé « Le Tubercule hépatique », le même auteur étudie l'anatomie pathologique et la bactériologie des abcès tuberculeux du foie. Segond, dans le *Traité de Chirurgie* (Duplay et Reclus), Schwartz, dans sa *Chirurgie du foie*, consacrent d'intéressants chapitres aux abcès tuberculeux ; nous devons enfin à Lesimple (thèse déja citée) le travail le plus récent qui ait paru sur la question.

Étiologie.

La tuberculose du foie est primitive ou secondaire.

La tuberculose primitive est exceptionnelle. La tuberculose secondaire peut succéder à toutes les localisations initiales de la tuberculose ; on a cru pendant longtemps que cette tuberculisation secondaire était rare; mais les progrès de l'histologie ont permis d'infirmer cette opinion, et on la considère aujourd'hui comme très fréquente.

Toutes les causes prédisposant à la tuberculose en général favorisent l'éclosion des abcès tuberculeux du foie.

L'abcès tuberculeux est une affection *très rare*, principalement chez l'adulte et le vieillard[1]; on l'observe le plus souvent chez les *jeunes enfants;* sur dix faits rapportés dans sa thèse par Lesimple, sept concernent des enfants âgés de deux, quatre, sept, douze, et treize ans.

Le sexe est sans influence ; sur ces douze cas, il y avait sept femmes et cinq hommes.

---

1. On ne saurait faire de l'abcès tuberculeux du foie une maladie spéciale à l'enfance ; Reverseau a publié dans sa thèse, en 1895, une observation concluante, démontrant l'existence de cet abcès chez l'adulte. Lesimple rapporte dans sa thèse, en 1900, un nouveau cas d'abcès tuberculeux chez l'adulte, et signale un abcès de même nature chez un vieillard de soixante-quinze ans.

Anatomie pathologique.

A l'ouverture de la cavité abdominale, on est frappé tout d'abord par l'existence de la péritonite périhépatique, qui aboutit à la production d'adhérences nombreuses, unissant le foie à la paroi abdominale et au diaphragme d'une part, au paquet intestinal, d'autre part.

Dans la capsule du foie épaissie se voient souvent des granulations jaunâtres, plus ou moins volumineuses, contenant une matière caséeuse.

Le foie augmenté de volume déborde plus ou moins les fausses côtes; « tantôt il est de consistance ferme et de couleur foncée, tantôt mou, de teinte muscade ou jaunâtre, graisseux ». Sa surface présente parfois des bosselures molles et fluctuantes, déterminées par la présence d'abcès intrahépatiques.

A la coupe, le tissu du foie crie sous le scalpel ; on rencontre des granulations tuberculeuses disséminées dans la glande, et des abcès. La couche hépatique contiguë à l'abcès est souvent le siège d'une hépatite caséeuse très étendue. Dans une des observations consignées dans la thèse de Lesimple, « cette zone d'hépatite, qui mesure de 5 à 6 centimètres de largeur en moyenne, consiste en une infiltration jaunâtre de tout le parenchyme, comparable au tissu d'infiltration de la pneumonie caséeuse ».

L'abcès intra-hépatique peut être multiple ; dans une observation de Monnier, l'un des abcès siégeait vers le milieu du lobe droit, un autre à la partie inférieure du même lobe, un troisième dans le lobe gauche. Généralement volumineux, ces abcès peuvent occuper la plus grande partie d'un lobe hépatique. Leur cavité, parfois cloisonnée plus ou moins complètement, est remplie de pus mal lié, grumeleux, verdâtre et fétide. Ils sont creusés dans une masse d'hépatite caséeuse ou délimités nettement par une membrane fongueuse.

Les abcès, dans leur évolution, peuvent déborder le foie et envahir le péritoine, créant ainsi un *abcès tuberculeux périhépatique,* qui est une complication très fréquente de l'abcès tuberculeux intrahépatique, avec lequel il communique par un ou plusieurs diverticules. C'est à ce titre surtout que l'abcès tuberculeux périhépatique nous intéresse ici.

L'abcès périhépatique présente un siège variable ; il peut, comme dans l'observation de Mackenzie, occuper la face inférieure du foie, au voisinage de la vésicule biliaire, qui, quoique adhérente à la tumeur n'était pas envahie; dans une observation de Monnier, l'abcès sous-hépatique siégeait au voisinage du duodénum ; généralement, on le trouve à la face supérieure du foie et du côté droit, limité en bas par le foie, en haut par le diaphragme, et sur les côtés par des adhérences qui unissent le foie au diaphragme et forment un véritable enkystement; le plus souvent alors l'abcès est situé en haut et en arrière; quelquefois il siège sur le bord antérieur.

Son volume est variable ; les dimensions moyennes sont celles d'une orange. Dans son développement, l'abcès peut envahir la paroi abdominale, ou bien le diaphragme, la plèvre et le poumon, et s'ouvrir dans les bronches.

Le plus souvent l'abcès est unique chez l'enfant; chez l'adulte, dans l'observation de Monnier que nous avons déjà citée, on trouva deux collections extra-hépatiques : l'une siégeait sous le foie, l'autre était sous-diaphragmatique; elles ne présentaient entre elles aucune communication.

La paroi de l'abcès est constituée par une néo-membrane tuberculogène blanchâtre ou grisâtre, qui envoie parfois dans l'intérieur de la poche des cloisons la divisant en plusieurs cavités, et adhère par sa face externe aux organes voisins. La nature du pus renfermé dans ces collections est variable, il est cependant le plus souvent grumeleux, verdâtre, fétide ; la quantité de pus est évaluée dans quelques observations à un litre, à trois quarts de litre, mais elle est le plus souvent de 250 à 300 grammes; quelques abcès ne contiennent pas de pus, mais une matière demi-solide, pultacée et caséeuse, qui, dans une observation de Mackenzie, présentait une couleur pourpre, due évidemment à la présence de sang altéré. L'existence de gaz mélangés au pus n'est signalée dans aucune des observations rapportées.

Parmi les lésions concomitantes de ces abcès tuberculeux, nous devons citer la péritonite tuberculeuse qui, dans une observation de O. Lannelongue, se manifestait par des granulations miliaires à la surface du péritoine pariétal et de la rate ; la tuberculose des ganglions du hile du foie, et des ganglions duodénaux (O. Lannelongue) ; celle des plèvres et des poumons, etc.

EXAMEN MICROSCOPIQUE. — Nous empruntons notre description histologique à la relation, faite dans les thèses de Reverseau et de

Lesimple, d'examens microscopiques qui paraissent avoir été pratiqués consciencieusement pour deux observations de Monnier. Les coupes ont porté sur le tissu hépatique formant le contour des abcès tuberculeux. A un faible grossissement : « la disposition normale des travées hépatiques peut être conservée (obs. II de Monnier), ou bien modifiée plus ou moins profondément (obs. I de Monnier), parcourue par des tractus conjonctifs sans processus systématique ».

A un fort grossissement, on constate que les *espaces portes* sont farcis de cellules embryonnaires, formant des amas plus ou moins considérables, s'insinuant le long des travées hépatiques, envahissant les cellules et entourant les canalicules biliaires.

Les *canalicules biliaires* présentent des lésions très accentuées ; ils sont enserrés dans une gaine de cellules embryonnaires ; ils ont une paroi épaissie, leur épithélium proliféré ou desquamé, leur lumière très rétrécie, quand elle n'est pas obstruée totalement ; en certains points, le canalicule a complètement disparu, et alors l'artère hépatique et la veine porte seules indiquent l'espace porte.

Les *veines portes* sont peu atteintes ; elles sont en quelques points déformées, envahies par les cellules embryonnaires.

L'*artère hépatique* présente également des lésions minimes ; sa paroi est épaissie, infiltrée aussi de cellules embryonnaires, mais la lumière de l'artère n'est pas rétrécie.

Les *cellules géantes* sont nombreuses, il en existe dans la plupart des espaces portes, et en plein centre hépatique (Lesimple).

La *cellule hépatique* ne paraît pas profondément atteinte ; elle peut être déformée, mais on la reconnaît, et son noyau n'est pas altéré ; toutefois, dans certains lobules, nombreuses sont les cellules qui ont subi la dégénérescence graisseuse (Lesimple).

« En résumé, le foie présente les lésions tuberculeuses à toutes les périodes de l'évolution tuberculeuse : stade de cellules embryonnaires, stade de nodules tuberculeux avec cellules géantes, stade de ramollissement, de caverne. »

Examen bactériologique. — Cet examen n'a été pratiqué malheureusement que dans un très petit nombre d'observations. Néanmoins la présence du bacille de Koch a été constatée dans le pus et dans la paroi de la poche purulente. Mais il n'est pas toujours facile à déceler, et souvent on a dû faire de nombreuses coupes avant de voir un seul bacille. Monnier a constaté dans le pus la présence de microbes associés ; l'ensemencement avec le pus de deux tubes d'agar donnèrent des colonies ressemblant à celles du coli. L'inoculation à un cobaye d'un centimètre cube et demi de pus, et à une souris blanche d'un demi-centimètre cube du même pus, a donné lieu à une infection locale (abcès) chez le cobaye, et à une septicémie colibacillaire mortelle chez la souris. Dans le cas de Monnier, il existait une ulcération de la partie inférieure du tube digestif, qui a servi probablement de porte d'entrée au *bacterium coli*.

Pathogénie.

L'abcès, comme les autres formes de la tuberculose hépatique, reconnaît pour origine première la pénétration et le développement du bacille de Koch dans le foie.

Le bacille, pour atteindre le foie, peut suivre diverses voies : ou bien l'envahissement du foie a lieu par propagation directe d'une lésion tuberculeuse adjacente, ou bien le bacille gagne l'organe par la veine porte, l'artère hépatique ou les vaisseaux lymphatiques. Nous n'insisterons pas sur ces faits, qui nous entraîneraient au delà des limites de ce travail.

Quant au développement de l'abcès intrahépatique, il est dû au ramollissement et à la fonte d'un gros tubercule ou bien au développement d'une caverne biliaire; nous savons que « ces cavernes résultent de l'évolution de tubercules qui, nés dans la paroi conjonctive des canaux biliaires, amènent ultérieurement la chute de leur épithélium et s'excavent en déversant dans la bile leurs parties nécrosées. Elles s'agrandissent généralement par la progression centrifuge de leur zone active (Gilbert) ».

L'abcès périhépatique, tel que nous l'envisageons ici [1], a pour point de départ ou un prolongement d'un foyer intrahépatique, ou un tubercule superficiel; voici comment O. Lannelongue expliquait leur développement au congrès de la Tuberculose, en 1888 : « Le processus tuberculeux, parvenu à la surface du foie, s'entoure d'une couche néoplasique péritonéale qui détermine des adhérences entre le foie et la paroi abdominale; dans cette couche de péritonite adhésive, les fongosités tuberculeuses s'étalent bientôt en membrane d'abcès tuberculeux; celle-ci isole définitivement l'abcès, elle ren-

---

ferme le pus qui ne sera plus déversé désormais dans la grande cavité du péritoine. L'abcès repose aussi sur le foie qui a été son point de départ, et il peut dès lors se développer plus ou moins loin de son origine. Le plus souvent la membrane tuberculogène envahit la paroi abdominale sous le rebord costal, et de là, tantôt l'abcès descend dans l'épigastre ou dans les flancs, tantôt il remonte sous la concavité du diaphragme plus ou moins haut et en arrière ».

Symptômes.

Cliniquement, les abcès tuberculeux intrahépatiques ne sont guère reconnaissables; c'est la péritonite périhépatique ou l'abcès périhépatique, qui leur succèdent, qui permettront de soupçonner leur existence. Il y a donc lieu de distinguer deux *phases* dans l'histoire clinique des abcès tuberculeux intra et périhépatiques : une première phase, silencieuse, latente, qui correspond à l'évolution de l'abcès intrahépatique; une seconde phase, accompagnée de phénomènes plus bruyants, et mieux caractérisés, en rapport avec la production de la périhépatite et de l'abcès périhépatique. On ne saurait admettre cependant que l'abcès intrahépatique évolue sans déterminer de troubles; mais aucun des symptômes observés n'a de caractère pathognomonique, comme il est facile d'en juger par la description suivante; ils sont susceptibles, au contraire, d'égarer le diagnostic. Ce sont des troubles gastro-intestinaux qui attirent l'attention à cette période et font songer à une lésion du tube digestif; il y a perte de l'appétit, nausées, vomissements incessants, diarrhée persistante, provoquant un amaigrissement rapide et la perte des forces. Ces phénomènes peuvent s'accompagner de sueurs nocturnes, de frissons et de fièvre.

Quelle est l'origine de ces troubles gastro-intestinaux? Faut-il voir là, demande Reverseau, le retentissement, par voie réflexe sur l'estomac, de la lésion intrahépatique? Est-ce le syndrome gastrique de Marfan annonçant le début d'une tuberculisation pulmonaire? Cette dernière hypothèse est très admissible dans les cas où la tuberculose hépatique coïncide et évolue avec la tuberculose généralisée, ou tout au moins pulmonaire.

La douleur, spontanée ou provoquée à la pression dans la région hépatique, serait l'un des meilleurs éléments de diagnostic à cette période de la maladie; elle est signalée dans plusieurs observations.

Lorsqu'il y a périhépatite et abcès périhépatique, les symptômes deviennent plus précis.

La douleur s'accentue; elle se manifeste sous forme d'un point de côté, d'une douleur sourde, persistante, au niveau de l'hypochondre droit, ou encore d'une sensation de barre au niveau de la ceinture; elle est provoquée par la compression des dernières côtes, et rappelle par ses caractères la douleur dans la pleurésie diaphragmatique; Monnier est parvenu à la réveiller en comprimant le nerf phrénique au niveau des scalènes. La douleur s'accompagne parfois de toux et de dyspnée.

Le bruit de frottement périhépatique, provoqué par l'inflammation péritonéale et qu'on peut rencontrer lorsque de grands abcès du foie gagnent la périphérie de cet organe, n'a jamais été observé dans les cas de pyopérihépatites tuberculeuses, ce qui ne saurait surprendre, puisque la portion du péritoine périhépatique envahie, siège le plus souvent en un point inaccessible, au niveau de la face supérieure, sous le diaphragme.

L'examen local, pratiqué à cette période, fournit des renseignements variables avec le siège occupé par les lésions périhépatiques. Si l'abcès évolue à la face supérieure du foie, sous le diaphragme et loin derrière la paroi costale, il peut ne manifester sa présence que par la déformation du thorax dont la partie inférieure est déjetée en dehors; le foie est plus ou moins abaissé et dépasse le bord costal de 3 à 4 travers de doigt selon les cas; il existe enfin de la toux et de la dyspnée par compression du poumon; mais la tumeur, grâce à son siège profond, ne peut être perçue ou ne l'est que très imparfaitement.

Lorsque l'abcès évolue moins profondément, on constate à la vue l'existence d'une tuméfaction qui occupe l'hypochondre droit ou la région épigastrique; au niveau de cette tuméfaction, la peau a conservé sa coloration normale, parcourue seulement, dans certains cas, par un réseau veineux plus ou moins apparent; ou bien elle est rouge, amincie, d'apparence phlegmoneuse, et indique les tendances de l'abcès à s'ouvrir au dehors.

Des renseignements plus précis sont fournis par la palpation et la percusssion de la tumeur, qui permettent d'en mieux préciser les caractères. Elle est le plus souvent arrondie, régulière, quelquefois piriforme. Son volume est variable; dans plusieurs observations, on le compare au volume d'une mandarine; parfois elle atteint les dimensions du poing. Elle est mate à la percussion, et sa matité se continue avec celle du foie. La fluctuation existe ; mais elle peut être difficile à reconnaître ; elle peut même manquer, lorsque l'abcès est rempli de matières caséeuses. Dans un cas de O. Lannelongue, la tension dans la poche purulente variait avec les mouvements respiratoires : « Lorsque la petite fille crie, on sent manifestement une augmentation de tension de la poche, correspondant à l'effort respiratoire ; on la réduit légèrement pendant l'inspiration ». Enfin, la tumeur est généralement douloureuse à la pression.

A côté de ces signes propres à la tumeur, on note l'augmentation de volume du foie, le ballonnement du ventre qui est tendu et douloureux, la persistance des troubles gastro-intestinaux, l'existence de la fièvre et l'altération marquée de l'organisme. Au tableau clinique s'ajoutent souvent les symptômes propres aux diverses localisations concomitantes de la tuberculose.

En somme, « la symptomatologie de l'abcès périhépatique se résume dans trois grands signes cardinaux : syndrome gastrique, douleur occasionnée par la péritonite périhépatique et par la pleurésie diaphragmatique, enfin, tumeur ».

Y a-t-il lieu de décrire, comme l'ont fait Reverseau et Lesimple dans leur thèse, *des formes* de la maladie spéciales au vieillard, à l'adulte et à l'enfant ? La chose nous paraît douteuse, car les cas observés chez le vieillard et chez l'adulte sont si peu nombreux qu'il est difficile de leur assigner des caractères spéciaux ; la maladie a été surtout observée chez l'enfant, et c'est cette forme de l'enfant qui doit être prise actuellement comme type de description.

L'*évolution* de l'abcès est lente : elle se fait en plusieurs mois.

Sa *terminaison* est variable : si l'abcès périhépatique est haut situé, sous le diaphragme, il peut, comme cela arriva dans un cas de O. Lannelongue, perforer le diaphragme et la plèvre, préalablement altérés, et s'ouvrir dans les bronches en provoquant une vomique. On vit alors la tuméfaction sus-hépatique s'affaisser ; la percussion permit de reconnaître de la matité à la base de la poitrine, et l'auscultation, un souffle avec broncho-égophonie au même niveau. La vomique est généralement suivie d'une amélioration sensible dans l'état du malade, mais celle-ci est de courte durée. Dans le cas dont il vient d'être question, en effet, au bout de quatre jours, le rejet du pus par la bouche s'arrêtait, les douleurs reparaissaient au niveau du foie, la région sous-costale droite se tuméfiait de nouveau, la fièvre se rallumait, l'enfant retombait dans la prostration, et se trouvait dans une situation pire que celle qui avait précédé la vomique.

Si l'abcès périhépatique est bas situé, il tend à s'ouvrir à la peau
au-dessous du bord costal; dans ce cas encore, il ne faut pas es-
compter la guérison spontanée; la membrane tuberculogène qui
tapisse les parois de l'abcès persiste et deviendra l'origine d'une
fistulisation ou d'une récidive.

Le *pronostic* des abcès tuberculeux hépatiques et périhépatiques
est très grave; d'autant plus grave que la lésion locale, susceptible
dans certains cas de guérir par l'intervention chirurgicale, ainsi que
nous le verrons ultérieurement, s'accompagne le plus souvent de
manifestations multiples de la tuberculose, qui précipitent la marche
des accidents.

Diagnostic.

Il est tout d'abord un certain nombre de cas dans lesquels l'abcès
tuberculeux, évoluant au cours d'une tuberculose généralisée, n'a
été reconnu qu'à l'autopsie.

A la première période, quand il n'existe que des troubles gastro-
intestinaux, le diagnostic de l'abcès tuberculeux est impossible; tout
au plus ces troubles dyspeptiques peuvent-ils faire songer à une tuberculose en voie d'évolution, sans qu'on puisse en préciser le siège.

Plus tard, lorsque l'attention est attirée du côté du foie par la
douleur ou l'existence d'une tumeur, l'abcès tuberculeux peut être
confondu avec plusieurs autres affections du même organe.

Il faut d'abord, s'il existe des phénomènes généraux graves, éliminer l'existence des grands abcès du foie, qu'on observe chez des
adultes ayant vécu aux colonies et atteints ou convalescents de la
dysenterie; de même, en se basant sur les antécédents du malade,
on pourra diagnostiquer les petits abcès du foie, qui reconnaissent
pour origine l'angiocholite.

Lorsque l'abcès tuberculeux vient former une tumeur saillante
sous le bord costal, le diagnostic entre un kyste hydatique et l'abcès
présente parfois de grandes difficultés, car, dans les deux cas, la
tumeur offre des caractères analogues (matité se continuant avec
celle du foie; forme régulière, arrondie; fluctuation); mais l'abcès
périhépatique a une évolution plus rapide; il a été précédé ou il
s'accompagne d'autres manifestations de la tuberculose; enfin, il
forme généralement une saillie plus limitée et plus distincte du foie
que le kyste. Dans les cas douteux, on peut recourir à la ponction

exploratrice, qui permettra la constatation des crochets dans le
liquide clair de l'hydatide et celle du bacille de Koch dans le liquide
séro-purulent de l'abcès tuberculeux.

Le diagnostic avec la péritonite tuberculeuse peut également être
posé : dans la péritonite tuberculeuse, les lésions ne sont pas seulement localisées au voisinage de la face inférieure du foie, elles sont
plus diffuses ; en explorant l'abdomen, on a une sensation de dureté,
d'empâtement, parfois même on perçoit des masses dures, de véritables gâteaux formés par l'agglutination des anses intestinales et
par l'épaississement de l'épiploon, ou encore des frottements péritonéaux ; enfin, le ventre est sensible à la pression, météorisé, et il
existe de l'ascite.

Lorsque l'abcès est caché profondément sous le diaphragme, la
confusion est possible avec les kystes hydatiques de la face convexe
ou avec les épanchements pleuraux. La ponction exploratrice sera
bien souvent alors le seul moyen d'arriver au diagnostic. Néanmoins
il existe un certain nombre de signes dont la valeur n'est pas négligeable. Rendu, dans le passage suivant, que nous empruntons à ses
Cliniques, s'est efforcé de montrer les caractères différentiels qui
existent entre la pleurésie diaphragmatique et la péritonite périhépatique, qui, dans certains cas, présentent des symptômes très analogues : « Les difficultés du diagnostic sont grandes, dit-il, car
l'appareil symptomatique est presque identique : résultat facile à
comprendre d'ailleurs, puisque c'est le diaphragme qui est intéressé,
quoique, à vrai dire, par son autre face. En pareil cas, les vomissements et le hoquet sont des symptômes qui peuvent aider au diagnostic ; assez rares dans le cours de la pleurésie diaphragmatique,
ils sont relativement fréquents dans le cours de la péritonite sous-
phrénique.

« Dans ces conditions complexes, il est indispensable de rechercher avec soin l'état du péritoine ; si le ventre est habituellement
douloureux ou tympanisé, il est peu probable que la plèvre diaphragmatique soit en cause. L'exploration attentive du ventre révèle
parfois l'existence d'une péritonite tuberculeuse, ou de lésions viscérales ayant amené une inflammation plus ou moins circonscrite de
la séreuse péritonéale...

« Ce sont surtout les hépatites subaiguës, compliquées de périhépatite, qui simulent presque à s'y méprendre la pleurésie diaphragmatique ».

Pour différencier une collection située au-dessus ou au-dessous

du diaphragme, on peut encore recourir aux signes distinctifs suivants :

O. Lannelongue insiste sur la forme que présente la limite supérieure de la matité ; celle-ci, dans l'abcès sous-diaphragmatique,
décrit une courbe à concavité inférieure, suivant la forme du muscle ;
elle est au contraire concave en haut, dans le cas d'épanchement
pleural.

D'après Litten, cité par Reverseau, « chez l'homme sain, les mouvements du diaphragme, isochrones à la respiration, se traduisent
sur le tronc par une ombre qui monte au moment de l'expiration et
descend au moment de l'inspiration. Lorsque les rapports normaux
de la respiration sont altérés par des processus morbides, ce fait se
reconnaît facilement aux modifications de rythme des oscillations
diaphragmatiques. On peut mettre à profit ces oscillations pour
différencier un abcès sous-diaphragmatique d'un épanchement pleurétique. Dans le premier cas, le phénomène des oscillations a lieu
au-dessus de la matité ; dans le second, au-dessous. »

Enfin, Jaccoud insiste sur un autre signe différentiel fourni par
l'écoulement du liquide, lorsqu'on pratique la ponction exploratrice :
« Comme le liquide qu'on évacue est sous le diaphragme, l'influence
des mouvements respiratoires sur la colonne fluide est précisément
inverse de celle qui est exercée sur un liquide contenu dans la plèvre
au-dessus du diaphragme. C'est Pfuhl qui a fait connaître ce phénomène ; chez une de ses malades, il a pratiqué l'aspiration avec l'appareil Potain, muni d'un manomètre, et il a constaté que, durant
l'écoulement du liquide, la colonne manométrique monte dans l'inspiration et baisse dans l'expiration ; le mouvement est contraire
lorsqu'on évacue du liquide pleural.

« Plus tard, Jaffé a montré qu'on peut utiliser le phénomène pour
le diagnostic sans recourir à un manomètre, et en considérant simplement les variations de rapidité que présente l'écoulement du
liquide. Si l'écoulement est plus rapide pendant l'inspiration, le
pus est au-dessous du diaphragme ; dans le cas contraire, il est au-
dessus. Ce signe d'une valeur absolue ne permet qu'un *diagnostic
tardif*, et n'est applicable qu'en cas de ponction. »

Nous ne faisons que signaler la confusion possible entre un abcès
tuberculeux et un abcès actinomycotique ; nous renvoyons le lecteur,
pour tout ce qui concerne l'actinomycose du foie au chapitre suivant, où la question est longuement étudiée.

Nous avons déjà parlé, au cours de cette étude, de la ponction exploratrice employée comme moyen de diagnostic; dans les cas douteux, la ponction peut fournir des renseignements capables d'éclairer le diagnostic; faite aseptiquement, elle est inoffensive, surtout si on la considère comme le premier temps d'une intervention chirurgicale plus complète.

Traitement.

Dès que l'abcès est diagnostiqué, il faut sans retard débarrasser le sujet de son foyer tuberculeux et le mettre ainsi à l'abri des complications qui ne manqueraient pas de se produire, telle la vomique, telle la propagation de l'affection à la plèvre ou au péritoine. L'existence d'une fistule communiquant avec les organes voisins, avec le poumon, par exemple, ne constitue pas une contre-indication à l'intervention chirurgicale; nous verrons ultérieurement le résultat favorable obtenu dans un cas de ce genre par O. Lannelongue.

Il ne faut pas s'attarder aux ponctions aspiratrices, suivies d'injections antiseptiques (solutions iodée, picriquée, phéniquée, iodoformée, au chlorure de zinc, etc.), comme le conseille Lesimple dans sa thèse. Cette méthode a été employée par Cadet de Gassicourt, qui, chez le même malade, pratiqua successivement, avec l'appareil Potain, trois ponctions : la première évacua 200 grammes de pus, la seconde, faite sept jours après, donna issue à 220 grammes, et la troisième, pratiquée cinq jours plus tard, fut faite avec un gros trocart et suivie de l'introduction d'une sonde à demeure. Des lavages étaient pratiqués régulièrement avec l'eau phéniquée au 100°. Il se produisit une amélioration dans l'état général du malade, mais l'écoulement du pus persista. Au bout de trois mois, le malade conservait toujours une fistule ; la fièvre s'était rallumée et la température montait à près de 40°. On dut alors pratiquer l'incision large de l'abcès.

C'est à cette méthode, qu'il faut recourir d'emblée dans le traitement des abcès tuberculeux du foie; le malade étant anesthésié, l'incision de la paroi abdominale sera faite avec le bistouri, au niveau de la poche, c'est-à-dire le plus souvent parallèlement au bord costal droit, et dans une étendue suffisante pour donner une large issue au pus. Cette simple incision de l'abcès, lorsque celui-ci est situé profondément sous les côtes, sera le plus souvent insuffisante; en voici un exemple observé chez un malade opéré par Pengrueber : l'incision avait été faite dans les conditions que nous venons d'indiquer; tout semblait d'abord marcher à souhait; mais la guérison ne se maintint pas ; le malade fut revu six mois plus tard avec une fistule siégeant sous le bord costal droit et donnant une abondante suppuration ; l'exploration faite avec un stylet permettait de constater, en arrière de l'orifice fistuleux, une cavité très spacieuse, comprise dans la concavité du diaphragme; l'état général s'était aggravé au point de devenir alarmant; la température oscillait entre 39 et 40°. C'est dans ces conditions que le malade fut présenté au professeur O. Lannelongue, qui jugea que : « la résection du bord inférieur du thorax pouvait seule permettre de faire disparaître le vide existant entre la paroi costale rigide et le foie mobile ». Après avoir agrandi l'orifice de la fistule par une incision horizontale faite au thermocautère, O. Lannelongue tailla un lambeau quadrilatère qu'il disséqua et releva sur la partie supérieure; il enleva le cartilage de fusion des dernières côtes, ainsi que les 9ᵉ, 8ᵉ et 7ᵉ arcs costaux dans une étendue de 6 à 8 centimètres ; il obtint le but qu'il se proposait, c'est-à-dire l'affaissement de la cavité qui se produisit immédiatement. « La paroi costale enlevée, on est frappé de voir, à la place d'une cavité profonde et anfractueuse, une plaie superficielle exposée, presque de niveau avec le reste de la paroi... (O. Lannelongue) ».

Il semble donc nécessaire, lorsque l'abcès siège sous les côtes, d'adjoindre à son ouverture, faite aussi largement que possible, la résection du bord costal; cette résection aura pour avantages, en favorisant l'affaissement et l'accolement des parois de la cavité, de rendre la cicatrisation plus rapide et d'éviter la fistulisation avec toutes ses conséquences ; elle rendra plus aisée l'exploration du foie, qui constitue l'un des temps les plus importants de l'acte opératoire et le traitement des parois de la poche; enfin, elle permettra un pansement à ciel ouvert.

Le manuel opératoire de la *résection du bord costal* a été bien étudié au chapitre des kystes hydatiques (p. 115); nous n'y reviendrons pas.

Lorsque la cavité de l'abcès est largement mise à nu par la résection costale, il faut en faire l'exploration soigneuse, puis traiter la membrane tuberculogène qui en tapisse les parois.

Si on constate l'existence d'une fistule faisant communiquer l'abcès avec les bronches à travers le diaphragme, il ne sera pas utile, lorsque l'écoulement du pus au dehors est assuré par l'incision de la paroi, d'agir directement par une opération sur cette fistule ; dans un cas de O. Lannelongue, en effet, huit jours après l'opération, l'air cessait de s'échapper par la plaie, et la fistule était complètement fermée.

L'exploration de la surface du foie contiguë à l'abcès doit être faite avec le plus grand soin ; après avoir détergé la surface du foie des fausses membranes et des fongosités qui la recouvrent, à l'aide de tampons stérilisés, montés sur une pince, on recherchera, en s'aidant au besoin de la sonde cannelée, l'existence d'un orifice, d'un diverticule conduisant dans la cavité d'un abcès intrahépatique en communication avec l'abcès sous-phrénique ; on recherchera avec la main s'il n'existe pas de fluctuation pouvant indiquer l'existence d'une collection dans l'épaisseur de l'organe. On se rappellera enfin que dans une de ses observations, où l'examen fait à la sonde cannelée n'avait rien révélé d'anormal, ayant exercé avec le doigt des pressions sur le foie, O Lannelongue, vit sourdre du pus de la paroi profonde par deux orifices qui conduisaient dans une cavité hépatique. L'exploration digitale peut donc fournir des renseignements très précieux et ne devra jamais être négligée. Ces lésions intrahépatiques ne sont pas toujours faciles à diagnostiquer ; elles ont passé inaperçues chez l'un des jeunes opérés de O. Lannelongue : l'enfant ayant succombé à une pleurésie deux mois après l'opération, on constata à l'autopsie que le foyer périhépatique reposait sur le foie présentant à ce niveau une infiltration caséeuse jaunâtre, étendue à la plus grande partie du lobe droit ; il existait en plus, près du bord antérieur, une cavité de deux centimètres environ, remplie de matière caséeuse ramollie.

Lorsque l'examen est positif et conclut à l'existence d'une cavité intrahépatique, il faut, imitant la conduite de O. Lannelongue, faire une véritable *hépatotomie* , la couche de tissu hépatique à traverser pour ouvrir la cavité est généralement peu épaisse ; la section en sera faite lentement au thermocautère porté au rouge sombre pour éviter l'hémorrhagie.

On terminera l'opération en détergeant les parois de l'abcès de la membrane tuberculogène qui les tapisse ; on se servira à cet effet de tampons ou de compresses stérilisées, montés sur des pinces, de la curette et même du thermocautère, dont s'est servi O. Lannelongue, chez un de ses opérés, pour toucher et détruire la membrane tuberculeuse. Lorsque la plaie aura été soigneusement débarrassée des débris qu'elle peut contenir, le pansement sera fait à plat avec de la gaze stérilisée ; dans les pansements consécutifs, qui seront renouvelés plus ou moins souvent suivant l'abondance de la suppuration, les lavages ne sont pas indiqués ; on veillera toujours à ce que la cicatrisation se fasse des parties profondes vers la superficie ; on pourra hâter le développement des bourgeons charnus, en pratiquant de temps à autre de légers attouchements de la plaie à la teinture d'iode.

Résultats.

Le nombre des malades opérés est forcément très restreint, puisque les cas d'abcès tuberculeux hépatiques et péri-hépatiques, recueillis dans la littérature médicale, sont eux-mêmes très peu nombreux.

La description de l'intervention chirurgicale, telle que nous l'avons faite, est basée sur l'analyse de sept cas ; six ont été publiés par O. Lannelongue, le septième par Langenbuch. Les résultats obtenus sont les suivants : 7 cas ont donné 4 guérisons et 3 morts.

Malheureusement nous ne connaissons que les résultats immédiats ; chez quelques-uns même des opérés, la cicatrisation n'était pas encore complète au moment où ils ont quitté l'hôpital. Toutefois, ce qu'on peut affirmer, c'est que la résection du bord costal n'aggrave pas le pronostic, qu'elle permet une cicatrisation plus rapide de la plaie, et que, dans la suite, elle n'entrave pas le jeu régulier de la respiration. La durée de la cicatrisation de la plaie est variable ; dans un cas de O. Lannelongue, il n'existait plus, au bout de quinze jours, qu'une plaie superficielle ; chez un autre opéré du même auteur, la guérison était obtenue en deux mois par bourgeonnement de la profondeur vers la superficie. La cicatrice était adhérente au foie et n'était pas douloureuse.

Quant aux résultats éloignés, malgré tout l'intérêt qu'il y aurait à être renseigné sur ce point d'une façon précise, ils sont totalement inconnus.

La mort est survenue dans un cas le lendemain de l'opération ; celle-ci avait été pratiquée malgré l'état désespéré de l'enfant. Dans les deux autres cas, on constata plus ou moins longtemps après l'opération, l'apparition d'une pleurésie du côté droit ; la mort ne tarda pas à survenir, et l'autopsie révéla l'existence de lésions tuberculeuses généralisées avec altération profonde du foie.

Tel est l'état actuel de nos connaissances sur les abcès tuberculeux hépatiques et péri-hépatiques. Il est à souhaiter que de nouveaux cas soient publiés et que leur analyse permette de combler les nombreuses lacunes qui existent encore dans leur étude clinique et thérapeutique.

Toutefois nous pouvons affirmer que trop souvent la maladie sera au-dessus des ressources de la chirurgie, la lésion hépatique n'étant qu'un épiphénomène au cours d'une tuberculose généralisée.

TRAVAUX A CONSULTER

Bernheim. *Revue médicale de l'Est*, 15 décembre 1878.

Berrier. *Traité des Mal. des Enfants*, t. II, p. 218.

Bertrand. *Bulletin Acad. de Méd.*, 1er juillet 1890.

Bouchard, *Bull. de la Soc. anatomique*, 1862.

Boulland. *De la tuberculose du péritoine et des plèvres chez l'adulte*, Thèse de Paris, 1885.

Brissaud et Toupet, Études sur la tuberculose du foie, *Journal de Verneuil*, Paris, 1re partie, 1887, p. 124.

Cadet de Gassicourt. *Bull. et Mém. de la Soc. méd. des Hôpitaux de Paris*, 1886, p. 491-494.

Canniot. *De la résection du bord inférieur du thorax*, Thèse de Paris, 1891, n° 101.

Caussade. *Revue des maladies de l'enfance*, 1887, p. 350.

Charcot et Bouchard, *Traité de médecine*, t. III.

Chauffard. *Traité de médecine*, t. III. — *Congrès pour l'étude de la tuberculose*, t. II, 1889.

Dallemagne, *Foie des tuberculeux*, Paris, 1889.

Debove et Achard, *Manuel de médecine*, t. VI.

Deschamps. *De la péritonite enkystée*, Thèse de Paris, 1886.

Dominici, *Angiocholite*. Thèse de Paris, 1894, p. 112.

Eisenlohn, *Berlin. klin. Wochensch.*, 1877.

Gilbert, Note sur les abcès tuberculeux expérimentaux du foie, *Congr. pour l'étude de la Tuberculose*, Paris, 1893, t. III, p. 434-437.

Gilbert, Les tubercules hépatiques chez l'homme, *Presse médicale*, 1898, II, p. 165-167.

Guéneau de Mussy, *Clinique médic. de l'Hôtel-Dieu*, t. I, p. 644.

Gombault et Breda, Abcès aréolaire tuberculeux du foie, *Bull. de la Soc. anat.*, 1887, p. 737.

Grancher, Comby et Marfan, *Traité des Maladies de l'enfance*, t. III, p. 185.

Hache, Foie présentant des amas caséeux, *Union médicale du Nord-Est*, 1894, XVIII, p. 267-268.

Hanot et Gilbert, Sur les formes de la tuberculose hépatique, *Arch. gén. de Médecine*, 1889, t. II, p. 513-521.

Hutinel, De l'hépatite tuberculeuse chez les enfants, *Bulletin médical*, 1889, p. 1595-1599.

Jaccoud, *Clinique de la Pitié*, 1883-84, p. 219-237.

Jasinsky, *Gaz, lekarska*, Varsovie, 1897, n° 47 ; refer. in *Centralblatt für Chir.*, 1898, p. 398.

Langenbuch, *Berlin klin. Wochenschr.* 23 mai 1892, p. 521.

O. Lannelongue, Abcès tuberculeux périhépatiques et leur traitement, *Acad. des Sciences*, 15 mai 1887 ; *Bulletin médical*, 1887, p. 438 ; Résection du bord inférieur du thorax, *Comptes rendus du Congrès français de Chirurgie*, Paris, 1888, 3e session, p. 358. — Tuberculose hépatique et périhépatique ; Hépatotomie, *Congrès français pour l'étude de la tuberculose*, Paris 1889, 1er fasc., p. 204.

Laroyenne, *Lyon médical*, 1877.

Leblond, *Diagnostic et traitement des abcès du foie*, Thèse de Paris, 1892.

Lesimple, *Contribution à l'étude des abcès tuberculeux du foie*, Thèse de Paris, 1900.

Litten, *Société médicale des Hôpitaux de Paris*, 30 janvier 1895, p. 51.

Louis, *Recherches anatomo-pathologiques sur la phtisie*, p. 118 et 170.

Luc, Cavernules tuberculeuses du foie chez un enfant de dix-huit mois, mort de tuberculose généralisée, *Progrès médical*, 1883, XI, p. 614.

Mackenzie, Tubercular disease of the liver, with the formation of multiple abscesses, *Tr. path. Soc. of London*, 1889-90, XLI, p. 156-160.

Martin, Thèse de Paris, 1892.

Marfan, *Troubles et lésions gastriques dans la phtisie pulmonaire*, 1886-87.

Monnier, Deux cas d'abcès tuberculeux du foie, *Gaz. méd. de Nantes*, 1900, XIX, p. 58-60.

Nowack, *Schmidt's Jahrbucher*, n°⁵ 10 et 11.

Orth, Ueber localisirte Tuberculose der Leber, *Arch. f. path. Anat.*, 1876, LXVI, p. 113-119.

Pfuhl, *Berlin klin. Wohenschr.*, 1877.

Pilliet, *Étude d'histologie pathologique sur la tuberculose expérimentale et spontanée du foie*, Thèse de Paris, 1891.

Rendu, *Leçons de clinique médicale*, t. I, p. 279.

Reverseau, *Contribution à l'étude des pyopérihépatites tuberculeuses*, Thèse de Paris, 1895.

Rigal, *Bulletin de la Société médicale des hôpitaux*, 1874.

Rilliet et Barthez, *Traité des maladies de l'enfance*, t. III, Paris, F. Alcan, 1891.

Sabourin, Le foie des tuberculeux, *Arch. de Phys. norm. et pathol.*, 1883.

Sanger, *Arch. f. Helkunde*, 1873.

Scheurlen, *Charite Annalen*, 1889.

Schwartz, Tuberculose du foie, in *Chirurgie du Foie*, p. 197, Paris, O. Doin, 1901.

Marc Sée, Les pleurésies diaphragmatiques, *Gaz. des hôpitaux*, 25 mars 1893.

Segond, *Traité de Chirurgie* de Duplay et Reclus, 2ᵉ édition, t. VI, p. 1020.

Sergent, *Tubercules et cavernes biliaires*, Thèse de Paris, 1895, n° 164.

Tublet, *Tuberculose des voies biliaires*, Paris 1872.

Wethered, Tubercular excavation of liver. *Tr. path. Soc. of London*, 1888-89, XL, p. 139.

Wintrich, in *Virchow's Handbuch der Path. und Therap. der resp. Organ.*, 1854.

CHAPITRE V

ABCÈS DE L'ACTINOMYCOSE[1]

La localisation de l'actinomycose sur le foie est rare. Son étude n'en est pas moins intéressante, car, ainsi que nous le verrons ultérieurement, l'actinomycose hépatique a été dans quelques cas justiciable d'une intervention chirurgicale. C'est à ce titre qu'elle mérite de retenir notre attention.

Avant la thèse d'Aribaud (Lyon, 1897), qui est le premier travail d'ensemble publié sur l'actinomycose du foie, quelques auteurs seulement avaient mentionné cette affection. Aribaud réunit les observations éparses dans la littérature médicale, et tira de leur analyse des conclusions importantes sur la pathogénie et les manifestations cliniques de la maladie.

En 1898, Poncet et Bérard, dans leur *Traité clinique de l'actinomycose humaine,* ont étudié l'actinomycose du foie.

Schwartz, en 1901, a consacré un article spécial, dans sa *Chirurgie du foie,* à l'actinomycose de cet organe.

Ce chapitre est basé sur l'analyse d'une cinquantaine d'observations recueillies dans la littérature médicale. Il en existe d'autres certainement, mais tel quel ce chiffre est suffisant pour nous permettre d'exposer l'histoire de l'actinomycose du foie.

Étiologie et pathogénie.

Nous savons que l'actinomycose est une affection parasitaire due au développement dans l'organisme d'un champignon, l'*actinomyces,* qui vit sur certaines plantes, notamment les graminées. Chez l'homme, la maladie est le plus souvent d'origine végétale. La pénétration dans l'organisme a lieu à la faveur d'une solution de conti-

1. *Actinomycose du foie* par Maurice Auvray. *Rev. de chirurgie,* Paris, 10 juillet 1903.

nuité portant soit sur le tégument externe, soit sur les muqueuses, et en particulier sur la muqueuse du tube digestif, quelquefois aussi sur la muqueuse des voies respiratoires. Le rôle joué par le tube digestif dans l'infection actinomycotique du foie est très important ; nous y insisterons ultérieurement.

Le germe qui s'est introduit dans les tissus peut produire une infection sur place ou, ce qui est plus rare, être entraîné par le torrent circulatoire et provoquer une infection à distance. Dans les deux cas, les lésions qu'il détermine se propagent de proche en proche, et peuvent devenir à leur tour le point de départ d'embolies, qui forment ailleurs de vraies métastases.

Ces notions d'ordre général, qu'il était indispensable de rappeler, vont nous permettre de comprendre la pathogénie encore assez obscure, au moins dans certains cas, de l'actinomycose hépatique.

Nous décrirons, après une étude attentive des observations publiées, deux formes de l'actinomycose du foie : une *actinomycose primitive* et une *actinomycose secondaire*.

Celle-ci est certainement beaucoup plus fréquente que la première, dont cependant l'existence nous paraît pouvoir être admise.

L'actinomycose secondaire a lieu par propagation continue ou par infection à distance du foyer primitif.

La propagation *par continuité* a été observée consécutivement à l'actinomycose du tube digestif, du poumon ou du rein.

Nombreuses surtout sont les observations où une lésion du *tube digestif* s'est compliquée de l'envahissement secondaire du foie. Les diverses parties du tube digestif peuvent devenir le point de départ de la propagation ; dans un cas de Langhans, l'estomac paraît avoir été le premier atteint ; le champignon aurait gagné le foie en suivant l'épiploon gastro-hépatique, comme l'indiquent les transformations subies par cet épiploon et les adhérences solides qui unissent l'estomac au foie. La lésion primitive peut également siéger sur l'intestin grêle, sur le côlon ; mais il résulte de la statistique de Grill[1] que la localisation primitive sur le cæcum, l'appendice et le tissu cellulaire avoisinant est la plus fréquente. L'infection se propagera au foie soit directement, par extension de lésions siégeant sur la portion ascendante ou l'angle du côlon droit qui lui sont con-

---

1. Sur 64 cas, où l'auteur précise la porte d'entrée, 6 fois les lésions siégeaient sur l'intestin grêle, 18 fois sur le cæcum et l'appendice. 25 fois sur le tissu cellulaire péri-cæcal, 8 fois sur le côlon, 7 fois sur le rectum.

tigus, soit de proche en proche par l'intermédiaire du tissu cellulaire rétro-cæcal et l'enveloppe celluleuse du rein. Voici quelques exemples :

Dans une observation de Barth[1], on trouve à l'autopsie un appendice cæcal rabattu en arrière et en haut, portant à son extrémité des cicatrices déchiquetées, pigmentées, d'où part un cordon œdémateux dur, se rendant à un abcès qui envahit le foie et le rein ;

Dans un cas de Harley[2], il existe un abcès de l'appendice vermiforme, d'où une traînée de suppuration s'étend jusqu'au foie, lui-même atteint ;

Chez un malade de Hœffner[3], il y avait eu vraisemblablement infection du côlon transverse au voisinage du foie et consécutivement envahissement de celui-ci et des poumons ;

Dans une observation de Ullmann[4], le côlon ascendant et la partie supérieure du duodénum étaient unis avec le foie abcédé et la paroi abdominale ; il existait un vaste foyer de suppuration derrière le côlon ascendant ; la muqueuse du côlon portait une perforation au voisinage de l'angle colique droit.

Il nous paraît inutile de multiplier les citations.

La propagation par continuité de l'actinomycose du *poumon* au foie est admise par Hugo-Langstein, par Koranyi de Budapest, par Schwartz, par Aribaud. Mais cet auteur, dans sa statistique de 30 cas, n'en rapporte aucune observation certaine. Boari cependant cite deux cas de Kanthack et de Snow, où il y eut propagation du poumon au foie. D'autre part, voici un cas de Skeritt, où en l'absence d'actinomycose du foie à proprement parler, nous assistons cependant à l'évolution des lésions du poumon vers le foie. Le foyer primitif développe dans le poumon avait envahi les plèvres, perforé le diaphragme et, au moment où fut pratiquée l'autopsie, les lésions suppurées s'étendaient sur toute la surface du foie, sans que cet organe cependant présentât rien d'anormal à la coupe. Un degré de plus dans l'envahissement des lésions et le tissu hépatique eût été lui-même atteint. La marche du processus serait donc la suivante : développement d'adhérences unissant les plèvres viscérale et parié-

---

1. Cité par Hinglais, *Essai sur l'actinomycose appendiculo-cæcale*, Thèse de Lyon, 1897.
2. Cité par Aribaud, p. 18.
3. *Id.*, p. 14.
4. *Id.*, p. 14.

tale au contact du foyer pulmonaire, envahissement du diaphragme, formation d'adhérences entre le péritoine pariétal et le péritoine hépatique, envahissement du foie.

Il existe un seul cas où l'actinomycose se soit propagée du *rein* au foie, et encore n'est-il pas à l'abri de toute critique : c'est celui de Zemann, cité par Aribaud (dans sa thèse, p. 19), qui dit à ce propos : « Il est difficile de dire si la propagation s'est faite du poumon au foie, puis du foie au rein ou, au contraire, du rein au foie et du foie au poumon. Comme la maladie a débuté par des douleurs et une tumeur dans la fosse iliaque droite, et qu'il n'est pas question, dans l'observation, de manifestation pulmonaire, la dernière marche nous paraît la plus probable, malgré la rareté relative des localisations rénales primitives de l'actinomycose. »

L'actinomycose secondaire ne succède pas seulement à une lésion de même nature frappant l'un des organes voisins du foie ; parfois aussi, nous l'avons déjà dit, elle est le résultat d'une *infection à distance du foyer primitif* : il y a alors métastase par voie circulatoire. Le foyer primitif siège généralement sur le tube digestif, et la veine porte sert de voie de transmission. Aribaud admet que dans 11 cas de sa statistique, l'infection se fit par la voie veineuse ; les lésions siégeaient sur l'intestin en général, le cæcum et l'appendice, le côlon ascendant et transverse, le rectum.

Le transport à distance semble pouvoir se faire également par la voie des lymphatiques. Le champignon passe des lymphatiques dans les veines, puis franchit le cœur et, s'il n'est pas arrêté par le poumon, peut aboutir en quelque point de la circulation générale. Les cas de cette catégorie sont classés par Aribaud, sous le titre « d'actinomycose avec voie d'invasion d'abord par les lymphatiques, puis par les artères ». Cette transmission de l'actinomycose par les lymphatiques a été discutée. Choux, Karl Partsch, Hugo-Langstein l'ont niée ; ils admettent que les adénites observées parfois au cours de l'actinomycose sont le résultat d'associations microbiennes ; l'actinomyces serait de trop grandes dimensions pour se propager par les voies lymphatiques. Pour Koranyi, l'infection par les voies lymphatiques est très rare, si même elle existe. Israël l'admet au contraire dans une observation d'actinomycose du foie secondaire à une actinomycose primitive du poumon : « La marche de l'extension du champignon, dit-il, à partir du foyer pulmonaire primitif, et le mode de généralisation dans l'organisme ont été mis en évidence par 'examen microscopique. D'abord les voies lymphatiques du lobe

pulmonaire et les lymphatiques de nouvelle formation des adhérences pleurales ont absorbé les spores du champignon sous forme
d'agrégats de petits grains semblables à des microcoques. Du système lymphatique, ils sont passés dans le système sanguin et du sang
artériel, se sont perdus dans les organes atteints par métastase, à
l'exception du foie..... Dans le foie, le processus s'éloigne de la forme
décrite jusqu'ici. Là l'embolie est du côté de la veine porte. » Israël,
on le voit, admet la propagation par les voies lymphatiques et par
les voies artérielles, mais non directement pour le foie, dans le cas
particulier qu'il discute. Ici le champignon aurait gagné la rate par
la voie artérielle, et de la rate il aurait été transporté au foie par
voie veineuse. Au surplus, Pawlowsky et Maksoutow ont démontré
que la transmission par les lymphatiques était indiscutable; les
dimensions de l'actinomyces ne sont pas trop considérables pour lui
permettre l'abord des vaisseaux lymphatiques, et les auteurs précédents ont reproduit dans leur travail des figures où les éléments
parasitaires sont vus englobés par des leucocytes.

Aribaud a conservé dans sa thèse 4 observations d'actinomycose
du foie, où il admet que la généralisation s'est faite d'abord par les
lymphatiques, puis par les artères. Les cas de cette catégorie sont
revêtus, au point de vue anatomique et clinique de caractères
spéciaux sur lesquels nous aurons à insister. Mais la longueur du
chemin à parcourir en pareil cas, pour que l'actinomyces vienne se
fixer sur le foie, doit rendre ce mode d'invasion bien exceptionnel.

L'ACTINOMYCOSE PRIMITIVE peut reconnaître deux modes pathogéniques :

Dans l'un, le germe s'introduit dans l'économie à la faveur d'une
solution de continuité de la peau ou des muqueuses, pénètre dans
les vaisseaux sanguins ou lymphatiques qui l'amènent au cœur droit,
franchit le poumon, est ramené au cœur gauche, et entraîné par la
circulation générale vers le foie; mais là encore, la longueur des
étapes à parcourir est bien grande, et il est à présumer que le champignon trouve, dans l'organisme, l'occasion de se fixer avant d'atteindre le foie.

Dans l'autre, plus facile à admettre et certainement plus fréquent.
le germe est pris par la veine porte, au niveau de la surface intestinale, et transporté par elle directement au foie.

Aribaud, dans sa thèse, a recueilli 7 observations qui ont été considérées par leurs auteurs comme des causes d'actinomycose primi-

tive du foie ; mais après une analyse minutieuse des observations, il en reste trois seulement, pour lesquelles, selon nous, on peut admettre que la lésion du foie était primitive. C'est d'abord le cas de Boari, que certains auteurs ne considèrent pas comme un cas d'actinomycose primitive, parce qu'il existait en même temps des abcès du poumon, et qu'on peut admettre que l'infection du foie fut secondaire à une infection primitive du poumon ; mais les abcès du poumon ne contenaient pas de grains d'actinomyces, et l'auteur les considère comme des abcès métastatiques dus aux microbes pyogènes vulgaires ; puis c'est le cas de Bristowe, dans lequel, à l'autopsie, on constata que le foie seul était atteint ; enfin, celui d'Eve, dans lequel les symptômes parurent localisés au foie, mais auquel il manque l'appui d'une autopsie complète qui, seule, aurait permis de dire qu'il s'agissait d'une actinomycose primitive ou secondaire du foie.

Tout en admettant donc l'existence de l'actinomycose primitive du foie, il faut reconnaître qu'il est difficile de dire dans bien des cas si la lésion est primitive ou secondaire ; en présence de lésions viscérales multiples, comment saurons-nous quelle a été la première en date ? C'est l'hésitation qu'il est permis d'avoir en présence de l'observation de Moser, où il existait simultanément un abcès de la rate, des lésions de broncho-pneumonie à la base du poumon droit, des altérations de la plèvre, un abcès sous-diaphragmatique et enfin des abcès multiples du foie. Même hésitation pour un cas de Litten, où il existait simultanément des lésions du foie et de l'ovaire ; et cependant l'état avancé des lésions hépathiques nous porterait à admettre qu'elles étaient primitives.

De même il est difficile de dire si l'actinomycose hépatique est primitive ou secondaire, lorsqu'il y a continuité absolue entre le foyer hépatique et les lésions de l'intestin ou du poumon. Tels sont les cas de Langhans et de Taylor, classés comme actinomycose primitive. Langhans trouva à l'autopsie l'estomac uni à la face inférieure du foie par des adhérences solides ; le petit épiploon était ratatiné, et en rompant les adhérences, on découvrit l'existence de petites cavernes pleines de pus, situées entre les organes ; on peut se demander si l'estomac ne fut pas le point de départ des désordres observés. Dans le cas de Taylor, les lésions intestinales durent être les premières en date.

Enfin, il peut arriver que la lésion primitive, peu importante par elle-même, mais cependant suffisante pour déterminer l'infection secondaire du foie à un moment donné, se soit cicatrisée, et qu'on considère comme une lésion primitive du foie ce qui ne serait qu'une lésion secondaire. A propos de l'observation qu'il rapporte, van der Strœten constate qu'il ne trouve pas de communication entre le foyer hépatique et la cavité intestinale, mais il admet avec Baumgarten que le germe peut gagner le foie par métastase à travers la paroi intestinale, et celle-ci guérir en gardant seulement une cicatrice. « Nous n'avons pas trouvé de cicatrice dans l'intestin, dit-il, mais on conçoit que sur la grande étendue de la surface intestinale une cicatrice puisse passer inaperçue ». Au surplus, si, dans les cas qui nous occupent, la lésion hépatique, envisagée au point de vue pathogénique, n'est pas à proprement parler primitive, il n'en est pas moins vrai que, pratiquement, elle peut être considérée comme telle ; c'est là le point important pour le chirurgien, car cette lésion unique peut être justiciable d'une intervention chirurgicale.

L'étude des *causes prédisposantes* ne fournit aucun renseignement important : l'actinomycose hépatique a été plus souvent observée chez l'homme que chez la femme (sur 29 malades : 18 hommes et 11 femmes), elle a frappé des sujets adultes, surtout à l'âge moyen de la vie, et des sujets que leur profession ne semblait pas devoir exposer à l'infection par l'actinomycose. Tous les malades atteints, en effet, habitaient la ville, à l'exception d'un seul, qui, étant cultivateur, put être contaminé par les céréales. Une maladie antérieure du foie peut, en le rendant moins résistant, favoriser la localisation primitive de l'actinomycose sur cet organe.

Anatomie pathologique.

L'abcès est la seule forme anatomique de l'actinomycose qui ait été observée dans le foie, c'est donc la seule dont nous aurons à nous occuper ici.

L'aspect sous lequel se présente le foie envahi par la suppuration est variable avec le nombre et l'étendue des abcès, avec l'ancienneté des lésions et avec le mode d'envahissement de l'organe.

Lorsque le foie a été atteint par métastase, les foyers sont plus nombreux, plus profonds, moins volumineux, et ils ont plus de tendance à la suppuration, parce que les microbes des infections secondaires comptent, pour une grande part, dans la production des embolies (Poncet et Bérard); parfois même le foie est criblé d'abcès miliaires, comme dans une observation de Moser, qui dit : « Le foie était criblé d'innombrables abcès miliaires…, il y avait une ressemblance avec des noyaux tuberculeux dont on pourrait faire sortir à la pression un pus épais et caséeux contenant une grande quantité de grains jaunes… ». Avec le secours du microscope, parfois même à l'œil nu, on pourra établir si les foyers sont d'origine veineuse ou artérielle. Dans un cas d'Israël, les foyers siégeaient nettement sur le territoire de la veine porte : « A la coupe, on voit partout, tantôt une sérosité purulente qui s'écoule de l'ouverture des branches de la veine porte, tantôt des thrombus ramollis enfoncés dans celle-ci. Sur une section de l'organe durci, on reconnaît déjà le plus souvent, à l'œil nu, les amas de mycélium, gros comme un grain de mil, enfoncés dans les fines branches de la veine porte qu'ils obstruent. Dans les environs de chacun de ces grains, le vaisseau est plein de pus. La suppuration, à travers les parois de ce dernier, gagne la capsule de Glisson et, à un degré plus avancé, on ne peut plus reconnaître la paroi du vaisseau. Il n'y a que les rapports de position avec les canaux biliaires et les rameaux artériels qui permettent de reconnaître que l'embolie et la suppuration siègent sur le territoire de la veine porte. Souvent plusieurs amas de mycélium, l'un derrière l'autre, ont formé des embolies dans la même branche. On note autour de chacun de ces amas la suppuration des parties avoisinantes, et entre les foyers de pus le vaisseau est rempli par des thrombus… »

« La thrombose progressive des capillaires portes, signalée par Israël, peut se poursuivre jusqu'au centre du lobule dans les veinules sus-hépatiques. Parfois une veine hépatique est directement perforée par un foyer intraparenchymateux, comme dans le fait de Lüning et Hanau, où le diaphragme, la plèvre et les poumons furent infectés par ces processsus » (Poncet et Bérard).

Ailleurs l'aspect des désordres observés est tout autre. Indépendamment des adhérences plus ou moins solides qui unissent à un moment donné le foie aux parties voisines, celui-ci, augmenté de volume, peut présenter un aspect bosselé, irrégulier, dû à la saillie que forment à sa surface les abcès qu'il renferme. A la coupe de l'organe, on voit disséminés dans les diverses parties de la glande, un ou plusieurs abcès, plus ou moins volumineux, souvent du volume du poing, atteignant parfois de grandes dimensions (comme chez le malade de Langhans, où il existait un gros foyer purulent occupant presque tout le lobe gauche et la partie médiade du lobe droit), et pouvant être réunis entre eux par des trajets fistuleux sillonnant l'épaisseur de l'organe. Dans plusieurs observations, les abcès se sont présentés sous un aspect spécial ; voici la description qu'en donne Taylor : « Une incision horizontale du lobe droit le montra dans un état d'infiltration purulente, la substance propre du foie ayant disparu et la charpente fibreuse restant seule, de sorte qu'on voyait une espèce de filet dont les mailles étaient pleines de pus. » Zemann dit aussi : « A l'autopsie, on trouve dans le lobe droit une tumeur plus grosse que le poing, dont la surface de coupe présente un réseau de tissu fibreux, dur, blanc grisâtre, au milieu duquel se trouvent des travées assez épaisses, des dépressions et des fissures remplies d'un pus épais, floconneux et des grains caractéristiques ». Des descriptions analogues sont données par Harley, par Bristowe et par van der Strœten. En somme, dans les cas que nous décrivons, suivant l'expression de ce dernier auteur, « le tissu hépatique altéré est comme imprégné de pus à la façon d'une éponge. »

Le contenu des abcès est un pus blanc jaunâtre (Taylor), épais, brunâtre parfois, grumeleux, très fétide dans le cas de Van der Strœten, dans lequel nagent de petites granulations sphériques de couleur jaunâtre, qui présentent au microscope les caractères de l'actinomyces, mycélium et spores en massue. Dans le pus, on a constaté souvent des microbes d'infections secondaires : le staphylocoque, le streptocoque pyogène, le Bacillus coli, etc., dont la présence augmente le danger de généralisation par métastase. Ces microbes de la suppuration peuvent, comme dans les milieux artificiels de culture, gêner le développement de l'actinomyces et arriver à le faire disparaître, mais le plus souvent ces infections surajoutées aggravent le pronostic.

Au fur et à mesure que les lésions progressent, les parties voisines sont envahies par le processus morbide. Le foie est fusionné à l'estomac, aux intestins, aux épiploons, au rein, à la rate, au diaphragme, à la plèvre, au poumon, à la paroi abdominale. Des adhérences solides, au sein desquelles se voient de petits foyers purulents, unissent entre eux les différents organes. De vastes cavernes, dont les parois sont formées en partie par le foie, en partie par les viscères du voisinage, peuvent se trouver ainsi constituees ; elles communiquent parfois avec l'intestin par des perforations de cet organe. Nous trouvons la description d'une de ces cavernes dans l'observation III de Zemann : « A l'autopsie, on voit à trois travers de doigt au-dessus de l'épine iliaque antéro-supérieure, une vaste caverne qui s'étend latéralement et postérieurement du côlon transverse d'un côté jusqu'au foie, d'un autre côté jusque dans le petit bassin. Cette poche est remplie d'un pus fluide et a des parois en partie dures et lardacées, en partie revêtues de granulations suppurantes. Les anses d'intestin grêle sont entourées d'une gelée grise infiltrée de pus et de sang, dans laquelle sont suspendus des grains jaunes. A la surface interne de l'iléon et du cæcum, on voit des foyers en partie muqueux, en partie sous-muqueux, qui contiennent une masse tremblotante et quelques grains. Les couches de l'intestin dans les environs sont irrégulièrement rongées et détruites par la suppuration. » De la pleurésie droite et de la péricardite avec carie concommitante des 3e, 4e et 5e côtes furent constatées à l'autopsie chez un malade de Weigert.

La suppuration peut enfin évoluer soit vers la paroi abdominale, comme dans l'observation de Litten, où un trajet fistuleux de la région ombilicale donnait accès dans une poche purulente située à 25 centimètres de profondeur dans le tissu du foie, soit vers la paroi thoracique, comme dans le cas de van der Strœten, où un abcès actinomycotique du foie s'ouvrit à travers un espace intercostal. Le pus se fait jour au dehors par des orifices fistuleux souvent multiples ; la peau de la région avoisinant les fistules s'indure, s'épaissit sous forme de plaque, de cuirasse et prend une teinte rouge violacée.

Étude clinique.

Tout en reconnaissant que les symptômes de l'actinomycose hépatique sont très variables, et souvent très obscurs, au point que l'affection hépatique a pu passer inaperçue au milieu des phénomènes concomitants et n'être reconnue qu'à l'autopsie, Aribaud admet que la maladie peut revêtir trois formes cliniques principales, suivant la prédominance de certains symptômes. Nous conserverons cette division, et nous décrirons :

1° *Une forme hépatique,* où les symptômes dominants occupent la région du foie, et qu'on observe principalement dans les cas d'actinomycose primitive de cet organe ;

2° *Une forme gastrique ou intestinale,* où les troubles de l'estomac et de l'intestin sont prédominants ;

3° *Une forme pyohémique,* dans laquelle les abcès sont disséminés dans tous les organes et qui s'accompagne d'un cortège de symptômes généraux analogues à ceux de l'infection purulente vulgaire.

Forme hépatique. — Dans un certain nombre d'observations, on a

noté l'existence de troubles digestifs précédant l'apparition des accidents du côté du foie. Il en était ainsi dans les cas de Ullmann,
Luning et Hanau, Langhans, Taylor, van der Strœten. Suivant que
le malade est observé à une période plus ou moins rapprochée du
début des accidents, les symptômes constatés sont ceux d'une tumeur
ou d'un abcès du foie. Il y a augmentation générale du volume de
l'organe accompagnée parfois d'une déformation notable de l'hypochondre droit ou de la partie inférieure du thorax (van der Strœten).
La main peut même reconnaître l'existence d'une tumeur qui se
déplace pendant les mouvements respiratoires, ou encore la présence
de bosselures à la surface du foie irrégulier.

Avec le développement de la tumeur apparaissent, mais le fait
n'est pas constant, des douleurs tantôt aiguës, lancinantes, tantôt
sourdes siégeant dans l'hypochondre, la région épigastrique, et pouvant revêtir le caractère de douleur en ceinture. « Précocement parfois, dit Schwartz, surtout si la lésion siège dans les parties excen-
triques du viscère, les parties molles sous-jacentes sont envahies ;
on perçoit alors à la palpation une infiltration et une induration du
tissu cellulaire sous-cutané et de la peau, mal limitées, fusionnant
ensemble tous les tissus, quelquefois assez loin du foie, au niveau de
la région ombilicale, de l'aine. »

Bientôt, la tumeur se ramollit et un abcès se forme, dont la physionomie clinique est celle des abcès vulgaires du foie ; l'état général
s'altère, l'appétit diminue et le malade maigrit ; la fièvre apparaît
tantôt continue, tantôt intermittente, cependant on a parfois noté
une apyrexie prolongée. Si, dans son évolution progressive, « l'abcès
envahit les téguments, ceux-ci s'amincissent, sont soulevés par des
nodosités qui s'ulcèrent, et donnent lieu à des fistules généralement
multiples, situées au fond de dépressions ou au sommet d'élevures
en taupinière, à bords livides, par lesquelles s'écoule une sérosité
louche, entraînant avec les grains jaunes des fongosités molles,
chargées de sang, s'écrasant sous le doigt. » (Bérard).

Au cours de la maladie, on a noté chez plusieurs malades de la
constipation (Friedrich, Israël, Boari, Langhans, Taylor, van der
Strœten) ou de la diarrhée (2 cas de Zemann[1], Ullmann) ; de l'ascite,
chez le malade d'Eve, de l'ascite également avec œdème des extrémités, dans le cas de van der Strœten ; une teinte subictérique des
téguments, dans l'observation de Langhans.

---

1. Cité par Aribaud, p. 19 et p. 35.

Parfois aussi la maladie a évolué au milieu d'accidents pleuraux et pulmonaires prédominants : dyspnée, abolition du murmure vésiculaire et des vibrations thoraciques, toux légère, et à la percussion, matité remontant plus ou moins haut ; il s'agissait de cas dans lesquels le foie en augmentant de volume refoulait le diaphragme et se développait aux dépens de la cavité thoracique.

Forme gastrique et intestinale. — Dans cette forme, ou bien la lésion du foie n'est perçue qu'à une période ultime de la maladie, ou bien elle passe complètement inaperçue au milieu des symptômes gastriques et intestinaux concomitants et n'est reconnue qu'à l'autopsie ; tel le cas de Bristowe, dans lequel une jeune femme présenta pendant toute la durée de la maladie des troubles gastriques, avec douleur aiguë dans le côté gauche, et qui succomba finalement à des accidents de pleurésie et de péritonite. A l'autopsie, on ne trouva aucune lésion spéciale, si ce n'est dans le foie qui était rempli d'abcès.

Plus souvent, ce sont des phénomènes intestinaux siégeant dans la région du cæcum et de l'appendice qui attirent toute l'attention ; telles sont les observations de Barth, de Partsch, de Samter[1], où le diagnostic était celui de typhlite et de pérityphlite, et où l'abcès du foie fut une trouvaille d'autopsie.

Forme pyohémique. — Cette forme, qui est rare, a été constatée dans des conditions différentes : ou bien la lésion hépatique est nettement diagnostiquée avant l'apparition des accidents pyohémiques, et semble avoir été le point de départ des troubles généraux, comme dans le cas de Boari ; ou bien, les abcès du foie passent inaperçus au cours de l'infection générale, et constituent, là encore, une simple trouvaille d'autopsie (obs. d'Hebb, d'Israël).

Dans les deux cas, la maladie présente les allures classiques de la pyohémie. On trouve notés dans les observations les accès de fièvre intermittente avec grands frissons, sueurs profuses, de l'amaigrissement, une teinte terreuse des téguments, de la diarrhée et des vomissements ; en même temps apparaissent des abcès multiples viscéraux ou sous-cutanés : le malade d'Israël portait un nombre considérable d'abcès aux deux jambes, au bras, à l'épaule gauche, dans le creux sous-claviculaire, la peau du ventre, les fesses, sur la paroi latérale droite du thorax, indépendamment de foyers purulents dans le foie, les reins, la rate, etc. ; chez le malade de Hebb, il exis-

1. Cité par Aribaud, p. 21.

tait des abcès du cerveau et de la méningite, de la pneumonie, une
caverne du poumon et de la pleurésie suppurée, une vaste végétation
dans la paroi de l'oreillette droite du cœur et dans le foie un abcès
et plusieurs centres de caséification.

Marche. — Durée. — Terminaison.

La mort est la terminaison habituelle de l'actinomycose hépatique;
nous verrons bientôt que les diverses interventions chirurgicales
proposées sont demeurées jusqu'ici inutiles. La mort est survenue
au bout d'un temps variable; beaucoup d'observations ne nous fournissent à ce sujet que des renseignements insuffisants; toutefois la
maladie a eu le plus souvent une durée moyenne de six à neuf mois;
mais il est des cas où elle a évolué beaucoup plus rapidement et
d'autres où elle s'est prolongée au delà d'un an, jusqu'à deux ans et
deux mois dans l'observation de Friedrich.

La mort est la conséquence de l'épuisement produit par une suppuration prolongée (Donalies, Zemann, Eve, Langhans), de la pyohémie (Israël, Hebb, Boari), ou de l'une des complications dont il
nous reste à parler.

Parmi ces complications, il faut citer la péritonite par propagation ou par rupture de l'abcès dans la cavité péritonéale, les lésions
concomitantes observées en particulier du côté de l'intestin, du
poumon, de la rate, de l'utérus et des annexes, la pleurésie signalée
plusieurs fois, la péricardite (cas de Friedrich), l'abcès du psoas (cas
de Uskow)[1], l'envahissement du rein et de la colonne vertébrale par
l'actinomycose (cas de Donalies), la pneumonie et la tuberculose
pulmonaire, enfin, les abcès à distance, abcès métastatiques dus aux
microbes pyogènes vulgaires associés à l'actinomyces, comme dans
l'observation de Boari.

Diagnostic.

Le diagnostic de l'actinomycose du foie est le plus souvent impossible, exception faite des cas où la lésion hépatique est secondaire à
une actinomycose viscérale reconnue.

C'est en procédant par exclusion qu'on pourra, avant la formation
de l'abcès, soupçonner l'existence de l'actinomycose du foie; si on

1. Cité par Aribaud, p. 21.

parvient à éliminer le kyste hydatique, les tumeurs, la syphilis, la cirrhose hypertrophique, alors on sera en droit de songer à l'actinomycose.

Plus tard, lorsque l'abcès est constitué, il faut tout d'abord, par une étude soigneuse des commémoratifs, éliminer l'existence de l'abcès vulgaire du foie, qui ne s'observe guère que sur des sujets ayant vécu aux colonies.

Certaines formes de l'actinomycose où l'abcès évolue vers la cavité thoracique, sont d'un diagnostic impossible avec la pleurésie purulente ; tel fut le cas du malade de van der Strœten, qui présentait tous les signes d'un épanchement pleural, et chez lequel la pleurotomie donna issue au pus d'un abcès du foie chargé des grains jaunâtres caractéristiques.

De même lorsque l'abcès évolue vers la région lombaire, il faut songer aux suppurations d'origine rénale ; dans l'observation de Taylor, c'est en se basant sur l'analyse des urines, qui étaient normales, qu'on put rejeter l'hypothèse d'une suppuration du rein que d'autres symptômes permettaient d'admettre.

Dans les cas douteux, le diagnostic doit être assuré par la ponction exploratrice ; si l'on décèle dans le pus fourni par la ponction la présence de l'actinomyces, le diagnostic est certain ; mais en l'absence du champignon caractéristique on ne saurait conclure dans tous les cas contre l'actinomycose. Si au moment de la ponction, le pus ne renferme pas d'actinomyces, il a pu en contenir auparavant ; le champignon a pu disparaître détruit par la réaction des cellules du tissu infecté, ou par le développement plus rapide des autres microorganismes associés.

Lorsque l'abcès s'est ouvert spontanément par des trajets fistuleux au niveau des téguments, l'aspect que présentent les parties envahies par la suppuration et les caractères du pus qui s'écoule, ne peuvent longtemps laisser dans le doute.

Traitement.

Le traitement médical par l'iodure de potassium, préconisé contre l'actinomycose en général, n'a donné aucun résultat dans les cas d'actinomycose hépatique, où il a été employé.

Toutefois ces cas sont trop peu nombreux pour qu'on puisse porter actuellement un jugement définitif sur la valeur du traitement médical, qui a donné de bons résultats dans d'autres localisations de la maladie ; il ne doit pas être négligé, selon nous, et devra être employé à doses élevées (6 à 10 gr. d'iodure de potassium par jour) soit seul, soit concurremment avec le traitement chirurgical.

Nous avons trouvé sept observations où une intervention chirurgicale a été pratiquée pour actinomycose hépatique. Ce sont celles de Boari, Cranwell, Eve, Langhans, Schartau, Taylor et van der Strœten. Malheureusement, dans la plupart de ces observations, nous ne trouvons que des renseignements très incomplets sur l'acte opératoire. Ces divers cas se sont présentés sous forme d'abcès. Que l'abcès fût primitif ou secondaire, on s'est comporté vis-à-vis de lui comme on se comporte vis-à-vis d'un abcès vulgaire du foie.

Trois *voies d'accès* ont été suivies pour atteindre la collection purulente : la voie abdominale, la plus fréquemment employée, la voie thoracique et la voie lombaire.

Boari, Eve, Langhans et Schartau ont eu recours à *la voie abdominale*. Parfois l'opération a été réduite à la simple incision de la paroi abdominale communiquant avec le foyer purulent intrahépatique ; il s'agissait alors de cas dans lesquels la lésion profonde, partie du foie, avait envahi la paroi abdominale plus ou moins infiltrée et épaissie.

Dans d'autres cas, c'est à une opération bien réglée qu'on a eu recours : après laparotomie, on a abordé le foie, en s'aidant même *de la résection du bord costal* pour se donner du jour, comme le fit Boari ; puis on a ponctionné l'organe pour découvrir le siège de la collection ; Langhans, Boari ont eu recours à cette ponction exploratrice ; Boari ne découvrit la cavité formée par l'abcès qu'après plusieurs ponctions d'essai ; enfin, on a terminé par l'incision large de l'abcès et le drainage dans les conditions ordinaires.

Parmi les complications survenues pendant l'acte opératoire, nous trouvons seulement citée par Langhans l'apparition d'une hémorrhagie abondante qui interrompit l'opération.

La *voie lombaire* a été suivie par Taylor pour aborder la collection purulente ; l'incision fut faite parallèlement à la dernière côte, la tumeur fut ponctionnée au trocart et évacuée.

Enfin, van der Strœten a eu recours à la *voie thoracique* ; il ponctionna à deux reprises une saillie formée sur la paroi latérale du thorax avant d'en pratiquer l'incision. Cette incision fut faite sans résection costale. La voie thoracique a été également suivie chez la malade dont Cranwell rapporte l'histoire.

Les cas opérés se sont tous terminés par la *mort*; celle-ci n'a jamais été la conséquence immédiate de l'acte opératoire ; elle s'est produite un temps plus ou moins long après l'intervention, qui, dans quelques cas même, fut suivie d'une amélioration passagère. La mort fut le résultat, ou de lésions concomitantes, situées soit dans le foie, soit dans des viscères éloignés, et méconnues au moment de l'opération, ou de l'extension des lésions locales, qui avaient continué à évoluer après l'intervention et qui nécessitèrent chez les malades de Boari, Cranwell, Eve, Langhans, une seconde intervention consistant dans l'ouverture de nouveaux abcès, et l'attouchement au thermocautère ou le raclage à la curette des foyers de suppuration persistants.

Malgré les mauvais résultats obtenus dans cette première série d'opérations, il nous semble qu'on ne peut pas, en se basant sur un si petit nombre de faits, condamner sans recours l'intervention chirurgicale dans l'actinomycose du foie.

L'opération faite à une période aussi rapprochée que possible du début des accidents, lorsque la lésion hépatique est isolée ou prédominante, et associée au traitement médical, doit-elle toujours rester sans résultat? C'est ce que l'avenir nous apprendra ; il est impossible actuellement de formuler un jugement définitif.

Quoi qu'il en soit, c'est contre la lésion arrivée à la période d'abcès, nous l'avons vu, qu'on aura le plus souvent à intervenir. La méthode des ponctions simples nous paraît ici absolument insuffisante ; elle n'a donné aucun résultat dans le cas de van der Stroeten, qui dut plus tard inciser la poche purulente. Il faut recourir d'emblée à l'incision large de l'abcès, combinée au raclage immédiat ou à la thermocautérisation des parois de la poche, et suivie d'un drainage. La voie d'accès du foyer purulent sera déterminée par le sens suivant lequel auront évolué les lésions.

Si l'actinomycose était observée avant la formation de l'abcès, à l'époque où elle forme une véritable tumeur, et si, par son siège et par l'étendue des désordres, cette tumeur paraissait justiciable d'une intervention chirurgicale, nous pensons que la résection s'imposerait ici au même titre que pour les autres tumeurs du foie. Les cas sans doute sont rares où pareille intervention pourrait être pratiquée, cependant il faut compter avec les hasards de la clinique, et l'extirpation, par exemple, d'un lobe gauche du foie envahi par l'actinomycose nous paraît réalisable au même titre que pour toute autre tumeur de l'organe.

TRAVAUX A CONSULTER :

Aribaud (G.), *Actinomycose du foie*, Thèse de Lyon, 1897, n° 125.

Baumgarten, *Lehrbuch der pathologischen Mykologie*, Brunswich, 1890.

Benda, *Verein für innere med. in Berlin*, 5 mai 1900.

Bérard (L.), De l'actinomycose humaine. Sa fréquence en France; nécessités et moyens de la reconnaître: données cliniques; diagnostic et traitement. *Gaz. des Hôpitaux*, Paris, 1896, t. LXIX, p. 253-289.

Boari, Un caso di actinomicosi umano primitiva del fegato, *Policlinico*, 1897, Rome, n° 1, p. 19-25.

Brigidi, *Gaz. degl. Osped.*, Milan, 11 avril 1882.

Bristowe (J.-S.), Two specimens of actinomycosis of the liver, *St Thomas's Hospit. Reports*, London, 1886, t. XIV, p. 243.

Brodier, Actinomycose, *Traité de Chirurgie* de A. Le Dentu et Delbet.

Cart (E.), *Contribution à l'étude de l'actinomycose chez l'homme*, Paris, 1890.

Choux, Etude clinique et thérapeutique de l'actinomycose, *Arch. de Médecine*, 1895, Paris, p. 402-421, p. 565-588, p. 664-697.

Cranwell, Daniel (J.), *Contribution à l'étude de l'actinomycose humaine*, Buenos-Ayres, 1901.

Donalies, *Die Actinomycose des Menschen*, Halle, 1894.

Doyen et Roussel, Deux cas d'actinomycose chez l'homme; opération; guérison, *Congr. franç. de Chirurgie*, Paris, 1891, p. 463-465.

Dyce Duckworth, *Clin. Soc. of London*, Lancet, 1900, II, p. 1137.

Duvau, *Pronostic éloigné des différentes formes cliniques de l'actinomycose humaine*, Thèse de Lyon, 1902, n° 92.

Elliott, *Boston, med. and Surg. Journ.*, 1899, II, p. 11.

Eve, Actinomycosis, *Practitioner*, London, 1888, t. XL, p. 321-331.

Eve, Case of actinomycosis of the liver, *Trans. Patholog. Society of London*, 1888-9, t. XL, p. 405-408 ; et *Brit. med. Journ.*, Lond., 1889, I, p. 584.

Futterer, *Virchow's Archiv.*, Berlin, 1903, B. 171, p. 278-284.

Friedrich, Tuberkulin und Actinomycose, *Deutsche Jahrb. für Chirurg.*, 1890.

Gabrieldis, cité par Antipas, in *Lyon médical*, 10 mars 1901.

Godlee, the Lancet, Lond., 1901, I, p. 3.

Grill, Ueber Aktinomycose der Magens und Darms beim Menschen, *Beiträge zur klin. Chirurg.*, 1895, t. XIII, p. 551-583.

Guermonprez et Bécue, *Actinomycose*, Paris, 1894.

Harley, Hydatid tumor in abdomen ; cirrhosis of liver ; jaunice, death, *Med. Times and Gaz.*, Lond., 1885, t. I, p. 212.

Harris (W.-B.), A case of actinomycosis hominis affecting the pleura and lung of the left side, the spleen, the liver and peritoneum, and probably the large intestine, *Journ. Patholog and Bacteriol.*, Edinburgh, 1898, p. 182-188.

Hebb, A case of actinomycosis hominis, *Brit. med. Journ.*, London, 1887, n° 1563, p. 331.

Hinglais, *Étude sur l'actinomycose appendiculo-cæcale*, Thèse de Lyon, 1897.

Israël, Neue Beobachtungen aus dem. Gebiete der Mycosen der Menschen, *Arch. für pathol. Anat. und Physiolog.*, Berlin, 1878, p. 15-53.

Kampelmann, *Ein Fall von Acti. der Lunge und Leber*, thèse de Kiel, 1901.

Kashiwamura, *Virchow's Archiv.*, Berlin, 1881, B. 174, p. 257-278.

Koranyi, Zoonose (in *Specielle Pathologie und Therapie* herausgegeben von Prof. Dr Hermann Nothnagel), Wien, 1897.

Langhans, Drei Fälle von Actinomycosis, *Corresp. Blätter für schweizer Aerzte*, Berne, 1888, t. XVIII, p. 329-371.

Langenbuch, *Deutsche Chirurgie, Chirurg. der Leber*.

Langtein, Die Aktinomycose des Menschen, *Prager medizin. Wochensch.*, janvier 1895.

Latimer and Welsch, A case of intestinal and hepatic actinomycosis in man, associated with leukæmia; with pathology and report, *Internat. Clin.*, Philadelphia, 1896, t. III, p. 152-164 ; et *Trans. Assoc. Americ. Physicians*, Philadelphia, 1896, XI, p. 328-339.

Leith, Actinomycosis of the colon, liver and lung. *Edinb. Hosp. Rep.*, 1894, t. II, p. 121-191.

Litten, Ein Fall von aktinomykosischen Leberabcess, *Verhandl. der Ver. inn. med. zu. Berliner*, 1900, XIX, p. 330-332 ; et *Deutsche med. Wochensch.*, 1900, XXVI, 17-18.

Moodie. *Journ. of Path. and Bact.*, Edinburg-London, juin 1903, p. 239-242.

Moser, Actinomycosis of the liver, *New York med. Journ.*, 1894, LX, p. 176.

Pawlowsky et Maksuloff, Sur la phagocytose dans l'actinomycose, *Annales de l'Inst. Pasteur*, 1893, t. VII, p. 544-549.

Partsch (K.), Die Aktinomykose des Menschen, *Volkmann Samlung klin. Vorträge, Chirurgie*, n° 95.

Ponfick (cas de Zemann), Pflanziche und thierische Parasiten. *Jahresbericht über die Leistungen und Fortschritte in der gesammlen Medizin*, 1883, 1er Band.

Poncet et Bérard, *Traité clinique de l'actinomycose humaine; pseudo-actinomycose et botryomycose*. Paris, Masson et Cie, 1898 ; — *Bull. Académie de Médecine*, Paris, 1er avril 1902, et *Gaz. hebdomadaire de Méd. et de Chir.*, Paris, 1902, n° 27, p. 306.

Rindfleisch. *Physikal. med. Gesellschaft in Warzburg*, 14 février 1901.

Schwartz. *Chirurgie du foie*, p. 203, Paris. 1901.

Skeritt, *The American Journ. of med. Sciences*, 1887 ; cité in thèse de Carl. 1889-90.

Silberschmidt, *Zeits. f. Hyg. und Infections krank.*, 1901.

Stewart and Muir, Notes on a case of actinomycosis of ovaries and liver; with pathological report, *Edinb. Hospit. Rep.*, 1893, t. I, p. 93-113.

Taylor, A case of actinomycosis of the liver, *Guy's Hospit. Reports*, London. t. XLIII.

Van der Stroeten, L'actinomycose chez l'homme, *Bulletin de l'Acad. roy. de Médecine de Belgique*, 1891, p. 544-564.

Weigert, *Virchow's Archiv.*, Bd. LXXXIV, p. 303-309.

STATISTIQUE DES OPÉRATIONS
PRATIQUÉES POUR ACTINOMYCOSE DU FOIE

Statistique des opérations pratiquées pour actinomycose du foie.

NOM de L'AUTEUR	SEXE. AGE	OPÉRATIONS	RÉSULTATS
Boari, 1897.	H. 37 ans.	Laparotomie. — *Résection de trois côtes.* Après plusieurs ponctions d'essai, on tomba sur une vaste cavité qui, largement incisée, donna issue à 500 grammes de pus. Ce pus contenait quantité de petites granulations sphériques de couleur jaunâtre ; au microscope on reconnut l'actinomyces. Le malade était en voie de guérison, lorsque trois mois après l'opération, il se plaignit de douleurs dans le côté gauche du thorax ; on retira de la plèvre, en deux fois, 400 grammes d'un liquide séreux, dans lequel on ne trouva rien de particulier. Fièvre persistante, toux continuelle ; examen des crachats négatif. *2e intervention : on gratte à la curette le fond de la plaie hépatique,* et on ramène des grains d'actinomyces. *Traitement à l'iodure de potassium,* sans résultat. Des injections interstitielles d'acide phénique et de bleu de méthylène, des cautérisations profondes au thermocautère ne peuvent faire tomber la fièvre.	*Mort* quatre mois après l'opération avec des phénomènes de pyohémie. A l'autopsie, on constata qu'il existait un second abcès, de grande dimension, intéressant presque toute l'épaisseur du foie, et entouré d'abcès miliaires. Quelques abcès situés dans des adhérences pleurales diaphragmatiques droites. Abcès du poumon.
Daniel, J. Cranwell et Gandolfo, 1903.	H. 50 ans.	Induration de toute la partie latérale droite de l'abdomen, avec fluctuation au centre. On pense à un phlegmon de la fosse iliaque de nature banale. 28 février. — *1re opération :* ouverture de l'abcès et évacuation d'un demi-litre de pus. Pansement iodoformé. Persistance de la suppuration. Fin avril. — Nouvel abcès au niveau des dernières côtes droites sur la ligne axillaire postérieure. *2e opération :* incision dans le 10e espace intercostal droit. La cavité de l'abcès était accolée à la partie inférieure du foie. Drainage. Fistulisation des abcès ouverts.	*Mort.* L'abcès actinomycotique du flanc était en relation avec un actinomycome hépatique.
Eve, 1889.	F. 60 ans.	Il existait dans l'hypochondre droit une tumeur molle, au niveau de laquelle la peau était œdématiée. Incision de la tumeur, d'où il sort seulement un tissu granuleux ; on met un drain et on panse à l'iodoforme. A la suite de l'opération, léger écoulement, fièvre, peau épaissie au pourtour de l'ouverture. *Traitement à l'iodure de potassium.* Des cavités s'étant formées autour de l'incision, on dut, vingt jours après la première opération, ouvrir deux de ces cavités et *racler les tissus infiltrés.* Malgré cela, la paroi continue à s'infiltrer, et des abcès souscutanés se forment ; il existait à un moment donné six ouvertures fistu-	*Mort* par épuisement progressif, un an après la première intervention. Pas d'autopsie.

[illegible].	[illegible]	[illegible]	[illegible]
Langhans, 1888.	H. 48 ans.	On pensait comme diagnostic à un abcès du foie ou à un kyste hydatique. En février, on pratiqua une *ponction exploratrice* et *l'ouverture* complète d'un abcès qui contenait beaucoup de pus d'odeur fétide. A la suite de l'opération, suppuration persistante. En mai on *ouvre un second abcès*, et une hémorrhagie abondante interrompt l'opération. Suppuration persistante.	*Mort* par épuisement progressif quatre mois après la première opération. L'opération avait évacué une caverne située entre le lobe droit du foie et le diaphragme. On trouve à la coupe du foie un gros foyer qui occupe presque tout le lobe gauche grossi et la partie médiane du lobe droit. Il existait un abcès de petit volume dans le petit bassin.
Schartau.	F. 28 ans.	Sous le rebord costal gauche, existe un abcès gros comme un œuf de poule. On en pratique *l'incision*.	*Mort* quinze jours après l'opération. Autopsie : Dans le lobe droit du foie existe un très gros abcès actinomycotique ; à gauche de celui-ci existe un second foyer en communication avec l'abcès cutané.
Taylor, 1890.	H. 42 ans.	La tumeur occupait le flanc droit, s'étendant de la dernière côte droite à la crête iliaque. Incision dans la région lombaire parallèle à la dernière côte ; ponction et évacuation de la collection. (Les renseignements opératoires fournis dans l'observation sont tout à fait insuffisants.	*Mort* par épuisement deux mois après l'opération. A l'autopsie, on reconnut qu'indépendamment de la cavité purulente évacuée, qui occupait le lobe droit du foie, de nombreux grains blancs semblables à des tubercules miliaires étaient disséminés dans le foie ; le duodénum et le côlon ascendant étaient perforés ; il y avait du pus dans le petit bassin ; les deux poumons sont criblés de petits noyaux actinomycotiques un peu plus gros que des tubercules miliaires.
Van der Straeten, 1891.	H. 22 ans.	Signes d'un épanchement pleural. La partie inférieure du thorax bombe au niveau des 8e et 9e côtes. *Ponction* avec l'appareil Potain dans le 9e espace intercostal ; on retire environ 250 grammes de pus très épais, très fétide, d'une coloration brunâtre. Il renferme des grains actinomycotiques. Les symptômes persistant, on pratique le surlendemain une 2e *ponction* dans le 8e espace intercostal ; on ramène seulement de la sérosité. La tuméfaction de la partie latérale du thorax continue à augmenter ; bientôt on y perçoit de la fluctuation et par la pression la tumeur semble se réduire. Puis le malade accuse une douleur vive à l'endroit de la première ponction ; par cet orifice on voit s'écouler un peu de pus épais, brunâtre ; une *incision* donne issue à une cinquantaine de grammes de pus brunâtre, granuleux, très fétide, contenant des granulations actinomycotiques. Il se produit, 4 mois environ après l'opération, une *amélioration* sensible dans l'état du malade ; la plaie dont la sécrétion est diminuée, s'est rétrécie, laissant une fistule. Mais bientôt la peau de la région avoisinant la fistule s'indure, s'épaissit sous forme de plaque et prend une teinte rouge violacée ; la sécrétion devient plus abondante ; l'état général redevient mauvais. De l'ascite apparaît. Il se produit, en quelques jours, *trois ouvertures* étroites, dans le voisinage de la première fistule ; ces fistules communiquent entre elles sous la peau décollée.	*Mort* six mois après l'opération. A l'autopsie, on constate qu'il existe un vaste foyer en suppuration, circonscrit par les restes du foie et du rein ; l'extrémité supérieure et la face antérieure de ce dernier organe sont infiltrées de pus et détruites.

TABLE DES MATIÈRES

CHAPITRE PREMIER
DE L'ÉCHINOCOCCOSE HYDATIQUE COMMUNE

CHAPITRE II

KYSTES ALVÉOLAIRES DU FOIE

CHAPITRE III

DES SUPPURATIONS HÉPATIQUES

CHAPITRE IV

ABCÈS TUBERCULEUX INTRAHÉPATIQUE
ET PÉRIHÉPATITE TUBERCULEUSE

CHAPITRE V

ABCÈS DE L'ACTINOMYCOSE

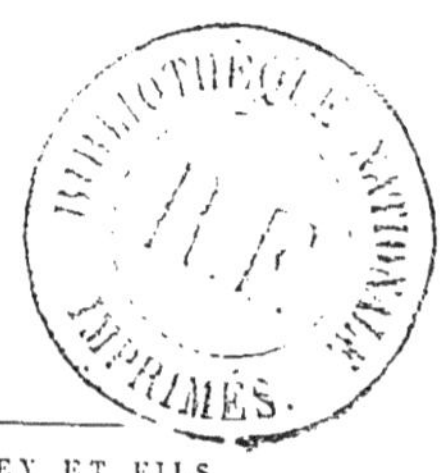

ÉVREUX, IMPRIMERIE CH. HÉRISSEY ET FILS

FÉLIX ALCAN, ÉDITEUR

RÉCENTES PUBLICATIONS MÉDICALES

A. et G. BOUCHARDAT. Nouveau formulaire magistral. 33e édit. revue et augmentée. 1904. 1 vol. in-18; cart. souple à l'anglaise. . . . . 4 fr. »

BOUCHUT et DESPRES. Dictionnaire de médecine et de thérapeutique médicales et chirurgicales. 7e édit., très augmentée. 1 vol. in-4°, avec nombreuses figures dans le texte. — Prix : broché, 25 fr., relié . . . . 30 fr. »

CORNIL, RANVIER, BRAULT et LETULLE. Manuel d'histologie pathologique. — TOME I. 1 vol. gr. in-8°, avec 369 figures en noir et en couleurs . . . . 25 fr. »
    TOME II. 1 vol. gr. in-8°, avec 228 figures en noir et en couleurs . . . . 25 fr. »
    TOME III. 1 vol. gr. in-8° avec 388 figures en noir et en couleurs . . . . . 35 fr. »

(Le tome IV et dernier paraîtra en 1907.)

DELORME. Traité de chirurgie de guerre. 2 forts vol. in-8°, avec 462 fig. et 1 planche en couleurs et hors texte. . . . . 42 fr. »

DURET. Les tumeurs de l'encéphale. *Manifestations et chirurgie.* 1 vol. gr. in-8°, avec 299 figures . . . . 20 fr. »

FÉRÉ (Ch). Travail et plaisir. 1 vol. gr. in-8°. avec 200 gravures . . . . . 12 fr. »

FINGER. La syphilis et les maladies vénériennes. 2e édition française, traduit par les Drs *Doyon* et *Spillmann.* 1 vol. grand in-8, avec 200 gravures. . . . . . . 12 fr. »

FLEURY (Maurice de). Introduction à la médecine de l'esprit, 7e édition. 1 volume in-8°. . . . . 7 fr. 50
— Les grands symptômes neurasthéniques. *Pathogénie et traitement.* 3e édit., 1 vol. in-8°, avec figures. . . . . 7 fr. 50
— Manuel pour l'étude des maladies du système nerveux. 1 vol. gr. in-8°, avec figures en noir et en couleurs : cart. . . . . 25 fr. »

ICARD. La femme pendant la période menstruelle, étude de psychologie morbide et de médecine légale. 1 vol. in-8°. . . . . 6 fr. »

JANET (Pierre) et RAYMOND. Névroses et idées fixes. 2 vol. grand in-8° avec figures.
    TOME I, 2e édition . . . . 12 fr. »
    TOME II. . . . . 14 fr. »
— Les obsessions et la psychasténie. 2 vol. gr. in-8°, avec figures. TOME I. . . 18 fr. »
    TOME II. . . . . 14 fr. »

LABADIE-LAGRAVE et LEGUEU. Traité médico-chirurgical de gynécologie. 3e édit. 1 vol. gr. in 8° avec 378 fig. en noir et en couleurs, cart. . . . . 25 fr. »

LAGRANGE. La méditation par l'exercice. 1 volume in-8°, avec grav. et carte coloriée hors texte, 2e édition. . . . . 12 fr. »
— Les mouvements méthodiques et la mécanothérapie. 1 vol. in-8°, avec 55 grav. 10 fr. »
— Le traitement des affections du cœur par l'exercice et le mouvement. 1 vol. in-8°, avec gravures et carte coloriée hors texte. . . . . 6 fr. »

LEGUEU (F.) Leçons de clinique chirurgicale. (*Hôtel-Dieu* 1901). 1 vol. grand in-8° avec gravures . . . . 12 fr. »

MARVAUD. Les maladies du soldat, étude étiologique, épidémiologique, clinique et prophylactique. 1 fort vol. in-8 . . . . 20 fr. »

NIMIER. Blessures du crâne et de l'encéphale par coup de feu. 1 volume gr. in-8° avec figures. . . . . 15 fr. »

NIMIER et DESPAGNET. Traité élémentaire d'ophtalmologie. 1 fort vol. grand in-8° avec 432 fig. dans le texte . . . . 20 fr. »

NIMIER et LAVAL. Les projectiles des armes de guerre, *leur action vulnérante.* 1 vol. in-12. avec 36 gravures. . . . . 3 fr. »
— Les explosifs, les poudres, les projectiles d'exercice, *leur action et leurs effets vulnérants.* 1 vol. in-12, avec 18 figures. . . . . 3 fr. »
— Les armes blanches, *leur action et leurs effets vulnérants.* In-12, avec 39 grav. 6 fr. »
— De l'infection en chirurgie d'armée, *évolution des blessures de guerre.* 1 volume in-12, avec figures. . . . . 6 fr. »
— Traitement des blessures de guerre. 1 vol. in-12, avec 52 figures. . . 6 fr. »

SOLLIER. Génèse et nature de l'hystérie, 2 vol. in-8°. . . . . 20 fr. »

TERRIER et AUVRAY. Chirurgie du foie et des voies biliaires, 1 vol. grand in-8°, avec 50 figures . . . . 10 fr. »

TERRIER et PERAIRE. Manuel de petite chirurgie de Jamain. 8e édition refondue. 1 vol. grand in-18, avec 420 fig., cart. à l'anglaise. . . . . 8 fr. »

Envoi franco contre mandat-poste

COLLECTION MÉDICALE

Élégants volumes in-12, cartonnés à l'anglaise, à 4 et à 3 francs.

Volumes publiés

DERNIERS VOLUMES PARUS :

Essai sur la puberté chez la femme, par le Dr Marthe Francillon. . . . . 4 fr.

La mélancolie. par le Dr R. Masselon (*couronné par l'Académie de médecine*). : . . 4 fr.

Les embolies bronchiques tuberculeuses. par le Dr Sabourin. . . . . 4 fr.

Le traitement des aliénés dans les familles. par le D^r Cu. Féré. 3e édition. . . 4 fr.

Pratique de la chirurgie courante, par le Dr Cornet, avec 113 gravures, préface du Pr Ollier. . . . . 4 fr.

Manuel de psychiatrie, par le Dr J. Rogues de Fursac. 2e édit. . . . . 4 fr.

Manuel d'électrothérapie et d'électro-diagnostic. par le Dr E. Albert-Weil. avec 88 gravures. 2e édit. . . . . 4 fr.

Les nouveaux traitements, par le Dr J. Laumonier. 2e édit. . . . . 4 fr.

La Responsabilité. *Étude de socio-biologie et de médecine légale*, par le Dr G. Morache. professeur à la Faculté de médecine de Bordeaux . . . . 4 fr.

Naissance et mort, par le même . . . . 4 fr.

Grossesse et Accouchement, par le même . . . . 4 fr.

Le mariage, par le même. . . . . 4 fr.

La profession médicale. ses devoirs, ses droits, par le même. . . . . 4 fr.

L'instinct sexuel. *Évolution, dissolution*, par le D^r Cu. Féré, médecin de Bicêtre. 2e édit. 4 fr.

Les maladies de l'urèthre et de la vessie chez la femme. par le Dr Kolischer, trad. de l'allemand par le Dr Beuttner, de Genève, avec gravures. . . . . 4 fr.

L'éducation rationnelle de la volonté; *son emploi thérapeutique*. par le Dr P.-E. Lévy. préface de M. le professeur Bernheim. 5e édition . . . . 4 fr.

Chirurgie de la plèvre et du poumon, par les Drs Félix Terrier, membre de l'Académie de médecine, professeur à la Faculté de médecine de Paris, et E. Reymond. ancien interne des hôpitaux de Paris. avec 67 gravures. . . . . 4 fr.

L'hystérie et son traitement. par le Dr P. Sollier . . . . 4 fr.

Chirurgie de la face, par les Drs Félix Terrier, Guillemain et Malherbe. avec 214 grav. 4 fr.

Chirurgie du cou, par les mêmes, avec 101 gravures . . . . 4 fr.

Chirurgie du cœur et du péricarde. par les Drs Félix Terrier et E. Reymond. avec 79 grav. 3 fr.

Petit Manuel d'antisepsie et d'asepsie chirurgicales. par les Drs Félix Terrier et M. Péraire, ancien interne des hôpitaux de Paris. avec gravures. . . . . . . 3 fr.

Petit manuel d'anesthésie chirurgicale, par les mêmes. avec 37 gravures . . . 3 fr.

L'opération du trépan. par les mêmes. avec 222 gravures . . . . 3 fr.

Manuel théorique et pratique d'accouchements. par le Dr A. Pozzi, professeur à l'École de médecine de Reims, avec 138 gravures, 4e édition . . . . 4 fr.

L'intubation du larynx, par le Dr A. Bonain, avec 44 figures. . . . . 4 fr.

La mort réelle et la mort apparente, nouveaux procédés de diagnostic et traitement de la mort apparente. par le Dr S. Icard, avec grav. (*Ouvrage récompensé par l'Institut*). 4 fr.

La fatigue et l'entraînement physique, par le D^r Ph. Tissié, préface de M. le *Professeur Bouchard*. avec grav. 2e édit. (*Ouvrage couronné par l'Académie de médecine*). 4 fr.

Morphinomanie et morphinisme. par le Dr P. Rodet. (*Ouvrage couronné par l'Académie de médecine*). . . . . 4 fr.

Hygiène de l'alimentation dans l'état de santé et de maladie. par le Dr J. Laumonier, avec gravures, 3e édition . . . . 4 fr.

L'alimentation des nouveau-nés. *Hygiène de l'allaitement artificiel* par le Dr S. Icard. avec 60 gravures. (*Ouvrage couronné par l'Académie de médecine*). . . . . 4 fr.

L'hygiène sexuelle et ses conséquences morales, par le Dr S. Ribbing, professeur à l'Université de Lund (Suède), 3e édition . . . . 4 fr.

Hygiène de l'exercice chez les enfants et les jeunes gens. par le Dr F. Lagrange, lauréat de l'Institut. 8e édition . . . . 4 fr.

De l'exercice chez les adultes, par le même, 4e édition . . . . 4 fr.

Hygiène des gens nerveux, par le Dr Levillain. 4e édition. . . . . 4 fr.

L'idiotie. *Psychologie et éducation de l'Idiot*. par le Dr J. Voisin, médecin de la Salpêtrière, avec gravures . . . . 4 fr.

La famille névropathique. *Hérédité, prédisposition morbide, dégénérescence*. par le D^r Cu. Féré, médecin de Bicêtre. avec gravures. 2e édition . . . . 4 fr.

L'éducation physique de la jeunesse, par A. Mosso, professeur à l'Université de Turin. préface de M. le Commandant Legros . . . . 4 fr.

Manuel de percussion et d'auscultation. par le Dr P. Simon, professeur à la Faculté de médecine de Nancy, avec gravures . . . . 4 fr.

Éléments d'anatomie et de physiologie génitales et obstétricales. par le Dr A. Pozzi. professeur à l'École de médecine de Reims, avec 219 gravures . . . . 4 fr.

Envoi franco contre mandat-poste.